中醫古籍整理叢書重刊

黄元御醫集（一）

素問懸解

附 校餘偶識

素靈微蘊

清·黄元御 撰

點校 麻瑞亭

孫洽熙

徐淑鳳

蕭芳琴

人民衛生出版社

图书在版编目(CIP)数据

黄元御醫集.1,素問懸解:附校餘偶識 素靈微蘊/(清)
黄元御撰;麻瑞亭等點校.—北京:人民衛生出版社,2014
(中醫古籍整理叢書重刊)
ISBN 978-7-117-19195-1

Ⅰ.①黄… Ⅱ.①黄… ②麻… Ⅲ.①中國醫藥學-
古籍-中國-清代②《素問》 Ⅳ.①R2-52

中國版本圖書館 CIP 數據核字(2014)第 209325 號

人衛智網 **www.ipmph.com**	醫學教育、學術、考試、健康,	
	購書智慧智能綜合服務平臺	
人衛官網 **www.pmph.com**	人衛官方資訊發佈平臺	

黄元御醫集(一) 素問懸解(附 校餘偶識) 素靈微蘊

撰 者:清·黃元御
點 校:麻瑞亭 等
出版發行:人民衛生出版社 (中繼綫 010-59780011)
地 址:北京市朝陽區潘家園南裏 19 號
郵 編:100021
E - mail:pmph @ pmph.com
購書熱綫:010-59787592 010-59787584 010-65264830
印 刷:北京銘成印刷有限公司
經 銷:新華書店
開 本:850×1168 1/32 印張:16
字 數:430 千字
版 次:2015 年 7 月第 1 版 2024 年 2 月第 1 版第 8 次印刷
標準書號:ISBN 978-7-117-19195-1
定 價:50.00 元
打擊盜版舉報電話:**010-59787491** E-mail:**WQ @ pmph.com**
質量問題聯繫電話:**010-59787234** E-mail:**zhiliang @ pmph.**

《黄元御醫集》共十一種,清代黄元御撰,今分六個分册出版。

《黄元御醫集》(一)《素問懸解》(附《校餘偶識》)《素靈微藴》。

《黄元御醫集》(二)《靈樞懸解》《難經懸解》。

《黄元御醫集》(三)《傷寒懸解》《傷寒説意》。

《黄元御醫集》(四)《金匱懸解》。

《黄元御醫集》(五)《四聖心源》《四聖懸樞》。

《黄元御醫集》(六)《長沙藥解》《玉楸藥解》。

本書爲第一分册,收載有《素問懸解》(附《校餘偶識》)《素靈微藴》。

《素問懸解》成書於乾隆二十年乙亥(公元一七五五年)。世傳《素問》刺法篇、本病篇已亡,黄氏取《診要經終論》部分内容補《刺法》篇、取《玉機真藏論》部分内容補《本病》篇,遂復八十一篇之舊,并將各篇重新編次,爲養生、藏象、脈法、經絡、孔穴、病論、治論、刺法、雷公問、運氣等十類、一十三卷。黄氏對各段經文逐一詮釋,尤對天人相應、陰陽五行、升降浮沉等理論,着力顯揚。書後附有馮承熙撰《校餘偶識》一十三卷,可資參考。

《素靈微藴》成書於乾隆十九年甲戌(公元一七五四年)。黄氏研習《内經》凡二十餘年,深得其中宏旨微藴,施於臨牀,受益瀰豐。遂將多年心得體會及醫案醫話撰爲一書,名曰《素靈微藴》。是書分四卷,二十六篇。卷一、卷二計十篇,論述生理、病理及診法;卷三、卷四計十六篇,以醫案醫話論述部分内傷雜病,探溯病源,剖析脈證。黄氏師聖訓而法準繩,參己驗而創新義。其治疾也,每有覆杯而愈之效;其論理也,闡揚《靈》《素》之精義而開悟啟鑰。黄氏心法俱見於是書矣。

　黄氏精研《內經》凡二十餘年,廣搜博採,相互參校。晚年遂對其進行詮釋,評以獨見。析是書之舊篇而重新編次,對各段經文芟其繁文,撫輯英秀,正其舛錯,增修音釋;溯源析流,探微索奧,發揚宏旨,冰釋舊疑,拓開新義,啟迪後學。釋文撮要精煉,義理明徹,篇第昭晰,條分縷析。清代馮承熙贊曰:"奧析天人,妙燭幽隱,自越人、仲景而後,罕有其倫。"因此,本書實爲學習研究祖國醫學經典著作的重要參考書。

《中醫古籍整理叢書》是我社1982年爲落實中共中央和國務院關於加強古籍整理的指示精神,在衛生部、國家中醫藥管理局領導下,組織全國知名中醫專家和學者,歷經近10年時間編撰完成。這是一次新中國成立60年以來規模最大、水準最高、品質最好的中醫古籍整理,是中醫理論研究和中醫文獻研究成果的全面總結。本叢書出版後,《神農本草經輯注》獲得國家科技進步三等獎、國家中醫藥管理局科技進步一等獎,《黄帝内經素問校注》《黄帝内經素問語譯》《傷寒論校注》《傷寒論語譯》等分别獲得國家中醫藥管理局科技進步一等獎、二等獎和三等獎。

本次所選整理書目,涵蓋面廣,多爲歷代醫家所推崇,向被尊爲必讀經典著作。特别是在《中醫古籍整理出版規劃》中《黄帝内經素問校注》《傷寒論校注》等重點中醫古籍整理出版,集中反映了當代中醫文獻理論研究成果,具有較高的學術價值,在中醫學術發展的歷史長河中,將佔有重要的歷史地位。

30年過去了,這些著作一直受到廣大讀者的歡迎,在中醫界產生了很大的影響。他們的著作多成於他們的垂暮之年,是他們畢生孜孜以求、嘔心瀝血研究所得,不僅反映了他們較高的中醫文獻水準,也體現了他們畢生所學和臨床經驗之精華。諸位先賢治學嚴謹,厚積薄發,引用文獻,豐富翔實,訓詁解難,校勘嚴謹,探微索奥,注釋精當,所述按語,彰顯大家功底,是不可多得的傳世之作。

中醫古籍浩如煙海,内容廣博,年代久遠,版本在漫長的歷史流傳中,散佚、缺殘、衍誤等爲古籍的研究整理帶來很大困難。《中醫古籍整理叢書》作爲國家項目,得到了衛生部和國家中醫藥管理局的人力支持,不僅爲組織工作的實施和科研經費的保障提供了有力支援,而且爲珍本、善本版本的調閲、複製、使用等創造了便利條件。因此,本叢書的版本價值和文獻價值隨着時間的推移日益凸顯。爲保持原書原貌,我們只作了版式調整,原繁體字豎排(校注本)現改爲繁體字横排,以適應讀者閲讀習慣。

由於原版書出版時間已久,圖書市場上今已很難見到,部分著作甚至已成爲中醫讀者的收藏珍品。爲便於讀者研習,我社決定精選部分具有較大影響力的名家名著,編爲《中醫古籍整理叢書重刊》出版,以饗讀者。

人民衛生出版社
二〇一三年三月

出版者的話

在浩如烟海的古醫籍中，保存了中國醫藥學精湛的理論和豐富的臨證經驗。爲繼承發揚祖國醫藥學遺産，過去，我社影印、排印出版了一批古醫籍，以應急需。根據中共中央和國務院關於加强古籍整理的指示精神，以及衛生部一九八二年制定的《中醫古籍整理出版規劃》的要求，今後，我社將經過中醫專家、學者和研究人員在最佳版本基礎上整理的古醫籍，做到有計劃、有系統地陸續出版，以滿足廣大讀者和中醫藥人員的需要。

這次中醫古籍整理出版，力求保持原書原貌，並注意吸收中醫文史研究的新發現、新考證；有些醫籍經過整理後，在一定程度上可反映出當代學術研究的水平。然而，歷代中醫古籍所涉及的内容是極其廣博的，所跨越的年代也是極其久遠的。由於歷史條件所限，有些醫籍夾雜一些不當之説，或迷信色彩，或現代科學尚不能解釋的内容等，希望讀者以辯證唯物主義的觀點加以分析，正確對待，認真研究，從中吸取精華，以推動中醫學術的進一步發展。

7

《黄元御醫集》共十一種,清代黄元御撰,今分六個分册出版。本書爲第一分册,收載有《素問懸解》(附《校餘偶識》)《素靈微蘊》。

《黄帝内經素問》簡稱《素問》,原書九卷,八十一篇,成書年代久遠。自秦漢而後,因年移代革,韋絶簡亂,而致錯落舛互。唐代王冰精勤博訪,歷十二年,方臻理要。乃補輯修訂爲二十四卷、八十一篇,使之得以世傳。宋代林億等典校之,名之曰《重廣補注黄帝内經素問》。

黄氏精研《素問》,廣搜博採,相互參校,積二十餘年。謂:"舊本《刺法篇》亡,實誤載於《診要經終論》内,未嘗亡也。今取彼文,以補此篇。""舊本此篇(指《素問懸解·本病論》)誤在《玉機真藏論》。《本病論》原亡,取此篇補之。"而復其八十一篇之舊。並重新編次,爲養生、藏象、脈法、經絡、孔穴、病論、治論、刺法、雷公問、運氣等十類,一十三卷。除極個别章節外,每段《素問》經文,均予詮釋。釋文探賾索奥,發其微旨,條分縷析,融會貫通,内容宏富,扼要精當。成書於乾隆二十年乙亥(公元一七五五年),名之曰《素問懸解》。黄氏謂之"淆亂移正,條緒清分,舊文按部,新義焕然",此論非自褒也。

清代馮承熙國學正,崇尚黄氏之學,贊其"奥析天人,妙燭幽隱,自越人、仲景而後,罕有其倫"。《素問懸解》"條理分明,篇第昭晰,其所移置,則若符節之合也。義意周密，脈絡融貫，其所詮釋，則若日星之炳也。"爲闡揚黄氏醫術，乃於同治十一年壬申（公元一八七二年）校而梓行之，並將其所撰《校餘偶識》一卷，頗有參考價值，附於書末。此刻本至爲精善，以下簡稱素馮本。

《黄帝内經》，中醫四大經典著作之首，醫界之準繩。歷代醫哲，均悉心研習，探其微旨，抉其奥賾，多所闡發，貢獻甚著。黄氏精研《内經》，凡二十餘年，頗得其奥，受益至深。乃於乾隆十九年甲戌（公元一七五四年），將其心得體會，及醫案醫話，撰爲四卷，二十六篇，勒成一部，名之曰《素靈微藴》。是書首論生理、診法，次以醫案醫話，論述内傷雜病之原始要終，以發《素》《靈》之微藴，實爲研習闡揚《素》《靈》之佳作。

《素靈微藴》刻本有道光十年庚寅（公元一八三零年）陽湖張琦（翰風）刻本（簡稱宛鄰本）、咸豐十一年辛酉（公元一八六一年）長沙徐受衡（樹銘）於福州刻本（簡稱閩本）、同治七年戊辰（公元一八六八年）江夏彭器之（崧毓）於成都刻本（簡稱蜀本）、同治八年己巳（公元一八六九年）長沙黄濟於重慶刻本（簡稱渝本）、光緒二十年甲午（公元一八九四年）上海圖書集成印書局排印本（簡稱集成本）等。以宛鄰本爲優。

基於以上二書諸本均校而未點，且已逾百年，近代亦未排印刊行，傳而不廣，極待對其進行全面點校整理，使其成爲較好的通行範本，以資今人研讀應用，是乃此次點校之本意也。

此次點校，《素問懸解》以素馮本爲底本。其内容不删節，不改編，以保持各書原貌。《素問懸解》補入唐代王冰《黄帝内經素問序》、宋代林億等《重廣補注黄帝内經素問序》。因其他刻本尚未得睹，故無主校本、旁校本。以人民衛生出版社一九五六年據唐代王冰注、宋代林億等校，明代顧從德翻宋刻本《重廣補注黄帝内經素問》影印本爲他校本（以下簡稱王注本）。並參考隋代楊上善

《黄帝内經太素》（人民衛生出版社一九五五年據蘭陵堂仿宋嘉佑本影印本），《靈樞經》（人民衛生出版社一九五六年據明代趙府居敬堂刻本影印本），南京中醫學院《難經校釋》（人民衛生出版社一九七九年版），《傷寒論》（人民衛生出版社一九五七年據明代趙開美本排印本），《金匱要略方論》（人民衛生出版社一九五六年據明代趙開美刻本影印本），黄氏之《靈樞懸解》《難經懸解》《黄氏醫書八種》等醫籍。

《素靈微藴》以宛鄰本爲底本，其内容不删節，不改編。以閩本、蜀本爲主校本。以集成本、石印本爲旁校本。以《重廣補注黄帝内經素問》（人民衛生出版社一九五六年據唐代王冰注，宋代林億等校，明代顧從德翻宋刻本影印本），《靈樞經》（人民衛生出版社一九五六年據明趙府居敬堂刻本影印本），《難經集註》（吴人吕廣等註，明代王九思等輯，商務印書舘一九五五年版），《傷寒論》（人民衛生出版社一九五七年據明代趙開美翻宋版影印本），《金匱要略方論》（人民衛生出版社一九五六年影印之明代趙開美刻本、清康熙六十年辛丑寶綸堂刻本）及黄氏之其他醫籍爲他校本。

以上二書，均全書斷句標點，校勘以本校、他校爲主，酌情運用理校，兼以必要的訓詁。具體問題的處理，見以下各點。

（一）底本中確係明顯之錯字、訛字、别字或筆畫小誤者，如日曰混淆、已巳不分等，均予逕改，不出校記。

（二）係底本錯訛脱衍，需辨明者，則據參本或校本改正或增删，並出校注明。

（三）底本與參本或校本不一，難予肯定何者爲是者，原文不動，出校注明。

（四）黄氏詮釋中引録他書之文獻，多有删節，或縮寫改動，不失原意者，置之不論，以保持本書原貌。

（五）黄氏詮釋中或經文中，黄氏未詮釋之文義古奥難明之字、詞、句、專用術語、成語、典故等,則據訓詁專書及歷代醫哲之説,出注加以訓釋。

（六）凡屬難字、僻字、異讀字,黄氏詮釋中未注音者均注音。注音採用直音法,即漢語拼音加同音字。

（七）凡屬古體字、異體字、俗字、避諱字(如玄、歷、甯、元、邱等),均予逕改,不出校記。

（八）凡屬通假字,原文不動,首見處出注説明。

（九）以上二書目録,有錯訛者,均據正文做了訂正。

孫洽熙

麻瑞亭　徐淑鳳

蕭芳琴

一九八五年十月十日

總目録

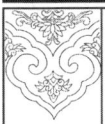

目
録

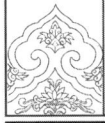

清·黄元御 撰

素問懸解

夫釋縛脫艱，全真導氣，拯黎元於仁壽，濟羸劣以獲安者，非三聖道則不能致之矣。孔安國〔2〕序《尚書》曰：伏羲、神農、黃帝之書，謂之三墳，言大道也。班固〔3〕《漢書·藝文誌》曰：《黃帝內經》十八卷。《素問》即其經之九卷也，兼《靈樞》九卷，迺其數焉。雖復年移代革，而授學猶存，懼非其人，而時有所隱，故第七一卷，師氏藏之，今之奉行，惟八卷爾。然而其文簡，其意博，其理奧，其趣深，天地之象分，陰陽之候列，變化之由表〔4〕，死生之兆彰，不謀而遐邇自同，勿約而幽明斯契，稽其言有徵，驗之事不忒，誠可謂至道之宗，奉生之始矣。

假若天機迅發，妙識玄通，蔵〔5〕謀雖屬乎生知，標格〔6〕亦資於詁訓，未嘗有行不由徑，出不由戶者也。

〔1〕黃帝內經素問序 原不載，據明代顧從德《重廣補注黃帝內經素問》影印本補。

〔2〕孔安國 漢曲阜人，字子國，孔子十二世孫，武帝時官諫議大夫、臨淮太守。魯恭王壞孔子故宅，於壁中得《古文尚書》《論語》《孝經》，皆科斗文字，當時無能知者，安國以今文讀之。承詔作《書傳》，定為五十八篇。並撰《古文孝經傳》《論語訓解》。

〔3〕班固 公元三十二—九十二年，東漢安陵人，字孟堅。幼承家學，稍長，就讀於洛陽太學，博覽群書。漢明帝詔為蘭臺令史，後遷為郎，典校秘書，續其父彪著《漢書》，積思二十餘年乃成，為世所重。

〔4〕由表 "由"，通"猶"。《荀子·富國》："由將不足以免也。""表"，明也。《禮·檀弓》："君子表微。""由表"，猶明顯也。

〔5〕蔵（chǎn 産）《揚子方言》："蔵，解也。"

〔6〕標格 "標"，《廣雅·釋詁》："標書也。""格"，法式也。《禮·緇衣》："言有物而行有格也。""標格"，在此指經典著作。

然刻意研精,探微索隱,或識契真要,則目牛無全。故動則有成,猶鬼神幽贊,而命世奇傑,時時間出焉。則周有秦公,漢有淳于公,魏有張公、華公[1],皆得斯妙道者也。咸日新其用,大濟蒸人[2],華葉遞榮,聲實相副,蓋教之著矣,亦天之假也。

　　冰弱齡慕道,夙好養生,幸遇真經[3],式爲龜鏡。而世本[4]紕繆,篇目重疊,前後不倫,文義懸隔,施行不易,披會亦難,歲月既淹,襲以成弊。或一篇重出,而別立二名,或兩論并吞,而都爲一目,或問答未已,別樹篇題,或脫簡不書,而云世闕,重合經而冠鍼服,并方宜而爲咳篇,隔[5]虛實而爲逆從,合經絡而爲論要,節[6]皮部爲經絡,退至教以先鍼[7],諸如此流,不可勝數。

　　且將升岱嶽,非徑奚爲?欲詣扶桑,無舟莫適。乃精勤博訪,而并有其人,歷十二年,方臻理要,詢謀得失,深遂夙心。時於先生郭子齋堂,受得先師張公秘本,文字昭晰,義理環周,一以參詳,群疑冰釋。恐散於末學,絕彼師資,因而撰注,用傳不朽,兼舊藏之卷,合八十一篇,二十四卷,勒成一部。冀乎究尾明首,尋注會經,開發童蒙,宣揚至理而已。

　　其中簡脫文斷,義不相接者,搜求經論所有,遷移以補其處。篇目墜缺,指事不明者,量其意趣,加字以昭其義。篇論吞并,義不相涉,闕漏名目者,區分事類,別目以冠篇首。君臣請問,禮義乖失者,考校尊卑,增益以光其意。錯簡碎文,前後重疊者,詳其指趣,

---

[1] 魏有張公、華公 "張公",張機,即張仲景。"華公",華佗。"魏",與史實有誤,張、華二公實係東漢人。

[2] 蒸人 衆人也。《後漢書·杜篤傳·論都賦》:"乃廓平帝宇,濟蒸人於塗炭,成兆庶之蕈蕈,遂興復乎大漢。"

[3] 真經 在此指《內經》。

[4] 世本 指唐代之《內經》傳本。

[5] 隔 變易也。《後漢書·郡國志贊》:"稱謂遷隔。"

[6] 節 《易節釋文》:"節,支解也。"

[7] 鍼 即《鍼解篇》。

削去繁雜，以存其要。辭理秘密，難粗論述者，別撰《玄珠》[1]，以陳其道。凡所加字，皆朱書其文，使今古必分，字不雜糅。庶[2]厥[3]昭彰聖旨[4]，敷暢玄言，有如列宿高懸，奎張不亂，深泉淨澄，鱗介咸分，君臣無夭枉之期，夷夏有延齡之望。俾工徒勿誤，學者惟明，至道流行，徽音累屬[5]，千載之後，方知大聖[6]之慈惠無窮。

時大唐寶應元年歲次壬寅序

將仕郎守殿中丞孫兆重

朝奉郎守國子博士同校正醫書上騎都尉賜緋魚袋高保衡

朝奉郎守尚書屯田郎中同校正醫書騎都尉賜緋魚袋孫奇

朝散大夫守光祿卿直秘閣判登聞檢院上護軍林億

改誤

---

〔1〕玄珠　書名。《黃帝內經素問》新校正云："詳王氏《玄珠》，世無傳者。今有《玄珠》十卷、《昭明隱旨》三卷，蓋後人附托之文也。"
〔2〕庶　《爾雅·釋言》："庶，幸也。"
〔3〕厥　代詞。猶言乃。《史記·自序》："左丘失明，厥有《國語》。"
〔4〕聖旨　在此指醫聖之微言。
〔5〕徽音累屬　"徽音"，懿美之德音。《詩·大雅·思齊》："大姒嗣徽音，則百斯男。""屬"，續也。《史記·信陵君傳》："平原君使者冠蓋相屬於魏。""徽音累屬"，也造福無窮。
〔6〕大聖　《禮·樂記》："及夫敦樂而無憂，禮備而無偏者，其唯大聖乎。"在此指岐黃之術。

臣聞安不忘危，存不忘亡者，往聖之先務，求民之瘼〔2〕，恤民之隱〔3〕者，上主之深仁。在昔黄帝之御極也，以理身緒餘治天下。坐於明堂之上，臨觀八極，考建五常，以謂人之生也，負陰而抱陽，食味而被色。外有寒暑之相盪，内有喜怒之交侵，夭昏札瘥，國家代有。將欲斂時五福〔4〕，以敷錫厥〔5〕庶民，乃與岐伯上窮天紀，下極地理，遠取諸物，近取諸身，更相問難，垂法以福萬世。於是雷公之倫〔6〕，授業傳之，而《内經》作矣。

歷代寶之，未有失墜。蒼周之興，秦·和述六氣之論，具明於《左史》。厥後越人得其一二，演而述《難經》。西漢倉公傳其舊學，東漢仲景撰其遺論，晉·皇甫謐刺而爲《甲乙》，及隋·楊上善纂而爲《太素》，時則有全元起者，始爲之訓解，闕第七一通〔7〕。迄唐寶應中，太僕王冰篤好之，得先師所藏之卷，大爲次注，猶是三皇遺文，爛然可觀。

---

〔1〕重廣補注黄帝内經素問序　原不載，據明代顧從德《重廣補注黄帝内經素問》影印本補。

〔2〕瘼（mò 莫）　《説文》："瘼，病也。"

〔3〕隱　痛苦也。《國語·周》："是先王非務武也，勤恤民隱而除其害也。"

〔4〕斂時五福　語出《書·洪範》。《疏》："以斂聚五福之道也。""五福"，《書·洪範》："五福：一曰壽，二曰富，三曰康寧，四曰攸好德，五曰考終命。"

〔5〕厥　《爾雅·釋言》："厥，其也。"

〔6〕倫　《説文》："倫，輩也。"

〔7〕通　量詞。一卷。《文選·與楊德祖書》："今往僕少小所著辭賦一通。"

重廣補注黄帝内經素問序〔1〕

6

　　惜乎！唐令列之醫學，付之執技之流，而薦紳[1]先生罕言之。去聖已遠，其術晻昧，是以文注紛錯，義理混淆。殊不知三墳之餘，帝王之高致，聖賢之能事，唐堯之授四時，虞舜之齊七政，神禹修六府以興帝功，文王推六子以敍卦氣，伊尹調五味以致君，箕子[2]陳五行以佐世，其致一也。奈何以至精至微之道，傳之以至下至淺之人，其不廢絕，爲已幸矣！

　　頃在嘉祐中，仁宗念聖祖之遺事將墜於地，乃詔通知其學者，俾之是正。臣等承乏[3]典校，伏念旬歲。遂乃搜訪中外，裒[4]集衆本，寖[5]尋其義，正其訛舛，十得其三四，餘不能具。竊謂未足以稱明詔，副聖意，而又採漢唐書錄古醫經之存於世者，得數十家，敍而考正焉。貫穿錯綜，磅礡會通，或端本以尋支，或沿流而討源，定其可知，次以舊目，正繆誤者六千餘字，增注義者二千餘條，一言去取，必有稽考，舛文疑義，於是詳明。以之治身，可以消患於未兆，施於有政，可以廣生於無窮。恭惟皇帝撫大同之運，擁無疆之休[6]，述先志以奉成，興微學而永正，則和氣可召，災害不生，陶一世之民，同躋於壽域矣。

國子博士臣高保衡
光祿卿直秘閣臣林億　　等謹上

────────────

〔1〕薦紳　泛指士大夫有爵位之人。同搢紳、縉紳。《史記·五帝紀》："然《尚書》獨載堯以來，而百家言黃帝，其文不雅訓，薦紳先生難言之。"《集解》："徐廣曰：薦紳即縉紳也。古字假借。"

〔2〕箕子　商紂叔父，名胥餘，爲太師，封子爵，國於箕，故稱箕子。紂暴虐，箕子諫不聽，乃被髮佯狂爲奴，爲紂所囚。周武王滅商，釋箕子之囚，訪以天道，作《洪範》。武王封之朝鮮而不臣。

〔3〕承乏　原指爲官員適缺乏，以己攝代而承之。林億等借此以自謙。

〔4〕裒(póu 抔)　《爾雅·釋詁》："裒，聚也。"

〔5〕寖　疑爲"寖"字。"寖"、"浸"古字。

〔6〕休　《集韻》"休，美善也。"《書·太甲》："實萬世無疆之休。"

　　黃帝諮岐伯作《內經》，垂《素問》、《靈樞》之篇，醫法淵源，自此而始，所謂玄之又玄，衆妙之門者也。秦漢而後，韋絕〔1〕簡亂，錯落舛互〔2〕，譬之棼〔3〕絲，不可理矣。

　　玉楸子盛壯之年，雍正甲寅，時年三十。誤服庸工毒藥，幸而未死。遂抱杜欽〔4〕褚昭〔5〕之痛，憤檢漢後醫書，恨其不通。通者，思邈眞人《千金》一書而已。上溯岐黃，伏讀《靈》、《素》，識其梗概，乃悟醫源。至其紊亂錯訛，未能正也。

　　乾隆甲戌，客處北都〔6〕，成新書八部〔7〕。授門人畢子武齡，字維新，金陵人。服習年餘，直與扁倉並駕。畢子既得先聖心傳，復以箋注《素》、《靈》爲請。其時

〔1〕韋絕　"韋"，《廣韻》："柔皮。""絕"，《博雅》："斷也。""韋絕"，古時無紙，削竹爲簡而書之，以韋編聯諸簡，謂之韋編。年移代革，皮韋斷絕，謂之韋絕。

〔2〕舛互　紊亂抵捂。《文選·吳都賦》："長干延屬，飛甍舛互。"

〔3〕棼（fén 汾）　亂也。《左傳》隱四年："臣聞以德和民，不聞以亂，以亂，猶治絲而棼之也。"

〔4〕杜欽　漢南陽杜衍人，字子夏，少好讀書，家富而偏盲，故不好爲吏。官不至而最有名，以材能稱京師。黃氏以此自喩。

〔5〕褚昭　南齊陽翟人，字彥宣，少秉高節，一目眇，官至國子博士，不拜。常非從兄褚淵（字彥回）身事二代，彥回以軺車給之，昭大怒，索火燒之。黃氏以此自喩。

〔6〕北都　北京。

〔7〕新書八部　指《傷寒懸解》《金匱懸解》《四聖懸樞》《四聖心源》《長沙藥解》《傷寒說意》《素靈微蘊》《玉楸藥解》八部書。

精力衰乏,自維〔1〕老矣,時年五十。謝曰:不能。乙亥春初,畢子又以前言請。且謂:醫尊四聖,自今日始,仲景二注〔2〕已成,岐黃扁鵲之書,迄無解者,三聖之靈,未無遺恨! 過此以往,來者誦法新書,心開目明,而不解先聖古義,又將恨無終窮也。

時維二月,寒消凍解,律轉陽回〔3〕,門柳綻金〔4〕,庭蘭孕玉〔5〕。玉楸子客況蕭蕭〔6〕,旅懷索落〔7〕,歌遠遊〔8〕之章,誦閒居之賦〔9〕,幽思縷起,殊非杜康所解,乃箋釋《素問》,以消菀煩。十一月終書成,淆亂移正,條緒清分,舊文按部〔10〕,新義煥然。

嗟乎! 僕以東海頑人,遠賓上國〔11〕,研田為農〔12〕,管城作君〔13〕,流連尺素〔14〕,愛惜分陰〔15〕。春雪纔收,秋露忽零,星斗屢

---

〔1〕維　計度也。猶思也。與"惟"通。《史記.秦楚之際月表》:"墮壞名城,銷鋒鏑,鉏豪桀,維萬世之安。"《索隱》:"維訓度,謂計度令萬世之安也。"

〔2〕仲景二注　指《傷寒懸解》《金匱懸解》二書。

〔3〕律轉陽回　"律",六律六呂。"律轉陽回",節月變更,青陽來至。

〔4〕門柳綻金　"綻",裂也。《庾子山集.杏花》:"春色方盈野,枝枝綻翠英。""金",《説文》:"五色,金也。""門柳綻金",形容門前翠柳,黃花綻開。

〔5〕庭蘭孕玉　形容階下蘭花,蕾似碧玉。

〔6〕客況蕭蕭(líng 零)　"蕭",《爾雅.釋詁》:"落也。""客況蕭蕭",客居景況,寂寥清淒。

〔7〕旅懷索落　"索",《廣雅.釋詁》:"獨也。""旅懷索落",羈旅胸懷,孤獨寂寥。

〔8〕遠遊　《楚辭》篇名。

〔9〕閒居之賦　即《閒居賦》。晉代潘岳撰。見《文選》。

〔10〕按部　《文選.文賦》:"選義按部。"《注》:"選擇義理,按比而用之,以為部次。"

〔11〕上國　京師。《分類東坡詩.送曾仲錫通判如京師》:"應為王孫朝上國,珠幢玉節與排衙。"

〔12〕研(yàn 彥)田為農　"研",通"硯"。《集韻》:"研,或作硯。""硯田",硯臺。《南滽楛語.硯》:"近得一硯,上有銘云:'惟硯作田,咸歌樂歲,墨家有秋,筆耕無稅。'""農",通"濃"。《正韻》:"濃音農,義同。""研田為農",硯中濃墨,經常盈滿。

〔13〕管城作君　"管城",即管城子。《昌黎集.毛穎傳》:"遂獵,圍毛氏之族,拔其毫,載穎歸……秦始皇使恬賜之湯沐,而封諸管城,號曰管城子。"《毛穎傳》以筆擬人,後人遂以管城子為筆之別稱。"管城作君",刻意翰墨,闡揚聖言。

〔14〕流連尺素　"流",通"留"。"尺素",《文選.文賦》:"函綿邈於尺素,吐滂沛於寸心。"良《注》:"素,帛也,古人用以書也。""流連尺素",沈酣醫籍之服習撰著也。

〔15〕愛惜分陰　"分陰",《晉書.陶侃傳》:"大禹聖者,乃惜寸陰,至於眾人,常惜分陰。""愛惜分陰",爭分奪秒也。

易，弦望幾更〔1〕。倏而隴陰促節，急景催年〔2〕，冰澌長河，霜結修篁〔3〕。歲凜凜以愁暮，心悢悢〔4〕而哀離，夜耿耿而永懷，晝營營而遙思。此亦羈客遷人騷牢〔5〕悱〔6〕怨之極，概誠足悲憂不可説也。無何稿脱書清，事竣業就，遂作岐伯之高弟，黄帝之功臣。是即擁旄萬里之榮，南面百城之樂也，貧而暴富，莫加於此矣。

《南史》沈攸之〔7〕有言：窮達有命，不如讀書。掩卷愴然，情百其慨。武夫學劍，僅敵一人，醫士讀書，遂宰天下。痛念先聖傳經，本以起死，詎知下工學古，反以戕生。良由文義玄深，加之編寫凌亂，豈其終身無靈，實乃白頭不解。僕以爲死生大矣，何必讀書也。

乾隆二十年十一月乙亥黃元御撰

〔1〕星斗屢易，弦望幾更　“弦”，半月，“望”，滿月。《論衡・四諱》：“月中分謂之弦，十五日，日月相望謂之望。”“星斗屢易，弦望幾更”，光陰似箭，歲月貿遷。

〔2〕隴陰促節，急景催年　“隴”，通“壟”。《正韻》：“丘壟之壟亦作隴。”“急景”，謂時光急促也。《金井怨》：“西風吹急景，美人照金井。”“隴陰促節，急景催年”，日月如梭，又屆歲末。

〔3〕冰澌長河，霜結修篁　“澌”，《風俗通》：“冰流曰澌。”“修”，長也。《詩・小雅》：“四牡修廣。”“冰澌長河，霜結修篁”，大河冰封，霜結長篁。

〔4〕悢（liàng 亮）悢　惆悵。《文選・與蘇武詩》：“徘徊溪路側，悢悢不得辭。”

〔5〕騷牢　牢騷。《漢書・揚雄傳》：“畔牢愁。”王念孫云：“牢讀爲憀。”《集韻》：“憀慄，憂也。”據此，騷本訓爲憂，牢亦有憂意。

〔6〕悱（fěi 誹）　《論語・述而》：“不憤不啟，不悱不發。”朱《注》：“口欲言而未能之貌。”

〔7〕沈攸之　公元？―四七八年。南朝宋人，字仲達。出身行伍，晚年好讀書，手不釋卷。詳見《宋書》及《南史》本傳。

昔唐太僕王冰注《素問》，精勤博訪，歷十二年方臻理要，宋光禄卿林億輩典[1]校舊文，猶或議之，蓋將闡揚至道，羽翼微言，固若斯之難也。迄今披覽遺編，綜觀體要，未嘗不歎其研精於經者深，而爲功於世者大也。然或條緒未明，強爲移置，或譌舛未正，曲爲詮釋，誠有足議，未可盡從。林億輩從而正之，雖多所發明，亦得失相半，要未能躊躇而滿志也。

夫後人之著述，每視[2]古人而益詳。觀王冰之注，視全元起之訓解爲詳矣；觀林億之校正，視王冰之注又加詳矣。豈古人之心思材力，果不逮後人耶？非也。道經遞闡而益明，理以互證而愈邃，竊意後世必有探微窮奧，集其大成，遠勝於前人之所爲者。迺自宋元以來，士大夫咸薄爲藝術，置而勿講[3]，蓋斯道亦漸微矣。

向讀黄坤載先生《素靈微蘊》、《四聖心源》諸書，奧析天人，妙燭[4]幽隱，每謂自越人、仲景而後，罕有其倫。繼而聞先生猶有《素問》、《靈樞》、《難經》諸解，神往有久之。顧世無刊本，且聞其後裔珍藏甚密，欲一覯[5]卒不可得。春初，陳子夢陶偶遊坊肆，見先

〔1〕典　掌管也。《周禮·天官》有"典婦功"之官，掌女功絲枲之事。

〔2〕視　《小爾雅》："比也。"《後漢書·張純傳》："帝乃東巡岱宗，以純視御大夫從。"

〔3〕講　《玉篇》："習也。"《增韻》："究也。"《論語·述而》："德之不脩，學之不講，聞義不能徙，不善不能改，是吾憂也。"

〔4〕妙燭　"妙"，《廣韻》："神妙也。""燭"，《韓非子·孤憤》："智術之士，必遠見而明察，不能燭私。""妙燭"，洞察也。

〔5〕覯（gòu 夠）　《説文》："遇見也。"《詩·豳風·九罭》："我覯之子，袞衣繡裳。"

生遺書鈔本若干帙，舉以告余。遂與訪之，則《素問》、《靈樞》、《難經》諸解具在焉。亟購以歸，日夜披讀，寢食俱忘。觀其條理分明，篇第昭晰，其所移置，則若符節之合也。義意周密，脈絡融貫，其所詮釋，則若日星之炳也。然後歎窮微探奧，集其大成，遠勝於前人之所爲者，竊幸於先生見之也。

　　《難經懸解》既已梓而行之，今將刻《素問懸解》，因書以冠篇首。

同治十一年壬申四月陽湖馮承熙敍

素問懸解目録

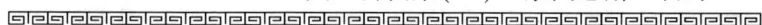

〔養生〕〔1〕

上古天真論一

昔在黄帝,生而神靈,弱而能言,幼而徇齊,長而敦敏,成而登天。

初,神農氏母弟封於有熊〔2〕之國。神農之後,炎帝榆罔之〔3〕代。有熊國君少典之妃曰附寶,感電光繞斗〔4〕而有娠。生帝於軒轅之丘〔5〕,因名軒轅,國於有熊,故號有熊氏,出於公族〔6〕,故姓公孫氏,長於姬水,又姓姬氏。

神農氏衰,帝與炎帝榆罔戰於阪泉〔7〕之野,三戰勝之,諸侯尊爲黄帝,代神農氏以治天下。在位百年,

---

〔1〕養生　原無,據目録補。

〔2〕有熊　古地名。即今河南省新鄭縣治。皇甫謐云:"有熊,今河南新鄭是也。"

〔3〕之　語助詞。無義。《詩·鄘風·君子偕老》:"玼兮玼兮,其之翟也。"

〔4〕感電光繞斗　"感",感受,感應。《易·咸卦》:"天地感而萬物化生。""電",《説文》:"陰陽激耀。""斗",北斗。《詩·小雅·大東》:"雖北有斗,不可以挹酒漿。""感電光繞斗",爲環繞北斗之祥光所感應。

〔5〕軒轅之丘　古地名。在今河南省新鄭縣西北。丘,原作"邱",係因避孔丘名諱之故,今改爲"丘"。下同。

〔6〕公族　《詩·周南·麟之趾》:"麟之角,振振公族。"《傳》:"公族,公同祖也。"陳奐傳《疏》:"公族,猶公姓也。"

〔7〕阪泉　古地名。其説有四。以下二説義勝:㊀《括地志》:"阪泉今名黄帝泉,在嬀州懷戎縣東。"懷戎,即今河北省保安縣。㊁山西省陽曲縣東北。本名漢山,晉文公卜伐楚,遇黄帝戰於阪泉之兆,因改名阪泉山。見《左傳》僖二十五年、《嘉慶一統志·太原府》。

崩於荆山〔1〕之陽。

黃帝初生而有神靈,方弱而能言語,幼而徇順齊整,長而敦厚敏捷,成而羽化登天。成謂道成。

黃帝鑄鼎於鼎湖〔2〕之山,鼎成升天。西漢方士傳述此語,意黃帝、老子爲道家之祖,尚養生之術,其終當必不死也。

迺問於天師曰:余聞上古之人,春秋皆度百歲而動作不衰,今時之人,年半百而動作皆衰者,時勢異耶? 人將失之耶?

天師,岐伯。古人百歲不衰,今人半百而衰,此古今時勢之異耶? 抑人失調攝之法耶?

岐伯對曰:上古之人,其知道者,法於陰陽,和於術數,飲食有節,起居有常,不妄作勞,故能形與神俱,而盡終其天年,度百歲乃去。

上古之人,其知道者,法陰陽,和術數,節飲食,慎起居,不妄作以勞形神,故形神健旺,終其天年,百歲乃去,不傷夭折也。

今時之人不然也,以酒爲漿,以妄爲常,起居無節,醉以入房,以欲竭其精,以耗散其真,不知持滿,不時御神,務快其心,逆於生樂,故半百而衰也。

今時之人,不知養生之法,以酒醪爲漿,以妄作爲常,起居無節,醉以入房,醉以入房,正其起居無節;起居無節,正其妄作爲常也。以淫欲竭其精液,散其天真,不知保盈而持滿,時嘗勞思而用神,務求快心於當前,遂至戕生於異日,是以早衰也。

夫上古聖人之教下也,虛邪賊風,避之有時,恬憺虛無,真氣從之,精神內守,病安從來。是以志閒而少欲,心安而不懼,形勞而不倦,氣從以順,各從其欲,皆得所願。故美其食,任其服,樂其俗,高下不相慕,其民故曰朴。

風隨八節,居八方,自正面來,謂之正風,不傷人也,自衝後來

---

〔1〕荆山 山名。在今河南省靈寶縣(原閿鄉縣)南。亦名覆釜山。《史記·封禪書》:"黃帝採首山之銅,鑄鼎於荆山下。"
〔2〕鼎湖 《史記·封禪書》:"黃帝鑄鼎於荆山下,鼎成,乘龍上仙,後人因名其處曰鼎湖。"

者,謂之虛邪賊風,乃傷人也。如冬至後四十六日,天氣在北,風自北來,是爲正風,風自南來,是謂賊風。義詳《靈樞·九宮八風篇》。

上古聖人知道,其教下也,虛邪賊風,避之有時,冬避南風,夏避北風,四時八節,以類推之。恬憺虛無,神宇不擾,真氣自然順從,精神內守,毫無走散,病邪安所從來。是以志閒而少嗜欲,心安而不恐懼,形勞而不倦乏,氣從而順,各從其欲,上下俱足,皆得所願。故美其食不擇精粗,任其服不論善惡,樂其俗不爭榮辱,高下不相傾慕,其民故曰渾朴。

是以嗜欲不能勞其目,淫邪不能惑其心,愚智賢不肖不懼於物,故合於道。所以能年皆度百歲而動作不衰者,以其德全不危也。

道合則德全,故百歲不衰。

帝曰:人年老而無子者,材力盡耶? 將天數然也? 岐伯曰:女子七歲,腎氣盛,齒更髮長。二七而天癸至,任脈通,太衝脈盛,月事以時下,故有子。

腎主骨,其榮髮,齒者骨之餘,腎氣方盛,故齒更而髮長。天一生水[1],故癸水謂之天癸,陰氣始凝,則天癸至。任脈者,八奇經之一,行於身前,爲諸陰脈之統領,陰旺則此脈通達。太衝者,八奇經之一,行於身前,爲諸經脈之血海。奇經乃十二經之絡脈。血生於脾,藏於肝,注於經脈,經脈隆盛,流於絡脈,歸諸太衝,故血富於衝,爲人身血海之一。太衝脈盛,月滿而泄,是謂月事。月事初來,陰氣盛壯,不後不先,應時而下,地道通暢,故一承雨露,則能有子。

三七腎氣平均,故真牙生而長極。四七筋骨堅,髮長極,身體盛壯。五七陽明脈衰,面始焦,髮始墮。六七三陽脈衰於上,面皆焦,髮始白。七七任脈虛,太衝脈衰少,天癸竭,地道不通,故形壞而無子也。

腎氣盛滿,平均莫溢,故真牙皆生,髮長已極。陽明胃脈行身之前,自面下項而走兩足,其經多氣多血,少年髮榮而面潤者,血以

---

[1] 天一生水　天一所生之癸水也。語出《河圖》。

濡之，氣以煦之也，陽明脈衰，氣血消減，故面焦而髮墮。手之三
陽，自手走頭，足之三陽，自頭走足，三陽俱衰，故面焦而髮白。任
脈虛空，衝脈衰少，天癸枯竭，地道不通，故形容散壞，而無子也。

任主胞胎，緣三陰以任脈爲宗。血，陰也，而內含陽氣，故溫煖
而化君火。任脈充盈，血海溫煖，則能受姙。以其原於任脈，故名
爲姙。任脈虛空，血海虛寒，是以無子也。

丈夫八歲，腎氣實，髮長齒更。二八腎氣盛，天癸至，精氣溢
瀉，陰陽和，故能有子。

天癸既至，精氣溢瀉，陰陽和敷，故能有子。天癸者，男女腎水
之總名也。

三八腎氣平均，筋骨勁強，故真牙生而長極。四八筋骨隆盛，
肌肉滿壯。五八腎氣衰，髮墮齒槁。六八陽氣衰竭於上，面焦，髮
鬢頒白。七八肝氣衰，筋不能動，天癸竭，精少，腎氣衰，形體皆極。
八八則齒髮去。

肝主筋，前陰，諸筋之聚，肝木生於腎水，水寒木枯，生氣虧敗，
故筋力消乏，而前陰痿弱也。

腎者主水，受五藏六府之精而藏之，故五藏盛，乃能瀉。今五
藏皆衰，筋骨解墮，天癸盡矣，故髮鬢白，身體重，行步不正，而無
子耳。

五藏六府皆有精，而總藏於腎，故五藏之精俱盛，而後腎能瀉。
今五藏皆衰，以至筋骨懈墮，則天癸盡矣，故髮白身重，行步傾斜，
而無子也。

腎爲水，腎氣者，水中之陽，三陽之根也。腎氣溫升，化生肝
木，肝木主生，人老而不生者，腎氣之敗，而非腎水之虧。髮白面
焦，由於三陽之衰。三陽之上衰者，腎氣之下虛也。

帝曰：有其年已老而有子者，何也？岐伯曰：此其天壽過度，氣
脈常通，而腎氣有餘也。此雖有子，男不過盡八八，女不過盡七七，
而天地之精氣皆竭矣。

腎氣有餘，則生意未枯，老猶生子。然此雖有子，而人之大凡，
男不過盡於八八六十四，女不過盡於七七四十九，而天地之精氣皆

竭,不能生矣。

懷胎生子,精氣之交感也。乾爲天,坤爲地,男應乾,女應坤。乾以中爻交坤則爲坎,坤以中爻交乾則爲離,坎離者,乾坤所生之男女也。人之夫婦相交,男以精感,而精中有氣,是即乾卦之陽爻也,女以氣應,而氣中有精,是即坤卦之陰爻也。男子之氣先至,女子之精後來,則陰包陽而爲男,女子之精先來,男子之氣後至,則陽包陰而成女,是即坎男離女之義也。《易》曰:乾道成男,坤道成女。先至者在內,後至者在外,包負不同,故男女殊象也。

帝曰:夫道者年皆百數,能有子乎？岐伯曰:夫道者能卻老而全形,身年雖壽,能生子也。

有道之人,能延年卻老,形體不壞,身年雖壽,實與少壯無異,故能生子。

黃帝曰:余聞上古有真人者,提挈天地,把握陰陽,呼吸精氣,獨立守神,肌肉若一,故能壽敝天地,無有終時,此其道生。

上古真人,天地在其提攜之內,陰陽歸其把握之中,呼水中之氣以交陽,吸火中之精以交陰,獨立而守陽神,年高而有童顏,故能壽敝天地,無有盡時。此其得道長生,所謂卻老而全形者也。

中古之時,有至人者,淳德全道,和於陰陽,調於四時,去世離俗,積精全神,游行天地之間,視聽八達之外,此蓋益其壽命而強者也,亦歸於真人。

中古至人,德淳而道全,和於陰陽之消長,調於四時之寒溫,去塵世而離凡俗,積陰精而全陽神,游行天地之間,形骸常存,視聽八達之外,八達與八方同。聰明無蔽,此蓋益其壽命而強壯者也,其究亦歸於真人。

其次有聖人者,處天地之和,從八風之理,適嗜欲於世俗之間,無恚嗔之心,行不欲離於世,舉不欲觀於俗,外不勞形於事,內無思想之患,以恬愉爲務,以自得爲功,形體不敝,精神不散,亦可以百數。

其次聖人,處天地之中和,順八風之道理,八風,見《靈樞·九宮八風篇》。調適嗜欲於世俗之間,消除恚嗔於方寸之內,和光同塵,行事不欲離絕於人世，抱真懷朴，舉動不欲觀美於凡俗，外無事務之勞形，內無思想之害心，以恬愉無競爲務，以優游自得爲功，形體不至敝壞，精神不至散失，此雖未必長生，亦可享年百數也。

其次有賢人者，法則天地，象似日月，辨列星辰，逆從陰陽，分別四時，將從上古合同於道，亦可使益壽，而有極時。

其次賢人，法則天地之清寧，象似日月之升沉，辨列星辰之盈縮，逆從陰陽之消長，分別四時寒温，效其開闔，將從上古真人合同至道，此亦可使益其年壽，而但有盡時，不能長存也。

四氣調神論二〔1〕

春三月，此謂發陳，天地俱生，萬物以榮。夜臥早起，廣步於庭，被髮緩形，以使志生，生而勿殺，予而勿奪，賞而勿罰。此春氣之應，養生之道也。逆之則傷肝，夏爲寒變，奉長者少。

春屬木而主生，陽氣舒布，此謂發陳。言其發達敷陳。天地合德，俱布生氣，萬物滋息，以此向榮。當夜臥早起，廣步於庭，被髮緩形，以使志生，鬆活官骸，以暢血氣。生而勿殺，予而勿奪，賞而勿罰。厚施恩膏，以濟生靈。此春氣之應，養木令發生之道也。逆之則傷肝木，木枯不生心火，夏爲寒變，災變。所以奉火令之長育者少矣。

夏三月，此謂蕃秀，天地氣交，萬物華實。夜臥早起，無厭於日，使志無怒，使華英成秀，使氣得泄，若所愛在外。此夏氣之應，養長之道也。逆之則傷心，秋爲痎瘧，奉收者少，冬至重病。

夏屬火而主長，陽氣暢茂，此謂蕃秀。言其蕃衍穎秀。天地合氣，上下交通，萬物盛大，以此華實。當夜臥早起，無厭倦於長日，使志無怒，令華英之成秀，使氣得泄，若所愛之在表。此夏氣之應，養火令長育之道也。逆之則傷心火，火鬱而感風寒，秋爲痎瘧，義詳《瘧論》。所以奉金令之收斂者少矣。冬寒一至，必當重病，以長氣失政，秋冬之收藏皆廢也。

秋三月，此謂容平，天氣以急，地氣以明。早臥早起，與雞俱

---

〔1〕二　原脫，據目錄補。

興,使志安寧,以緩秋刑,收斂神氣,使秋氣平,無外其志,使肺氣清。此秋氣之應,養收之道也。逆之則傷肺,冬爲飱泄,奉藏者少。

秋屬金而主收,陰氣凝肅,此謂容平。言其形容平淡。天氣斂縮,政令不舒,地氣消落,以此清明。燥旺濕收,雲消霧散故也。當早臥早起,鷄鳴而興,使志安寧,以緩秋刑,收斂神氣,使秋氣得平,無外其志,使肺氣肅清。此秋氣之應,養金令收斂之道也。逆之則傷肺金,金病不能斂藏,冬爲飱泄,肺金不斂,則腎水不藏,相火泄露,水寒土濕,飲食不消,肝木衝決,是爲飱泄也。所以奉水令之封藏者少矣。

冬三月,此謂閉藏,水冰地坼,無擾乎陽。早臥晚起,必待日光,使志若伏若匿,若已有得,去寒就溫,無泄皮膚,使氣亟奪。此冬氣之應,養藏之道也。逆之則傷腎,春爲痿厥,奉生者少。

冬屬水而主藏,陰氣蟄封,此謂閉藏。言其蟄閉歸藏。天政嚴寒,水冰地裂,保守精神,無擾陽氣。當早臥晚起,必待日光,使志若沉伏不發,若隱匿不宣,若有私意暗存,若有獨得秘寶,去寒就溫,以避殺厲,無泄露皮膚,使衛氣亟奪。此冬氣之應,養水令閉藏之道也。逆之則傷腎水,水衰不生肝木,春爲痿厥,陽氣不藏,則水寒不能生木。所以奉木令之發生者少矣。

逆春氣則少陽不生,肝氣內變。逆夏氣則太陽不長,心氣內洞。逆秋氣則太陰不收,肺氣焦滿。逆冬氣則少陰不藏,腎氣獨沉。

春生、夏長、秋收、冬藏,此四時自然之令也。逆春氣則少陽不生,肝氣內鬱而變作,是君火失胎,夏爲寒變之由也。逆夏氣則太陽不長,心氣內虛而空洞,是風寒乘襲,秋爲痎瘧之由也。逆秋氣則太陰不收,肺氣枯焦而壅滿,焦即痿論肺熱葉焦之意。是相火失藏,冬爲飱泄之由也。逆冬氣則少陰不藏,腎氣寒陷而獨沉,相火蟄藏,則腎水溫升,而化乙木,少陰不藏,相火外泄,水寒不能生木,故腎水獨沉。是風木傷根,春爲痿厥之由也。

藏氣法時論:肝主春,足厥陰少陽主治。心主夏,手少陰太陽主治。肺主秋,手太陰陽明主治。腎主冬,足少陰太陽主治。肝爲足厥陰乙木，膽爲足少陽甲木，心爲手少陰丁火，小腸爲手太陽丙火，肺爲手太陰辛金，大腸爲手陽明庚金，腎爲足少陰癸水，膀胱爲足太陽壬水。逆春氣，病在肝木，而曰少陽不生，逆夏氣，病在心火，而曰太陽不長，逆秋氣，病在肺金，而曰太陰不收，逆冬氣，病在腎水，而曰少陰不藏者，以春夏爲陽，故言少陽、太陽，而不言厥陰、少陰，秋冬爲陰，故言太陰、少陰，而不言陽明、太陽也。

夫陰陽四時者，萬物之終始，生死之根本也，逆其根則伐其本，壞其真矣。所以聖人春夏養陽，秋冬養陰，以從其根，故與萬物沉浮於生長之門。

萬物發榮於春夏，枯悴於秋冬，是陰陽四時者，萬物之終始，死生之根本也。若違陰陽之宜，而逆其根，則伐其本源，壞其天真，出生而入死矣。所以聖人於春夏陽盛之時，而養其陽根，陽根在陰，秋冬陰盛之時，而養其陰根，陰根在陽。蓋春夏陽旺於外，而根則內虛，秋冬陰旺於外，而根則裏弱，養陰陽以從其根者，恐其標盛而本衰也。根本既壯，故與萬物沉浮於生長之門。生長者，天地之大德，秋冬之收藏，所以培春夏生長之原也。

從陰陽則生，逆之則死，從之則治，逆之則亂。反順爲逆，是謂內格。唯聖人從之，故身無苛病，萬物不失，生氣不竭。

從陰陽之理則生，逆陰陽之性則死，從之則無有不治，逆之則無有不亂。從者，順也，反順爲逆，是謂內與道格。唯聖人從之，故身康而無苛病，萬物皆無所失，生氣不至敗竭也。

逆之則災害生，從之則苛疾不起，是謂得道。道者，聖人行之，愚者佩之。是故聖人不治已病治未病，不治已亂治未亂，此之謂也。夫病已成而後藥之，亂已成而後治之，譬猶渴而穿井，鬥而鑄兵，不亦晚乎！

陰陽之理，逆之則災害生焉，唯從之則苛疾不起，是謂得道。道即上文養生長收藏之道也。道者，聖人行之，愚者背之。佩與背同。是故聖人不治已病而治未病，不治已亂而治未亂，正此謂也。蓋病有本，亂有源，道者，拔本塞源之法也，故病不作而亂不生。若已病已亂而後治之，則已晚矣。

金匱真言論三〔1〕

黃帝問曰：天有八風，經有五風，何謂？岐伯對曰：八風發邪，以爲經風，觸五藏，邪氣發病。

天隨八節，而居八方，所居之處，正面爲實，衝後爲虛。衝後，對面。八方之風，自正面來者，爲正風，不傷人也，自衝後來者，謂虛邪賊風，乃傷人也。義詳《靈樞·九宮八風》。邪風有八，而經止〔2〕五風，風論：肝風、心風、脾風、肺風、腎風，是爲五風，即下文東、西、南、北、中央之五風也。緣八方各自衝後發爲邪風，是其常也，經，常也。而風客五藏，藏傷病發，止有五邪，故曰五風。

東風生於春，病在肝，腧在頸項。南風生於夏，病在心，腧在胸脇。西風生於秋，病在肺，腧在肩背。北風生於冬，病在腎，腧在腰股。中央爲土，病在脾，腧在脊。

五風各秉五方之氣，同類相感，而傷五藏。肝木應春，春風在東，心火應夏，夏風在南，肺金應秋，秋風在西，腎水應冬，冬風在北，脾土應中，風在四維。其傷人也，悉自本經腧穴而入。風自正面來者，其傷人淺，是謂正風，自衝後來者，其傷人深，是謂賊風。如春之西風，秋之東風也。此皆言正風者，舉正風以概邪風也。

故春氣者，病在頭，夏氣者，病在胸脇，秋氣者，病在肩背，冬氣者，病在四支。故春善病鼽衄，仲夏善病胸脇，長夏善病洞泄寒中，秋善病風瘧，冬善病痹厥。

春病在頭，以肝腧在頸項。夏病在胸脇，以心腧在胸脇。秋病在肩背，以肺腧在肩背。冬病在四支，以腎腧在腰股。鼽衄者，頭病也。鼽，傷寒鼻塞。衄，血自鼻流。長夏土濕，益以飲食寒冷，傷其脾陽，水穀不化，脾陷肝鬱，風木下衝，故生洞泄。《史·倉公傳》謂之迥風。迥與洞同，即此病也。秋風斂束，閉其經脈，寒邪則病風瘧。義詳瘧論。痹厥者，腰股以下之病也。

---

〔1〕三　原脫，據目錄補。
〔2〕止　僅也。《莊子·天運》："止可以一宿，而不可以久處。"

故冬不按蹻,春不鼽衄,春不病頸項,仲夏不病胸脇,長夏不病洞泄寒中,秋不病風瘧,冬不病痹厥、飧泄而汗出也。蹻,音喬,又音脚。

按蹻,按摩搖動,導引血氣之法也。

四時之氣,以冬藏爲本,冬令閉藏,順而不擾,故春木發生,金之收氣不廢,而無鼽衄之病,是不病頸項也。春既不病,則生長收藏皆得其政,四時之病俱絶矣。

帝曰:五藏應四時,各有收受乎?岐伯曰:有。東方青色,入通於肝,開竅於目,藏精於肝,故病在頭。其類木,其味酸,其臭臊[1],其音角,其數八,其畜雞,其穀麥,其應四時,上爲歲星,是以知病之在筋也。

收受,謂同氣相投也。肝主筋,故病在筋。

南方赤色,入通於心,開竅於舌[2],藏精於心,故病在胸脇。其類火,其味苦,其臭焦,其音徵,其數七,其畜羊,其穀黍,其應四時,上爲熒惑星,是以知病之在脈也。

心主脈,故病在脈。

中央黃色,入通於脾,開竅於口,藏精於脾,故病在舌本。其類土,其味甘,其臭香,其音宮,其數五,其畜牛,其穀稷,其應四時,上爲鎮星,是以知病之在肉也。

脾主肉,故病在肉。

西方白色,入通於肺,開竅於鼻,藏精於肺,故病在背。其類金,其味辛,其臭腥,其音商,其數九,其畜馬,其穀稻,其應四時,上爲太白星,是以知病之在皮毛也。

肺主皮毛,故病在皮毛。

北方黑色,入通於腎,開竅於耳,藏精於腎,故病在谿。其類水,其味鹹,其臭腐,其音羽,其數六,其畜彘,其穀豆,其應四時,上爲辰星,是以知病之在骨也。

谿謂關節。腎主骨,故病在骨。

---

〔1〕臊　原作"燥",形近而誤,據王注本《素問·金匱真言論》改。
〔2〕舌　《素問》諸本均作"耳"。詳見《校餘偶識》。

夫精者,身之本也,故藏於精者,春不病溫。夏暑汗不出者,秋成風瘧。

五藏之精,一身之根本也,藏於精者,四時皆可無病。獨言春不病溫者,以五藏雖皆藏精,而藏精之權,究歸於腎,所謂腎者主水,受五藏六府之精而藏之也。上古天真論語。水旺於冬,冬水蟄藏,陽根下秘,相火莫泄,內熱不生,是以春無溫病。然有宜藏者,有宜泄者,若夏暑竅開,寒隨竅入,而汗不出者,是宜泄而反藏也。皮毛閉斂,寒氣莫泄,則秋成風瘧矣。

故曰:陰中有陰,陽中有陽。平旦至日中,天之陽,陽中之陽也,日中至黃昏,天之陽,陽中之陰也,合夜至雞鳴,天之陰,陰中之陰也,雞鳴至平旦,天之陰,陰中之陽也。

天之陰陽,分於晝夜。

故人亦應之,夫言人之陰陽,則外爲陽,內爲陰,言人身之陰陽,則背爲陽,腹爲陰,言人身藏府之陰陽,則府者爲陽,藏者爲陰。肝、心、脾、肺、腎五藏皆爲陰,膽、胃、大腸、小腸、三焦、膀胱六府皆爲陽。

人之陰陽,分於內外、腹背、五藏、六府。

故背爲陽,陽中之陽心也,背爲陽,陽中之陰肺也,腹爲陰,陰中之陰腎也,腹爲陰,陰中之陽肝也,腹爲陰,陰中之至陰脾也。此皆陰陽表裏內外雌雄相輸應也,故以應天之陰陽也。

陽中有陽亦有陰,陰中有陰亦有陽,所以應天之陰陽也。

所以欲知陰中之陰、陽中之陽者,何也? 爲冬病在陰,夏病在陽,春病在陰,秋病在陽。皆視其所在,爲施鍼石也。此平人脈法也。

陰盛於冬,故病在陰。陽盛於夏,故病在陽。春陽未盛,故病在陰。秋陰未盛,故病在陽。

故善爲脈者,謹察五藏六府,一逆一從,陰陽表裏雌雄之應,藏之心意,合心於精,非其人勿教,非其真勿授,是謂得道。

察五藏六府從逆之殊,陰陽表裏雌雄之應,所以視其所在,爲施鍼石也。

生氣通天論四〔1〕

黃帝曰:夫自古通天者,生之本,本於陰陽。天地之閒,六合之內,其九州、九竅、五藏、十二節,皆通乎天氣。

人物之生,原通於天。自古及今,人物錯出,所以通於天者,以其生育之本,本乎陰陽。陰陽之在人物,則爲人物之氣,而原其本初,實爲天氣。天人一氣,共此陰陽而已。故天地之閒,六合之內,四方、上下爲六合。其凡九州、冀、兗、青、徐、揚、荆、梁、豫、雍爲九州。九竅、上竅七、下竅二。五藏、肝、心、脾、肺、腎。十二節,四肢十二節。無不皆通乎天氣。

天氣清静,光明者也,藏德不止,故不下也。天明則日月不明,陽氣者閉塞,地氣者冒明,則上應雲霧不精,白露不下。交通不表,萬物命故不施,不施則名木多死。

天氣清静,而光明者也,以其渾淪淵穆〔2〕,藏德不止,清静常存,故光明不敗也。不止即不竭意。若使天德不藏,天明即不藏德。則煙霧昏蒙,日月無輝,清静既失,光明亦喪矣。日月之所以明者,清氣升而濁氣降也。天德泄露,濁氣上逆,陽氣閉塞而不顯達,地氣迷漫而障天光,則雲霧陰晦,淑清無時,天氣鬱濁,白露不下。天晴則露下,一陰則不下。乾坤交泰,天施地承,雨露降洒,膏澤下霈,故萬物生長,草木暢茂。乾坤濁亂,交泰無期,天德不施,地道莫承,則物命殞傷,名木多死也。名木秉天地精華,故先應之。

惡氣不發,則風雨不節,白露不下,則菀稾不榮。賊風數至,暴雨數起,天地四時不相保,與道相失,則未央絶滅。數犯此者,則邪氣傷人,此壽命之本也。

濁氣不散,雲霧時作,則風雨飄驟而不節,承雲霧不精句。白露不下,天地常陰,則草木菀稾而不榮。菀與鬱同。承白露不下句。賊風數

---

〔1〕四　原脱,據目録補。

〔2〕渾淪淵穆　"渾淪",《列子·天瑞》:"太素者,質之始也,氣形質具而未相離,故曰渾淪。""淵穆",《文選·班固·典引》:"淵穆之讓。"《注》:"淵,深,穆,美。淵穆,深美之意。""渾淪淵穆",渾然一體,幽深而美之意。

至,暴雨常興,承風雨不節句。天地四時乖其常候,是爲與道相失,則萬物之生長未央而絕滅。人若起居不謹,數犯乎此者,則邪氣傷人,賊風暴雨之邪。此壽命夭折之原也。以上二段[1],舊[2]誤在四氣調神論中。

蒼天之氣,清靜則志意治,順之則陽氣固,雖有賊邪,弗能害也,此因時之序。故聖人傳精神,服天氣而通神明。失之則衛氣散解,邪害孔竅,內閉九竅,外壅肌肉。此謂自傷,氣之削也。

人秉蒼天之氣,清靜不擾,則志意平治。承天氣清靜,光明者也。內無受邪之根,從順莫違,則陽氣密固,外無中邪之隙,雖有賊風虛邪,弗能害也。此善因四時之序,順其開闔而莫違者。故聖人傳此精神,佩服天氣,而通神明。以人之精神,本乎天地陰陽,清靜順從,佩服不失,自能通神明之德,避賊邪之害也。若其失之,反清靜順從之常,則衛氣散解,邪害孔竅。風寒裹束,氣血不行,藏府鬱塞,九竅內閉,經絡阻滯,肌肉外壅。此雖緣氣[3]之傷,實以擾亂衛陽,不能保護皮毛而致,是謂自傷。人氣之所以削伐,壽命之所以夭折也。此謂自傷,承上邪氣傷人句。

陽氣者,若天與日,天運常以日光明,是故陽因而上,衛外者也。失其所則折壽而不彰。

人之陽氣,若天之與日,天運常以日爲光明,人運當以陽爲壽命,此定理也。天之陽曰日,人之陽曰衛,日行三百六十五度,而天運一周,衛氣一日五十度,七日有奇,衛行三百六十五度,而人運一周。所謂七日來復者,此也。日夜沉地下,晝升天上,衛氣夜入陰藏,晝出陽經,下則同下,上則同上。是故陽因而上,衛於身外者也。若失其所,不能衛護皮毛,則賊邪感傷,壽命夭折,不能與日同其彰明矣。人生於陽,死於陰。純陽爲仙,純陰爲鬼,人居鬼仙之中,陰陽各半,其半陽可仙,半陰可鬼。

陽氣者,一日而主外,平旦人氣生,日中而陽氣隆,日西而陽氣

---

[1]以上二段　指"天氣清靜……則未央絕滅。"
[2]舊　黃氏對其所見《素問》傳本之稱謂。下同。
[3]氣　據上節經文"邪氣傷人",似其上脫"邪"字。

已虛,氣門乃閉。是故暮而收拒,無擾筋骨,無見霧露。反此三時,
形乃困薄。

衛氣夜行陰藏二十五周,平旦寅初,自足少陰經出於足太陽之
睛明,穴名,在目內眥。目開則行於頭,分行手足六陽二十五周,日入
陽衰,復歸五藏。夜行於裏,日行於表,是一日之中,全主在外也。
人氣即衛氣,氣門,汗孔也,人於衛陽出入,氣門開闔之際,順而莫
逆,乃可無病。是故日暮陽藏,氣門關閉,當收斂皮膚,杜拒外邪,
不可擾動筋骨,以開孔竅,披冒霧露,以召虛邪。若其反此三時,平
旦、日中、日西。開闔失節,以致感傷外邪,形乃困迫衰削,此夭折之由
來也。

因於寒,欲如運樞,起居如驚,神氣乃浮。因於暑汗,煩則喘
喝,静則多言,體若燔炭,汗出而散。

虛邪乘襲,形氣困薄之因,是不一致。如因於冬寒,表斂竅閉,
是衛氣沉潛之候。欲如戶樞運轉,戶有開闔,而樞則不移。若起居
躁率,驚動衛陽,則神氣浮散,表虛邪客。此寒邪之傷衛陽者也。
如因於夏暑,毛蒸理泄,是衛氣浮散之候。感冒風邪,閉其經熱,煩
則喘喝而不安,静則多言而不慧,體如燔炭,不可嚮邇〔1〕,一得汗
出,霍然而散。此暑邪之傷衛陽者也。

因於濕,首如裹,濕熱不攘,大筋緛短,小筋弛長,緛短爲拘,弛
長爲痿。因於氣,爲腫,四維相代,陽氣乃竭。

如因於濕淫,衛鬱不運,頭悶如裹。濕蒸爲熱,不得驅除,浸淫
經絡,傷其筋膜,大筋則緛短不舒,小筋則弛長失約。緛短則爲拘
攣,弛長則爲痿痹。此濕邪之傷衛陽者也。如因於氣阻,衛遏不
行,皮肉腫脹,四支更代而皆病,則經陽堙塞,乃至敗竭。此氣滯之
傷衛陽者也。

陽氣者,煩勞則張,精絶,辟積於夏,使人煎厥。大怒則形氣絶
而血菀於上,使人薄厥,目盲不可以視,耳閉不可以聽,潰潰乎,若
壞都,汩汩乎,不可止。汩,音骨。

---

〔1〕嚮邇 靠近也。《書·盤庚》:"若火燎於原,不可嚮邇。"

人之陽氣,宜清静不宜煩勞,煩勞則擾其衛陽,泄而不斂。陽根失秘,君相升炎,是以有張而無弛也。壯火熏蒸,陰精消槁,日月積累,至於夏暑火旺之候,使人病熱厥,燔灼如煎。邪熱衝逼,有升無降,一當大怒,則形氣暴絕,血菀_{鬱同}於上,使人卒然昏厥,迷亂無知,目盲不視,耳閉不聞。陽氣升泄,奔騰莫禦,潰潰乎,若大河之壞隄防,_{都,隄防也。}汨汨乎,如洪流不可止息。此煩勞之傷衛陽者也。_{脈解:少陰所謂少氣善怒者,陽氣不治,肝氣當治而未得,故善怒。善怒者,名曰煎厥。厥論:厥或令暴不知人,何也? 岐伯曰:陽氣盛於上,則邪氣逆,逆則陽氣亂,陽氣亂則不知人。薄與暴義同。目盲耳閉者,昏潰不知人也。大奇論:脈至如喘,名曰暴厥,暴厥者,不知與人言。暴厥即薄厥也。《史·扁鵲傳》:虢太子病尸厥,即此證也。}

陽氣者,精則養神,柔則養筋。風客淫氣,精乃亡,邪傷肝也。因而飽食,筋脈橫解,腸澼爲痔。因而大飲,則氣逆。因而強力,腎氣乃傷,高骨乃壞。魄汗未盡,形弱而氣爍,穴俞以閉,發爲風瘧。俞氣化薄,傳爲善畏,及爲驚駭。

人之陽氣,精專則養神明,柔和則養筋膜。神者,陽氣清明所化,精而不擾,陽氣淑清,則神旺也。物之潤澤,莫過於氣,氣清則露化,所謂熏膚、充身、澤毛,若霧露之溉,是謂氣也。《靈樞·決氣》語。專氣致柔,《老子》語。順其自然之性,血濡而氣煦之,故筋膜和暢也。若風邪感襲,客於皮毛,淫泆不已,精液乃亡。此以同氣相感,邪傷肝藏也。_{肝爲厥陰風木。}肝主筋,心主脈,因而飽食不消,則肝氣鬱陷,筋脈橫解,腸澼之後,必生痔病。蓋金主降斂,木主疏泄,水化氣升,穀消滓降,大腸以陽明燥金之氣,收固魄門,是以不泄。過飽脾傷,不能化水爲氣,則水穀順下,並趨二腸。脾失升磨,陷遏肝氣,肝木抑鬱,違其發舒之性,既不上達,自當下尋出路,以泄積鬱。魄門衝決,水穀齊行,催以風木之力,故奔注而下。燥金失斂,是謂腸澼,言其闢而不闔也。疏泄之久,筋脈下菀,三焦之火,亦隨肝陷,是以肛門熱腫,而成痔瘡。瘡潰皮破,經脈穿漏,營血不升,故隨糞下。肛腫血下,全以筋脈橫解之故也。因而大飲,以酒性之辛烈,益其肝膽,以酒性之濡濕,助其脾胃。肝脾濕熱則下陷,膽胃濕熱則上逆,而膽從相火化氣,得酒更烈,故氣遂常逆也。因而強力,筋骨疲乏,子病累母,肝腎俱傷,高骨乃壞。凡機關之處，必有高骨，如膝、踝、肘、腕皆是。腎傷髓敗，不能充灌谿谷，故高骨枯槁也。若暑月汗流，熱蒸竅泄，壯火侵食〔1〕，形氣消敗，忽而感襲風寒，穴俞斂閉，則邪鬱經中，發爲風瘧也。腎主恐，肝主驚，若寒邪深入，及於經脈穴俞，俞與腧同，傳輸之義。以從容輸泄之氣，化爲壅迫不舒，經鬱藏應，則傳爲善畏，及爲驚駭。緣五藏俞穴皆在於背，出於太陽寒水之經，水瘀寒作，腎志感發，則生恐懼，水寒木孤，肝膽虛怯，則生驚駭也。

有傷於筋，縱，其若不容，開闔不得，寒氣從之，乃生大僂。汗出偏沮，使人偏枯。汗出見濕，乃生痤疿。勞汗富風，寒薄爲皶，鬱乃痤。陷脈爲瘻，留連肉腠。營氣不從，逆於肉理，乃生癰腫。高粱之變，足生大丁〔2〕，受如持虛。

筋者，所以束骨而利機關也。若有傷於筋，則縱緩痿廢，官骸失職，若不能爲容。倘汗孔開闔失宜，寒氣從而襲之，筋脈短縮，乃生大僂，駝背弓腰，不能直也。肝藏血，肺藏氣，氣盛於右，血盛於左，氣阻而血凝，則右病偏枯，血瘀而氣梗，則左病偏枯，總以經絡閉塞，營衛不行也。經絡閉塞，營衛不行，輕則爲麻，重則爲木，木之極，則偏枯無用矣。若汗出偏沮，則是經絡偏閉，其無汗之處，必病偏枯。若汗出竅開，而見濕氣浸淫孔穴，阻礙氣道，衛氣鬱遏，發於氣門，衝突皮膚，則生痤疿。癗之小者爲痤，更小爲疿。若勞煩汗出，當風感寒，寒氣外薄，薄，迫也。汗液內凝，則結爲粉皶。皶，粉刺也。若鬱於皮肉之間，肉腐膿生，乃成痤證。若寒邪閉束，筋膜結鬱，衛阻熱發，肉腐膿生。如瘰癧瘡病。而表寒不解，衛氣內陷，腐敗益深，經脈穿漏，膿血常流，是謂瘻證。如鼠瘻、痔瘻病。此其留連肉腠之中，久而不愈者也。若寒邪迫束，營氣瘀澀，不得順達，逆於肌肉腠理之間，阻梗衛氣，衛鬱則生表寒，營鬱則生經熱。久而營衛壅塞，肌肉腫鞕，經熱蒸腐血肉，潰爛則成癰疽。癰者，氣血之淺壅於經絡，疽者，氣血之深阻於肌肉者也。若膏粱之人，飲食肥甘，肌肉豐盈，脈絡壅塞，鬱

---

〔1〕食　蝕也。《易·豐》:"月盈則食。"
〔2〕丁　通"疔"。《物類相感賦》:"身上生肉丁，芝蔴花擦之。"

熱蒸爍，多生大丁，如持虛器而受外物，得之最易也。以上諸證，皆衛氣失所，不能保護皮毛，而外傷於風邪者也。

故風者，百病之始也，清静則腠理閉拒，雖有大風苛毒，弗之能害，此因時之序也。

凡諸病證，皆由經藏虧損，皮毛失護，外感風邪，鬱其裏氣而成，故風者，百病感傷之始也。惟營衛清静，則肉腠斂閉，拒格外邪，雖有大風苛毒，弗之能害，此所謂因時之序也。上文清静則志意治，雖有賊邪，弗能害也，此因時之序。此收應其義。

岐伯曰：陰者，藏精而起亟也，陽者，衛外而爲固也。陰不勝其陽，則脈留薄疾，并乃狂。陰之所生，其本曰和，淖則剛柔不和，經氣乃絶。是故剛與剛，陽氣破散，陰氣乃消亡。陽不勝其陰，則五藏氣爭，九竅不通。陰爭於内，陽擾於外，魄汗未藏〔1〕，四逆而起，起則熏肺，使人喘鳴。陰之所生七句〔2〕，陰爭於内六句〔3〕，舊誤在陰陽別論。

陰在内，培植陽根，所以藏精而起亟也。亟與極同。相火在水，陰氣封藏，乃三陽之根，如天之斗極〔4〕也。陽在外，守護皮毛，所以衛外而爲固也。封固。陰陽不偏，彼此環抱，則表裏和平，百病不起。陰不勝其陽，則經脈留薄，迫促不暢。疏五過論：留薄歸陽。留，聚也，薄，迫也，陰虛陽盛，則陽氣留聚而迫促也。及其日久病深，陽氣相并，乃成狂易。狂易，《漢書》語。《難經》：重陽者狂。重即并也。陰之所生，其本曰和，陽不亢則陰生。淖則剛柔不和，熱多則淖澤，淖則陽剛勝其陰柔，故不和。經氣乃絶。絡爲陽，經爲陰。是故剛與剛并而無柔，亢陽失根，終於破散，陽氣破散，陰氣乃至消亡也。陽不勝其陰，則陰氣痞塞，五藏逼處，彼此格爭，愈生脹滿，隧路阻梗，九竅皆閉。陰爭於内，壅滯不通，則陽擾於外，浮散無著。陽泄竅開，魄汗未藏，而手足寒冷，四逆而起。起則水

〔1〕藏　原作"盡"，據王注本《素問·陰陽別論》及本節黄解改。
〔2〕陰之所生七句　指"陰之所生……陰氣乃消亡"七句。
〔3〕陰爭於内六句　指"陰爭於内……使人喘鳴"六句。
〔4〕斗極　北斗星與北極星也。《爾雅·釋地》："北戴斗極爲空桐。"《疏》："斗，北斗也。極者，中宫天極星。其一明者，太一之常居也。以其居天之中，故謂之極。極，中也。北斗拱極，故謂之斗極。"

土濕寒，胃氣不降，君相二火，拔根上炎，逼蒸肺部，使人喘鳴也。

　　凡陰陽之要，陽密乃固，陽強不能密，陰氣乃絕。故曰：陰在内，陽之守也，陽在外，陰之使也。兩者不和，若春無秋，若冬無夏，因而和之，是謂聖度。陰平陽密，精神乃治，陰陽離決，精[1]氣乃絕。因於露風，乃生寒熱。

　　陰根在上，陽根在下，陰氣封藏，陽根下秘，則精神氣血，保固不失，此乃陰陽之要也。陽強不秘，相火炎升，精血消亡，陰氣乃絕。故曰：陰在内，陽之守也，陽在外，陰之使也。衛護。陽以護陰，陰以抱陽，兩者互根，宜相和也，兩者不和，則若有春而無秋，有冬而無夏。獨陽孤陰，不能生長，因而和之，調濟無偏，是謂聖度。先聖法度。陰不可絕，亦不可盛，但取其收藏陽根而已。唯陰平而陽秘，精神乃交泰而治安也。精根於氣，本自上生，氣根於精，本自下化，陰陽離決，水火不交，則癸水下流，不能温升而化陽氣，丁火上炎，不能清降而化陰精，精乃絕根於上，氣乃絕根於下。一因風露侵凌，閉其皮毛，裏氣鬱發，乃生寒熱。以衛秉金氣，其性清涼，感則外鬱，而生表寒，營秉木氣，其性温煖，感則内鬱，而生裏熱，此經絡之寒熱也。而陰陽離決，上下分居，陽盛則生其上熱，陰盛則生其下寒，此藏府之寒熱也。陰在内，陽之守也四句[2]，舊誤在陰陽應象論。

　　是以春傷於風，邪氣留連，乃爲洞泄。夏傷於暑，秋爲痎瘧。秋傷於濕，上逆而咳，發爲痿厥。冬傷於寒，春必温病。四時之氣，更傷五藏。

　　四時之氣，春生、夏長、秋收、冬藏，順之則治，逆之則亂。春木發生之際，傷於風邪，閉其皮毛，鬱乙木升揚之氣，遏陷而賊脾土，一交夏令，木陷不生君火，火敗土傷，水穀不化，催以風木，開其魄門，乃爲洞泄。所謂長夏善病洞泄寒中者，金匱真言論語。濕旺而木鬱也。陰陽應象論：濕盛則濡泄。夏火長養之候，傷於暑熱，開其皮毛，寒邪内入，客於經中，一得秋風斂閉，衛與邪爭，則爲痎瘧。義詳瘧論。

────────────

〔1〕精　原作"陰"，據王注本《素問·生氣通天論》及本節黄解改。
〔2〕陰在内，陽之守也四句　指"故曰：陰在内，陽之守也，陽在外，陰之使也"。

秋金收斂之時,傷於濕氣,濕旺胃逆,肺氣不降,壅礙衝逆,則生咳嗽。肺以辛金,化氣濕土,足太陰濕土主令,肺以手太陰同經共氣,而不能主令,故從濕化也。當長夏濕盛,脾陰素旺之人,多被濕傷。雖交秋令,而燥不勝濕,土濕胃逆,肺無下行之路,偶感清[1]風,閉其皮毛,肺氣鬱衝,則生咳嗽。濕氣不除,久而流注關節,侵傷筋膜,則發爲痿厥,骸膝不用也,冬水蟄藏之會,傷於寒氣,寒束皮毛,表氣莫泄,鬱其相火,積爲內熱。春陽升布,相火發泄,上熱愈隆,一傷風露,衞氣愈斂,內熱鬱發,遂成溫病。四時之氣,更傷五藏,緣陽強不密,精氣皆竭,故感襲風露,發爲諸病也。

是以聖人陳闕字。陰陽,筋脈和同,骨髓堅固,氣血皆從。如是則內外調和,邪不能害,耳目聰明,氣立如故。

聖人陳布陰陽,均平不偏,使筋脈和同,骨髓堅固,氣血皆從。如是則內外調和,邪不能害,清升濁降,耳目聰明,年壽雖高,氣立如故。此得陰陽之要者也。

陰陽應象論五[2]

舊名大論。按:大論俱在五運六氣,此無其例。

黃帝曰:陰陽者,天地之道也,萬物之綱紀,變化之父母,生殺之本始,神明之府也。積陽爲天,積陰爲地。陽生陰長,陽殺陰藏。治病必求於本。

陰陽,天地之大道也,萬物之主,變化之原,生殺之本,神明之府也。五語與天元紀論同。積陽則爲天,積陰則爲地。陽升陰降,則能生能長,陽降陰升,則能殺能藏。天元紀:天以陽生陰長,地以陽殺陰藏。生殺之本始在是,是以治病必求於本。

故清陽爲天,濁陰爲地,地氣上爲雲,天氣下爲雨,雨出地氣,雲出天氣,清陽上天,濁陰歸地。故清陽出上竅,濁陰出下竅,清陽發腠理,濁陰走五藏,清陽實四支,濁陰歸六府。

---

[1]清(qìng慶) 通"凊"。《集韻》:"凊與清同,寒也。"
[2]五 原脱,據目録補。

清陽爲天，濁陰爲地，地氣上騰則爲雲，天氣下降則爲雨。雨降於天，而實出地氣，地氣不升，則天無雨也，雲升於地，而實出天氣，天氣不降，則地無雲也。地氣上爲雲，以濁陰而化清陽，是清陽上天也，天氣下爲雨，以清陽而化濁陰，是濁陰歸地也。人亦如之，故清陽則出上竅，而走五官，濁陰則出下竅，而走二便，清陽則發腠理，而善疏泄，濁陰則走五藏，而司封藏，五藏別論：五藏者，藏精氣而不瀉也。清陽則實四支，而化營衛，陽明脈解：四支者，諸陽之本也，陽盛則四支實。濁陰則歸六府，而成糞溺。得乎天者親上，得乎地者親下，自然之性也。

重陽必陰，重陰必陽，寒極生熱，熱極生寒，寒氣生濁，熱氣生清。清氣在下，則生飧泄，濁氣在上，則生䐜脹。此陰陽反作，病之逆從也。

重陽之下，化而爲陰，陽極生陰也，重陰之下，化而爲陽，陰極陽生也。是以寒極則生熱，熱極則生寒，一定之數也。寒氣則生濁，寒則凝泣也，熱氣則生清，熱則散揚也。清氣宜升，清氣在下，則生飧泄，肝脾下陷而不升也，濁氣宜降，濁氣在上，則生䐜脹，肺胃上逆而不降也。此陰陽反作，升降倒置，病之逆從也。逆順失常。

陰靜陽躁，水爲陰，火爲陽，陽爲氣，陰爲味，味歸形，形歸氣，氣歸精，精歸化，化生精，氣生形，精食氣，形食味，形不足者，溫之以氣，精不足者，補之以味，味傷形，氣傷精，精化爲氣，氣傷於味。

陰靜陽躁，其性然也，故水靜則爲陰，火躁則爲陽。陽化爲氣，陰化爲味。味厚則形充，故味歸形，形充則氣旺，故形歸氣。氣降精生，故氣歸精，精由氣化，故精歸化。精化於氣，故化生精，形生於氣，故氣生形。精根於氣，故精食氣，形成於味，故形食味。氣旺則形充，故形不足者，溫之以氣，味厚則精盈，故精不足者，補之以味。味過則形傷，故味傷形，氣盛則精耗，故氣傷精。精化爲氣，則精傷也。精溫而氣化，故精化爲氣，味厚而氣滯，故氣傷於味也。

氣味辛甘發散爲陽，酸苦涌泄爲陰，陰味出下竅，陽氣出上竅。味厚者爲陰，薄爲陰之陽，氣厚者爲陽，薄爲陽之陰。味厚則泄，薄則通，氣薄則發泄，厚則發熱。壯火之氣衰，少火之氣壯，壯火食氣,氣食少火,壯火散氣,少火生氣。

　　氣味辛甘發散之氣爲陽,酸苦涌泄之氣爲陰。陰味重濁而走下竅,陽味輕清而走上竅。味厚者爲陰,薄者爲陰中之陽,氣厚者爲陽,薄者爲陽中之陰。味厚則走泄,薄則流通,氣薄則發泄,發泄皮毛。厚則發熱。熱盛則爲壯火,壯火之氣衰,少火之氣壯,以壯火食氣,火盛則氣耗也,氣食少火,火微則氣生也。壯火散氣,故氣敗於壯火,少火生氣,故氣益於少火也。

　　陽化氣,陰成形。陰勝則陽病,陽勝則陰病。陽勝則熱,陰勝則寒,重熱則寒,重寒則熱。寒傷形,熱傷氣,氣傷痛,形傷腫。故先痛而後腫者,氣傷形也,先腫而後痛者,形傷氣也。

　　陽化爲氣,陰成其形。陰勝則陽敗而病生,陽勝則陰敗而病生。陽勝則爲熱,陰勝則生寒。重熱則寒作,重寒則熱生。寒閉其表則傷形,熱蒸其裏則傷氣,氣傷則內鬱而爲痛,形傷則外發而爲腫。故先痛而後腫者,氣病而傷形也,先腫而後痛者,形病而傷氣也。

　　風勝則動,熱勝則腫,燥勝則乾,寒勝則浮,濕勝則濡瀉。天有四時五行,生長化收藏,以生[1]寒暑燥濕風,人有五藏,化五氣,以生喜怒悲憂恐,故喜怒傷氣,寒暑傷形。喜怒不節,寒暑過度,生乃不固。故曰:冬傷於寒,春必病溫,春傷於風,夏生飧泄,夏傷於暑,秋必痎瘧,秋傷於濕,冬病咳嗽。

　　風勝則動搖,熱勝則胕腫,燥勝則乾枯,寒勝則虛浮,濕勝則濡瀉,五藏之化五氣,偏勝則然也。天有四時,分應五行,木生、火長、土化、金收、水藏。生則生風,長則生暑,化則生濕,收則生燥,藏則生寒,是生長化收藏,以生寒暑燥濕風也。人有五藏,化爲五氣,肝風、心暑、脾濕、肺燥、腎寒。風則生怒,暑則生喜,濕則生憂,燥則生悲,寒則生恐,是寒暑燥濕風,以生喜怒憂悲恐也。故喜怒則內傷乎氣,寒暑則外傷其形。喜怒不節,寒暑過度,形氣傷損,生乃不固。故曰:冬傷於寒,相火失藏,內熱蓄積,春必病溫。春傷於風,

_____

[1]　生　原作"應",據王注本《素問·陰陽應象大論》及本節黃解改。

生氣不達，陷而尅土，夏生飧泄。夏傷於暑，寒隨竅入，風閉皮毛，秋必痎瘧。秋傷於濕，肺胃不降，寒氣外斂，冬生咳嗽。此緣五情、六氣、表裏皆傷之故也。冬傷於寒，春必病溫諸義，詳見生氣通天論中。

岐伯曰：在天爲玄，在人爲道，在地爲化。化生五味，道生智，玄生神。

此段同天元紀論。五運行論亦有此段。

在天爲玄，玄妙不測也。在人爲道，道理皆備也。在地爲化，化生無窮也。地有此化，則生五味，人懷此道，則生智慧，天具此玄，則生神靈。

東方生風，風生木，木生酸，酸生肝，肝生筋，筋生心，肝主目。神在天爲風，在地爲木，在體爲筋，在藏爲肝，在竅爲目，在味爲酸，在色爲蒼，在音爲角，在聲爲呼，在變動爲握，在志爲怒。怒傷肝，悲勝怒，風傷筋，燥勝風，酸傷筋，辛勝酸。

在天爲風，在地爲木，在人爲肝，肝者，人之風木也。肝生心，木生火也。握，筋縮手卷也。悲勝怒，金尅木也。燥勝風、辛勝酸亦同。

南方生熱，熱生火，火生苦，苦生心，心生血，血生脾，心主舌。其在天爲熱，在地爲火，在體爲脈，在藏爲心，在竅爲舌，在味爲苦，在色爲赤，在音爲徵，在聲爲笑，在變動爲憂，在志爲喜。喜傷心，恐勝喜，熱傷氣，寒勝熱，苦傷氣，鹹勝苦。

在天爲熱，在地爲火，在人爲心，心者，人之君火也。血生脾，火生土也。恐勝喜，水尅火也。寒勝熱、鹹勝苦亦同。

中央生濕，濕生土，土生甘，甘生脾，脾生肉，肉生肺，脾主口。其在天爲濕，在地爲土，在體爲肉，在藏爲脾，在竅爲口，在味爲甘，在色爲黃，在音爲宮，在聲爲歌，在變動爲噦，在志爲思。思傷脾，怒勝思，濕傷肉，風勝濕，甘傷肉，酸勝甘。

在天爲濕，在地爲土，在人爲脾，脾者，人之濕土也。肉生肺，土生金也。怒勝思，木尅土也。風勝濕、酸勝甘亦同。

西方生燥，燥生金，金生辛，辛生肺，肺生皮毛，皮毛生腎，肺主鼻。其在天爲燥，在地爲金，在體爲皮毛，在藏爲肺，在竅爲鼻，在味爲辛,在色爲白,在音爲商,在聲爲哭,在變動爲咳,在志爲悲。
悲傷肺,喜勝悲,燥傷皮毛,熱勝燥,辛傷皮毛,苦勝辛。

在天爲燥,在地爲金,在人爲肺,肺者,人之燥金也。皮毛生
腎,金生水也。喜勝悲,火剋金也。熱勝燥、苦勝辛亦同。

北方生寒,寒生水,水生鹹,鹹生腎,腎生骨髓,髓生肝,腎主
耳。其在天爲寒,在地爲水,在體爲骨,在藏爲腎,在竅爲耳,在味
爲鹹,在色爲黑,在音爲羽,在聲爲呻,在變動爲慄,在志爲恐。恐
傷腎,思勝恐,寒傷骨,濕勝寒,鹹傷骨,甘勝鹹。

在天爲寒,在地爲水,在人爲腎,腎者,人之寒水也。髓生肝,
水生木也。思勝恐,土剋水也。濕勝寒、甘勝鹹亦同。

故曰:天地者,萬物之上下也。陰陽者,萬物之能始也。水火
者,陰陽之徵兆也。左右者,陰陽之道路也。陰陽者,血氣之男
女也。

天在上,地在下,萬物在中,是萬物之上下也。物秉陰陽,而化
形神,是萬物之能始也。才能所始。陽盛則化火,陰盛則化水,是水
火爲陰陽之徵兆也。陽升於左,陰降於右,是左右爲陰陽之道路
也。男子爲陽,女子爲陰,是陰陽即血氣之男女也。蓋天之六氣在
上,地之五行在下,人居天地之中,稟天氣而生六府,稟地氣而生五
藏。其陽上陰下,火降水升,亦與天地同體,是天地之陰陽,即血氣
之男女,無有二也。

帝曰:法陰陽奈何? 岐伯曰:天不足西北,故西北方陰也,而人
右耳目不如左明也。地不滿東南,故東南方陽也,而人左手足不如
右強也。帝曰:何以然? 岐伯曰:東方陽也,陽者其精并於上,并於
上則上明而下虛,故使耳目聰明,而手足不便也。西方陰也,陰者
其精并於下,并於下則下盛而上虛,故其耳目不聰明,而手足便也。
俱感於邪,其在上則右甚,在下則左甚。此天地陰陽所以不能全
也,故邪居之。

東南在左,西北在右,陽氣左升而上盛,故右耳目不如左耳目
之明,陰氣右降而下盛,故左手足不如右手足之強。上下俱感於
邪,上則右甚,下則左甚。耳目爲陽,手足爲陰,左耳目之陽盛,右

手足之陰盛,右耳目之陽虛,左手足之陰虛。此天地陰陽所偏缺而不能俱全也,故邪偏居之。

天有精,地有形,天有八紀,地有五里。天地之動靜,神明爲之綱紀,故能以生長收藏,終而復始,爲萬物之父母。惟賢人上配天以養頭,下象地以養足,中傍人事以養五藏。天氣通於肺,地氣通於嗌,風氣通於肝,雷氣通於心,穀氣通於脾,雨氣通於腎。六經爲川,腸胃爲海,九竅爲水注之氣,以天地爲之陰陽。陽之汗,以天地之雨名之,陽之氣,以天地之疾風名之。暴氣象雷,逆氣象陽。故治不法天之紀,不用地之理,則災害至矣。

天有精,地有形,精者形之魂也,形者精之魄也。天有八紀,八方之紀度也。地有五里,五方之道理也。里與理同。天地之動靜,有神明以爲紀綱,故能以生長收藏。四時變化,終而復始,爲萬物之父母,以其陰陽不偏也。惟賢人上配天以養頭,下象地以養足,中傍人事以養五藏,緣在人爲道,維道生智,故能法天地之陰陽焉。蓋天地人同氣,天氣輕清,而通於肺,地氣重濁,而通於嗌,咽通六府,濁陰歸六府也。風氣爲木,而通於肝,雷氣爲火,而通於心,谷氣爲濕,而通於脾,雨氣爲水,而通於腎。六經爲川,腸胃爲海,九竅出入,津液流通,爲衆水灌注之氣,因人以天地爲之陰陽,而稟天地陰陽之氣,故與天地相參。陽分之汗,以天地之雨名之,陽分之氣,以天地之疾風名之。暴烈之氣象雷,違逆之氣象陽,陰陽皆備,何可不法!故人之治身,而不法天之紀,不用地之理,與天地相乖,則災害至矣。

陽勝則腠理閉,汗不出,身熱齒乾,喘粗爲之俛仰,以煩冤腹滿死,能冬不能夏。陰勝則汗出,身常清,數慄而寒,寒則厥,厥則腹滿死,能夏不能冬。此陰陽更勝之變,病之形能也。能冬、能夏之能,音耐。

災害至則陰陽偏勝,大病作矣。陽勝則表閉無汗,身熱齒乾,喘粗氣逆,爲之俛仰。氣閉不通,故身俛仰。裏氣壅悶,以煩冤腹滿死,煩冤,鬱煩懊憹之意。能冬寒不能夏熱。陰勝表泄汗出,戰慄身寒,寒則氣逆身厥,厥則腹滿死,陰凝氣脹。能夏熱不能冬寒。此陰陽更勝之災變,病之形能如是也。

帝曰:調此二者奈何? 岐伯曰:能知七損八益,則二者可調,不知用此,則早衰之節也。年四十,而陰氣自半也,起居衰矣。年五十,體重,耳目不聰明矣。年六十,陰痿,陽大衰,九竅不利,下虛上實,涕泣俱出矣。故曰:知之則強,不知則老,故同出而異名耳。智者察同,愚者察異,愚者不足,智則有餘,有餘則耳目聰明,身體輕強,老者復壯,壯者益治。是以聖人爲無爲之事,樂恬憺之能,從欲快志於虛無之守,故壽命無窮,與天地終,此聖人之治身也。

上古天真論:女子二七天癸至,七七天癸竭,男子二八天癸至,八八天癸竭,七爲陰數,故當損,八爲陽數,故當益。能知七損八益,則陰不偏勝,陽不偏衰,故二者可調,不知用此,則早衰之節也。人年四十,而陰氣自居一半,起居始衰。年五十,陽氣漸虛,陰氣漸盛,身體沉重,耳目不聰明矣。年六十,陰氣痿弱,陽氣大衰,九[1]竅不利,濁陰逆升,下虛上實,涕泣俱出矣。故曰:知七損八益之法則強,不知則老。人同此理,而老壯絕異,總由知與不知,故同出而異名耳。智者察其同出之原,愚者察其異名之殊,不知爲人事之差,而以爲天命之常,故愚者常不足,智者常有餘。有餘則耳目聰明,身體輕強,老者復壯,壯者益治。治,安。是以聖人未嘗無事,而所爲者,無爲之事,未嘗無能,而所能者,恬憺之能,從欲快志於虛無之守,故壽命無窮,與天地終,此聖人之治身也。

素問懸解卷一終

陽湖馮光元校字

---

〔1〕九　原作"七",據本節經文及醫理改。

〔藏象〕〔1〕

十二藏相使論六〔2〕舊名靈蘭秘典。以篇末誤重氣交變論，結文有藏之靈蘭之室一語，王冰因改此名。新校正引全元起本原名。

十二藏相使，義取篇首：願聞十二藏之相使，名篇。奇病論：治在陰陽十二官相使中，即謂此篇。今故改從原名。

黄帝問曰：願聞十二藏之相使，貴賤何如？岐伯對曰：悉乎哉問也！請遂言之。心者，君主之官也，神明出焉。肺者，相傅之官，治節出焉。肝者，將軍之官，謀慮出焉。膽者，中正之官，決斷出焉。腎者，作強之官，伎巧出焉。膻中者，臣使之官，喜樂出焉。脾胃者，倉廩之官，五味出焉。小腸者，受盛之官，化物出焉。大腸者，傳道之官，變化出焉。三焦者，決瀆之官，水道出焉。膀胱者，州都之官，津液藏焉，氣化則能出矣。凡此十二官者，不得相失也。

十二藏之相使貴賤，謂五藏六府有君有臣，臣爲君使，君貴而臣賤也。膻中即心主，心之包絡也，亦名心包絡。《靈樞·脈論》：膻中者，心主之宮城也，衛護心君，故爲臣使之官。《靈樞·行鍼》：膻中爲二陽藏所居，故喜樂出焉。心主喜，心主與心同居膻中，故亦主喜樂也。三焦少陽相火，隨太陽膀胱之經下行，而

---

〔1〕〔藏象〕 原脱，據目錄補。

〔2〕六 原脱，據目錄補。

温水藏，水旺於下，故下焦如瀆。《靈樞·營衛生會論》語。川瀆之決，全賴相火之力以泄水，雖屬風木，而風木之温，即水中相火所左升而變化者也，故爲決瀆之官，水道出焉。膀胱水府，一身津液，歸藏於此，是一貯水之州都也。水主藏不主出，其所以出者，肺氣之化水也。蓋膀胱之水，悉由氣化，飲入於胃，化氣升騰，上歸於肺，肺氣清降，化爲雨露，而歸膀胱，則成小便。肺氣善化，則水善出，緣水之所以化氣，與氣之所以化水，原於相火之蟄藏，脾土之温燥也。足太陰以濕土主令，濕氣不盛，二火生之也。相火泄於腎而陷於膀胱，則膀胱熱而腎水寒，癸水上泛，脾土寒濕，不能蒸水化氣，上歸肺部，水與穀滓並注二腸矣。肺從脾土化濕，清氣埋塞，鬱生痰涎，亦不能降氣化水，下歸膀胱。水貯二腸，不入膀胱，而濕土左陷，風木抑遏，又失疏泄之政，木鬱欲達，衝決不已，未能前通水府，則必後開穀道，是以大便不收，而小便不利。《靈樞·本輸》：三焦者，入絡膀胱，約下焦，實則閉癃，虛則遺溺。所謂實者，相火陷於膀胱，生其熱澀，並非相火之旺也。若相火秘藏，腎水和煖，則脾土温燥，既能化水爲氣，而歸肺部，肺金清燥，亦能化氣爲水，而歸膀胱。癸水温升，乙木條達，膀胱清利，疏泄無停，此水道所以通調也。

故主明則下安，以此養生則壽，歿世不殆，以爲天下則大昌。主不明則十二官危，以此養生則殃，使道閉塞而不通，形乃大傷，以爲天下者，其宗大危，戒之戒之！

君主明則以下皆安，以此養生則享壽考，歿世而不危殆，以此爲天下則君明臣良，朝野大昌。主不明則以下皆危，以此養生則遭禍殃，臣使之道閉塞，氣血梗阻，形乃大傷，以爲天下，則君蔽臣奸，宗族大危。

五藏別論七[1]

黄帝問曰：余聞方士或以腦髓爲藏，或以腸胃爲藏，或以爲府。敢問更相反，皆自謂是。不知其道，願聞其説。

或以腦髓腸胃爲藏，或又以爲府。

---

[1]　七　原脱，據目録補。

岐伯對曰:腦、髓、骨、脈、膽、女子胞,此六者,地氣之所生也,皆藏於陰而象於地,故藏而不寫,名曰奇恆之府。

奇恆者,異於尋常也。

夫胃、大腸、小腸、三焦、膀胱,此五者,天氣之所生也,其氣象天,故瀉而不藏,名曰傳化之府。此受五藏濁氣,不能久留,輸瀉者也。魄門亦爲五藏使,水穀不得久藏。

使,使道也。十二藏相使論:使道閉塞而不通,即此。

所謂五藏者,藏精氣而不瀉也,故滿而不能實,六府者,傳化物而不藏,故實而不能滿也。所以然者,水穀入口,則胃實而腸虛,食下則腸實而胃虛。故曰:實而不滿,滿而不實也。

五藏主藏精氣,精氣常在,故滿而不實,六府主受水穀,水穀常消,故實而不滿。

五藏生成論八〔1〕

心之合脈也,其榮色也,其主腎也。肺之合皮也,其榮毛也,其主心也。肝之合筋也,其榮爪也,其主肺也。脾之合肉也,其榮脣也,其主肝也。腎之合骨也,其榮髮也,其主脾也。

心主脈,血行脈中,色者血之外華,故合脈而榮色。心火制於腎水,其不至上炎者,腎制之也,故所主在腎。肺主皮,氣行皮裹,毛者氣之外發,故合皮而榮毛。肺金制於心火,其不甚肅殺者,心制之也,故所主在心。肝主筋,爪者筋之餘,故合筋而榮爪。肝木制於肺金,其不過發生者,肺制之也,故所主在肺。脾主肉,脣者肌肉之本,故合肉而榮脣。脾土制於肝木,其不至濕陷者,木制之也,故所主在肝。腎主骨,腦爲髓海,髮者腦之外華,故合骨而榮髮。腎水制於脾土,其不至下流者,脾制之也,故所主在脾。

色味當五藏,赤當脈,白當皮,青當筋,黃當肉,黑當骨。生於心,如以縞裹朱,生於肺,如以縞裹紅,生於肝,如以縞裹紺,生

---

〔1〕八 原脱,據目錄補。

於脾，如以縞裹栝蔞實，生於腎，如以縞裹紫，此五藏所生之外榮也。

縞，素絹也。《史·高紀》：爲義帝發喪，兵皆縞素。五藏之色不甚外顯，皆如以素絹裹之者，此平人也。

脈要精微論：赤欲如白裹朱，黄欲如羅裹雄黄，即此義也。

故色見青如翠羽者生，赤如鷄冠者生，黄如蟹腹者生，白如豕膏者生，黑如烏羽者生，此五色之見生也。

五色鮮明則生。

青如草茲者死，黄如枳實者死，黑如炲者死，赤如衃血者死，白如枯骨者死，此五色之見死也。

五色晦黯則死。茲與滋同。炲，煙煤也。衃血，瘀血成塊也。

赤當心，苦，白當肺，辛，青當肝，酸，黄當脾，甘，黑當腎，鹹。故心欲苦，肺欲辛，肝欲酸，脾欲甘，腎欲鹹，此五味之所合也。

由五色而及五味，其於五藏配合相當，亦以類從，故五藏之各欲其本味者，此五味之所合也。

多食鹹，則脈凝泣而變色，多食苦，則皮槁而毛拔，多食辛，則筋急而爪枯，多食酸，則肉胝䐕而脣揭，多食甘，則骨痛而髮落，此五味之所傷。泣與澀通。胝，音支。䐕，音皺。

多食鹹，脈凝澀而變色者，水勝火也。多食苦，皮槁而毛拔者，火勝金也。多食辛，筋急而爪枯者，金勝木也。多食酸，肉胝䐕而脣揭者，木勝土也。胝，皮肉生繭。《淮南子》：申包胥繭重胝䐕，皮肉卷縮，揭皮折裂也。多食甘，骨痛而髮落者，土勝水也。此五味之所傷。

諸血者，皆屬於心，諸脈者，皆屬於目，諸筋者，皆屬於節，諸髓者，皆屬於腦，諸氣者，皆屬於肺，此四支八谿之朝夕也。

心主脈，血行脈中，故諸血皆屬於心。目者，宗脈之所聚也，《靈樞·口問》語。故諸脈皆屬於目。筋者，所以束骨而利機關也，痿論語。故諸筋皆屬於節。腦爲髓海，《靈樞·海論》語。故諸髓皆屬於腦。膻中爲氣海，海論語。故諸氣皆屬於肺。此四支八谿之朝夕也。朝夕與潮汐同。四支八節，謂之八谿，血、氣、腦、髓，朝（潮）夕（汐）灌注於此。

藏氣法時論九[1]

黄帝問曰:合人形以法四時五行而治,何如而從?何如而逆?得失之意,願聞其事。岐伯對曰:五行者,金木水火土也,更貴更賤,以知死生,以決成敗,而定五藏之氣,閒甚之時,死生之期也。

合人形者,統藏府經絡,一切形體而言。法四時五行而治者,法四時之分屬。五行者,以治人形也。貴者主令,賤者不主令,因五行貴賤,知藏氣衰旺,以此斷其死生成敗,定有消長存亡之期也。義詳下文。

帝曰:願卒聞之。岐伯曰:肝主春,足厥陰少陽主治,其日甲乙。肝苦急,急食甘以緩之。心主夏,手少陰太陽主治,其日丙丁。心苦緩,急食酸以收之。脾主長夏,足太陰陽明主治,其日戊己。脾苦濕,急食苦以燥之。肺主秋,手太陰陽明主治,其日庚辛。肺苦氣上逆,急食苦以泄之。腎主冬,足少陰太陽主治,其日壬癸。腎苦燥,急食辛以潤之。

春屬木,肝木主之,足厥陰肝經乙木。少陽膽經甲木。主治,其在一歲則爲春,其在一日則爲甲乙,皆肝氣主令。下文倣此。夏屬火,心火主之,手少陰心經丁火。太陽小腸經丙火。主治。長夏屬土,脾土主之,足太陰脾經己土。陽明胃經戊土。主治。秋屬金,肺金主之,手太陰肺經辛金。陽明大腸經庚金。主治。冬屬水,腎水主之,足少陰腎經癸水。太陽膀胱經壬水。主治。

病在肝,愈於夏,夏不愈,甚於秋,秋不死,持於冬,起於春,禁當風。肝病者,愈在丙丁,丙丁不愈,加於庚辛,庚辛不死,持於壬癸,起於甲乙。肝病者,平旦慧,下晡甚,夜半静。肝欲散,急食辛以散之,用辛補之,酸瀉之。

肝病遇火則愈,火其子也,故愈於夏。遇金則甚,剋我者也,故甚於秋。遇水則持,水其母也,故持於冬。遇木則起,助我者也,故起於春。肝爲風木,故禁當風。十干之中,丙丁爲火,庚辛爲金,壬

---

[1]九 原脱,據目録補。

癸爲水,甲乙爲木,戊己爲土。一日之中,平旦爲木,日中爲火,下
晡爲金,夜半爲水,日昳[1]與四季爲土,日昳,日昃[2]。四季,辰戌丑未
四時。亦與一歲相同。下文倣此。肝欲升散,故以辛味散之。辛散則
爲補,酸收則爲瀉,故用辛補之,酸瀉之,凡本味爲瀉,對宮之味爲
補。下文皆然。

病在心,愈在長夏,長夏不愈,甚於冬,冬不死,持於春,起於
夏,禁溫食熱衣。心病者,愈在戊己,戊己不愈,加於壬癸,壬癸不
死,持於甲乙,起於丙丁。心病者,日中慧,夜半甚,平旦静。心欲
輭,急食鹹以輭之,用鹹補之,甘瀉之。

心爲君火,故禁溫食熱衣。心欲和輭,故以鹹味輭之。餘義倣
首段類推。

病在脾,愈在秋,秋不愈,甚於春,春不死,持於夏,起於長夏,
禁溫食飽食濕地濡衣。脾病者,愈在庚辛,庚辛不愈,加於甲乙,甲
乙不死,持於丙丁,起於戊己。脾病者,日昳慧,日出甚,下晡静。
脾欲緩,急食甘以緩之,用苦瀉之,甘補之。

脾爲濕土,故禁濕地濡衣。溫食助其濕熱,飽食助其脹滿,故
皆禁之。脾欲鬆緩,故以甘味緩之。餘義倣首段類推。

病在肺,愈在冬,冬不愈,甚於夏,夏不死,持於長夏,起於秋,
禁寒飲食寒衣。肺病者,愈在壬癸,壬癸不愈,加於丙丁,丙丁不
死,持於戊己,起於庚辛。肺病者,下晡慧,日中甚,夜半静。肺欲
收,急食酸以收之,用酸補之,辛瀉之。

肺爲燥金,其性清涼,故禁寒飲食寒衣。肺欲降收,故以酸味
收之。餘義倣首段類推。

病在腎,愈在春,春不愈,甚於長夏,長夏不死,持於秋,起於
冬,禁犯焠㷸熱食溫炙衣。腎病者,愈在甲乙,甲乙不愈,甚於戊
己,戊己不死,持於庚辛,起於壬癸。腎病者,夜半慧,四季甚,下晡
静。腎欲堅,急食苦以堅之,用苦補之,鹹瀉之。焠,音翠。㷸,音哀。

---

〔1〕昳(dié 疊)《説文新附》徐《箋》:"昳、跌古通,言曰蹉跌而下也。"
〔2〕昃(zè 仄)《説文》:"昃,日在西方時側也。"

　　腎以癸水從君火化氣,故禁焠㷶熱食溫炙衣。焠㷶,煎焙燒燎之物。腎欲堅凝,故以苦味堅之。餘義倣首段類推。

　　夫邪氣之客於身也,以勝相加,至其所生而愈,至其所不勝而甚,至於[1]所生而持,自得其位而起。必先定五藏之脈,乃可言間甚之時,死生之期也。

　　以勝相加者,以所勝加所不勝也。其所生者,己所生也。其所不勝者,剋己者也。於所生者,生己者也。自得其位者,同氣者也。先定五藏之脈,知其生剋衰旺,乃可言其間甚死生之期也。

　　肝病者,兩脇下痛引少腹,令人善怒。虛則目䀮䀮無所見,耳無所聞,善恐,如人將捕之。氣逆則頭痛頰腫,耳聾不聰。取其經,厥陰與少陽血者。䀮,音荒。

　　肝脈自足走胸,行於兩脇,病則風木鬱陷,故脇下痛引少腹。生氣不遂,故善怒。肝竅於目,故虛則目無所見。肝與膽同氣,肝木陷則膽木逆,膽脈循耳後下行,膽木上逆,濁氣衝塞,故耳無所聞。腎主恐,膽木拔根,相火升泄,腎水沉寒,故善恐懼。氣逆者,膽木上逆也。少陽膽脈,自頭走足,循頰車,下頸,膽脈上逆,故頭痛頰腫,耳聾不聰。取厥陰少陽血者,實則瀉之,虛則補之也。

　　心病者,胸中痛,脇支滿,脇下痛,膺背肩甲間痛,兩臂內痛。虛則胸腹大,脇下與腰相引而痛。取其經,少陰太陽,舌下血者。其變病,刺郄中血者。郄與隙同。

　　心脈自胸走手,下膈上肺,循臂內後廉下行,病則君火上逆,故胸脇滿痛,兩臂內後廉痛。君火刑肺,肺氣逆衝,故膺背肩甲間痛。小腸脈繞肩甲,交肩上,此肺與小腸交病也。心在膈上,小腸在腹中,虛則心與小腸皆鬱,故胸腹大。肝位在脇,腎位在腰,腎水淩火,火衰木陷,故脇下與腰相引而痛。心竅於舌,故取少陰太陽之經,與舌下之血者。其變異殊常之病,則刺郄中之血。郄中,手少陰之郄,即陰郄穴也。

　　脾病者,身重善飢,肉痿,足不收,行善瘈,腳下痛。虛則腹滿腸鳴，飧泄，食不化。取其經，太陰陽明，少陰血者。

脾主肌肉，其經自足走胸，病則濕盛脾鬱，經脈下陷，故身重肉痿，足頓不收。濕傷筋脈，緛短拘縮，故行則善瘈，腳下作痛。足心。虛則不能消磨水穀，故腹滿腸鳴，飧泄，飲食不化。取太陰陽明之經，兼取少陰之血者，水泛則土濕，瀉腎水以瀉土濕也。

肺病者，喘咳逆氣汗出，肩背痛，尻陰股膝髀腨胻足皆痛。虛則少氣不能報息，耳聾嗌乾。取其經，太陰陽明，足太陽之外、厥陰之內血者。尻，音考。髀，音皮。腨，音篆。胻，音杭。

肺主氣，其性降斂，病則降斂失政，故喘咳逆氣汗出。前行無路，逆衝肩背，故肩背痛。尻陰股膝髀腨胻足皆痛者，肝經之病也。厥陰肝脈，起足大指，循足跗，上腘內，循股陰，過陰器，木被金刑，經脈鬱陷，是以痛生。虛則肺氣微弱，不能布息。甲木刑之，是以耳聾。甲木化氣相火，脈循耳後下行。乙木侮之，是以嗌乾。乙木胎生君火，風火皆旺，故病嗌乾。《靈樞·經脈》：肝足厥陰之脈，甚則嗌乾。足太陽經行於骸[1]外，足厥陰經行於骸內，取太陰陽明之經，兼取太陽之外、厥陰之內血者，實則肺金刑木，故補壬水以生肝氣，虛則肝木侮金，故瀉寒水以弱風木也。

腎病者，脛腫腹大身重，喘咳，寢汗出，憎風。虛則胸中痛，大腹小腹痛，清厥，意不樂。取其經，少陰太陽血者。

腎脈自足走胸，循腨內，入少腹，絡膀胱，貫胸膈，入肺中，病則水旺土濕，故脛腫腹大身重。水泛胸膈，肺氣格阻，故生喘咳。腎水主藏，藏氣失政，故寢睡汗出。表泄陽虛，是以憎風。虛則腎氣衰弱，陽根升泄，甲木下拔，逆衝胸膈，故胸中痛。濕土下陷，風木抑遏，怒而賊脾，故大腹小腹皆痛。濕旺脾鬱，四支失秉，故手足厥冷。陽根既敗，君火失歸，故意不歡樂。心主喜，君火失根，則驚怯恐懼，是以不樂。取少陰太陽經血，實瀉而虛補之也。

肝色青，宜食辛，黃黍雞肉桃蔥皆辛。心色赤，宜食鹹，大豆豕肉栗藿皆鹹。脾色黃，宜食甘，粳米牛肉棗葵皆甘。肺色白，宜食

---

〔1〕骸（tuǐ 腿）　《玉篇》：“股也。”《集韻》：“與腿同。”引申爲下肢。下同。

酸,小豆犬肉李韭皆酸。腎色黑,宜食苦,麥羊肉杏薤〔1〕皆苦。

　　五藏各有所發之色,各有所宜之味。

　　辛散、酸收、甘緩、苦堅、鹹頓,毒藥攻邪,五穀爲養,五畜爲益,五果爲助,五菜爲充,氣味合而服之,以補精益氣。此五者,辛酸甘苦鹹,各有所利,或散或收,或緩或急,或堅或頓,四時五藏,病隨五藏所宜也。

　　順四時,按五藏,以隨五味所宜,五味之用得矣。

　　陰之所生,本在五味,陰之五宮,傷在五味。是故味過於酸,肝氣以津,脾氣乃絕,味過於苦,脾氣不濡,胃氣乃厚,味過於甘,心氣喘滿,色黑,腎氣不衡,味過於辛,筋脈沮弛,精神乃央,味過於鹹,大骨氣勞,短肌,心氣抑。謹和五味,骨正筋柔,氣血以流,湊理以密,如是則骨氣以精,謹道如法,長有天命。沮與阻同。湊與腠同。

　　氣爲陽,味爲陰,人身陰之所生,本在五味,而一味過偏,則一宮受傷,陰之五宮,亦傷在五味。是故味過於酸,肝氣斂縮,津液鬱生,生氣不遂,怒而賊土,脾氣乃絕。味過於苦,燥其脾精,脾土失滋,中脘不運,胃氣乃厚。厚,鬱滿也。味過於甘,中焦壅滯,心氣莫降,因生喘滿,腎氣莫升,因而不衡。衡,平也。腎氣下陷,故不平。色黑者,水鬱之所發也。味過於辛,肝氣發散,津液消耗,筋脈沮弛,精神乃央。肝主筋,心主脈,肝者腎之子,心之母。腎藏精,心藏神,精神之交,路由筋脈。筋脈沮弛,則精神交濟之路格矣,故精神乃央。央者,盡也。味過於鹹,腎水伐瀉,大骨氣勞,大骨無力。肌肉短縮。即卷肉縮筋意。陽根既敗,心氣遂抑。鹹寒泄水中陽氣,君火絕根,故心氣抑鬱。調和五味,使之不偏,則筋骨血氣皆得其養,不至偏傷矣。此段舊誤在生氣通天論。

宣明五氣十〔2〕

　　五味所入:酸入肝,苦入心,甘入脾,辛入肺,鹹入腎,是謂

---

〔1〕薤(xiè 械)　《説文》:"菜也,葉似韭。"王注本作"薤"。《爾雅·釋草》:"薤,鴻薈。"《疏》:"本草謂之菜芝。"

〔2〕十　原脱,據目錄補。

五入。

五味各有所入之藏。

五味所禁:酸走筋,筋病無多食酸,鹹走血,血病無多食鹹,甘走肉,肉病無多食甘,辛走氣,氣病無多食辛,苦走骨,骨病無多食苦,是謂五禁,無令多食。

五藏各有所禁之味。

五藏所主:肝主筋,心主脈,脾主肉,肺主皮,腎主骨,是謂五主。

五藏各有所主之形。

五藏所藏:肝藏魂,心藏神,脾藏意,肺藏魄,腎藏精,是謂五藏所藏。

五藏各有所藏之神。

五藏化液:肝爲淚,心爲汗,脾爲涎,肺爲涕,腎爲唾,是謂五液。

五藏各有所化之液。

五藏所惡:肝惡風,心惡熱,脾惡濕,肺惡燥,腎惡寒,是謂五惡。

五藏各有所惡之氣。本氣無制,則反自傷,是以惡之。

五脈應象:肝脈弦,心脈鉤,脾脈代,肺脈毛,腎脈石,是謂五藏之脈。

五脈各有所應之象。

五邪所見:春得秋脈,夏得冬脈,長夏得春脈,秋得夏脈,冬得長夏脈,是謂五邪。

五脈各有所見之邪。賊邪刑剋。

五邪所亂:邪入於陽則狂,邪入於陰則痹,搏陽則爲巔疾,搏陰則爲瘖,陽入之陰則静,陰出之陽則怒,是謂五亂。

五邪各有所亂之部,邪入於陽分則狂,擾其神也。邪入於陰分則痹,阻其血也。邪搏陽經則爲巔疾,手足六陽皆會於頭也。邪搏陰經則爲瘖啞,手足六陰皆連於舌也。陽邪入之陰經則静,藏氣得政也。陰邪出之陽經則怒,長氣不遂也。是謂五邪所亂。

五精所并:精氣并於肝則怒,并於心則喜,并於脾則憂,并於肺則悲,并於腎則恐,是謂五并,虛而相并者也。

五精各有所并之藏,乘其虛而相并者也。

五氣所病:肝爲語,心爲噫,脾爲吞,肺爲咳爲嚏,腎爲欠爲恐,膽爲怒,胃爲氣逆爲噦,大腸小腸爲泄,下焦溢爲水,膀胱不利爲癃,不約爲遺溺,是謂五病。

五氣各有所見之病。

五病所發:陰病發於骨,陽病發於血,陰病發於肉,陽病發於冬,陰病發於夏,是謂五發。

五病各有所發之處,所發之時。

五勞所傷:久行傷筋,久視傷血,久坐傷肉,久臥傷氣,久立傷骨,是謂五勞所傷。

五勞各有所傷之體。

〔脈法〕〔1〕

經脈別論十一〔2〕

黃帝問曰:余聞氣合而有形,因變以正名,天地之運,陰陽之化,其於萬物,孰少孰多,可得聞乎? 岐伯對曰:悉乎哉問也! 天至廣,不可度,地至大,不可量,大神靈問,請陳其方。

百族〔3〕之生,二氣相合,而有其形,因彼萬變,以正其名。天地之氣運,陰陽之化生,其於萬物之中,何者最少? 何者最多? 此亦當有自然之數也。天至廣,不可度,地至大,不可量者,言天地廣大,生物無窮,難可以數目計也。請陳其方者,請言其概舉之法也。

草生五色,五色之變,不可勝視,草生五味,五味之美,不可勝極。天食人以五氣,地食人以五味。嗜欲不同,各有所通。

―――――――――

〔1〕脈法　原無,據目録補。
〔2〕十一　原脱,據目録補。
〔3〕百族　"族",類也。"百族",萬物。

萬物雖繁，五色五味概之。氣爲陽，本之天，味爲陰，本之地，天食人以五氣，地食人以五味。人之嗜好不同，而於五氣五味各有所通，是人人之所不外者也。

五氣入鼻，藏於心肺，上使五色修明，聲音能彰，故心肺有病，而鼻爲之不利也。五味入口，藏於腸胃，味有所藏，以養五氣，氣和而生，津液相成，神乃自生。

五藏陰也，而上化清陽，氣通於天，通天氣者爲鼻，故五氣入鼻，藏於心肺。心主五色，五藏生成論：心合脈，其榮色。肺主五聲，《難經》語。故上使五色鮮明，聲音響振。心肺有病，則火金上逆，胸膈鬱塞，故鼻竅不利。心肺有病二語〔1〕，舊誤在五藏別論中。六府陽也，而下化濁陰，氣通於地，通地氣者爲口，故五味入口，藏於腸胃。味有所藏，以養五藏之氣，藏氣沖和，則生津液，津液相成，神乃自生。蓋水穀入胃，化氣生津，津者，五藏之精也。精氣之清靈者，發而爲神，所謂神者，水穀之精氣也。《靈樞·平人絶穀》語。心藏脈，脈舍神，《靈樞·本神》語。神旺則脈氣流通，傳於氣口，以成尺寸，盈虛消長之機，悉現於此。《靈樞·營衛生會》：血者，神氣也。以其行於脈中，而得心神之運化故也。以上三段，舊誤在六節藏象論。

帝曰：氣口何以獨爲五藏主？岐伯曰：胃者，水穀之海，六府之大源也。五味入口，藏於胃，以養五藏氣。氣口亦太陰也，是以五藏六府之氣味，皆出於胃，變現於氣口。

氣口者，即寸口。脈之大會，手太陰之動脈也。《難經》語。水穀入胃，傳輸六府，是胃者，水穀之海，六府之大源也。五味入口，藏於胃府，充灌四維，以養五藏之氣。而其消磨水穀，化生精氣，分輸藏府，散布經絡之權，全在於脾，脾以太陰，而含陽氣，左旋而善動故也。肺爲手太陰，氣口者，肺經動脈，亦太陰也，是與足太陰同氣。故五藏六府之氣味，皆出於胃，自胃而輸脾，自脾而輸肺，自肺而注本經，變見於氣口。氣口爲藏府諸氣所朝宗，故獨爲五藏之主也。此段舊誤在五藏別論中。

---

〔1〕心肺有病二語　指"心肺有病，而鼻爲之不利也"二句。

　　食氣入胃，散精於肝，淫氣於筋。食氣入胃，濁氣歸心，淫精[1]於脈。脈氣流經，經氣歸於肺，肺朝百脈，輸精於皮毛。毛脈合精，行氣於府，府精神明，留於四藏，氣歸於權衡。權衡以平，氣口成寸，以決死生。

　　食穀入胃，脾土消磨，化生精氣，上歸肺金，肺氣宣布，傳諸皮毛藏府，必由筋脈而行，故食氣入胃，散精於肝，淫氣於筋，筋者，脈之輔也。次則濁氣歸心，淫精於脈，脈者，血之府也。脈要精微論語。脈氣流於十二經中，而十二經氣，總歸於肺，以氣統於肺，十二經之氣，皆肺氣也。肺朝百脈，如天子朝會諸侯然。輸精於皮毛，以肺主皮毛也。皮毛與經脈合精，行氣於府，府精通乎神明，留於肺肝心腎四藏，脾爲四藏中氣，故不言也。傳輸均勻，則氣歸於權衡。權衡，所以稱物者。權衡以平，四藏無偏，注於經脈，歸諸氣口，氣口成寸，以決死生。此氣口尺寸之原委也。

　　飲入於胃，游溢精氣，上輸於脾，脾氣散精，上歸於肺，通調水道，下輸膀胱，水精四布，五經並行，合於四時五藏陰陽，揆度以爲常也。

　　飲入於胃，化爲精氣，游溢升騰，上輸於脾，脾氣散此水精，上歸於肺，肺氣降洒，化爲雨露，通調水道，下輸膀胱，以成小便，此水滓之下傳者。至其水精，則周流宣布，並行於五經之中，五藏之經。合於四時五藏之氣，陰陽調適，揆度均平，以爲常也，是氣口尺寸之由來也。

三部九候論十二[2]

　　黃帝問曰：余聞九鍼於夫子，衆多博大，不可勝數。余願聞要道，以屬子孫，傳之後世，著之骨髓，藏之肝肺，歃血而受，不敢妄泄，令合天道，必有終始，上應天光星辰曆紀，下副四時五行，貴賤更互，冬陰夏陽，以人應之奈何？願聞其方。

---

〔1〕淫精　原作“精淫”，據王注本《素問·經脈別論》及本節黃解乙轉。
〔2〕十二　原脫，據目録補。

四時五行,貴賤更互,當令爲貴,退度爲賤。五行更代於四時,互爲貴賤也。

岐伯對曰:妙乎哉問也!此天地之至數。帝曰:願聞天地之至數,合於人形血氣,通決死生,爲之奈何? 岐伯曰:天地之至數,始於一,終於九焉。一者天,二者地,三者人,因而三之,三三者九,以應九野。故人有三部,部有三候,以決死生,以處百病,以調虛實,而除邪疾。

九野,八方與中央也。

帝曰:何謂三部? 岐伯曰:有下部,有中部,有上部。部各有三候,三候者,有天、有地、有人也。必指而導之,乃以爲真。

指而導之,指其處而開導之也。

上部天,兩額之動脈,上部地,兩頰之動脈,上部人,耳前之動脈。中部天,手太陰也,中部地,手陽明也,中部人,手少陰也。下部天,足厥陰也,下部地,足少陰也,下部人,足太陰也。

兩額之動脈,足少陽之頷厭也。兩頰之動脈,足陽明之地倉、大迎也。耳前之動脈,手少陽之和髎也。手太陰,太陰之魚際、太淵、經渠也。即寸口脈。手陽明,陽明之合谷也。在手大指次指岐骨閒。手少陰,少陰之神門也。在掌後高骨内。足厥陰,厥陰之五里也。在氣衝下三寸。足少陰,少陰之太谿也。在内踝後。足太陰,太陰之箕門也。在衝門下。胃氣則候足跗上,陽明之衝陽。

故下部之天以候肝,地以候腎,人以候脾胃之氣。帝曰:中部之候奈何? 岐伯曰:亦有天,亦有地,亦有人。天以候肺,地以候胸中之氣,人以候心。帝曰:上部以何候之? 岐伯曰:亦有天,亦有地,亦有人。天以候頭角之氣,地以候口齒之氣,人以候耳目之氣。

手陽明大腸與手太陰肺爲表裏,肺位在胸,手陽明經自手走頭,入缺盆絡肺,下膈而屬大腸,亦自胸膈下行,故陽明之合谷,可以候胸中之氣。

三部者,各有天,各有地,各有人。三而成天,三而成地,三而成人。三而三之,合則爲九,九分爲九野,九野爲九藏,故神藏五,形藏四,合爲九藏。

地之九分,則爲九野,人應九野,則爲九藏,故神藏五,肝、心、脾、肺、腎,_{肝藏魂、心藏神、脾藏意、肺藏魄、腎藏精}。形藏四,腦髓、骨、脈、膽,_{義詳五藏別論}。合爲九藏。_{三而成天至合爲九藏十句,與六節藏象論同。}

帝曰:何以知病之所在?岐伯曰:察九候獨小者病,獨大者病,獨疾者病,獨遲者病,獨熱者病,獨寒者病,獨陷下者病。必審問其所始病,與今之所方病,而後各切循其脈,視其經絡浮沉,以上下逆從循之。其脈疾者病,其脈遲者病,其脈代而鉤者病在絡脈,脈不往來者死,皮膚著者死。

獨小、獨大、獨疾、獨遲、獨熱、獨寒、獨陷下,所謂七診也。九候之中,有一候獨異,如七診之條者,則病在此經矣。必審問其往日之所始病,與今日之所方病,而後於九候之中,各切循其脈,視其經絡浮沉,以上下逆順而循之。其脈或疾或遲者,病在經脈,_{仲景脈法[1]:數爲在府,遲爲在藏。疾者,六府之經,遲者,五藏之經}。其脈代而鉤者,病在絡脈,_{鉤爲夏脈,絡脈屬陽,應乎夏氣。代,止也。}是病脈也。其脈不往來者,經絕而死,皮膚枯著者,衛敗而死,是死脈也。按其所候以分部次,則病之所在無逃矣。

帝曰:決死生奈何?岐伯曰:九候之相應也,上下若一,不得相失。一候後則病,二候後則病甚,三候後則病危。所謂後者,應不俱也。察其藏府,以知死生之期。必先知經脈,然後知病脈。

應不俱者,後動不能俱應也。察其藏府[2],以知死生之期者,府脈浮數,藏脈沉遲,浮數晝死,沉遲夜死也。_{《難經》:浮大晝死,沉細夜死。}先知經脈,然後知病脈者,經脈相應,病脈不相應,知經脈則知病脈,知病脈則知死脈矣。

帝曰:以候奈何?岐伯曰:以左手足上,去踝五寸按之,右手當踝而彈之,其應過五寸以上,蠕蠕然者不病,其應疾,中手渾渾然者病,其應遲,中手徐徐然者病,其應上不能至五寸,彈之不應者死。蠕,音淵。

───────────────

〔1〕仲景脈法　指《傷寒論·辨脈法》。
〔2〕藏府　原作"府藏",據本節經文乙轉。

以候者,候經脈、病脈,以決死生也。以左手足上,去踝五寸按之,按手足少陰動脈之旁,相去五寸之遠,右手當踝而彈之,以觀神門、太谿二脈之動。其脈應過五寸以上,蠕蠕然如蟲動者不病,蠕蠕,蟲動貌。是經脈也。其應疾,中手渾渾然大動者病,太過。其應遲,中手徐徐然微動者病,不及。是病脈也。其應上不能至五寸,彈之不應者死,是死脈也。此三部九候之總法,一候可以概九候也。蓋心藏神,腎藏精,人以精神爲本,故獨取心腎之脈於左手足者,探其本也。肺氣右行,若取手太陰,則應於右手候之矣。

三部九候皆相失者死。上下左右之脈相應,如參舂者病甚。上下左右相失,不可數者死。中部乍疏乍數者死。中部之候相減者死。中部之候雖獨調,與衆藏相失者死。參伍不調者病。形氣相得者生。形盛脈細,少氣不足以息者危。形瘦脈大,胸中多氣者死。脫肉身不去者死。目內陷者死。形肉已脫,九候雖調,猶死。

九候相應,上下如一,不得相失,一候後則病,二候後則病甚,三候後則病危,三部九候皆相失,則九候皆後,是以死也。上下左右之脈相應,如參舂者,如數人並舂,杵聲參舉,參差不齊,九候雜亂,是以病甚,亦即相失之漸也。上下左右相失,不可數者死,是相失之極者也。中部乍疏乍數者死,神氣俱敗,遲疾無準也。中部手太陰肺〔1〕,肺主藏氣,手少陰心,心主藏神也。中部之候相減者死,神氣之虧敗也。中部之候雖獨調,與衆藏相失者死,神氣無依,亦難久駐也。參伍不調者病,未至相失之劇也。形氣相得者生,脾肺無虧也。脾主肉,肺主氣。形盛脈細,少氣不足以息者危,形充而氣敗也。形瘦脈大,胸中多氣者死,氣充而形敗也。脫肉身不去者死,肉脫而身體不能動移,形氣俱敗也。目內陷者死,陽敗而神脫也。形肉已脫,九候雖調,猶死,形敗而氣無所附,亦將散亡也。

七診雖見,九候皆從者不死。所言不死者,風氣之病,及經月之病,似七診之病而非也,故言不死。若有七診之病,其脈候亦敗者死矣,必發噦噫。

───────────────

〔1〕肺 原作"脈",據下文"手少陰心"改。

七診雖見,九候皆從順者不死。所言不死者,是外感風氣之病,及女子經月之病,脈絡閉濇,故相應不一,藏府未嘗虧損,雖似七診之病,而實非也。若果有七診之病,兼之其脈候亦敗者,則人死矣。土敗胃逆,必發噦噫也。

真藏脈見者,勝死。肝見庚辛死,心見壬癸死,脾見甲乙死,肺見丙丁死,腎見戊己死,是謂真藏見皆死。

所謂脈候亦敗者,真藏脈也,真藏脈見者,至其勝己之時則死。肝見庚辛,金剋木也。心見壬癸,水剋火也。脾見甲乙,木剋土也。肺見丙丁,火剋金也。腎見戊己,土剋水也。肝見庚辛六句〔1〕,舊誤在平人氣象論中。

帝曰:冬陰夏陽奈何?岐伯曰:九候之脈,皆沉細懸絕者爲陰,主冬,故以夜半死,躁盛喘數者爲陽,主夏,故以日中死。是故寒熱病者,以平旦死。熱中及熱病者,以日中死。病風者,以日夕死。病水者,以夜半死。其脈乍疏乍數乍遲乍疾者,日乘四季死。

寒熱病者,肝膽二木之鬱,平旦屬木,故以平旦死。熱中、熱病,君相二火之亢,日中屬火,故以日中死。病風者,風旺木枯,日夕屬金,肝木被剋,故以日夕死。病水者,夜半水旺,故以夜半死。其脈乍疏乍數乍遲乍疾,土敗失其和平,四季屬土,故日乘四季死。是皆冬陰夏陽之分析者也。

帝曰:其可治者奈何?岐伯曰:經病者,治其經。孫絡病者,治其孫絡。血病身有痛者,治其經絡。其病在奇邪,奇邪之脈,則繆刺之。留瘦不移,節而刺之。上實下虛,切而從之,索其結絡脈,刺出其血,以通其氣。必先去其血脈,而後調之。度其形之肥瘦,以調其氣之虛實,實則寫之,虛則補之。無問其病,以平爲期。

留瘦不移者,病氣淹留,形容瘦損,而證無改移也。節而刺之者,樽節〔2〕而刺之也。

---

〔1〕肝見庚辛六句 指"肝見庚辛死……是謂真藏見皆死"六句。
〔2〕樽節 "樽",酒器也。《淮南子·要略》:"樽流遁之觀。""節",一定度數。《曲禮》:"不踰節。"《疏》:"不踰越節度。""樽節",此指有節度而刺之謂。

平人氣象論十三〔1〕

黃帝問曰：平人何如？岐伯對曰：人一呼脈再動，一吸脈亦再動，呼吸定息脈五動，閏以太息，命曰平人。平人者，不病也。常以不病調病人，醫不病，故爲病人平息以調之爲法。

平人之脈，一呼再動，一吸再動，呼吸定息五動，閏以太息六動。太息，衆息中一息極長者。一息六動，是謂平人。一動脈行一寸，六動六寸。每刻一百三十五息，脈行八丈一尺。兩刻二百七十息，脈行十六丈二尺。

左右二十四經，以及任、督、兩蹻，二十八脈，一周於身。一日百刻，經脈五十周。此平人營衛運行之大數也。義詳《靈樞》。

人一呼脈一動，一吸脈一動，曰少氣。人一呼脈三動，一吸脈三動而躁，尺熱曰病溫，尺不熱脈滑曰病風，脈澀曰痹。

一呼一動，一吸一動，曰少氣，是陽虛而脈遲者。一呼三動，一吸三動而躁，尺膚熱曰病溫，尺膚不熱而脈滑曰風，脈澀曰痹，是陰虛而脈數者。遲數不平，所謂病人之脈也。

人一呼脈四動以上曰死，脈絕不至曰死，乍疏乍數曰死。平人之常氣稟於胃，胃者平人之常氣也，人無胃氣曰逆，逆者死。

一呼四動以上，是數之極者，絕不至，是遲之極者，乍疏乍數，是非遲非數，營衛散亂而無準，故皆主死。其所以死者，無胃氣也。

春胃微弦曰平，弦多胃少曰肝病，但弦無胃曰死，弦而有毛曰秋病，毛甚曰今病。藏真散於肝，肝藏筋膜之氣也。

春脈弦，春脈微弦曰平者，春有胃氣，而微見弦象，曰平也。下做此。弦而有毛，金剋木也。肝旺於春，故藏真俱散於肝。肝藏筋膜之氣者，肝主筋也。

夏胃微鉤曰平，鉤多胃少曰心病，但鉤無胃曰死，鉤而有石曰冬病，石甚曰今病。藏真通於心，心藏血脈之氣也。

夏脈鉤，鉤而有石，水剋火也。心旺於夏，故藏真俱通於心。

〔1〕十三 原脱，據目錄補。

心藏血脈之氣者,心主脈也。

長夏胃微軟弱曰平,弱多胃少曰脾病,但代無胃曰死,軟弱有石曰冬病,石甚曰今病。藏真濡於脾,脾藏肌肉之氣也。

長夏脈軟弱代者,土不主時,隨四時代更,雖具四時之脈,而軟弱猶存,軟弱即胃氣也。但代無胃者,更換四時之脈,而無軟弱也。此統四季之月言。軟弱有石,水侮土也。脾旺於長夏,故藏真濡於脾。脾藏肌肉之氣者,脾主肌肉也。

秋胃微毛曰平,毛多胃少曰肺病,但毛無胃曰死,毛而有弦曰春病,弦甚曰今病。藏真高於肺,以行營衛陰陽也。

秋脈毛,毛而有弦,木侮金也。肺旺於秋,故藏真俱高於肺。肺居五藏之上。以行營衛陰陽者,肺主衛也。

冬胃微石曰平,石多胃少曰腎病,但石無胃曰死,石而有鉤曰夏病,鉤甚曰今病。藏真下於腎,腎藏骨髓之氣也。

冬脈石,石而有鉤,火侮水也。腎旺於冬,故藏真俱下於腎。腎居五藏之下。腎藏骨髓之氣者,腎主骨髓也。

夫平心脈來,累累如連珠,如循琅玕,曰心平,夏以胃氣爲本。病心脈來,喘喘連屬,其中微曲,曰心病。死心脈來,前曲後居,如操帶鉤,曰心死。

琅玕,珠類。

平肺脈來,厭厭聶聶,如落榆莢,曰肺平,秋以胃氣爲本。病肺脈來,不上不下,如循雞羽,曰肺病。死肺脈來,如物之浮,如風吹毛,曰肺死。

不上不下,不升不降也。

平肝脈來,軟弱招招,如揭長竿末梢,曰肝平,春以胃氣爲本。病肝脈來,盈實而滑,如循長竿,曰肝病。死肝脈來,急益勁,如新張弓弦,曰肝死。

如揭長竿末梢者,軟弱之象也。如循長竿者,勁而多節也。

平脾脈來,和柔相離,如雞踐地,曰脾平,長夏以胃氣爲本。病脾脈來,實而盈數,如雞舉足,曰脾病。死脾脈來,銳堅如鳥之喙,如鳥之距,如屋之漏,如水之流,曰脾死。

如雞舉足,舉而下遲也。烏喙、烏距,鋭而堅也。屋漏者,滴而不聯也。水流者,往而不反也。

平腎脈來,喘喘累累如鉤,按之而堅,曰腎平,冬以胃氣爲本。病腎脈來,如引葛,按之益堅,曰腎病。死腎脈來,發如奪索,辟辟如彈石,曰腎死。

如引葛,言其硬也。發如奪索,言其緊也。

凡治病,察其形氣色澤,脈之盛衰,病之新故,乃治之,無後其時。形氣相得,謂之可治,色澤以浮,謂之易已,脈從四時,謂之可治,脈弱以滑,是有胃氣,命曰易治,取之以時。形氣相失,謂之難治,色夭不澤,謂之難已,脈實以堅,謂之益甚,脈逆四時,爲不可治。必察四難,而明告之。

脈實以堅,無胃氣也。

所謂逆四時者,春得肺脈,夏得腎脈,秋得心脈,冬得脾脈。其至皆懸絶沉澀者,命曰逆四時。未有藏形,於春夏而脈沉澀,秋冬而脈浮大,名曰逆四時也。

未有藏形,未有真藏之形也。二段〔1〕舊誤在玉機真藏論。

脈從陰陽,病易已,脈逆陰陽,病難已。脈得四時之順,曰病無他,脈反四時及不閒藏,曰難已。

閒藏,隔藏相傳也。《難經》:七傳者死,閒藏者生。

反四時者,有餘爲精,不足爲消。應太過,不足爲精,應不足,有餘爲消。陰陽不相應,病名曰關格。

有餘爲精,正氣旺也。不足爲消,正氣衰也。應太過而不足爲精,邪不勝正也。應不及而有餘爲消,正不勝邪也。陰陽不相應,失其常度也。關格,義詳下文。此段舊誤在脈要精微論。

人迎一盛,病在少陽,二盛病在太陽,三盛病在陽明,四盛以上爲格陽。寸口一盛,病在厥陰,二盛病在少陰,三盛病在太陰,四盛以上爲關陰。人迎與寸口俱盛四倍已上爲關格。關格之脈贏,不能極於天地之精氣,則死矣。此段舊誤在六節藏象論。

---

〔1〕二段 指"凡治病……名曰逆四時也"二段經文。

人迎，足陽明之脈動，在喉旁，陽明行氣於三陽，故人迎盛則病在三陽。寸口，手太陰之脈動，在掌後，太陰行氣於三陰，故寸口盛則病在三陰。格陽者，陰盛而不交於陽，故陽爲陰格而盛於人迎。關陰者，陽盛而不交於陰，故陰爲陽關而盛於寸口。人迎與寸口俱盛四倍以上，爲關格。義詳《靈樞》終始、禁服二篇。關格之脈，陰陽皆贏，贏，有餘也。此贏則彼絀。不能極於天地之精氣，則死矣，不能盡其所受於天地精氣之數也。極，盡也。

病熱而脈靜，泄而脈大，脫血而脈實，病在中，脈實堅，病在外，脈不實堅者，皆難治。此段舊誤在玉機真藏論。

病熱而脈靜，火泄而陽敗也。泄而脈大，血脫而脈實，木陷而土敗也。土濕木陷，疏泄失藏。病在中，脈實堅，邪盛於裏也。病在外，脈不實堅，正虛於表也。

帝曰：有故病五藏發動，因傷脈色，各何以知其久暴至之病乎？岐伯曰：悉乎哉問也！脈滑浮而疾者，謂之新病，脈小弱以澀，謂之久病[1]。徵其脈小，色不奪者，新病也，徵其脈不奪，其色奪者，此久病也。徵其脈與五色俱不奪者，新病也，徵其脈與五色俱奪者，此久病也。此段舊誤在脈要精微論。

有故病五藏發動，因傷脈色，有故病埋根數經，五藏發動，因以傷其色脈也。此因病之新故一語，而問及之。

脈要精微論十四[2]

黃帝問曰：診法何如？岐伯對曰：診法常以平旦，陰氣未動，陽氣未散，飲食未進，經脈未盛，絡脈調勻，氣血未亂，故乃可診有過之脈。

平旦經絡調勻，氣血安靜，故可診有過之脈。

切脈動靜，而視精明，察五色，觀五藏有餘不足，六府強弱，形之盛衰，以此參伍，決死生之分。

---

〔1〕脈滑浮而疾者……謂之久病　載於王注本《素問·平人氣象論》。
〔2〕十四　原脫，據目錄補。

視精明，察五色，觀目中五色也。餘義詳下文。

夫脈者，血之府也，長則氣治，短則氣病，代則氣衰，細則氣少，上盛則氣高，下盛則氣脹，數則煩心，濇則心痛，大則病進。渾渾革革，至如湧泉，病進而危。弊弊綿綿，其去如弦絕者死。

長者，氣舒暢也。短者，氣迫促也。代者，動而中止也。細者，虛而不充也。上盛則氣高，肺胃之逆。下盛則氣脹，肝脾之下陷也。數則心煩，君火之升炎也。濇則心痛，寒水之上犯也。大則病進，正虛而邪旺也。渾渾，盛也。革革，鞕也。渾渾革革，至如涌泉，病進而危，大則病進也。弊弊，虛浮也。綿綿，頓弱也。去如弦絕者[1]，氣不續也。此明切脈動靜之義。

夫精明五色者，氣之華也。赤欲如白裹朱，不欲如赭。白欲如鵝羽，不欲如鹽。青欲如蒼璧之澤，不欲如藍。黃欲如羅裹雄黃，不欲如黃土。黑欲如重漆色，不欲如地蒼。五色精微象見矣，其壽不久也。

精明者，氣之華也，言目乃五氣之光華也。精華發越，而生光明，故曰精明。其中五色欲鮮明，不欲晦黯。若五色微見晦黯之象，精微，微也。則光華外減，神氣乃敗，其壽不得久也。

夫精明者，所以視萬物，別黑白，審短長，以長爲短，以白爲黑，如是則精衰矣。

目所以辨白黑短長，若長短黑白淆亂，則精華已衰，所以年壽不永也。此明視精明，察五色之義。

五藏者，中之守也。中盛藏滿，氣勝傷恐者，聲如從室中言，是中氣之溼也。言而微，終日乃復言者，此奪氣也。衣被不斂，言語善惡不避親疏者，此神明之亂也。倉廩不藏者，是門戶不要也。水泉不止者，是膀胱不藏也。得守者生，失守者死。

五藏者，中之守也，言五藏主藏精氣，中之守護也。中氣壅滿，語音不徹，聲如從土窖中言，是脾土之溼也。言而微弱，終日乃復

─────────────

[1] 去如弦絕者 據上文"渾渾革革，至如涌泉，病進而危"，其上當脫"弊弊綿綿"四字。

言者,此肺氣之奪也。衣被不掩,言語善惡不避親疏者,此心神之
亂也。水穀泄利,倉廩不藏者,是門戶失約也。小便遺失,水泉不
止者,是膀胱不藏也。如此則失其守矣。得守者生,失守者死。此
明觀五藏有餘不足之義。

六府者,身之強也。頭者精明之府,頭傾視深,精神將奪矣。
背者胸中之府,背曲肩隨,府將壞矣。腰者腎之府,轉搖不能,腎將
憊矣。膝者筋之府,屈伸不能,行則僂俯,筋將憊矣。骨者髓之府,
不能久立,行則振掉,骨將憊矣。得強則生,失強則死。

身之強也,言身之所以爲強壯也。頭傾視下,_{深,下也。}陽氣陷
也。背曲肩垂,_{隨,垂也。}宗氣衰也。頭背腰膝骨髓皆見頹敗,如此
則失其強矣。得強則生,失強則死。此明六府強弱,形之盛衰
之義。

帝曰:脈其四時動奈何? 知病之所在奈何? 知病乍在內奈何?
知病乍在外奈何? 知病之所變奈何? 請問此五者,可得聞乎?

義詳下文。

岐伯曰:請言其與天運轉大也。萬物之外,六合之內,天地之
變,陰陽之應。彼春之煖,爲夏之暑,彼秋之忿,爲冬之怒。四變之
動,脈與之上下,以春應中規,夏應中矩,秋應中衡,冬應中權。

與天運轉大,言與天運轉移,同其廣大也。凡萬物之外,六合
之內,一切天地之變,莫非陰陽之應。彼春之煖,化而爲夏之暑,彼
秋之忿,化而爲冬之怒。四變之動,見於天時,脈亦與之上下。以
春應中規之圓,夏應中矩之方,秋應中衡之浮,冬應中權之沉,天人
合氣也。

持脈有道,虛靜爲保。春日浮,如魚之游在波,夏日在膚,泛泛
乎萬物有餘,秋日下膚,蟄蟲將去,冬日在骨,蟄蟲周密,君子居室。

持脈有道,以清虛寧靜爲保。_{保與寶同。}春日浮,如魚之遊在水
波之下,半沉半浮也。夏日在膚,泛泛乎_{盛也。}如萬物之有餘,則全
浮矣。秋日下膚,如蟄蟲之將去,半浮半沉也。冬日在骨,如蟄蟲
之周密,君子之居室,則全沉矣。

是故冬至四十五日,陽氣微上,陰氣微下,夏至四十五日,陰氣

微上,陽氣微下。陰陽有時,與脈為期,期而相失,知脈所分,分之有期,故知死時。

水藏於冬,陽在下而陰在上,及冬至四十五日,則陽氣微上,陰氣微下。火長於夏,陰在下而陽在上,及夏至四十五日,則陰氣微上,陽氣微下。陰陽之上下有時,悉皆與脈為期,期而相失,是何部不應,則知何脈所分,分之有其日期,故知人死之時節也。

微妙在脈,不可不察,察之有紀,從陰陽始,始之有經,從五行生,生之有度,四時為宜。補寫無失,與天地如一,得一之情,以知死生。是故聲合五音,色合五行,脈合陰陽。

陰陽者,脈之綱紀,故察之有紀,從陰陽始。陰陽分而為五行,故始之有經,從五行生。五行運而為四時,故生之有度,四時為宜。法陰陽五行四時,以治百病,則補寫無失,與天地如一。得此一之情,以知死生。是故聽五聲合乎五音,察五色合乎五行,診脈合乎陰陽,神聖工巧之妙盡矣。此答帝問脈其四時動之義。

心脈搏堅而長,當病舌卷不能言,其耎而散者,當消環自已。

心竅於舌,其脈搏堅而長,是心火之上炎也,當病舌卷不能言。其耎而散者,則心火退矣,當消環自已。消,盡也,盡一經之環周,其病自已也。

肺脈搏堅而長,當病唾血,其耎而散者,當病灌汗,至令不復散發也。

肺脈搏堅而長,是肺氣之上逆也,當病唾血。其耎而散者,則肺氣發達,泄於皮毛,當病灌汗,汗如澆灌。至今不復發散而愈也。

肝脈搏堅而長,色不青,當病墜若搏,因血在脇下,令人喘逆,其耎而散,色澤者,當病溢飲。溢飲者,渴暴多飲,而溢入肌皮腸胃之外也。

肝脈搏堅而長,是肝氣之鬱陷也,色青者,為肝藏內傷,色不青,當病損墜與搏擊,因而瘀血在脇下,阻甲木下行之路,逆衝胸膈,令人喘逆。其耎而散,色光澤者,是水氣之泛溢,當病溢飲。溢飲者,渴而卒暴多飲,水未及消,而溢入於皮膚腸胃之外也。皮膚之內,腸胃之外。

脾脈搏堅而長,其色黃,當病少氣,其耎而散,色不澤者,當病足胻腫,若水狀也。

脾脈搏堅而長,是脾氣之鬱,其色黃者,濕盛陽虛,脾土困乏,當病少氣。其耎而散,色不澤者,則濕不上侵,而下流膝踝,當病足胻腫,若水狀也。

胃脈搏堅而長,其色赤,當病折髀,其耎而散者,當病食痹。

胃脈搏堅而長,是胃氣之鬱,色不赤,爲胃府內傷,色赤者,當病折髀。胃脈從氣衝下髀,抵伏兔,經血瘀阻,故髀骨如折而色赤也。其耎而散者,則胃氣虛弱,當病食痹。食痹者,食下而氣滯如塞也。

腎脈搏堅而長,其色黃而赤者,當病折腰,其耎而散者,當病少血,至令不復也。

腎脈搏堅而長,是腎氣之鬱,其色黃而赤者,土邪剋水,濕蒸爲熱,當病折腰。腎位於腰。其耎而散者,腎氣微弱,當病少血,至令不能復舊也。

肝與腎脈並至,其色蒼赤,當病毀傷。不見血,已見血,濕若中水也。

肝主筋,其脈弦,腎主骨,其脈沉,肝與腎脈並至,而其色蒼赤,蒼爲肝色,赤爲心色,心主脈,脈舍血,《靈樞·本神》語。脈色如此,是筋骨血脈皆病,當病形體毀傷。無論不見血與已見血,其身應濕,若中水也。中水者,水入於經,其身必濕。寒水侮土,脾濕內動,外溢經絡,故濕如中水。中水與中風、中濕之中同義。

帝曰:診得心脈而急,此爲何病? 病形何如? 岐伯曰:病名心疝,少腹當有形也。帝曰:何以言之? 岐伯曰:心爲牡藏,小腸爲之使,故曰少腹當有形也。

心與小腸爲表裏,故小腸爲心之使道,凡心內瘀濁,必傳小腸。心脈緊急,病名心疝,小腸受之,是以少腹當有形也。

帝曰:診得胃脈,病形何如? 岐伯曰:胃脈實則脹,虛則泄。

胃主受盛,實則藏而不泄,故脹,虛則泄而不藏,故泄也。此皆甲木刑胃之證,非但胃土自病。

　　欲知寸口太過與不及，寸口之脈中手短者，曰頭痛，寸口脈中手長者，曰足脛痛，寸口脈中手促上擊者，曰肩背痛，寸口脈沉而橫，曰脇下有積，腹中有橫積痛，寸口脈沉而喘，曰寒熱，寸口脈沉而弱，曰寒熱及疝瘕少腹痛。脈急者，曰疝瘕少腹痛。

　　中手，動應於手也。寸口脈中手而短者，足三陽之不降也，其病在上，曰頭痛。足三陽自頭走足，經氣不降則寸浮，故脈短。中手而長者，足三陰之不升也，其病在下，曰足脛痛。足三陰自足走胸，經氣不升則尺浮，故脈長。中手短促而上擊者，手三陽之不升也，病在升路之半，曰肩背痛。手三陽自手走頭，皆由肩升。脈沉而橫者，足厥陰之不升也，病在升路之半，曰脇下有積，腹中有橫積痛。足厥陰由小腹上行脇肋。脈沉而喘動應手者，曰寒熱，少陽膽經外閉於風寒也。足少陽化氣相火，風寒外束則生寒，相火內鬱則生熱也。脈沉而輭弱不達者，曰寒熱及疝瘕少腹痛，厥陰肝經外閉於風寒也。厥陰，陰極陽生，陰極則生寒，陽復則發熱。木弱由於水寒，水寒木鬱，結而不行，則生疝瘕，衝擊不寧，則少腹疼痛。脈緊急者，曰疝瘕少腹痛，以其水寒之深，而木鬱之極也。

　　脈滑曰風。脈澀曰痹。緩而滑曰熱中。盛而緊曰脹。尺脈緩澀，謂之解㑊。安臥脈盛，謂之脫血。尺澀脈滑，謂之多汗。尺寒脈細，謂之後泄。尺脈粗，長熱者，謂之熱中。解與懈同。㑊與跡同。

　　風病脈滑，衛氣閉斂而營血鬱動也。痹病脈澀，營血凝瘀而衛氣阻滯也。緩而滑曰熱中，熱氣之外達也。盛而緊曰脹，寒氣之外束也。尺脈緩澀，謂之解㑊，邪熱消爍，陰精耗損而形迹懈怠也。安臥脈盛，謂之脫血，身未動搖而脈不寧靜，是血亡而氣不守也。尺膚澀而脈滑，謂之多汗，是營血化汗而外泄也。血亡則皮澀，藏氣不行則脈滑。尺膚寒而脈細，謂之後泄，是水寒木陷而下衝也。尺膚粗而常熱，謂之熱中，是邪熱爍陰而皮膚失其潤澤也。此上二段[1]，舊誤在平人氣象中。

　　粗大者，陰不足，陽有餘，為熱中也。來疾去徐，上實下虛，為厥巔疾，來徐去疾，上虛下實，為惡風也。故中惡風者，陽氣受也。

_____

〔1〕此上二段　指"欲知寸口太過與不及……謂之熱中"二段。

皮粗而脈大者，統尺寸言。陰不足，陽有餘，此爲熱中也。承上尺粗常熱者，謂之熱中，而申明之。來疾而去徐，是上實而下虛，上實者，此爲厥巓之疾。三陽不降，其病在頭。來徐去疾，是上虛而下實，上虛者，此爲惡風也。仲景脈法〔1〕：風則浮虛。惡風，邪風也。故中惡風者，陽氣受之，陽氣在上，是以上虛也。

有脈俱沉細數者，少陰厥也。沉細數散者，寒熱也。浮而散者，爲眴仆。諸浮不躁者，皆在陽，則爲熱，其有躁者，在手。諸細而沉者，皆在陰，則爲骨痛，其有靜者，在足。數動一代者，病在陽之脈也，泄及便膿也。

有脈俱沉細數者，此少陰之厥也。足少陰自足走胸，上行爲順，下行爲逆，腎氣虛寒，不能上化木火，故脈沉細數者，乙木沉陷而鬱動於水中也。此緣少陰逆行，肝木失生，故脈象如是。沉細數散者，此爲寒熱也，沉細則水旺而生寒，數散則木鬱而生熱。沉細者，少陰之陰勝而陽敗也。數散者，厥陰之陰極而陽復也。浮而散者，此爲眴仆，浮則相火上逆，散則甲木拔根，甲木失根，陽氣浮散，旋轉不寧，故頭目眴運而昏迷顛仆也。諸浮而不躁者，皆在陽經，則爲熱，其有躁者，則在手三陽，手三陽者，陽中之陽也。諸細而沉者，皆在陰經，則爲骨痛，其有靜者，則在足三陰，足三陰者，陰中之陰也。陽性浮，故浮則皆在陽經，浮而躁，則陽盛極矣，是以在手。陰性沉，故沉則皆在陰經，沉而靜，則陰盛極矣，是以在足。數動而一代者，此病在陽之脈也，主大便泄利及便膿血。蓋陽明胃府，主受盛水穀，胃土上逆，壅硋〔2〕少陽下行之路，甲木不舒，侵逼胃府，水穀莫容，故生泄利。少陽相火傳於胃府，自胃府而傳大腸，瘀蒸腐爛，故便膿血。其數動而一止者，少陽陽明之經鬱塞而不通暢也。

諸過者，切之澀者，陽氣有餘也。滑者，陰氣有餘也。陽氣有餘，爲身熱無汗，陰氣有餘，爲多汗身寒，陰陽有餘，則無汗而寒。

衛性收斂，斂則脈澀，營性疏泄，泄則脈滑，諸脈有過者，切之

---

〔1〕仲景脈法　指《傷寒論·辨脈法》。
〔2〕硋　《集韻》："音艾，同礙。"下同。

澀者,是陽氣有餘也,滑者,是陰氣有餘也。陽氣有餘,爲身熱無汗,清氣之外斂也,陰氣有餘,爲多汗身寒,溫氣之外泄也,陰陽俱有餘,則無汗而寒,營衛皆閉,表寒而裏熱也。

臂多青脈曰脫血。頸脈動喘疾咳曰水。目裏〔1〕微腫,如臥蠶起之狀曰水。溺黃赤,安臥者,黃疸。目黃者,曰黃疸。已食如飢者,胃疸。面腫曰風。足脛腫曰水。婦人手少陰脈動甚者,姙子也。

肝藏血,其色青,臂多青脈者,風木疏泄而肝血脫亡也。頸脈者,足陽明之大迎,結喉旁之動脈。頸脈動喘疾咳者,水邪上逆而肺胃之氣阻也。目裏〔2〕者,足陽明之承泣,穴名。目裏微腫,如臥蠶起狀者,水邪侮土,直犯陽位也。溺黃赤者,脾土濕陷,肝木抑遏,鬱生下熱,傳於膀胱,膀胱濕熱,故溺黃赤。水道梗澀,風木不能疏泄,濕熱淫蒸,傳於周身,則爲黃疸。脾氣困乏,故安臥不欲動轉。目黃者,亦曰黃疸,濕氣浸淫於頭目也。已食如飢者,胃疸,胃府濕熱,水穀消化之速也。疸與癉同,熱也。面腫曰風,風動則面浮也。足脛腫曰水,水旺土濕,陽氣不能下達也。婦人手少陰脈動甚者,姙子也,手少陰脈動神門,在掌後下廉高骨內。胎生土位,破水火交濟之路,君火上炎,故神門脈動甚。其於氣口,則應在左寸也。此段舊誤在平人氣象中。此答黃帝問知病所在之義。

寸口脈沉而堅者,曰病在中,寸口脈浮而盛者,曰病在外。脈盛滑堅者,曰病在外,脈小實而堅者,病在內。

沉堅爲中,浮盛爲外,盛滑爲外,小實爲內,此表陽裏陰之形體也。此段舊誤在平人氣象中。

尺內兩傍,則季脇也,尺外以候腎,尺裏以候腹。中附上,左外以候肝,內以候膈,右外以候胃,內以候脾。上附上,右外以候肺,內以候胸中,左外以候心,內以候羶中。前以候前,後以候後,上竟上者,胸喉中事也,下竟下者,少腹腰股膝脛足中事也。

〔1〕裏 原作"裹",形近之誤,據王注本《素問·平人氣象論》改。
〔2〕裏 原作"裹",形近之誤,據本節經文改。

尺內兩傍，則季脇以下之部也，尺之外側以候腎，尺之內側以候腹，此診下焦之法也。中附上，兩關脈也，左之外以候肝，內以候膈，右之外以候胃，內以候脾，此診中焦之法也。上附上，兩寸部也，右之外以候肺，內以候胸中，左之外以候心，內以候膻中，手心主也。此診上焦之法也。前部之脈以候前半，後部之脈以候後半。上竟上者，竟，盡也。胸膈咽喉中事也，下竟下者，少腹腰股膝脛足中事也。

推而外之，內而不外，有心腹積也。推而內之，外而不內，身有熱也。推而上之，上而不下，腰足清也。推而下之，下而不上，頭項痛也。按之至骨，脈氣少者，腰脊痛而身有痹也。故曰：知內者，按而紀之，知外者，終而始之。此六者，持脈之大法。

知內者，按其處而經紀之，言不差也。知外者，終其事而如始之，言不亂也。此六者，持脈之大法，謂兩寸、兩關、兩尺診法之大要也。此答帝問知病乍在內、知病乍在外之義。

帝曰：病成而變何謂？岐伯曰：風成爲寒熱，久風爲飱泄，脈風成爲癘，癉成爲消中，厥成爲巔疾。病之變化，不可勝數。

病成而變者，病成而變生諸證也。此因上文知病之所變，而重問之。風成爲寒熱者，風閉皮毛，則生寒熱。久風爲飱泄者，風木鬱陷，則生飱泄。脈風成爲癘者，風傷衛氣，衛閉而遏營血，血熱不得透發，經脈腐敗，則生痂癩也。癉成爲消中者，胃府濕熱，故善食而善消也。厥成爲巔疾者，足之三陽，厥逆不降，故生巔頂之疾也。此皆病成之所變化，諸如此類，不可勝數也。

帝曰：諸癰腫筋攣骨痛，此皆安生？岐伯曰：此寒氣之腫，八風之變也。帝曰：治之奈何？岐伯曰：此四時之病，以其所勝治之，則愈也。

癰疽腫鞕，筋攣骨痛，此因風寒閉其經脈，營衛阻梗而成，乃八風感襲之所變化也。按其四時之病，以其所勝治之則愈，如以寒治熱，以風治濕之類。

帝曰：人之居處動靜勇怯，脈亦爲之變乎？岐伯曰：凡人之驚恐恚勞動靜，皆爲變也。是以夜行則喘出於心，淫氣病肺，有所驚

恐,喘出於肺,淫氣傷肝,有所墜恐,喘出於肝,淫氣害脾,度水跌
仆,喘出於腎與骨,淫氣傷心。當是之時,勇者氣行則已,怯者則著
而爲病也。故曰:診病之道,觀人勇怯骨肉皮膚,能知其情,以爲診
法也。

夜行勞力汗出,君火失藏,汗爲心液。則喘出於心。心火淫泆,
而刑肺金,是以病肺。有所驚恐,膽火升炎,膽主驚。肺金受傷,則
喘出於肺。肝木被刑,是以傷肝。有所墮恐,風木下陷,則喘出於
肝。墮墜亦生驚恐。肝膽皆主驚,膽病則上逆,肝病則下陷,故墮墜驚恐,肝偏受之。
脾土被刑,是以害脾。度水跌仆,而生恐懼,腎水受病。腎屬水而主
恐。心火被刑,是以傷心。勇者氣盛,故流行而不病,怯者氣虛,故
留著而爲病也。

夫飲食飽甚,汗出於胃,驚而奪精,汗出於心,持重遠行,汗出
於腎,疾走恐懼,汗出於肝,搖體勞苦,汗出於脾。故春秋冬夏,四
時陰陽,生病起於過用,此爲常也。

汗出則氣泄而陽亡,是以病生。故春秋冬夏,四時之中,或陰
或陽,春夏爲陽,秋冬爲陰。其一切生病,皆起於過用其精氣而得,此爲
常事也。二段〔1〕舊誤在經脈別論。

素問懸解卷二終

武進劉康來校字

────────────

〔1〕二段　指"帝曰:人之居處……此爲常也"兩段。

〔脈法〕〔1〕

玉機真藏論十五〔2〕

黃帝問曰:春脈如弦,何如而弦? 岐伯對曰:春脈者,肝也,東方木也,萬物之所以始生也,故其氣來輭弱輕虛而滑,端直以長,故曰弦。反此者病。帝曰:何如而反? 岐伯曰:其氣來實而强,此謂太過,病在外,其氣來不實而微,此謂不及,病在中。帝曰:春脈太過與不及,其病皆何如? 岐伯曰:太過則令人善怒,忽忽眩冒而巔疾,不及則令人胸痛引背,下則兩脇胠滿。

眩冒巔疾,足少陽之上逆也。胸痛引背,膽火之刑肺也。兩脇胠滿,足厥陰之下陷也。

帝曰:善。夏脈如鉤,何如而鉤? 岐伯曰:夏脈者,心也,南方火也,萬物之所以盛長也,故其氣來盛去衰,故曰鉤。反此者病。帝曰:何如而反? 岐伯曰:其氣來盛去亦盛,此謂太過,病在外,其氣來不盛去反盛,此謂不及,病在中。帝曰:夏脈太過與不及,其病皆何如? 岐伯曰:太過則令人身熱而膚痛,爲浸淫,其不及則令人煩心,上見欬唾,下爲氣泄。

身熱膚痛,君火之上炎也。肺主皮膚,君火刑肺,是以痛生。浸淫者,皮肉生瘡,黃水流溢,到處濕爛,浸淫不已也。煩心欬唾,火逆而剋肺金也。下爲氣泄,

---

〔1〕〔脈法〕 原無,據目錄補。
〔2〕十五 原脱,據目錄補。

小腸陷也。帝曰：善。秋脈如浮，何如而浮？岐伯曰：秋脈者，肺也，西方金也，萬物之所以收成也，故其氣來輕虛以浮，來急去散，故曰浮。反此者病。帝曰：何如而反？岐伯曰：其氣來毛而中央堅，兩傍虛，此謂太過，病在外，其氣來毛而微，此謂不及，病在中。帝曰：秋脈太過與不及，其病皆何如？岐伯曰：太過則令人逆氣而背痛，慍慍然，其不及則令人喘，呼吸少氣而欬，上氣見血，下聞病音。

逆氣而背痛，肺氣之上逆也。慍慍，不快也。上氣見血，下聞病音者，氣道壅阻，上行則血見，下行則呻吟也。

帝曰：善。冬脈如營，何如而營？岐伯曰：冬脈者，腎也，北方水也，萬物之所以合藏也，故其氣來沉以搏，故曰營。反此者病。帝曰：何如而反？岐伯曰：其氣來如彈石者，此謂太過，病在外，其去如數者，此謂不及，病在中。帝曰：冬脈太過與不及，其病皆何如？岐伯曰：太過則令人解㑊，脊脈痛而少氣不欲言，其不及則令人心懸如病飢，䏚中清，脊中痛，少腹滿，小便變。

如彈石者，水旺而堅凝也。如數者，火旺而陰消也。解㑊者，水旺火虧，形跡懈怠也。脊脈痛者，水寒而筋急也。少氣不欲言者，陽虛而神憊也。心懸如病飢者，君火失根，心內虛餒也。䏚中清者，季脇以下寒也。少腹滿，小便變，水寒土濕，木鬱不能疏泄也。

帝曰：善。四時之序，逆從之變異也，然脾脈獨何主？岐伯曰：脾脈者，土也，孤藏以灌四傍者也。帝曰：然則脾善惡可得見之乎？岐伯曰：善者不可得見，惡者可見。帝曰：惡者何如可見？岐伯曰：其來如水之流者，此謂太過，病在外，如鳥之喙者，此謂不及，病在中。帝曰：夫子言脾爲孤藏，中央土以灌四傍，其太過與不及，其病皆何如？岐伯曰：太過則令人四支不舉，其不及則令人九竅不通，名曰重強。

帝問四時之序，心腎肝肺四藏應之，從則氣和，逆則變生。逆從之變，相異如此，皆四藏之所主者，而脾脈獨何主也？如水之流者，土勝水也。如鳥之喙者，木剋土也。四支不舉者，中氣不得四達也。九竅不通者，胃逆則七竅上塞，脾陷則二竅下閉也。

胃之大絡，名曰虛里，貫鬲絡肺，出於左乳下，脈宗氣也。乳之下，其動應衣，宗氣泄也。盛喘數絶者，則病在中，結而横，有積矣。絶不至曰死。

胃之大絡，名曰虛里，穴名。貫胸鬲，絡肺藏，出於左乳下，乃諸脈之宗氣也。諸脈皆稟氣於胃。乳之下，其動應衣，是宗氣之外泄也。蓋胃以下行爲順，下行則濁氣全降，虛里不甚跳動。陽衰濕旺，胃土上逆，濁氣不降，蓄積莫容，故其動應衣。此宗氣升泄，不能下蟄也。虛勞驚悸之家，多有此證。若盛喘數絶者，數絶，數之極也。緣甲木剋賊戊土，二氣壅迫之故，則病在中，若氣結而横阻，是少陽之經痞塞不開，應有積矣，此太過者也。若經脈不至，則胃敗而曰死，此不及者也。此因脾脈而及胃脈。

人以水穀爲本，故人絶水穀則死，脈無胃氣亦死。所謂無胃氣者，但得真藏脈，不得胃氣也。所謂脈不得胃氣者，肝不弦、腎不石也。以上二段〔1〕，舊誤在平人氣象中。

胃氣即水穀之氣也，故人絶水穀則死，脈無胃氣亦死。無胃氣者，但得真藏脈，不得胃氣也。不得胃氣者，太過則肝脈但弦，腎脈但石，不及則肝並不弦，腎並不石，第見勝己之邪，而本氣全無也。

真肝脈至，中外急，如循刀刃責責然，如按琴瑟絃，色青白不澤，毛折，乃死。真心脈至，堅而搏，如循薏苡子累累然，色赤黑不澤，毛折，乃死。真脾脈至，弱而乍數乍疏，色黄青不澤，毛折，乃死。真肺脈至，大而虛，如以毛羽中人膚，色白赤不澤，毛折，乃死。真腎脈至，搏而絶，如指彈石辟辟然，色黑黄不澤，毛折，乃死。諸真藏脈見者，皆死不治也。五藏已敗，其色必夭，夭必死矣。

青白，金剋木也。赤黑，水剋火也。黄青，木剋土也。白赤，火剋金也。黑黄，土剋水也。肺主皮毛，毛折，肺氣敗也。色夭，即不澤也。五藏已敗三句〔2〕，舊誤在三部九候論中。

---

〔1〕以上二段　指"胃之大絡……腎不石也"二段。

〔2〕五藏已敗三句　指"五藏已敗，其色必夭，夭必死矣"三句。

大骨枯槁,大肉陷下,肩髓內消,動作並衰,真藏未見,期一歲死,見其真藏,乃與〔1〕之期日。

真藏見,計其勝剋,乃與之期日。

大骨枯槁,大肉陷下,胸中氣滿,喘息不便,其氣動形,期六月死,真藏脈見,乃與之期日。

其氣動形,喘息而身動也。

大骨枯槁,大肉陷下,胸中氣滿,喘息不便,內痛引肩項,期一月死,真藏見,乃與之期日。

內痛,胸腹脇肋諸處〔2〕也。

大骨枯槁,大肉陷下,胸中氣滿,喘息不便,內痛引肩項,身熱,脫肉破䐃,真藏見,十日〔3〕之內死。

身熱,陽根外脫也。脫肉破䐃,脾敗也。

大骨枯槁,大肉陷下,胸中氣滿,心中不便,腹內痛引肩項,身熱,破䐃脫肉,目匡陷,真藏見,目不見人,立死,其見人者,至其所不勝之時則死。

目不見人,神敗也。不勝之時,遇剋賊也。

急虛,身中卒至,五藏絕閉,脈道不通,氣不往來,譬於墮溺,不可爲期。其脈絕不來,若人一呼五六至,其形肉不脫,真藏雖不見,猶死也。

急虛,極虛。身中卒至,邪中於身,卒然而至也。五藏絕閉,五藏內閉之甚也。脈道不通,經脈外塞也。內外皆阻,故氣不往來。如此則譬於隕墮重淵之內,傾刻死亡,不可爲期。如其脈絕不來,與人一呼五六至,則其形肉不脫,真藏雖不見,猶必死也。

帝曰:見真藏曰死,何也? 岐伯曰:五藏者,皆稟氣於胃,胃者,五藏之本也。藏氣者,不能自致於手太陰,必因於胃氣,乃致於手太陰也,故五藏各以其時,自胃而致於手太陰。邪氣勝者,精氣衰也,病甚者,胃氣不能與之俱致於手太陰,故真藏之氣獨見。獨見

〔1〕與 通"預"。《正韻》:"預,通作與。"下同。
〔2〕諸處 據上下文義,其下疑脫"痛"字。
〔3〕日 《校餘偶識》:"舊本皆作月。王冰注云:期三百日內死。按日當作月。"

者,病勝藏也,故曰死。

五藏各以其時,自胃而至於手太陰者,故春弦、夏鈎、秋毛、冬石之中,皆有胃氣也。精氣,正氣也。病勝藏者,邪勝正也。

帝瞿然而起,再拜而稽首曰:善。吾得脈之大要,天下至數,五色脈變,揆度奇恆,道在於一,神轉不迴,迴則不轉,乃失其機,至數之要,迫近以微,著之玉版,藏之藏府,每旦讀之,名曰玉機。

天下至數至名曰玉機,與玉版論要相重。

通評虛實論十六〔1〕

黃帝問曰:何謂虛實? 岐伯對曰:邪氣盛則實,精氣奪則虛。帝曰:虛實何如? 岐伯曰:氣實者,熱也,氣虛者,寒也。氣虛者,肺虛也。氣逆者,足寒也。非其時則生,當其時則死。餘藏皆如此。氣實者熱二語〔2〕,舊誤在刺志論中。

邪氣盛滿則實,精氣剥奪則虛。氣實者,陽鬱而生熱,氣虛者,陰鬱而生寒。所謂氣虛則寒者,肺主氣,氣虛者,肺虛也。肺氣虛則上逆,氣逆者,陽不歸根,腎氣虛,是以足寒也。非其司令之時則生,當其司令之時則死。餘藏皆如此也。當其時則死,令氣敗故也。

帝曰:何謂重實? 岐伯曰:所謂重實者,言熱病,氣熱脈滿,是謂重實。

熱病陽氣實矣,益以氣熱而脈滿,是重實也。

帝曰:何謂重虛? 岐伯曰:脈氣上虛尺虛,是謂重虛。帝曰:重虛何如? 岐伯曰:所謂氣虛者,言無常也。尺虛者,行步恇然。脈虛者,不象陰也。如此者,滑則生,濇則死也。

上,寸也,脈氣寸虛,是上虛也,益以尺虛,則下亦虛,是重虛也。所謂脈氣上虛者,言無平人之常氣也。平人氣象論:胃者,平人之常氣也。尺虛者,足膝無力,行步恇然。恇,虛怯也。脈之上下俱虛者,不象太陰之候也。《難經》:寸口者,脈之大會,手太陰之動脈也。如此者,滑則

生，滑爲陽也，澀則死，澀爲陰也。仲景脈法〔1〕。

帝曰：絡氣〔2〕不足，經氣有餘，何如？岐伯曰：絡氣不足，經氣有餘者，脈口熱而尺寒也。秋冬爲逆，春夏爲從。

絡爲陽，經爲陰，絡氣不足，經氣有餘者，陽升火泄，脈口熱而尺中寒也。秋冬陽氣收藏則爲逆，春夏陽氣生長則爲從也。

帝曰：經虛絡滿何如？岐伯曰：經虛絡滿者，尺熱滿，脈口寒澀也，此春夏死，秋冬生也。帝曰：治此者奈何？岐伯曰：絡滿經虛，灸陰刺陽，經滿絡虛，刺陰灸陽。

經虛絡滿，則陽乘陰位，陰乘陽位，尺膚熱滿，而脈口寒澀也。春夏陽不生長，故死，秋冬陽氣收藏，故生。絡滿經虛，灸以補陰，刺以瀉陽，經滿絡虛，刺以瀉陰，灸以補陽也。

帝曰：經絡俱實何如？何以治之？岐伯曰：經絡皆實，是寸脈急而尺緩也，皆當治之。滑則從，澀則逆。夫虛實者，皆從其物類始，故五藏骨肉滑利，可以長久也。

絡實則寸急，經實則尺緩，皆當瀉之。治，瀉也。滑則爲從，澀則爲逆。夫虛實之象，各從其物類始，物生則滑利，死則枯澀，其大凡也。故五藏骨肉之滑利者，可以長久也。

帝曰：寒氣暴上，脈滿而實何如？岐伯曰：實而滑則生，實而澀〔3〕則死。帝曰：脈實滿，手足寒，頭熱，何如？岐伯曰：春秋則生，冬夏則死。帝曰：其形盡滿何如？岐伯曰：脈急大堅，尺澀而不應也。如是者，從則生，逆則死。帝曰：何謂從則生，逆則死？岐伯曰：所謂從者，手足溫也，所謂逆者，手足寒也。

寒氣自下焦暴上，陽爲陰格，則脈滿而實。實而滑者，生氣猶存，則生，實而澀者，陽根已斷，則死。肝脈滑，肺脈澀，實而滑者，肝木之生氣未亡也，實而澀者，肺金之收氣絕根也。陽不歸根，則脈實滿，中氣不能四達，則手足寒，陽氣升則頭熱，此水火不交，陽盛於上而陰盛於下者。左右者，陰陽之道路也。陽升於左則爲春，升於上則爲夏，春

---

〔1〕仲景脈法　指《傷寒論・辨脈法》。
〔2〕氣　原作"脈"，據王注本《素問・通評虛實論》及本節黃解改。
〔3〕澀　《校餘偶識》："澀，舊本皆作逆。王冰注云：逆謂澀也。"

陽半升，未至極盛，故生，夏則陽盛之極，故死。其死者，上焦陽亢，而無陰也。陰降於右則爲秋，降於下則爲冬，秋陰半降，未至極盛，故生，冬則陰盛之極，故死。其死者，下焦陰孤，而無陽也。其形盡滿者，陰內而陽外，陽盛於經而不行也。陽鬱於表，則脈急大堅，陰凝於裏，則尺濇而不應也。四支稟氣於脾胃，手足溫者，中氣未敗，是謂從，從則生，手足寒者，裏陰絕根，是謂逆，逆則死也。

帝曰：乳子而病熱，脈懸小者何如？岐伯曰：手足溫則生，寒則死。帝曰：乳子中風熱，喘鳴肩息者，脈何如？岐伯曰：喘鳴肩息者，脈實大也。緩則生，急則死。

病熱而脈懸小，陽虛而外浮也，病脈相反，此非嬰兒所宜。手足溫者，中氣未絕，則生，寒則土敗而死也。中風發熱，喘鳴肩息者，脈必實大，表閉而陽鬱也。緩則經氣鬆和，故生，急則經氣束迫，表陽內陷，故死也。

帝曰：腸澼便血何如？岐伯曰：身熱則死，寒則生。帝曰：腸澼下白沫何如？岐伯曰：脈沉則生，脈浮則死。脈浮而濇，而身有熱者死。帝曰：腸澼下膿血何如？岐伯曰：脈懸絕則死，滑大則生。帝曰：腸澼之屬，身不熱，脈不懸絕何如？岐伯曰：滑大者曰生，懸濇者曰死，以藏期之。

腸澼便血者，泄利之後，繼以下血，血藏於肝，是風木下陷，疏泄而不藏也。身熱者，溫氣陷亡，陽根已斷，浮散而無歸也，故死，寒則陽根未斷，故生。腸澼下白沫者，大腸下陷，而不收也，白爲金也，庚金失斂，故下白沫。脈沉者，中氣未敗，陽隨土蟄，故生，脈浮者，中氣敗竭，微陽散越，故死。脈浮而濇，濇而身有熱者，微陽外鬱，升越無歸，必死無疑也。腸澼下膿血者，肝腸俱陷，脂血凝滯，濕氣瘀蒸，故成腐敗。脈懸絕者，金木逼迫，胃氣全無，故死，滑大者，陽氣未亡，結滯將開，故生。腸澼之屬，身不熱，脈不懸絕者，滑大則陽氣未虧，故生，懸濇則陽氣欲絕，故死。其將死也，以藏期之，肝見庚辛，心見壬癸，脾見甲乙，肺見丙丁，腎見戊己，則不可活矣。

帝曰：癲疾何如？岐伯曰：脈搏大滑，久自已，脈小堅急，死不治。帝曰:癲疾之脈,虛實何如? 岐伯曰:虛則可治,實則死。帝曰:消癉虛實何如? 岐伯曰:脈實大,病久可治,脈懸小堅,病久不可治[1]。

陰盛則癲,癲者,有悲恐而無喜怒,肺腎旺而心肝衰也。脈搏大滑者,陽氣未敗,故久而自已,脈小堅急者,純陰無陽,故死不可治。脈虛者,正氣不足,故可治,實則邪旺正虧,是以死也。消癉者,風木疏泄,相火升炎,脈實大則陽根下盛,故病久可治,脈懸小堅則孤陰下旺,微陽失居,故病久不可治也。

帝曰:余聞虛實以決死生,願聞其情。岐伯曰:五實死,五虛死。帝曰:願聞五實五虛。岐伯曰:脈盛、皮熱、腹脹、前後不通、悶瞀,此謂五實,脈細、皮寒、氣少、泄利前後、飲食不入,此謂五虛。帝曰:其時有生者何也? 岐伯曰:漿粥入胃,泄注止,則虛者活,身汗,得後利,則實者活,此其候也。此段舊誤在玉機真藏論。

五實者,所謂邪氣盛則實者也。五虛者,所謂精氣奪則虛者也。實而不虛,虛而不實則死,粥入泄止,是虛不終虛,汗出利下,是實不終實,故生也。

帝曰:願聞虛實之要。岐伯曰:氣實形實,氣虛形虛,此其常也,反此者病。脈實血實,脈虛血虛,此其常也,反此者病。穀盛氣盛,穀虛氣虛,此其常也,反此者病。帝曰:如何而反? 岐伯曰:氣盛身寒,此謂反也。氣虛身熱,此謂反也。脈盛血少,此謂反也。脈小血多,此謂反也。穀入多而氣少,此謂反也。穀不入而氣多,此謂反也。

虛實之要,虛實之大要也。

氣盛身寒,得之傷寒。氣虛身熱,得之傷暑。脈小血多者,飲中熱也。脈大血少者,脈有風氣,水漿不入也。穀入多而氣少者,得之有所脫血,濕居下也。穀入少而氣多者,邪在胃及於肺也。夫實者,氣入也,虛者,氣出也。入實者,右手開鍼空也,入虛者,左手

---

[1] 病久不可治 此下王注本《素問·通評虛實論》載有"帝曰:形度骨度脈度筋度,何以知其度也"十六字。王注云:"形度,具《三備經》,筋度脈度骨度,并具在《靈樞經》中。此問亦合在彼經篇首,錯簡也。一經以此問爲《逆從論》首,非也。"

閉鍼空也。

氣盛身寒,得之傷寒,寒束而氣閉也。氣虛身熱,得之傷暑,熱爍而氣泄也。脈小血多,飲中熱也,酒入經絡而血沸也。脈大血少,脈有風氣,水漿不入也,風動血耗,水漿不能入經脈,而潤其枯燥也。穀入多而氣少,得之有所脫血,濕居下也,血脫亡其溫氣,陰旺濕生,穀入雖多,溫氣難復,故氣少也。穀入少而氣多,邪在胃及於肺也,肺胃上逆,濁氣不降,下愈虛而上愈盛也。夫實者,氣入而內閉也,虛者,氣出而外泄也。入實者,右手開其鍼空,以泄內閉也,入虛者,左手閉其鍼空,以防外泄也。右手出鍼,故左手閉鍼空。虛實之大要如此。二段〔1〕舊誤作刺志論,今移正之。

診要經終論十七〔2〕

黃帝問曰:診要何如? 岐伯對曰:診病之始,五決爲紀。欲知其始,先建其母。所謂五決者,五脈也。

診病之始,以決斷五氣之盛衰爲綱紀。欲知此氣盛衰之所始,先建其母,知其母氣之虛實,則知子氣盛衰之所始矣。所謂五決者,決斷五脈也。

夫脈之大小滑澀浮沉,可以指別。五藏之象,可以類推。五藏之音,可以意識。五色微診,可以目察。能合脈色,可以萬全。

脈之大小滑澀浮沉,可以指下別之,寸脈大,尺脈小,肝脈滑,肺脈澀,心脈浮,腎脈沉也。五藏之象,可以其類推之,肝脈弦,心脈鈎,脾脈代,肺脈毛,腎脈石也。五藏之音,可以意識,肝音呼,心音笑,脾音歌,肺音哭,腎音呻也。五色微診,可以目察,肝色青,心色赤,脾色黃,肺色白,腎色黑也。

赤脈之至也,喘而堅,診曰:有積氣在膈中,時害於食,名曰心痹。得之外積,思慮而心虛,故邪從之。

心屬火,其色赤,赤脈之至,喘而堅,平人氣象論:病心脈來,喘喘連屬,

〔1〕二段 指"帝曰:願聞虛實之要……左手閉鍼空也"二段。
〔2〕十七 原脫,據目錄補。

其中微曲,曰心病。死心脈來,前曲後居,如操帶鉤,曰心死。是心氣之結滯也。診曰:有積氣在膈中,堵塞胃脘,時害於食,名曰心痹。得之思慮勞神,而心氣虛餒,故邪氣從而客之。

白脈之至也,喘而浮,有積氣在胸中,下虛上實,喘而虛,驚,寒熱,名曰肺痹。得之醉而使內也。

肺屬金,其色白,白脈之至,喘而浮,是肺氣之結滯也。診曰:有積氣在胸中,下虛而上實,肺氣不降,痞塞胸中故也。喘促而虛乏,心膽驚怯,肺病不能收斂君相二火故也。皮毛寒熱,肺主皮毛,皮毛失斂,感冒風寒,故生寒熱。名曰肺痹。得之醉後入房,縱欲傷精,肺氣不得歸宿也。肺金生水,而水中之氣,秉之於肺,是爲母隱子胎。縱欲傷精,亡泄水中陽氣,肺氣無根,故逆而上結。

青脈之至也,長而左右彈,有積氣在心下,支胠,頭痛腰痛足清,名曰肝痹。得之寒濕。與疝同法。

肝屬木,其色青,青脈之至,長而左右彈,彈,動搖也。此肝氣之結滯也。診曰:有積氣在心下,偏支左胠,頭痛腰痛足清,甲木上逆則頭痛,乙木下陷則腰痛,火根於水,火泄水寒,則足清冷。名曰肝痹。得之寒濕傷其脾腎,乙木不能生長也。腎水寒則肝木不生,脾土濕則肝木不長。此與疝氣同法。

黃脈之至也,大而虛,有積氣在腹中,有厥氣,名曰厥疝。得之疾使四支,汗出當風。女子同法。

脾屬土,其色黃,黃脈之至,大而虛,此脾氣之結滯也。診曰:有積氣在腹中,有厥逆之氣,名曰厥疝。土濕則木剋之,厥疝者,肝氣之寒濕凝結者也。得之疾使四支,汗出當風,風閉皮毛,中氣不得四達也。脾主四支,疾使四支,勞傷中氣,汗出當風,又加外感,中氣更病也。女子亦同此法。

黑脈之至也,上堅而大,有積氣在小腹與陰,名曰腎痹。得之沐浴清水而臥。

腎屬水,其色黑,黑脈之至,上堅而大,此腎氣之結滯也。診曰:有積氣在小腹與陰器,名曰腎痹。得之沐浴清水而臥,寒氣入於孔竅,隨衛氣而內沉,人臥則衛氣內沉。傷及腎藏也。

是以頭痛巔疾,下虛上實,過在足少陰巨陽,甚則入腎。

足太陽經上額交巔,下項,行身之後,自頭走足,頭痛巔疾,下虛上實,太陽不降,濁氣上逆也。太陽與少陰爲表裏,故過在足少陰巨陽。甚則自少陰之經,而入腎藏也。

徇蒙招尤,目瞑耳聾,下實上虛,過在足少陽厥陰,甚則入肝。

徇蒙招尤,昏蒙擾亂之意。招尤,掉搖也。<small>尤與䫏同音,䫏與搖相似,因作尤,古文多如此。</small>足少陽經起目銳眥,循耳後,下項,行身之側,自頭走足,徇蒙招尤,目瞑耳聾者,少陽不降,相火上逆也。相火拔根,升浮搖蕩,故神氣飛揚,耳目眩暈,此上虛也。少陽與厥陰爲表裏,少陽上逆,則厥陰下陷,二竅堵塞,<small>二陰。</small>疏泄不行,此下實也。甚則自厥陰之經,而入肝藏也。

腹滿䐜脹,支鬲胠脇,下厥上冒,過在足太陰陽明,甚則入脾。

足陽明經下鬲抵臍,行身之前,自頭走足,腹滿䐜脹,支鬲胠脇者,陽明不降,濁氣上逆也。戊土上逆,硋甲木降路,故胸膈胠脇偏支痞塞。甲木升搖,則神氣昏暈,此上冒也。陽明與太陰爲表裏,陽明上逆,則太陰下陷,清氣不升,故骸足厥冷,此下厥也。甚則自太陰之經,而入脾藏也。<small>甚則入脾句,補。下二段亦同。</small>

咳逆上氣,厥在胸中,過在手陽明太陰,甚則入肺。

手太陰經上鬲屬肺,自胸走手,咳逆上氣,厥在胸中,<small>厥,氣逆也。</small>此太陰不降,濁氣上逆也。太陰與陽明爲表裏,手陽明經自手走頭,下缺盆,絡肺,亦當俱病,故過在兩經。甚則自太陰之經,而入肺藏也。

心煩頭痛,病在鬲中,過在手巨陽少陰,甚則入心。

少陰經起於心中,上繫目系,自胸走手,心煩頭痛,病在鬲中,此少陰不降,君火上逆也。少陰與巨陽爲表裏,手太陽經自手走頭,入缺盆絡心,循頸上頰,至目銳眥,亦當俱病,故過在兩經。甚則自少陰之經,而入心藏也。<small>以上十二段〔1〕,舊誤在五藏生成論中。</small>

帝曰:願聞十二經脈之終奈何? 岐伯曰:太陽之脈,其終也,戴

---

〔1〕以上十二段　指"診病之始,五決爲紀……甚則入心"十二段。

眼反折,瘛瘲,其色白,絶汗乃出,出則死矣。

足太陽經起目内眥,上頭下項,行身之背,經氣絶則筋脈短縮,故戴眼反折。戴眼者,黑珠全上,但見白睛也。瘛,筋急。瘲,筋緩也。色白者,肺氣敗也。肺金爲寒水之母,其色白。寒水主藏,絶汗出者,寒水不藏也。《難經》:六陽氣俱絶,即腠理泄,絶汗乃出,大如貫珠,轉出不流。

足太陽氣絶者,其足不可屈伸,死必戴眼。瞳子高者,太陽不足,戴眼者,太陽已絶,此決死生之要,不可不察也。此段舊誤在三部九候論。

太陽之經,自頭走足,其足不可屈伸者,筋脈瘛瘲也。急則不可伸,緩則不可屈。瞳子高者,戴眼之漸也。

少陽終者,耳聾,百節皆縱,目睘絶系,絶系一日半死。其死也,色先青白,乃死矣。

足少陽經起目鋭眥,循耳後,下項,經氣絶則少陽上逆,濁氣填塞,故耳聾。肝膽主筋,《靈樞·本藏》:肝合膽,膽者筋其應。諸筋者,皆會於節,筋敗不能聯屬關節,故百節皆縱。目睘絶系,睘,驚視也,義見《説文》。膽木拔根,目系又絶,故瞻視驚惶,眴轉不定。木色青,金色白,青白者,金剋木也。

陽明終者,口目動作,善驚妄言,色黃,其上下之經盛而不行,則終矣。

足陽明經起於目下,環口入齒,經氣絶則戊土上逆,甲木失根,升浮搖蕩,故口目動作,善驚妄言。妄言者,君相皆逆,神明惑亂也。色黃者,土敗也。上下之經盛而不行者,經氣之鬱滿也。

少陰終者,面黑齒長而垢,腹脹閉,上下不通而終矣。

少陰腎水,其色黑,腎主骨,齒者,骨之餘也,經氣絶則面黑齒長而垢,水敗而骨枯也。寒水侮土,土陷木鬱,故腹脹氣閉,上下不通,所謂腎氣實則脹也。少陰終者,腎氣之敗,非腎水之枯也。

太陰終者,腹脹閉,不得息,善噫善嘔,嘔則逆,逆則面赤,不逆則上下不通,不通則面黑,皮毛焦而終矣。

太陰濕土,其位在腹,經氣絶則濕土鬱滿,故腹脹氣閉。胃逆肺壅,不得喘息。濁氣填塞,胃脘莫容,故善噫善嘔。嘔則氣愈衝逆,逆則收斂失政,二火上炎,故面赤。不逆則中氣脹滿,上下不通,不通則水侮金敗。面黑者,水侮土也。皮毛焦者,肺氣敗也。

厥陰終者,中熱嗌乾,善溺,心煩,甚則舌卷卵上縮而終矣。此十二經之所敗也。

厥陰風木,胎君火而主疏泄,經氣絕則火胎升泄,中熱心煩。風木疏泄,則小便頻數,而實梗澀不利。風動津耗,故咽嗌乾燥,而實不能飲。肝主筋,其脈下過陰器,上入頏顙,舌卷卵縮者,筋脈短急也。兩經同氣,故言一經以概兩經,此六者,皆十二經之所敗也。

凡相五色之奇脈,面黃目青,面黃目赤,面黃目白,面黃目黑者,皆不死也。

黃爲土色,是有胃氣,故皆不死。

面青目赤,面赤目白,面青目黑,面黑目白,面赤目青,皆死也。
二段〔1〕舊誤在五藏生成論。

無黃色則胃氣絕,故皆死。

玉版論要十八〔2〕

黃帝問曰:余欲臨病人,觀死生,決嫌疑,欲知其要,如日月光,可得聞乎? 願聞要道。岐伯對曰:治之要極,無失色脈,用之不惑,治之大則。色脈者,上帝之所貴也,先師之所傳也。

色脈無失,是治病之極要者。先師,僦貸季〔3〕也。

上古使僦貸季理色脈而通神明,合之金木水火土、四時、八風、六合,不離其常,變化相移,以觀其妙,以知其要。欲知其要,則色脈是矣。

上古天帝,使僦貸季傳色脈之法,而通神明之德,合之五行、四時、八風、六合,不離其平常一定之理,而於其變化移異之中,以觀其綜錯之妙,以知其診候之要。欲知其要,則所謂色脈是矣。答欲知其要語。

---

〔1〕二段 指"凡相五色之奇脈……皆死也"二段。
〔2〕十八 原脫,據目錄補。
〔3〕僦(jiù 就)貸季 謂岐伯祖世之師。

色以應日,脈以應月,常求其要,則其要也。夫色之變化,以應四時之脈,此上帝之所貴,以合於神明也,所以遠死而近生。生道以常,命曰聖王。

色以應日光之顯晦,脈以應月魄之虧盈,常求其診候之要,則此乃其要也。色之變化,以應四時之脈象,此上帝之所以貴重,上帝,天帝。以合於神明也,此所以遠死而近生。生道以之增長,命曰聖王。

帝曰:余欲聞其要於夫子矣,夫子言不離色脈,此余之所知也。岐伯曰:治之極於一。帝曰:何謂一?岐伯曰:一者,因得之。帝曰:奈何?岐伯曰:凡治病必察其上下,適其脈候,觀其志意,與其病能也。閉戶塞牖,繫之病者,數問其情,以從其意,得神者昌,失神者亡。

一者,病之主宰,必有因而後得之。閉戶塞牖,繫之病者,數問其情,以順其意。察其志意之閒,得神者昌,失神者亡,此得一之因也。以上四段,舊誤在移精變氣論。凡治病四語[1],舊誤在五藏別論。

帝曰:善。余聞揆度奇恆,所指不同,用之奈何?岐伯曰:揆度者,度病之淺深也,奇恆者,言奇病也。請言道之至數,五色脈變,揆度奇恆,道在於[2]一。神轉不回,回則不轉,乃失其機,至數之要,迫近以微,著之玉版,命曰玉機。

恆,常也,揆度奇恆者,於色脈之中,揆度奇病之異於尋常者也。五色脈變者,五色五脈之變化也。道在於一者,道之至數,原不繁亂也。得其一者,察脈望色,全以神運,神明運轉,無所回撓也。倘有回惑之意,則神不運轉,失其玄機矣。至數之要,迫近而不遠,微渺而不著,著之玉版,命曰玉機,甚爲玄妙也。

至道在微,變化無窮,孰知其原!窘乎哉,消者瞿瞿,孰知其要!閔閔之當,孰者爲良!恍惚之數,生於毫釐,毫釐之數,起於度量,千之萬之,可以益大,推之大之,其形乃制。

─────────

[1]凡治病四語 指"凡治病必察其上下……與其病能也"四句。
[2]於 原作"乎",據王注本《素問·玉版論要》及本節黃解改。

窘，難也，言至道難知也。瞿瞿，勤勤也。檀弓：瞿瞿如有求而弗得也。閔閔，深遠也，謂至道深微。往者瞿瞿求之，孰知其要！消者，前人之既往者。來者閔閔求之，孰者爲良！當者，後人之現在者。閔，依《爾雅》作睧、勉訓，亦通。由恍惚而生毫釐，由毫釐而起度量，以至千之萬之，可以益大，推而大之，至於無外，其義乃備，所謂變化無窮也。此段舊誤在十二藏相使論中。

容色見上下左右，各在其要。上爲逆，下爲從，女子右爲逆，左爲從，男子左爲逆，右爲從。其色見淺者，湯液主治，十日已。其見深者，必齊主治，二十一日已。其見大深者，醪酒主治，百日已。色夭面脱，不治，百日盡已。

容色，面部之色，色見上下左右，各在其要地。自下而上爲逆，陰加陽也，自上而下爲從，陽加陰也。女子有餘於血，不足於氣，右屬氣分爲逆，左屬血分爲從。男子有餘於氣，不足於血，左屬血分爲逆，右屬氣分爲從。其色見淺者，湯液主治，十日已。其見深者，必藥劑主治，二十一日已。其見大深者，醪酒主治。百日已。已者，愈也。色夭面脱者，不治，百日盡已，已者，死也。此及下文，皆言色脈變化。

陰陽反作，易，重陽死，重陰死。脈短氣絶死。病溫虛甚死。搏脈痺躄，寒熱之交。脈孤爲消氣，虛泄爲奪血，孤爲逆，虛爲從。

陰陽反作，互易其位，以陽加陽，重陽則死，以陰加陰，重陰則死。脈短氣絶者，衛陽亡脱則死。病溫虛甚者，壯火食氣則死。鼓搏不寧之脈，經脈閉塞，營衛不通也，其病在骹足痺躄，皮毛寒熱之交。脈孤爲消氣，正氣消敗，而邪氣獨見也。虛泄爲奪血，營血被奪，而經絡虛脱也。孤者邪旺，爲逆，虛者正衰，爲從。

治在權衡相奪，奇恆事也，揆度事也。行奇恆之法，以太陰始。行所不勝曰逆，逆則死，行所勝曰從，從則活。八風四時之勝，終而復始，逆行一過，不復可數。論要畢矣。

治法在權衡輕重，以相商奪，權衡相奪，即揆度奇恆是也。奇恆，人事也，揆度，己事也，行奇恆之法，以手太陰寸口爲始。太陰之脈，行所不勝曰逆，逆則死，如火剋金是也，行所勝曰從，從則活，如金剋木是也。手太陰肺爲辛金。八風四時之氣，迭相勝剋，終而復始，逆行一過，則災變叢生，不復可數。此皆色脈之要，不可不知，論要畢於此矣。

陰陽別論十九〔1〕

黃帝問曰：人有四經十二從，何謂？岐伯對曰：四經應四時，十二從應十二月，十二月應十二脈。

四經應四時，肝心肺腎之經，分應四時，肝木應春，心火應夏，肺金應秋，腎水應冬。從，順也。十二脈，手足十二經也。

脈有陰陽，知陽者知陰，知陰者知陽。三陽在頭，三陰在手，所謂一也〔2〕。

脈有陰陽，知陽脈之體象者，而後知陰，知陰脈之體象者，而後知陽。陽明行氣於三陽，其脈在頭，足陽明之人迎動於結喉之旁，是三陽之長也，故曰三陽在頭。太陰行氣於三陰，其脈在手，手太陰之氣口動於魚際之下，是三陰之長也，故曰三陰在手。太陰行氣於三陰，是脾脈，非肺脈，而脾肺同經，故經脈別論：氣口亦太陰也。陰陽雖自異位，然而彼此相通，所謂一也。

所謂陰陽者，去者爲陰，至者爲陽，靜者爲陰，動者爲陽，遲者爲陰，數者爲陽。鼓一陽曰鉤，鼓一陰曰毛，鼓陽盛極曰弦，鼓陽至而絕曰石，陰陽相過曰溜。

鼓一陽曰鉤，心脈也。鼓一陰曰毛，肺脈也。鼓陽盛極曰弦，肝脈也。鼓陽至而絕曰石，腎脈也。陰陽相過曰溜，脾脈也。玉機真藏論：其來如水之流者，此謂太過，病在外，是陰陽相過曰溜之義也。鼓，有力也。一陽，陽之微也。一陰，陰之微也。鼓陽盛極，直而長也。鼓陽至而絕，沉以搏也。

凡陽有五，五五二十五陽。所謂陽者，胃脘之陽也。所謂陰者，真藏也，見則爲敗，敗必死矣。

---

〔1〕十九　原脱，據目録補。

〔2〕所謂一也　此下王注本《素問·陰陽別論》有"別於陽者，知病忌時，別於陰者，知死生之期"十七字。

陽者,陽明胃氣也,五藏之中,皆有胃氣,故凡陽有五。而一藏之中,遇五藏相乘,則兼見五脈,故有五五二十五陽。凡此所謂陽者,即胃脘之陽也。所謂陰者,真藏脈也,見之則爲胃陽之敗,敗必死矣。

凡持真藏之脈者,肝至懸絕急,十八日死,肺至懸絕,十二日死,心至懸絕,九日死,腎至懸絕,七日死,脾至懸絕,四日死。

懸絕者,無胃氣也。藏氣五日一周,肝至懸絕急,十八日死,藏氣三周,遇肺而死也。肺至懸絕,十二日死,藏氣二周,遇心而死也。心至懸絕,九日死,藏氣不及二周,遇腎而死也。腎至懸絕,七日死,藏氣一周,遇脾而死也。脾至懸絕,四日死,藏氣不及一周,遇肝而死也。

死陰之屬,不過三日而死,生陽之屬,不過四日而死。所謂生陽死陰者,肝之心,謂之生陽,心之肺,謂之死陰。肺之腎,謂之重陰,腎之脾,謂之辟陰,死不治。

死陰之屬,不過三日而死,遇其所剋也。生陽之屬,不過四日而死,遇其所生也。所謂生陽死陰者,肝之心,傳其所生,謂之生陽,<small>自肺之腎、之肝、之心,四日遇勝己之藏,故四日而死。</small>心之肺,傳其所剋,謂之死陰。<small>自心之脾、之肺,三日遇勝己之藏,故三日而死。</small>肝心爲陽,肺脾腎爲陰,肺之腎,以金傳水,謂之重陰,腎之脾,以水值土,謂之辟陰,<small>辟,偏也。</small>皆死不治也。

謹熟陰陽,無與衆謀。別於陽者,知病處也,別於陰者,知死生之期。善診者,察色按脈,先別陰陽,審清濁,而知部分,視喘息,聽音聲,而知所苦,觀權衡規矩,而知病所主,按尺寸,觀浮沉滑濇,而知病所生。以治無過,以診則不失矣。<small>善診者至末,舊誤在陰陽應象論中。</small>

別於陽者,知病處也,熟於二十五陽,故知病處。別於陰者,知死生之期,熟於真藏之脈,故知死生之期。善診者,察色按脈,先別陰陽,審顏色之清濁,而知部分,視喘息,聽音聲,而知所苦,觀脈之權衡規矩,而知病之所主,按尺寸,觀浮沉滑濇,而知病之所生。以治則無過,以診則不失矣。

曰:三陽爲病,發寒熱,下爲癰腫,及爲痿厥腨痏,其傳爲索澤,其傳爲㿗疝。㿗，音淵。

三陽，太陽也，太陽爲病，發寒熱，《傷寒》：太陽病，發熱惡寒是也。下則寒水泛濫，而爲癰腫，及爲痿厥腨㿉。痿厥者，足膝不健，腨㿉者，骹肚作疼也。水寒木枯，其傳爲索澤。木主五色，木枯則無光澤。索，盡也。水寒筋縮，其傳爲癲疝。癲，囊腫而偏墜也。

曰：二陽之病發心脾，有不得隱曲，女子不月，其傳爲風消，其傳爲息賁者，死不治。

二陽，陽明也，陽明以燥金主令，胃土從燥金化氣。二陽之病，陽旺土燥，子母相傳，則發於心，表裏相傳，則發於脾。脾藏營，是爲生血之原，心藏脈，是爲血行之路，心脾枯槁，前後失榮，則不得隱曲，隱曲，不利。經脈閉澀，則女子不月。月事不行。其下傳肝木而爲風消，仲景《傷寒》《金匱》：厥陰之爲病，消渴。肝爲厥陰風木，故曰風消。其上傳肺金而爲息賁者，息賁，喘息奔衝，義與奔通。金木枯焦，死不治也。

曰：一陽發病，少氣善咳，善泄，其傳爲心掣，其傳爲膈。

一陽，少陽也，少陽以相火主令，甲木從相火化氣。一陽發病，相火上炎，肺金受刑，則少氣善咳，胃土被逼，水穀莫容，則善泄。君相同氣，則其傳爲心掣。膽火衝心，則脇肋牽心而痛。掣，引也。膽胃俱逆，則其傳爲膈。膽胃俱逆，上脘填塞，飲食不下，則爲噎膈。

二陽一陰發病，主驚駭背痛，善噫善欠，名曰風厥。

一陰，厥陰也，陽明厥陰發病，厥陰則主驚駭，肝主驚也，陽明則主背痛，背者胸之府也。胃土上逆，肺金不降，則後衝脊背，而生疼痛。噫者，胃土上逆，而濁氣不下行也。欠者，陰陽之相引也。日暮陽衰，陰引而下，陽引而上，則爲欠，肺氣欲降而未降也。開口阿[1]氣爲欠，義詳《靈樞·口問》。肺氣降斂，隨陽明而下行，故屬之陽明。名曰風厥。厥陰風木之氣逆也。

二陰一陽發病，善脹，心滿善氣。

二陰，少陰也，少陰少陽發病，少陰水泛而土濕，少陽木鬱而土困，則善作䐜脹。甲木上衝，土敗胃逆，而水勝火負，心君莫降，故

────────

〔1〕阿　通“呵”。《會韻小補》：“阿與呵通。”

心滿而善氣也。濁氣上塡。

　　三陽三陰發病，爲偏枯痿易，四支不擧。

　　三陰，太陰也，太陽太陰發病，水旺土濕，則爲偏枯痿易，四支不擧。土濕胃逆，肺金不布，則右半偏枯，土濕脾陷，肝木不達，則左半偏枯。痿易者，濕旺而筋弛，不能聯屬關節也。四支稟氣脾胃，脾胃寒濕，四支失稟，故手足不擧也。

　　三陽結，謂之膈。二陽結，謂之消。三陰結，謂之水。一陰一陽結，謂之喉痹。結陽者，腫四支。結陰者，便血一升，再結二升，三結三升。陰陽結斜，多陰少陽，曰石水，少腹腫。

　　三陽結，謂之膈，小腸手太陽結則大便乾，膀胱足太陽結則小便澀。下竅不能出，則上竅不能入。緣陽衰土濕，中脘不運，肝脾下陷，則二便堵塞，糞溺不利，肺胃上逆，則胸膈壅阻，飲食莫下也。二陽結，謂之消，大腸手陽明結則燥金司令，胃足陽明結則戊土化燥，傳於厥陰，血燥風生，則爲消渴也。三陰結，謂之水，足太陰結則濕土司令，手太陰結則辛金化濕，土濕不能剋水，癸水泛溢，則爲水脹也。一陰一陽結，謂之喉痹，足厥陰結則乙木下陷，足少陽結則甲木上逆，清道堵塞，則爲喉痹也。結陽者，腫四支，四支稟氣於胃，陽明爲三陽之長，陽明鬱結，中氣不達，則四支擁腫也。結陰者，便血一升，再結二升，三結三升，太陰爲三陰之長，太陰滯結，土濕木陷，則血從便下，愈結則愈脱也。陰陽結斜，多陰少陽，曰石水，少腹腫，陽結於上，陰結於下，陰盛陽衰，則爲石水，少腹腫脹。石水者，水邪堅凝而不散也。

　　陽加於陰，謂之汗。陰虛陽搏，謂之崩。陰搏陽別，謂之有子。陰陽虛，腸澼死。三陰俱搏，二十日夜半死。二陰俱搏，十三日夕時死。一陰俱搏，十日平旦死。三陽俱搏且鼓，三日死。二陽俱搏，其病温，死不治，不過十日死。三陰三陽俱搏，心腹滿，發盡，不得隱曲，五日死。

　　陽加於陰，謂之汗，陽氣鬱發於陰中，則表開而汗泄也。陰虛陽搏，謂之崩，太陰脾虛，風木下陷，温氣抑遏，不能升達，則鼓搏弗寧，血海衝決，而爲崩證也。陰搏陽別，謂之有子，胎姙凝結，中氣雍阻，陰搏於下而不升，陽別於上而不降，陰陽不交，而人則無病，謂之有子也。陰陽虛，腸澼死，陰陽俱虛，而腸澼不斂，陽氣脫泄，則人死也。三陰俱搏，二十日夜半死，手足太陰俱搏，脾肺陰旺，藏氣四周，死於夜半陰旺之時也。二陰俱搏，十三日夕時死，手足少陰俱搏，水勝火負，藏氣不及三周，夕時火衰而死也。一陰俱搏，十日平旦死，手足厥陰俱搏，藏氣二周，平旦木旺而死也。木賊土敗故。三陽俱搏且鼓，三日死，手足太陽俱搏且鼓，不及一周，三日而死。二陽俱搏，其病溫，死不治，不過十日死，手足陽明俱搏，其病溫熱，金土枯燥，死不可治，不過藏氣二周，十日而死也。三陰三陽俱搏，心腹滿，發盡，不得隱曲，五日死，太陰太陽俱搏，水寒土濕，心腹滿脹，發作既盡，不得隱曲，藏氣一周，五日而死也。不得隱曲，下部不得屈伸，脹滿之極故也。

大奇論二十〔1〕

　　肝滿腎滿肺滿皆實，即爲腫。肺雍，喘而兩胠滿。肝雍，兩胠滿，臥則驚，不得小便。腎雍，胠下至少腹滿，脛有大小，髀䯒大，跛易偏枯。雍與壅通。胠，音區。

　　滿，脹滿也，肝滿腎滿肺滿皆實，即爲腫脹。實者，藏氣鬱塞而不通也。腫者，經氣阻梗而不行也。肺雍則喘而兩胠滿，肺位於右而脈行兩脅也。肝雍則兩胠滿，肝位於左而脈行兩脅也。臥則肝氣愈雍，膽氣不得下降，是以驚生。風木不升，疏泄莫遂，故不得小便。腎雍，胠下至少腹滿，腎位於腰，雍則肝木失生而下陷也。肝脈自少腹行兩胠。腎脈出然谷，循內踝，上腨內，出膕中，上股內後廉，貫脊屬腎，經脈鬱塞，故脛有大小，髀䯒腫大，跛易偏枯也。易，變也，變輕捷而爲跛蹇，故曰跛易。陰陽別論：三陽三陰發病，爲偏枯痿易，亦此義也。三藏之滿，皆由雍塞而致，雍者，滿之原也。

　　心脈滿大，癎瘛筋攣。肝脈小急，癎瘛筋攣。肝脈鶩暴，有所驚駭。脈不至若瘖，不治自已。

〔1〕二十　原脫，據目錄補。

心脈滿大，君火不降也，主瘛瘲筋攣，瘛，驚也。瘲，筋急也。肝脈小急，風木不升也，主瘛瘲筋攣。緣肝藏魂，其主筋，心藏神，其主脈，木火之升降失政，則神魂不安而病驚瘛，筋脈失榮而攣瘲也。肝脈驁驁暴急，則風木疏泄而膽火弗藏，主有所驚駭。肝脈不至，若其瘖瘂失聲，此緣經絡之結塞，氣通則愈，不治自已。肝脈循喉嚨，入頏顙，故脈不至有瘖瘂者。

腎脈小急，肝脈小急，心脈小急，不鼓皆爲瘕。腎脈大急沉，肝脈大急沉，皆爲疝。心脈搏滑急爲心疝。肺脈沉搏爲肺疝。三陽急爲瘕，三陰急爲疝。二陰急爲癇厥，二陽急爲驚。

腎肝心脈小急而不鼓，皆爲瘕[1]聚，陽衰而陰凝也。腎脈大急沉，肝脈大急沉，皆爲寒疝，水寒木鬱，欲發而不能也。心脈搏滑急爲心疝，肺脈沉搏爲肺疝，火冷而金寒也。三陽急爲瘕，三陰急爲疝，寒水凝沍[2]而瘕生，濕土鬱陷而疝作也。三陽，太陽。三陰，太陰。水寒土濕，腎肝凝瘀，陰氣搏結，故生瘕疝。二陰急爲癇厥，二陽急爲驚，癸水寒而戊土濕，胃氣逆而膽火升也。二陰，少陰。二陽，陽明。水寒土濕，陽明不降，膽木拔根，故生驚癇。驚者，陽神升泄而不根於陰，是以惶駭不安，癇者，陰精沉陷而內無微陽，是以怯懼莫寧。厥者，升降顛倒而氣逆也。

腎肝並沉爲石水，並浮爲風水，並小弦欲驚，並虛爲死。

腎肝並沉爲石水，水凝於下而不散也。並浮爲風水，水瘀於表而莫泄也。風閉皮毛，水凝於經。並小弦欲驚，乙木不達而甲木失根也。並虛爲死，陽根斷絕而生氣敗亡也。

脾脈外鼓沉爲腸澼，久自已。肝脈小緩爲腸澼，易治。腎脈小搏沉爲腸澼下血，血溫身熱者死。心肝澼亦下血，其脈小沉澀爲腸澼，二藏同病者可治。其身熱者死，熱見七日死。脈至而搏，血衄身熱者死。

脾脈外鼓沉，是脾土濕陷，欲升而不能也。陷而欲升，故外鼓。欲升

---

〔1〕瘕　原作"疝"，據本節經文改。
〔2〕沍　《集韻》："音垎，與洛同。堅凍也。"

不能,故内沉。陷遏肝氣,風木下衝,則爲腸澼。久而濕去脾升,其病自已。肝脈小緩,是乙木輭弱而不升也。肝氣下衝,亦爲腸澼。而脈見小緩,則肝邪非旺,其病易治。腎脈小搏沉,是癸水寒沍而不能升也。水寒木鬱,陷衝下竅,亦爲腸澼。肝藏血,肝木失生,水寒則木不生。風氣疏泄,木鬱不達則風生。腸澼不已,必病下血。血溫而身熱者,溫氣下亡而相火上泄,陽根敗竭,則人死也。心肝合邪而腸澼者,亦主下血,以肝藏血,心藏脈,脈者,血之所由行也,木陷風生,則脈不藏血而下流穀道,故病下血。若其小沉濇者,則但爲腸澼而已,以濇則氣梗,沉則木陷,小則沉陷未極,故第主腸澼。其心肝二藏同病者可治,以肝病則陷,心病則逆,君火上逆,風木不能全泄,陽根於下竅,是以可治。若其身熱者亦死,溫氣下脱而君火上亡,微陽絶根,是以死也。熱見七日,火之成數[1]既滿,則不可活矣。通評虛實論:腸澼下白沫,脈浮而濇,濇而身有熱者死,正此義也。若脈至而鼓搏有力,血衃而身熱者亦死,溫氣上脱而陽根外亡也。

　胃脈沉鼓濇,胃外鼓大,心脈小堅急,皆鬲偏枯。男子發左,女子發右,不瘖舌轉可治,三十日起。其從者瘖,三歲起。年不滿二十者,三歲死。

　　胃脈沉鼓濇,沉取鼓濇。陽明之陽虛而氣滯也。胃外鼓大,浮取鼓大。陽明之濕旺而氣逆也。心脈小堅急,陽明不降,君火升泄而失根也。此皆中脘阻隔,鬲與隔通。窒其金木升降之路,必病偏枯。肝藏血而位於左,肺藏氣而位於右,男子有餘於氣,不足於血,病則左爲逆,右爲從,女子有餘於血,不足於氣,病則右爲逆,左爲從。偏枯之病,男子發左,女子發右,是逆也。若不瘖而舌轉者,則邪在經絡而未入藏府,仲景《金匱》:邪入於藏,舌即難言。逆而病輕,則猶可治,三十日起。其男子發右,女子發左,是爲從者。若聲音瘖瘂,則從而病重,亦當三歲乃起。若年不滿二十者,以少壯而得衰老之

────────

〔1〕成數　整數也。《周易正義·序》:"至若復卦云:七月來復……舉其成數言之。"《河圖》:"地二生火,天七成之。"

病,則三歲死,不能起也。蓋水火相交,是爲既濟。水交於火,則金清而右降,火交於水,則木溫而左升。而金木升降之機,全在脾胃。脾土不升,則水木下陷而生寒,胃土不降,則火金上逆而生熱。水木陷則左病,火金逆則右病,此偏枯之由來也。胃脈沉鼓澀,胃外鼓大,心脈小堅急,是胃逆而火升也,舉此則脾陷而水沉之義,不言可知矣。

脈來懸鉤浮,爲常脈。脈至如喘,名曰暴厥,暴厥者,不知與人言。脈至如數,使人暴驚,三四日自已。

脈來懸鉤浮,是爲常脈,以陰主降,陽主升,懸鉤浮者,陽氣之升也。《關尹子》:升陽爲貴,降陰爲賤,陽氣能升,平人之常,未爲病也。若脈至而如喘,則陽升之過而衝逆無根,名曰暴厥。暴厥者,神迷志亂,不知與人言也。人之經氣,升降迴環,則遲數平均。若脈至如數非數,浮宕〔1〕無歸,此緣君相二火升泄失藏,法當使人暴驚。三四日後,君相下蟄,則病自已。所以然者,脈非真數,陽根未拔也。

脈至浮合,浮合如數,一息十至以上,是經氣予不足也,微見九十日死。

脈至浮合,浮合者,浮而常合,不分散也,此與數脈無異。若一息十至以上,是經氣予不足也,以其浮數而不沉數,故但責經氣之虛。微見此象者,法主九十日死,九十日者,一歲四分之一,經氣虛敗,不過三月而死也。

脈至如湧泉,浮鼓肌中,是太陽氣予不足也,少氣味,韭英而死。

脈至如湧泉,浮鼓肌肉之中,但有出而無入,是太陽寒水之氣不足,無以封藏陽氣也。法主少氣,冬末春初,韭英始發,寒水方衰,則人死矣。

脈至如懸雍,懸雍者,浮揣切之益大,是十二俞之予不足也,水凝而死。

---

〔1〕宕(dàng 碭)　通"蕩"。《正字通》:"宕,與蕩通。"

懸雍，喉間垂肉。《靈樞·憂恚無言》：懸雍者，聲音之關也。脈至如喉間之懸雍，懸雍者，浮揣切之而益大，是十二俞之不足，藏府之氣輸泄無餘也，法主水凝而死。六藏六府之俞，皆在背上，太陽寒水之經，是爲十二俞。太陽經衰，不能蟄藏陽氣，藏府之氣泄於背俞，是爲十二俞之不足。俟至寒旺水凝，而陽氣升泄，全失蟄藏之政，是以死也。

脈至如頹土之狀，按之不得，是肌氣予不足也，五色先見黑，白壘發死。

脈至如頹土之狀，虛大無力，按之不得，是肌肉之氣不足。五色之中，先見黑色，法主白壘發死。脾主肌肉，土敗而水侮之，故先見黑色。壘與虆同，即蓬虆也，白壘發於春中，木勝土敗，是以死也。

脈至如交漆，交漆者，左右傍至，是脾氣予不足也，微見三十日死。

脈至如交漆，交漆者，中流已斷，而左右旁至，點滴不屬，非久欲絕，是脾氣之不足。中氣頹敗，微見三十日，晦朔一更而死矣。

平人氣象論：如屋之漏，如水之流，曰脾死。水流爲太過，<small>玉機真藏論：其來如水之流者，此謂太過，病在外。</small>屋漏爲不及。<small>滴漏不連也。</small>屋漏，即交漆左右旁至之象也。

脈至如火薪然，是心精之予奪也，草乾而死。

脈至如火薪之然，<small>然，灼也。</small>但見其上炎而不見其下交，是心精之被奪也。<small>心之精液被奪。</small>秋暮草乾，寒水方交，微陽愈敗，則死矣。如薪火之然者，心火虛浮而失根也。

脈至如散葉，是肝氣予虛也，木葉落而死。

脈至如樹葉之散，是肝氣之虛。金旺秋深，木葉脫落，則人死矣，肝木被賊故也。

脈至如省客，省客者，脈塞〔1〕而鼓，是腎氣予不足也，懸去棗華而死。

---

〔1〕塞　原作"濇"，據王注本《素問·大奇論》及本節黃解改。

脈至如省客，省客者，脈象閉塞而中有鼓動之意，其至無常，譬如省客，去來莫定，是腎氣之不足。水寒木陷，懸去棗華，而人死矣。懸，遠也，棗華開於夏初，至遠不過去棗華之時，木終火代，腎氣絕根，則人死矣。

脈至如偃刀，偃刀者，浮之小急，按之堅大急，五藏菀熱寒熱，獨并於腎也。如此其人不得坐，立春而死。

脈至如偃刀，偃刀者，浮之而小急，按之而堅大急，此緣五藏菀熱，而發爲寒熱。陽鬱則先寒，陽發則後熱，熱劇陰亡，病勢獨并於腎。如此陽氣鬱蒸，其人不得安坐，俟至立春，水枯木發，則人死矣。

脈至如丸泥，是胃精予不足也，榆莢落而死。

脈至如丸泥，不能充灌四旁，是胃精之不足，中脘虛敗而四維失養也。榆莢一落，木旺土奔[1]，則人死矣。

脈至如橫格，是膽氣予不足也，禾熟而死。

脈至如橫木之格阻，是膽氣之不足，甲木上逆。秋深禾熟，金勝木敗，則人死矣。膽脈自胃口而行兩脇，膽氣逆升，橫塞心下，痞鞕不通，故曰橫格。

脈至如弦縷，是胞精予不足也，病善言，下霜而死，不言可治。

脈至如弦縷，緊急微細，是胞精之不足，寒水失藏而微陽欲敗也。病善言，則君火絕根，霜落陰凝而人死，不可言治。如弦，急也。如縷，細也。胞，膀胱也。心主言，善言者，君火絕根而失藏也。火泄神敗，故死於霜落之時。《易》：初六履霜，陰始凝也。

脈至如丸滑，不直手，不直手者，按之不可得也，是大腸氣予不足也，棗葉生而死。

脈至[2]如丸滑，不直手，直，當也。不直手者，按之則去，不可得也，是大腸之氣不足。庚金失斂，初夏棗葉方生，火令甫交，金氣傷敗，而人死矣。

---

〔1〕奔(fèn 債)　《集韻》："覆敗也。"
〔2〕至　原作"直"，據本節經文改。

脈至如華者,令人善恐,行立常聽,不欲坐臥,是小腸氣予不足也,季秋而死。

脈至如草木之華者,虛浮輭弱,令人善恐,行立常聽,不欲坐臥,癲病初發,多如此,是小腸氣之不足。丁火衰而癸水旺,是以恐生。腎主恐。季秋金謝水交,則人死矣。

所謂深之細者,摩之切之,其中手如鍼也。堅者,聚也,搏者,大也。

凡脈所謂深之而愈細者,摩之切之,其中手如鍼芒也,此解上文沉小之義。堅者,氣聚而不散,搏者,脈大而不收也,此解上文堅搏之義。此段舊誤在病能論。

素問懸解卷之三終

陽湖錢增祺校字

〔經絡〕〔1〕

陰陽離合論二十一〔2〕

黃帝問曰：余聞天爲陽，地爲陰，日爲陽，月爲陰，大小月三百六十日成一歲，人亦應之。今三陰三陽不應陰陽，其故何也？岐伯對曰：陰陽者，數之可十，推之可百，數之可千，推之可萬，萬之大，不可勝數，然其要一也。

三陰三陽，手三陰、足三陰、手三陽、足三陽也。陰陽之數，數之則少，推之則多，至於十百千萬，萬之大，不可勝數矣，然其要歸則一也。

天覆地載，萬物方生，未出地者，命曰陰中之陰，則出地者，命曰陰中之陽。陽予之正，陰爲之主，故生因春，長因夏，收因秋，藏因冬，失常則天地四塞。陰陽之變〔3〕，其在人者，亦數之可數。

天覆地載，萬物方生，地下曰陰，地上曰陽。未出地者，命曰陰中之陰，則出地者，命曰陰中之陽。天以陽予之正，天以生爲正。正與政同。地以陰爲之主，地以成爲主。故生因於春，長因於夏，收因於秋，藏因於冬。此天地之常也，失常則天地四塞。天地不失其常，則天地之陰陽可數，人稟天地之氣，陰陽之變，其在人者，亦有數之可數也。

---

〔1〕經絡　原無，據目錄補。

〔2〕二十一　原脱，據目錄補。

〔3〕變　原作"數"，據王注本《素問·陰陽離合論》及本節黃解改。

帝曰:願聞三陰三陽之離合也。岐伯曰:聖人南面而立,前曰廣明,後曰太衝。太衝之地,名曰少陰。少陰之上,名曰太陽。太陽根起於至陰,名曰陰中之陽。

聖人南面而立,前向南面,後背北方,前曰廣明,廣大、光明。後爲太衝。太衝之地,名曰少陰。水熱穴論:踝上各一行,行六者,此腎脈之下行也,名曰太衝。少陰之上,名曰太陽。少陰自足上行,太陽自頭下行。太陽根起於至陰,穴名,在足小指〔1〕。名曰陰中之陽。

中身而上,名曰廣明。廣明之下,名曰太陰。太陰之前,名曰陽明。陽明根起於厲兌,名曰陰中之陽。

中身而上,名曰廣明。陽在上。廣明之下,名曰太陰。陰在下。太陰之前,名曰陽明。前即上也,太陰自足上行,陽明自頭下行。陽明根起於厲兌,穴名,在足大指之次指。名曰陰中之陽。

厥陰之表,名曰少陽。少陽根起於竅陰,名曰陰中之少陽。

厥陰與少陽表裏,故少陽爲厥陰之表。少陽根起於竅陰,穴名,在足小指之次指。名曰陰中之少陽。

是故三陽之離合也,太陽爲開,陽明爲闔,少陽爲樞。三經者,不得相失也。搏而勿浮,命曰一陽。

太陽,陽之將衰,故爲開。陽明,陽之極盛,故爲闔。少陽,陽之未盛亦未衰,故爲樞。三經者,不得參差相失也。陽性浮,搏而勿浮,鼓搏而不至太浮。命曰一陽。一陽者,三陽不失而合爲一也。

帝曰:願聞三陰。岐伯曰:外者爲陽,内者爲陰,然則中爲陰,其衝在下,名曰太陰。太陰根起於隱白,名曰陰中之陰。

陽在外,陰在内,是中爲陰也。其衝在下,名曰太陰,毛際兩旁,足太陰之衝門也。衝者,經氣之街衢也。太陰根起於隱白,穴名,在足大指。名曰陰中之陰。

太陰之後,名曰少陰。少陰根起於湧泉,名曰陰中之少陰。

太陰在前,少陰在後。少陰根起於湧泉,穴名,在足心。名曰陰中

---

〔1〕足小指　原作"足大指"。《校餘偶識》:"王冰注云:至陰,穴名,在足小指。黃注謂足大指。考至陰之穴,實在足小指外側,黃注當是傳寫之譌。"據改。

之少陰。

少陰之前，名曰厥陰。厥陰根起於大敦，陰之絶陽，名曰陰中之絶陰。

厥陰行身之側，亦在少陰之前。厥陰根起於大敦，穴名，在足大指。陰之極，陰而絶陽，名曰陰之絶陰。純陰也。

是故三陰之離合也，太陰爲開，厥陰爲闔，少陰爲樞。三經者，不得相失也。搏而勿沉，名曰一陰。陰陽衝衝，積傳爲一周，氣裏形表而爲相成也。

太陰，陰之將衰，爲開。厥陰，陰之極盛，爲闔。少陰，陰之未盛亦未衰，故爲樞。三經者，不得參差相失也。陰性沉，搏而勿沉，鼓搏而不至極沉。命曰一陰。一陰者，三陰不失而合爲一也。陰陽運行，衝衝流注，積至傳遍六經而爲一周。一日一夜，周身五十，氣布於裏，形固於表，而爲相成也。

血氣形志二十二[1]

夫人之常數，太陽常多血少氣，少陽常少血多氣，陽明常多氣多血，少陰常少血多氣[2]，厥陰常多血少氣，太陰常多氣少血，此天之常數。

六經氣血多少，常數如此。

刺太陽出血惡氣，刺少陽出氣惡血，刺陽明出血氣[3]，刺少陰出氣惡血，刺厥陰出血惡氣，刺太陰出氣惡血也。

六經氣血多少既殊，故刺法不同。

足太陽與少陰爲表裏，少陽與厥陰爲表裏，陽明與太陰爲表裏，是爲足之陰陽也。手太陽與少陰爲表裏，少陽與心主爲表裏，陽明與太陰爲表裏，是爲手之陰陽也。凡治病必先去其血，今知手足陰陽所苦，乃去其所苦，伺之所欲，然後瀉有餘，補不足。

手足陰陽有所苦欲，刺者宜順其所苦欲而補瀉之。

---

〔1〕二十二　原脱，據目録補。
〔2〕多氣　原作"少氣"，據王注本《素問·血氣形志》及下節經文改。
〔3〕出血氣　原作"出血惡氣"，據王注本《素問·血氣形志》删"惡"字。

形樂志苦,病生於脈,治之以灸刺。形樂志樂,病生於肉,治之以鍼石。形苦志樂,病生於筋,治之以熨引。形苦志苦,病生於咽嗌,治之以甘藥[1]。形數驚恐,經絡不通,病生於不仁,治之以按摩醪藥。是謂五形志也。

形志苦樂有五等,故有五治。

太陰陽明論二十三[2]

黃帝問曰:太陰陽明爲表裏,脾胃脈也,生病而異者何也?岐伯對曰:陰陽異位,更虛更實,更逆更從,或從内,或從外,所從不同,故病異名也。

帝問:太陰陽明相爲表裏,此脾胃之脈也,生病而異者何也?蓋脾胃雖皆屬土,而陰陽既異其位,則陽實而陰必虛,陽虛而陰必實,陽從而陰必逆,陽逆而陰必從,更實更虛,更逆更從,是其常也。陽主外,陰主内,其藏府之虛實逆從,原無一定,則病邪之從外從内,實有不同,所從不同,故病異名也。

帝曰:願聞其異狀也。岐伯曰:陽者天氣也,主外,陰者,地氣也,主内。陽道實,陰道虛,故犯賊風虛邪者,陽受之,飲食不節,起居不時者,陰受之。陽受之則入六府,陰受之則入五藏。入六府則身熱不時臥,上爲喘呼,入五藏則䐜滿閉塞,下爲飱泄,久爲腸澼。

願聞其異狀者,願聞其所以異之狀也。陽爲天氣,主外,陰爲地氣,主内。陽道實,故能格拒風寒,陰道虛,故能容納水穀。賊風虛邪,外傷其表,故陽受之,飲食起居,内傷其裏,故陰受之。陽受之則入六府,六府陽也,陰受之則入五藏,五藏陰也。入六府則胃土上逆,心肺不降,身熱不能時臥,上爲喘呼,入五藏則脾土下陷,肝木抑遏,少腹䐜滿閉塞,風木後衝,下爲飱泄,久爲腸澼不斂也。

喉主天氣,咽主地氣,故陽受風氣,陰受濕氣。傷於風者,上先受之,傷於濕者,下先受之。陰氣從足上行至頭,而下行循臂至指

---

〔1〕甘藥　《校餘偶識》:"舊本甘作百。新校正云:按,《甲乙經》咽嗌作困渴,百藥作甘藥。"

〔2〕二十三　原脫,據目錄補。

端，陽氣從手上行至頭，而下行至足。故曰陽病者，上行極而下，陰病者，下行極而上。

喉主天氣而通於五藏，咽主地氣而通於六府，六氣通於喉而傷在六府，五味通於咽而傷在五藏者，陰陽各從其類也，故陽受天之風氣，陰受地之濕氣。傷於風者，上先受之，傷於濕者，下先受之，同氣相感也。人之陰氣，從足上行至頭，而下行循臂至指端，足之三陰，自足走胸，足太陰上膈挾咽，連舌本，足少陰上膈循喉嚨，挾舌本，足厥陰上膈循喉嚨，連目系，與督脈會於巔，足三陰皆上行至頭。手之三陰，自胸走手也。陽氣從手上行至頭，而下行至足，手之三陽，自手走頭，足之三陽，自頭走足也。陽病者，上行極而下，陽經升於手而降於足也，陰病者，下行極而上，陰經降於手而升於足也。

帝曰：脾不主時何也？岐伯曰：脾者土也，治中央，常以四時長四藏，各十八日寄治，不得獨主於時也。脾藏者，常著於胃土之精也，土者，生萬物而法天地，故上下至頭足，不得主時也。

脾土主治中央，常以四時之季，長於四藏，各十八日，寄治於四維，不得獨主於時也。脾胃相爲表裏，脾藏者，常附著於胃，是土之精也。土者，生萬物而法天地，頭象天，足象地，故上下至頭足，胃土自頭至足，脾土自足至頭。不得主時也。

帝曰：脾病而四支不用何也？岐伯曰：四支皆秉氣於胃，而不得至經，必因於脾，乃得稟也。今脾病不能爲胃行其津液，四支不得稟水穀氣，氣日以衰，脈道不利，筋骨肌肉皆無氣以生，故不用焉。

土無專官，寄旺於四維，四支者，脾土之四維也，故脾主四支。脾病而四支不用者，以四支所稟，水穀之氣，胃者水穀之海，是四支皆稟氣於胃也。而水穀消化，權在脾土，故水穀入胃，脾土消之，化生精氣，注於四支，然後至〔1〕手足之經。胃府但主受盛，不主消化，水穀不消，則泄利而下，不能化生精氣，至於手足經絡，必因脾土之消磨，四支乃得稟水穀之氣也。今脾病不能消磨水穀，爲胃府

---

〔1〕至 原作"知"，音近之誤，據文義改。

行其津液，四支不得稟水穀之氣，氣日以衰，則脈道不利，筋骨肌肉皆無氣以生之，故手足不用也。

帝曰：脾與胃以膜相連耳，而能爲之行其津液，何也？岐伯曰：足太陰者，三陰也，其脈貫胃屬脾絡嗌，故太陰爲之行氣於三陰。陽明者，表也，五藏六府之海也，亦爲之行氣於三陽。藏府各因其經而受氣於陽明，故爲胃行其津液也。

足太陰爲三陰，其脈貫胃屬脾絡嗌，是手足三陰之長也，故太陰爲之行氣於三陰。行氣於手足三陰。陽明者，太陰之表，五藏六府之海也，水穀入胃，得脾土之消磨，化生精氣，傳於陽明之經，亦爲之行氣於三陽。行氣於手足三陽。藏府各因其經絡而受氣於陽明，實即太陰之力，故爲胃行其津液者，以其善消也。

脈解二十四〔1〕

太陽所謂腫、腰脽痛者，正月寅，寅太陽也，正月陽氣出在上，而陰氣盛，陽未得自次也，故腫、腰脽痛也。所謂病偏虛爲跛者，正月陽氣凍〔2〕解，地氣而出，冬寒頗有不足，故偏虛爲跛也。所謂強上引背者，陽氣大上而爭，故強上也。所謂甚則狂癲疾者，陽盡在上，而陰氣從下，下虛上實，故狂癲疾也。所謂耳鳴者，陽氣盛上而躍，故耳鳴也。所謂浮爲聾者，皆在氣也。所謂入中爲瘖者，陽盛已衰，故爲瘖也。內奪而厥，則爲瘖痱。少陰不至者，厥也。脽，音誰。

此篇解《靈樞·經脈》之義。《靈樞·經脈》：膀胱足太陽之脈，是動則病脊痛，腰似折，項背腰尻膕踹脚皆痛，是所謂腫、腰脽痛也。腫字訛，按經脈當作脊、作背。脽，尻骨。《漢書·東方朔傳》：連脽尻。師古曰：臀也。以正月屬寅，寅爲太陽，正月陽氣自地下出在地上，而陰氣猶盛，陽未得遽然自次於地上也。木氣鬱衝，故腫、腰脽痛也。經脈：髀不可以曲，膕如結，踹如裂，是謂踝厥，是所謂病偏虛爲跛也。

---

〔1〕二十四　原脱，據目録補。
〔2〕凍　原作"東"，形近之誤，據王注本《素問·脈解》及本節文義改。

正月陽氣凍[1]解,地氣而出,而冬寒未盡,閉蟄初開,陽氣頗有生發不足之處,有所不足之處,故偏虛爲跛也。經脈:病衝頭痛,項背腰尻皆痛,是所謂強上引背也。以陽氣大上而相爭,故強上引背也。經脈:痔瘧狂癲疾,是所謂甚則狂癲疾也。以陽盡在上,而陰氣從下,下虛上實,故狂癲疾也。經脈:小腸手太陽之脈,耳聾目黃頰腫,是所謂耳鳴,所謂浮爲聾也。耳聾即耳鳴之重者,以陽氣盛上而躍動,衝於聽宮之內,鬱勃鼓盪,故耳鳴也,甚則孔竅閉塞,遂成聾病,皆在乎陽氣之上浮也。所謂入中爲瘖者,經脈闕此條。以聲爲陽氣所發,太陽入中而交少陰,則陽盛已衰,少陰之脈貫膈入肺,循喉嚨挾舌本,陰氣充塞,故爲瘖瘂也。腎氣內奪而厥逆,下陷則爲瘖瘂而骸足痿痹,此腎氣之虛也。腎氣,水中之氣。厥者,陽根微弱,少陰之動氣腎間動氣。不能上升而下陷也。至者,腎氣上升也。

少陽所謂心脇痛者,言少陽盛也,盛者心之所表也,九月陽氣盡而陰氣盛,故心脇痛也。所謂不可反側者,陰氣藏物也,物藏則不動,故不可反側也。所謂甚則躍者,九月萬物盡衰,草木畢落而墮,則氣去陽而之陰,氣盛而陽之下長,故爲躍。

經脈:膽足少陽之脈,是動則病心脇痛,是所謂心脇痛也,此以少陽之逆行而上盛也。足少陽以甲木而化相火,與少陰君火相爲表裏,故盛者心之所表也。九月陽衰陰旺,相火不蟄,甲木逆衝,故痛生心脇。緣少陽之脈,自心下而行兩脇,脇痛者,甲木之自傷,心痛者,相火之累君火,君相同氣。心下,胃之上口,膽木刑胃,上口作痛,心君被逼故也。經脈:不能轉側,是所謂不可反側也。心脇痛甚,不可反側,以陰主蟄藏,物藏則不動,故不可反側也。經脈:手少陽三焦之脈,是動則病耳聾,渾渾焞焞,是所謂甚則躍也。以陽氣盛上而踊躍,衝動聽宮,則耳竅喧鳴,聾即濁氣上逆而閉塞者。緣九月萬物皆衰,草木墮落,則二火蟄藏,去陽之陰,之,往也。是其常也。今甲木逆行,氣盛而上,自下長生,躍動不已,收藏失政,故爲躍也。

陽明所謂洒洒振寒者,陽明者午也,五月盛陽之陰也,陽盛而

陰氣加之，故洒洒振寒也。所謂脛腫而股不收者，是五月盛陽之陰也，陽者衰於五月，而一陰氣上，與陽始爭，故脛腫而股不收也。所謂上喘而爲水者，陰氣下而復上，上則邪客於藏府間，故爲水也。所謂胸痛少氣者，水氣在藏府也，水者，陰氣也，陰氣在中，故胸痛少氣也。所謂甚則厥，惡人與火，聞木音則惕然而驚者，陽氣與陰氣相薄，水火相惡，故惕然而驚也。所謂欲獨閉戶牖而處者，陰陽相薄也，陽盡而陰盛，故欲獨閉戶牖而居也。所謂病至則欲乘高而歌，棄衣而走者，陰陽相爭，而外并於陽，故使之棄衣而走。所謂客孫脈則頭痛鼻衄腹腫者，陽明并於上，上者，則其孫絡太陰也，故頭痛鼻衄腹腫也。

　　經脈：胃足陽明之脈，是動則病洒洒振寒，是所謂洒洒振寒也。以陽明者，午也，午半陰生，是五月陽盛之極，而漸之於陰也。之，往也。一陰既生，陽盛而陰氣加之，陽鬱不達，故洒洒振寒也。經脈：大腹水腫，膝臏腫痛，循膺乳氣街股伏兔皆痛，是所謂脛腫而股不收也。以五月陽盛而生一陰，陽氣衰於五月，而一陰氣上，與陽始爭，衛氣阻格，鬱爲腫脹，故脛腫而股不收歟也。不收，謂腫脹也。經脈：大腹水腫，是所謂上喘而爲水也。以陽明陽體而含陰精，有陰則降，陰降則戊土化燥而不濕，陰氣下降而復上，上則陰邪客居於肺胃之間，故爲水也。水阻氣道，是以上喘也。經脈：膺乳氣街皆痛，氣不足則身以前皆寒，是所謂胸痛少氣也。以水在肺胃之間，水者，陰氣也，陰氣在中，陽氣阻礙，不得下行，故胸痛少氣也。經脈：病至則惡人與火，聞木音則惕然而驚，賁響腹脹，是謂骭厥，是所謂甚則厥，惡人與火，聞木音則惕然而驚也。以一陰逆上，與陽氣相薄，水火相惡，而君火居其敗地，故惕然而驚也。經脈：心欲動，獨閉戶牖而處，是所謂欲獨閉戶牖而處也。以陰陽相薄，陽敗而陰盛，君相皆怯，故欲獨閉戶牖而居也。甚則欲上高而歌，棄衣而走，是所謂病至則欲乘高而歌，棄衣而走。以陰陽相薄，始而陽敗陰勝，則驚惕而安靜，繼而陽復，再與陰爭，而一陰外并於二陽，則狂歌而奔走，故使之棄衣而走也。經脈：汗出鼽衄，大腹水腫，是所謂客孫脈則頭痛鼻衄腹腫也。以陽明之氣爲太陰所并，濁陰上填，上者，太

陰之孫絡也，太陰之脈，上膈挾咽，行於頭上，陰氣衝塞，故頭痛鼻
衄，脾鬱濕動，故腹脹也。餘義見陽明脈解中。

太陰所謂病脹者，太陰子也，十一月萬物氣皆藏於中，故病脹
也。所謂上走心爲噫者，陽明絡屬心，故曰上走心爲噫。所謂食
則嘔者，物盛滿而上溢，故嘔也。所謂得後與氣則快然如衰者，十
一月陰氣下衰而陽氣且出，故曰得後與氣則快然如衰也。

經脈：脾足太陰之脈，是動則病腹脹，是所謂病脹也。以太陰
子也，十一月三陽蟄閉，萬物之氣皆藏於中，藏而不瀉，故病脹也。
經脈：腹脹善噫，是所謂上走心爲噫也。以陽明之絡屬心，太陰之
濕傳之陽明，濕旺胃逆，濁氣不降，鬱塞心宮，則噫而出之，故上走
心爲噫也。經脈：舌本强，食則嘔，是所謂食則嘔也。以濕盛胃逆，
水穀不下，胃口盛滿莫容，因而上溢，故嘔也。經脈：腹脹善噫，得
後與氣則快然如衰，是所謂得後與氣則快然如衰也。以濕旺脾鬱，
中氣不運，得後泄失氣，則滿脹消減。緣十一月子半陽生，陰氣
下[1]衰，而陽氣且出，陽出則滯氣運轉，泄於魄門，故曰得後與氣
則快然如衰也。

少陰所謂腰痛者，少陰者，腎也，十月萬物陽氣皆傷，故腰痛
也。所謂嘔咳上氣喘者，陰氣在下，陽氣在上，諸陽氣浮，無所依
從，故嘔咳上氣喘也。所謂邑邑不能久立、久坐，起則目䀮䀮無所
見者，萬物陰陽不定，未有主也，秋氣始至，微霜始下，而方殺萬物，
陰陽內奪，故目䀮䀮無所見也。所謂少氣善怒者，陽氣不治，陽氣
不治則陽氣不得出，肝氣當治而未得，故善怒。善怒者，名曰煎厥。
所謂恐，如人將捕之者，秋氣萬物未有畢去，陰氣少，陽氣入，陰陽
相薄，故恐也。所謂惡聞食臭者，胃無氣，故惡聞食臭也。所謂面
黑如地色者，秋氣內奪，故變於色也。所謂咳則有血者，陽脈傷也，
陽氣未盛於上而脈滿，滿則咳，故血見於鼻也。

經脈：腎足少陰之脈，是動則病脊股內後廉痛，是所謂腰痛也。
以少陰者，腎也，十月萬物之陽氣皆傷，木枯不能上發，下陷水中，

─────────────

〔1〕下　原作"不"，據本節經文改。

腎水之位在腰,故腰痛也。經脈:咳唾則有血,喝喝而喘,咽腫上氣,是所謂嘔咳上氣喘也。以水主蟄藏,陽氣升泄,蟄藏失政,陰氣在下,陽氣在上,諸陽氣浮,不得歸根,逆行而上,無所依然,故嘔咳上氣喘也。經脈:喝喝而喘,坐而欲起,目䀮䀮如無所見,是所謂邑邑[1]不能久立、久坐,起則目䀮䀮無所見也。以萬物當陰長陽藏之時,而陰陽不定,未有主也。蓋秋氣始至,微霜始下,而方殺萬物,陽降陰升,是其常也。而陰陽內奪,升降反作,陽氣升浮,飄蕩無根,故目䀮䀮無所見也。經脈:心如懸,若飢狀,煩心心痛,是所謂少氣善怒也。以少陰水勝火負,陽氣不治,所以不治者,陽氣虛浮,蟄藏失位也。水中之氣,是謂陽根,陽失蟄藏之位,則陽根寒陷,不能溫生乙木,肝氣當代子布治,而生氣虧虛,發達不遂,是以善怒。善怒者,木鬱生熱,陷而不升,名曰煎厥。經脈:氣不足則善恐,心惕惕如人將捕之,是所謂恐,如人將捕之也。以秋氣方終,萬物未能遽謝,陰氣猶少,而陽氣已入,陷於重淵之下,陰陽相薄,故恐也。經脈:飢不欲食,是所謂惡聞食臭也。以寒水侮土,濕盛胃逆,上脘痞塞,胃無容納之權,故惡聞食臭也。經脈:面如漆柴,是所謂面黑如地色也。以木主五色,入腎為黑,秋氣內奪,水寒木枯,故黑變於色也。經脈:咳唾則有血,是所謂欬則有血也。以水旺陽蟄之日,而陽泄不藏,則陽脈傷矣。陽氣未應上盛,而蟄藏失政,陽脈鬱滿,滿則氣逆咳生,故血見於鼻也。

厥陰所謂癩疝,婦人少腹腫者,厥陰者,辰也,三月陽中之陰,邪在中,故曰癩疝少腹腫也。所謂腰脊痛,不可以俛仰者,三月一振,榮華萬物,一俛而不仰也。所謂癩癃疝膚脹者,曰陰亦盛而脈脹不通,故曰癩癃疝也。所謂甚則嗌乾熱中者,陰陽相薄而熱,故嗌乾也。

經脈:肝足厥陰之脈,是動則病丈夫癩疝,婦人少腹腫,是所謂癩疝,婦人少腹腫也。以厥陰者,辰也,三月三陽方升,三陰方降,是為陽中之陰,陰邪在中,木鬱不達,故曰丈夫癩疝,婦人少腹腫也。

---

[1] 邑邑 《易泰》:"邑邑,微弱貌。"《楚辭‧遠逝》:"風邑邑而藏之。"

經脈：腰痛不可以俛仰，是所謂腰脊痛，不可以俛仰也。以三月陽
氣一振，萬物榮華，乃風木發達之日，而生氣不足，木陷水中，腎水
位在腰脊，仰則痛甚，故一俛而不能仰也。經脈：胸滿嘔逆飧泄，狐
疝遺溺閉癃，是所謂癲癃疝膚脹也。以陰盛陽微，木氣失榮，疏泄
弗遂，脈脹不通，故腎囊癲腫，小便閉癃，而瘕疝凝結也。經脈：甚
則嗌乾，是所謂甚則嗌乾熱中也。以厥陰處水火之中，陰陽相薄，
彼此交爭，陰勝則寒，陽復則熱，陽復熱多，故嗌乾也。

陽明脈解二十五[1]

黃帝問曰：足陽明之脈病，惡人與火，聞木音則惕然而驚，鐘鼓
不爲動，聞木音而驚，何也？願聞其故。岐伯對曰：陽明者，胃脈
也，胃者土也，故聞木音而驚者，土惡木也。

此篇解《靈樞·經脈》足陽明脈一段。經脈原文，詳引於脈解中。

帝曰：善。其惡火何也？岐伯曰：陽明主肉，其脈血氣盛，邪客
之則熱，熱甚則惡火。帝曰：其惡人何也？岐伯曰：陽明厥則喘而
悗，悗則惡人。帝曰：或喘而死者，或喘而生者，何也？岐伯曰：厥
逆連藏則死，連經則生。

三陽以陽明爲長，其血氣最盛，風寒客之，閉其皮毛，則陽鬱而
發熱，熱甚則惡火，以其助熱也。陽明以下行爲順，陽明厥逆，胃口
填塞，肺氣壅阻，則喘促煩亂，是以惡人，以其助煩也。悗，懊憹煩亂
也。厥逆連藏，則氣閉而死，連經則經閉而藏通，是以生也。

帝曰：善。病甚則棄衣而走，登高而歌，或至不食數日，踰垣上
屋，所上之處，皆非其素所能也，病反能者何也？岐伯曰：四支者，
諸陽之本也，陽盛則四支實，實則能登高也。帝曰：其棄衣而走者
何也？岐伯曰：熱盛於身，故棄衣欲走也。

陽升於手而降於足，故四支爲諸陽之本。

帝曰：其妄言罵詈不避親疏而歌者何也？岐伯曰：陽盛則使人
妄言罵詈不避親疏而不欲食，不欲食，故妄走也。

---

[1] 二十五　原脫，據目錄補。

少陽膽木,隨陽明胃土下行,陽明不降,則少陽不得下行,陽明與少陽皆逆,則陽盛於上,相火上炎,君火不清,煩怒時作,故使人妄言罵詈不避親疏。甲木逆衝,胃口填塞,故不欲食。君主煩憒,神宇不寧,是以妄走也。

皮部論二十六[1]

黃帝問曰:余聞皮有分部,脈有經紀,筋有結絡,骨有度量,其所生病各異。別其分部,左右上下,陰陽所在,病之終始,願聞其道。岐伯對曰:欲知皮部,以經脈爲紀,諸經皆然。

分,分地。部,部位。經,大經。紀,小紀。結,搏結。絡,聯絡。度,尺度。量,寸量。

皮脈筋骨,處所不同,其所生病各異,總於皮部別之。別其皮之分部,定上下左右之位,以辨陰陽所在,而詳病之終始,所以考究一身之分野,而知百病之起止也。欲知皮部,必以經脈爲紀,諸經皆有經紀之方,按經脈分之,則皮部明矣。

陽明之陽,名曰害蜚,上下同法,視其部中有浮絡者,皆陽明之絡也。絡盛則入客於經。陽主外,陰主內。

陽明之陽絡,名曰害蜚。上謂手陽明,下謂足陽明。同法,主病之法皆同也。視其部中有浮絡者,是皆陽明之絡也。絡脈盛滿,則入客於經。陽絡主外,陰絡主內。

少陽之陽,名曰樞持,上下同法,視其部中有浮絡者,皆少陽之絡也。絡盛則入客於經。故在陽者主外,在陰者主出,以滲於內。諸經皆然。

義如上文。在陽絡者主外,在陰經者出於經絡而滲於內,亦主內之變文也。諸經皆同。

太陽之陽,名曰關樞,上下同法,視其部中有浮絡者,皆太陽之絡也。絡盛則入客於經。

義如上文。

---

[1]二十六　原脫,據目錄補。

少陰之陰,名曰樞儒,上下同法,視其部中有浮絡者,皆少陰之絡也。絡盛則入客於經。其入經也,從陽部入於經,其出者,從陰內注於骨。

少陰之陰絡,名曰樞儒,義如上文。絡盛則入客於經。其入經也,從陽絡之部注於經。在陰經者主出,以滲於內,故從陰經內注於骨也。

心主之陰,名曰害肩,上下同法,視其部中有浮絡者,皆心主之絡也。絡盛則入客於經。

心主,手厥陰。上謂手厥陰,下謂足厥陰。義如上文。

太陰之陰,名曰關蟄,上下同法,視其部中有浮絡者,皆太陰之絡也。絡盛則入客於經。

義如上文。

凡十二經絡脈者,皮之部也。邪客於皮則腠理開,開則邪入客於絡脈,絡脈滿則注於經脈,經脈滿則入舍於府藏也。故皮有分部,不與而生大病也。與與豫同。

經脈附骨,絡脈附皮,凡十二經之絡脈,是爲皮之部也。邪自皮而入絡脈,自絡脈而入經脈,自經脈而入府藏,則大病成矣。而其先則自皮始,故皮有分部,不知豫爲防護,此大病所由生也。

是故百病之始生也,必先於皮毛,邪中之則腠理開,開則入客於絡脈,留而不去,傳入於經,留而不去,傳入於府,廩於腸胃。

此言百病始生,由淺入深之原。

帝曰:夫子言皮之十二部,其生病皆何如? 岐伯曰:皮者,脈之部也,邪之始入於皮也,泝然起毫毛,開腠理。其入於絡也,則絡脈盛,色變。其色多青則痛,多黑則痹,黃赤則熱,多白則寒,五色皆見,則寒熱也。其入客於經也,則感虛,乃陷下。其留於筋骨之閒,寒多則筋攣骨痛,熱多則筋弛骨消,肉爍䐃破,毛直而敗。

皮之十二部者,十二絡脈之部也。皮者脈之部,即絡脈之部也。邪之始入於皮也,泝然猶洒然意。起毫毛,開腠理,而入於絡脈。其入於絡也,隧路梗阻,衛氣不行,則絡脈盛滿,色因邪變。多青則痛,多黑則痹,黃赤則熱,多白則寒,五色皆見,則陰陽交爭,寒熱互作也。其入客於經也，則乘虛内入，脈乃陷下。其留於筋骨之間，寒多則筋攣骨痛，熱多則筋弛骨消，肉爍䐃破，毛直而敗，其所生病雖異，其始不過此條，其終乃淫泆傳變耳。

帝曰：善。夫絡脈之見也，其五色各異，青黄赤白黑不同，其故何也？岐伯對曰：經有常色，而絡無常變也。帝曰：經之常色何如？岐伯曰：心赤、肺白、肝青、脾黄、腎黑，皆亦應其經脈之色也，此皆常色，謂之無病。帝曰：絡之陰陽，亦應其經乎？岐伯曰：陰絡之色應其經，陽絡之色變無常，隨四時而行也。寒多則凝泣，凝泣則青黑，熱多則淖澤，淖澤則黄赤，五色具見者，謂之寒熱。帝曰：善。

隨四時而行者，秋冬寒盛，則營血凝澀，泣與澀通。其色青黑，春夏熱盛，則營血淖澤，其色黄赤也。此段王冰分之爲經絡論，今正之。

經絡論二十七〔1〕

督脈者，起於少腹以下骨中央，女子入繫挺孔，其孔，溺孔之端也。其絡循陰器，合篡間，其男子循莖，下至篡，與女子等，繞篡後，別繞臀，至少陰與巨陽中絡者，合少陰，上股内後廉，貫脊屬腎。

督脈者，起於少腹以下橫骨之中央，女子則入繫於挺孔，其孔當溺孔之端也。其絡循陰器，合於篡間，督脈自尾骶以上，在脊背者，方是經脈，此乃其絡脈也。前後二陰之間，即住脈之會陰也。其男子則循莖，下至篡間，與女子等，繞篡後，別繞臀，至足少陰經與足巨陽之中絡者，合少陰經，上股内後廉，貫脊屬腎，足太陽經挾脊貫脊，入膕中。曰中絡者，是其挾脊之裏行，非外行也。足少陰經上股内後廉，貫脊屬腎，合於太陽少陰。二經併行，自尾骶以上，方是督脈之經。此督脈之下行，前通於任脈者。橫骨中央，任脈之分也。篡間，會陰，督任衝三脈之所起也。

其少腹直上者，貫臍中央，上貫心，入喉上頤環唇，上繫兩目之下中央。與太陽起於目内眥，上額，交巔上，入絡腦，還出別下項，循肩髆内，挾脊抵腰中，入循膂，絡腎。此段舊誤在骨空論。〔2〕

督脈起於少腹以下骨中央，繞篡後而後行。其少腹直上者，貫

---

〔1〕二十七 原脱，據目録補。
〔2〕此段舊誤在骨空論 原脱，據本書體例、王注本《素問·骨空論》補。

臍中央，上貫於心，入喉上頤還脣，上繫兩目之中央，是任脈也。任督本一脈，以前後而異名耳。自兩目中央交於督脈，與足太陽經起於目內眥，上額顱，交巔上，入絡於腦，還出腦外，別行下項，循肩髆之內，挾脊骨，抵腰中，入循背膂，絡於腎，此督脈之自頭項而下行者也。

督脈爲病，脊強反折，督脈生病治督脈。

督脈行於身後，其爲病，脊強而反折。督脈生病治督脈，治其本經二十八穴。法詳氣府論。

任脈者，起於中極之下，以上毛際，循腹裏，上關元，至咽喉，上頤循面入目。

任脈者，起於中極之下，中極，任脈穴名，在臍下四寸。中極之下，謂會陰也。在前後二陰閒。自會陰以上毛際，循腹裏，上關元，任脈穴名，在中極上。至咽喉，上頤循面入目，此任脈之經，中行而上者也。即上文之少腹直上者。

脈滿起，斜出尻脈，絡胸脇，支心貫膈，上肩加天突，斜下肩，交十椎下。背胸邪繫陰陽左右如此。此段舊誤在氣穴論。

任脈之經滿溢而浮起者，是任脈之絡也。斜出尻脈，即督脈。前行而上，旁絡胸脇，支心心旁偏支。貫膈，上肩加於天突，任脈穴，在缺盆骨中。斜下肩後，行脊背，交於十椎之下，督脈之中樞也。督爲諸陽之綱，行於背後，任爲諸陰之長，行於胸前，而任脈之絡，左右上行而絡胸脇，自肩斜下而交脊背，其背胸邪繫陰陽左右如此，不但經脈中行，自腹上頭而已。此任脈之絡，旁行而上者也。

任脈爲病，男子內結七疝，女子帶下瘕聚。此生病，從少腹上衝心而痛，不得前後，爲衝疝。其女子不孕，癃痔遺溺嗌乾。其病前後痛濇，胸脇痛而不得息，不得臥，上氣短氣滿痛。其病前後痛濇至末，舊誤在氣穴論中。

任爲諸陰之長，陰凝氣滯，肝腎寒鬱，其爲病，男子內結七疝，女子帶下瘕聚。腎主蟄藏，肝主疏泄，寒水旺則結爲疝痕，風木旺則流爲帶下，無二理也。此脈生病，從少腹而上，衝心而痛，不得前後便溺，名曰衝疝。其女子則不孕，女子胎姙，以任脈能孕也。癃痔遺溺嗌乾，木鬱莫泄則爲癃，木鬱後陷則爲痔，風木陷泄則爲遺溺，風木升揚則爲嗌乾，總緣任脈之陰盛，水寒而木鬱也。若男若女，其病前後痛澀，胸脅疼痛而不得喘息，不得睡臥，上氣短氣胸滿而痛也。

治在骨上，甚者在臍下營。其上氣有音者，治其喉中央，在缺盆中者。背與心相控而痛，所治天突與十椎及上紀。上紀者，胃脘也，下紀者，關元也。

治在骨上，謂毛際中間，任脈之曲骨穴也。甚者在臍下營，臍下之陰交穴也。任脈穴。其上氣有音者，治其喉中央，在缺盆骨中者，天突穴也。任脈穴。背與心相控牽也。而痛，所治天突與十椎及上紀，十椎，督脈之筋束也。以其脈斜下肩，交十椎下。上紀者，胃脘也，任脈之中脘也，下紀者，任脈之關元也。背與心相控至末，舊誤在氣穴論。

衝脈者，起於氣街，並少陰之經，挾臍上行，至胸中而散。

衝脈者，起於氣街，足陽明之動脈也。在毛際旁。並足少陰之經，挾臍兩旁上行，至胸中而散。

衝脈爲病，逆氣裏急。其病上衝喉者，治其漸，漸者，上挾頤也。

衝脈爲病，經氣上衝，逆氣而裏急。其病氣逆之極，上衝咽喉者，則治其漸。漸者，上挾頤也，足陽明之大迎也。舊本經絡論是皮部論後文，王冰分爲兩篇，此篇誤在骨空論中。詳皮部論論十二正經，此篇論奇經三脈，徵之氣府論亦前論十二正經，後論奇經三脈，則此是經絡論無疑，取此篇以補之。

〔孔穴〕〔1〕

氣穴論二十八〔2〕

黃帝問曰：余聞上古聖人，論理人形，列別藏府，端絡經脈，會通六合，各從其經。氣穴所發，各有處名，谿谷屬骨，皆有所起，分部逆從，各有條理，四時陰陽，盡有經紀，內外之應，皆有表裏，其信

---

〔1〕〔孔穴〕 原無，據目錄補。
〔2〕二十八 原脫，據目錄補。

然乎？氣穴三百六十五，以應一歲，未知其所，願卒聞之。其信然乎以上，舊誤在陰陽應象論。

六合，十二經脈之合。太陰陽明爲一合，少陰太陽爲一合，厥陰少陽爲一合，手足十二經表裏相合，是謂六合。氣穴，脈氣之孔穴。屬骨，骨節之連屬。分部，分野之部位。外內之應，皆有表裏，陽外陰內，表裏相應也。

岐伯稽首再拜對曰：窘乎哉問也！其非聖帝，孰能窮其道焉！因請溢意盡言其處。帝捧手逡巡而郤曰：夫子之開余道也，目未見其處，耳未聞其數，而目以明，耳以聰矣。岐伯曰：此所謂聖人易語，良馬易御也。帝曰：余非聖人之易語也，世言真數開人意，今余所訪問者真數，發蒙解惑，未足以論也。然余願夫子溢志盡言其處，令解其意，請藏之金匱，不敢復出。

真數，至數也。

岐伯再拜而起曰：臣請言之，藏俞五十穴，府俞七十二穴，水俞五十七穴，熱俞五十九穴。俞與腧同。

藏俞五十穴，五藏之脈，各有井滎俞經合五穴，五五二十五，左右合〔1〕五十穴，府俞七十二穴，六府之脈，各有井滎俞原經合六穴，六六三十六，左右共七十二穴，詳見《靈樞·本輸》。水俞五十七穴，熱俞五十九穴，詳見水熱穴論。

項中央一穴，瘖門一穴，耳中多所聞二穴，天窗二穴，肩貞二穴，眉本二穴，天柱二穴，大椎上兩傍各一，凡二穴，背俞二穴，中䏞〔2〕兩傍各五，凡十穴，委陽二穴。

項中央——風府，一穴。瘖門，即瘂門，一穴，皆督脈穴也。耳中多所聞，即聽宮，左右二穴。天窗，左右二穴。肩貞，左右二穴，皆手太陽經穴也。眉本——攢竹，左右二穴。天柱，左右二穴。大椎上兩傍各一，凡二穴，王冰注：《甲乙經》、《孔穴圖經》並不載，未詳何俞。林億新校正：大椎上傍無穴，大椎下傍穴名大杼。背俞，王冰注：即大杼。左右二穴。

---

〔1〕合　原作"各"，據藏俞實有數改。
〔2〕䏞　《五音類聚》："䏞，音呂，脊也。"通"膂"。

中䐳兩旁各五：肺俞、心俞、肝俞、脾俞、腎俞，左右凡十穴。委陽，左右二穴，皆足太陽經穴也。

天突一穴，齊一穴，關元一穴，扶突二穴，下關二穴，曲牙二穴，大迎二穴，犢鼻二穴，巨虛上下廉四穴。

天突一穴，齊中——神闕一穴，關元一穴，皆任脈穴也。扶突，左右二穴，手陽明經穴也。下關，左右二穴。曲牙，即頰車，左右二穴。大迎，左右二穴。犢鼻，左右二穴。巨虛上下廉——上巨虛、下巨虛，左右四穴，皆足陽明經穴也。

天牖二穴，上關二穴，目瞳子浮白二穴，枕骨二穴，完骨二穴，肩解二穴，兩髀厭分中二穴，分肉二穴。

天牖，左右二穴，手少陽經穴也。上關即客主人，左右二穴。目瞳子髎、浮白，左右四穴。枕骨——上竅陰，左右二穴。完骨，左右二穴；肩解即肩井，左右二穴。兩髀厭分中髀樞，骨分縫中。——環跳，左右二穴。分肉，新校正：按，《甲乙經》無分肉穴詳處，所疑是陽輔，在足外踝上。左右二穴，皆足少陽經穴也。

天府二穴，膺俞十二穴，胸俞十二穴，踝上橫二穴，陰陽蹻四穴。

天府，左右二穴，手太陰經穴也。膺俞十二穴，雲門、中府，左右四穴，手太陰經穴也。周榮、胸鄉、天谿、食竇，左右八穴，足太陰經穴也。胸俞十二穴，俞府、彧中、神藏、靈墟、神封、步廊，左右十二穴，足少陰經穴也。踝上橫二穴，内踝上——交信，左右二穴，足少陰經穴也。外踝上——跗陽，左右二穴，足太陽經穴也。陰陽蹻四穴，陰蹻，即照海，左右二穴，足少陰經穴也。陽蹻，即申脈，左右二穴，足太陽經穴也。

水俞在諸分，熱俞在氣分〔1〕，寒熱俞在兩骸厭中二穴，大禁二十五，在天府下五寸。凡三百六十五穴，鍼之所遊行也。

水俞在諸陰絡，聚水之分。水熱穴論：凡五十七穴，皆藏之陰絡，水之所容，外側骨厭中。陽關，左右二穴，足少陽經穴也。大禁二十五；在天

---

〔1〕分　王注本《素問·氣穴論》作"穴"。

府下五寸——五里，左右二穴，手陽明經穴也。大禁，謂禁刺之穴。《靈樞·玉版篇》：迎之五里，五往而藏之氣盡矣，故五五二十五，而竭其輸矣。傳之後世，以爲刺禁，故曰大禁二十五。凡此三百六十五穴，皆鍼之所遊行也。舊本：頭上五行，行五，五五二十五穴，即熱俞五十九內之穴，係水熱穴論文，誤衍於此。今刪之，止得三百三十九穴。意者，大禁二十五，是五藏禁刺之穴各五，五五二十五穴，非但五里一穴也。

帝曰：余已知氣穴之處，遊鍼之居，願聞孫絡谿谷，亦有所應乎？岐伯曰：孫絡三百六十五穴會，亦以應一歲，以溢奇邪，以通營衛。營衛稽留，氣竭血著，衛散營溢，外爲發熱，內爲少氣。疾瀉無怠，以通營衛，見而瀉之，無問所會。內解瀉於中者十脈，孫絡之脈別經，其血盛而當瀉者，亦三百六十五脈。並注於絡，傳注十二絡脈，非獨十四絡脈也。

孫絡，絡脈之支分者。孫絡三百六十五穴會，穴與別經會通，故曰穴會。經深絡淺，悉共此穴，非經穴之外又有絡穴也。亦以應一歲，與三百六十五穴之應歲相同，以遊溢外感之奇邪，奇邪自此遊溢傳衍。以通達本經之營衛。若奇邪外感，營衛稽留，氣竭血著，衛散營溢，奇邪外客，營澀衛阻，衛氣不通，則上下斷竭，鬱發而散越。營血不流，則經脈痹著，瘀蓄而滿溢。血著營溢，則外爲發熱，氣竭衛散，則內爲少氣。此宜疾瀉無怠，以通營衛之阻。一見奇邪留著，而即瀉之，無問其穴俞之所會在於何經。奇邪內解，瀉於在中之大經者十脈。五藏之經，左右十脈。而孫絡之脈，別經而行，其血盛而當瀉者，與穴數相同，亦三百六十五脈。孫絡滿則注於大絡，傳注十二絡脈之中。十二經之大絡。絡脈之多，以至三百六十五，非獨奇經之十四絡脈而已也。奇經八脈，經脈之絡也。任、督各一，衝、帶、陽維、陰維、陽蹻、陰蹻，左右各二，合爲十四絡脈也。

帝曰：善。願聞谿谷之會也。岐伯曰：谿谷三百六十五穴會，亦以應一歲。肉之大會爲谷，肉之小會爲谿，肉分之間，谿谷之會，以行營衛，以會大氣。邪溢氣壅，營衛不行，脈熱肉敗，必將爲膿，內銷骨髓，外破大䐃。留於節湊，必將爲敗，積寒留舍，營衛不居，卷肉縮筋，肋肘不得伸，內爲骨痹，外爲不仁，命曰不足，大寒留於谿谷也。其小痹淫溢，循脈往來，微鍼所及，與法相同。

谿谷三百六十五穴會，亦以應一歲，與三百六十五絡之應歲相

同。肉之大會爲谷，聚會。肉之小會爲谿，肉分之閒，肉腠分理。谿谷
之會，以行營衛，以會大氣。奇邪淫溢，經氣壅阻，以至營衛閉澀不
行，蓄積鬱蒸，脈熱肉敗，必將爲膿，內銷骨髓，外破大膕。若留於
節腠之閒，必將爲廢敗之證，以積寒留舍弗去，則營衛格洍不居，久
而肉卷筋縮，肋肘不得直伸，內爲骨痹，外爲不仁，肌肉麻痹。命曰正
氣不足，此以大寒留於谿谷也。其小痹淫溢，循脈往來，而不深入
者，則微鍼所及，與大痹之法相同也。

人有大谷十二分，小谿三百五十四名，少十二俞，此皆衛氣之
所留止，邪氣之所客也，鍼石緣而去之。

大谷十二分，四支之十二節也。此肉之所大會，亦經脈之所大會，故曰
大谷。小谿三百五十四名，十二經之氣穴也。少十二俞者，除十二
經之俞穴也。除十二俞外，大谷十二，小谿三百五十四，是谿谷三
百六十五穴會，以應一歲也。計三百六十六穴，中多一穴，王冰注：四當作三字
之訛也。此皆衛氣之所留止，邪氣之所客也。法用鍼石，因而去之，
去其邪而復其正也。此段舊誤在五藏生成論。

氣府論二十九〔1〕

足太陽脈氣所發者七十八穴：兩眉頭各一，入髮至項三寸半，
傍五，相去三寸，其浮氣在皮中者凡五行，行五，五五二十五，項中
大筋兩傍各一，風府兩傍各一，挾背以下至尻尾二十一節十五閒各
一，五藏之俞各五，六府之俞各六，委中以下至足小指傍各六俞。

足太陽自頭走足，行身之後，其脈氣所發者七十八穴。兩眉
頭——攢竹，左右各一。入髮曲差穴。至項三寸半，三乃五之訛，此其長
不止三寸。兩傍五行，相去三寸，其浮氣在皮中者凡五行，每行五穴。
其中行爲督脈顖會、前頂、百會、後頂、強閒五穴。次挾督脈傍行兩
行，足太陽經五處、承光、通天、絡卻、玉枕，左右各五穴。次挾太陽
兩傍二行，足少陽經臨泣、目窗、正營、承靈、腦空，左右各五穴，五
五共二十五。強閒、玉枕、腦空穴在項上，新校正疑項爲頂字之訛，非。項中大

---

〔1〕二十九　原脫，據目錄補。

筋兩傍——天柱,二穴。風府督脈穴。兩傍——風池,二穴。足少陽經穴。挾背以下,自大椎[1]至尻尾二十一節,脊骨十五節閒兩傍各一,是太陽之外行也。附分、魄戶、神堂、譩譆、膈關、魂門、陽綱、意舍、胃倉、肓門、志室、胞肓、秩邊,十三穴,此《中誥》、《孔穴圖經》所載者,合大椎傍——大杼,一穴,近代《銅人圖》膏肓一穴,共十五穴,左右三十穴。其太陽之裏行,五藏之俞各五,肺俞、心俞、肝俞、脾俞、腎俞,左右十穴。六府之俞各六,膽俞、胃俞、三焦俞、大腸俞、小腸俞、膀胱俞,左右十二穴。委中以下至足小指傍各六俞,委中、崑崙、京骨、束骨、通谷、至陰,左右十二穴。內除督脈五穴,足少陽十二穴,共計七十八穴。其兼督脈少陽之穴言者,以皆太陽之脈氣所會通也。

　　足陽明脈氣所發者六十八穴:額顱髮際傍各三,面鼽骨空各一,大迎之骨空各一,人迎各一,缺盆外骨空各一,膺中骨閒各一,挾鳩尾之外,當乳下三寸,挾胃脘各五,挾臍廣三寸各三,下臍二寸挾之各三,氣街動脈各一,伏菟上各一,三里以下分之,所在穴空,至中指各八俞。鼽,音求,與頄同。

　　足陽明自頭走足,行身之前,其脈氣所發者六十八穴。額顱髮際兩傍各三,懸顱、陽白、足少陽經二穴。頭維,左右六穴。面鼽骨空各一,四白,左右二穴。大迎之骨空各一,左右二穴。人迎各一,左右二穴。缺盆外骨空各一,天髎,左右二穴。手少陽經穴。膺中骨閒各一,氣戶、庫房、屋翳、膺窗、乳中、乳根,左右十二穴。挾鳩尾之外,蔽心骨。當乳下三寸,挾胃脘各五,不容、承滿、梁門、關門、太乙,左右十穴。挾臍旁廣三寸各三,滑肉門、天樞、外陵,左右六穴。下臍二寸兩傍挾之各三,大巨、水道、歸來,左右六穴。氣街動脈各一,左右二穴。伏兔上各一,髀關,左右二穴。三里以下分之,所在穴空,至足中指各八俞,三里、解谿、衝陽、陷谷、內庭、厲兌,此井榮俞原經合六俞,合巨虛上廉、巨虛下廉,左右十六穴。三里以下分之,陽明正脈,自三里下足跗,入中指內閒,其支者,自三里下廉三寸而別,入中指外閒。共

―――――――――

〔1〕椎　原作"指",據《甲乙經》卷三改。

六十八穴。

足少陽脈氣所發者六十二穴：客主人各一，兩角上各二，耳前角下各一，耳前角上各一，直目上髮際內各五，銳髮下各一，耳後陷中各一，下關各一，耳下牙車之後各一，缺盆各一，腋下三寸，脅下至胠，八間各一，髀樞中傍各一，膝以下至足小指次指各六俞。

足少陽自頭走足，行身之側，其脈氣所發者六十二穴。客主人各一，左右二穴。兩角上各二，前角上——曲鬢，後角上——天衝，左右四穴。耳前角下各一，懸釐，左右二穴。耳前角上各一，頷厭，左右二穴。直目上髮際內各五，臨泣、目窗、正營、承靈、腦空，左右十穴。銳髮下各一，和髎，左右二穴。手少陽經穴，手足少陽之會。耳後陷中各一，翳風，左右二穴。手少陽經穴，手足少陽之會。下關各一，左右二穴。足少陽經穴，足少陽陽明之會。耳下牙車之後各一，頰車，左右二穴。足陽明經穴，足少陽陽明之會。缺盆各一，左右二穴。足陽明經穴，手足六陽之會。腋下三寸，脅下至胠，八條肋骨之間各一，淵腋、輒筋、天池、三穴在腋下三寸。天池，手厥陰經穴。日月、章門，章門，足厥陰經穴。天池、章門，皆足少陽厥陰之會。帶脈、五樞、維道、居髎，六穴在脅下至胠。左右共[1]十八穴。髀樞中傍各一，環跳，左右二穴。膝以下至足小指次指各六俞，陽陵泉、陽輔、丘墟、臨泣、俠谿、竅陰，左右十二穴。共六十二穴。

手太陽脈氣所發者三十六穴：目內眥各一，目外各一，顴骨下各一，耳中各一，耳郭上各一，上天窗四寸各一，柱骨上陷者各一，巨骨穴各一，肩解各一，肩解下三寸各一，曲掖上骨穴各一，肘以下至手小指本各六俞。

手太陽自手走頭，行於臂外之後，其脈氣所發者三十六穴。目內眥各一，睛明，左右二穴。足太陽經穴，手太陽之會。目外各一，瞳子髎，左右二穴，足少陽經穴，手太陽之會。顴骨下各一，顴髎，左右二穴。耳中各一，聽宮，左右二穴。耳郭上各一，角孫，左右二穴。手少陽經穴，手太陽之會。上天窗四寸各一，竅陰、足少陽經穴，在天窗上四寸。天窗，

---

〔1〕左右共　原作"共左右"，據文義乙轉。

左右四穴。柱骨上陷者各一，肩井，左右二穴。足少陽經穴。巨骨穴
各一，左右二穴。手陽明經穴。肩解各一，秉風，左右二穴。肩解下三
寸各一，天宗，左右二穴。曲掖上骨穴各一，臑俞，左右二穴。肘以
下至手小指本各六俞，小海、陽谷、腕骨、後谿、前谷、少澤，左右十
二穴。共三十六穴。

　　手陽明脈氣所發者二十二穴：大迎骨空各一，鼻孔外廉項上各
二，柱骨之會各一，髃骨之會各一，肘以下至手大指次指本各六俞。

　　手陽明自手走頭，行於臂外之前，其脈氣所發者二十二穴。大
迎骨空各一，左右二穴。足陽明經穴。鼻孔外廉項上各二，迎香、在鼻
孔外廉。扶突，在項上。左右四穴。柱骨之會各一，天鼎，左右二穴。
髃骨之會各一，肩髃，左右二穴。肘以下至手大指次指本各六俞，
三里、陽谿、合谷、三間、二間、商陽，左右十二穴。共二十二穴。

　　手少陽脈氣所發者三十二穴：䪼骨下各一，眉後各一，角上各
一，項中足太陽之前各一，下完骨後各一，挾扶突各一，肩貞各一，
肩貞下[1]三寸分間各一，肘以下至手小指次指本各六俞。

　　手少陽自手走頭，行於臂外之中，其脈氣所發者三十二穴。䪼
骨下各一，顴髎，左右二穴。手太陽經穴，手少陽之會。眉後各一，絲竹
空，左右二穴。角上各一，頷厭，左右二穴。足少陽經穴，手少陽之會。
項中足太陽之前各一，風池，左右二穴。足少陽經穴，手少陽之會。下完
骨後各一，天牖，左右二穴。完骨，足少陽經穴。挾扶突各一，天窗，左
右二穴。手太陽經穴。肩貞各一，左右二穴。手太陽經穴。肩貞下三寸
分間各一，肩髎、臑會、消濼，左右六穴。肘以下至手小指次指本小
指之次指。各六俞，天井、支溝、陽池、中渚、液門、關衝，左右十二穴。
共三十二穴。

　　督脈氣所發者二十八穴：面中三，髮際後中八，項中央二，大椎
以下凡二十一節，至尻尾及傍十五穴。脊椎法也。

　　督脈自頭下脊，行身之後，其脈氣所發者二十八穴。面中三
穴，兌端、水溝、素髎。髮際後中八穴，神庭、上星、顖會、前頂、百

---

〔1〕下　原脫　據王注本《素問·氣府論》及本節黃解補。

會、後頂、强間、腦户。項中央二穴，風府、啞門。大椎以下凡二十
一節，至尻尾及兩傍十五穴，陶道、身柱、神道、靈臺、至陽、筋縮、中
樞、脊中、懸樞、命門、陽關、腰俞、長强、會陽。會陽，足太陽經穴，在尻尾
兩旁，左右二穴，故云尻尾及旁。共二十八穴。此脊脈之法也。

　　任脈氣所發者二十八穴：目下各一，齗交一，下脣一，喉中央
二，膺中骨陷中各一，鳩尾下三寸，胃脘五寸，胃脘以下至橫骨六寸
半一，下陰別一。腹脈法也。

　　任脈自腹上頭，行身之前，其脈氣所發者二十八穴。目下各
一，承泣，二穴。足陽明經穴，任脈之會。齗交一，空穴。督脈穴，任脈之會。
下脣一穴，承漿。喉中央二穴，廉泉、天突。膺中骨陷中各一穴，璇
璣、華蓋、紫宮、玉堂、膻中、中庭，共六穴。鳩尾下三寸，胃脘五寸，
胃脘以下至橫骨六寸半，共長十四寸半，每寸各一穴，鳩尾、蔽心骨
間。巨闕、上脘、中脘、建里、下脘、水分、神闕、陰交、氣海、石門、關
元、中極、曲骨，共十四穴。下陰別一穴，會陰。督任衝三[1]脈，皆起於
此穴。共二十七穴。少一穴。此腹脈之法也。

　　衝脈氣所發者三十二穴：手少陰各一，足少陰舌下各一，挾鳩
尾外各半寸至齊寸一，挾齊下傍各五分至橫骨寸一，厥陰毛中急脈
各一，陰陽蹻各一。腹脈法也。

　　衝脈挾腹直上，行身之前，其脈氣所發者三十二穴。手少
陰——陰郄，各一，左右二穴。足少陰舌下——廉泉，各一，左右二
穴。廉泉，任脈穴，足少陰之會。衝脈並少陰上行，故廉泉屬衝脈。挾鳩尾外廣各
半寸至臍，每寸一穴，幽門、通谷、陰都、石關、商曲、肓俞，左右十二
穴。挾臍下傍廣各五分至橫骨，每寸一穴，中注、四滿、氣穴、大赫、
橫骨，左右十穴，皆足少陰經穴也。衝脈並足少陰經上行。厥陰毛中急
脈各一，左右二穴。陰陽蹻各一，陰蹻，足少陰之交信，左右二穴，
陽蹻，足太陽之跗陽，左右二穴。共三十二穴。其中手少陰、足厥陰、陰
陽蹻諸穴，皆衝脈之所會也。此腹脈之法也。

　　手足諸魚際脈氣所發者，凡三百六十五穴也。

────────────

〔1〕三　原作"之"，據文義改。

魚際，手太陰寸口穴名。手足掌根豐肉皆謂之魚，此統言手足諸經也。

水熱穴論三十〔1〕

黃帝問曰：少陰何以主腎？腎何以主水？岐伯對曰：腎者至陰也，至陰者盛水也，肺者太陰也，少陰者冬脈也，故其本在腎，其末在肺，皆積水也。

腎爲足少陰，於五行爲癸水，少陰何以主腎？腎何以主水？蓋火爲陽，水爲陰，腎者，至陰也，陰旺則水盛，是以至陰者盛水也。肺者，手太陰秋脈也，腎者，足少陰冬脈也，冬水生於秋金，故其本在腎，其末在肺，皆積水也。緣肺金下降，而生腎水，腎脈貫胸膈，入肺中，腎水泛濫，則自其經脈而浸肺藏，皆爲積水之區也。

帝曰：腎何以能聚水而生病？岐伯曰：腎者，胃之關也，關門不利，故聚水而從其類也。上下溢於皮膚，故爲胕腫。胕腫者，聚水而生病也。

腎所以聚水而生病者，以腎者，胃之關也。蓋水穀入胃，脾陽消磨，化爲霧氣，上歸於肺。肺主氣。肺金清降，則化精水，精藏於腎，水滲於膀胱。膀胱通利，川瀆注泄，則胃無積水，而土不傷濕。而水之所以下行者，肝氣泄之也。肝爲風木，其性疏泄，水滿膀胱，泄以風木之力，故水道流暢而不癃。而風木之生，全由水中之陽，陽根左旋，溫升而化乙木故也，是胃關之開闔，悉憑腎氣。腎者，胃之關也，關門不利，故聚水而從其類也，流於肺部，同氣相投也。皮膚者，肺之所司，水自腎藏，以類相從，上下溢於皮膚，經絡壅阻，則爲胕腫。胕腫者，聚水泛濫而生病也。

帝曰：諸水皆生於腎乎？岐伯曰：腎者，牝藏也，地氣上者屬於腎，而生水液也，故曰至陰。勇而勞甚則腎汗出，腎汗出逢於風，內不得入於藏府，外不得越於皮膚，客於玄府，行於皮裏，傳爲胕腫，本之於腎，名曰風水。所謂玄府者，汗空也。

---

〔1〕三十　原脫，據目錄補。

牝，陰也。腎爲牝藏，位在土下。土之濕者，水氣之浸潤也，故地氣之上騰而生水液者，<small>如雲升雨降之義</small>。悉屬於腎，《難經》：腎主五液，<small>自入爲唾，入肝爲淚，入心爲汗，入脾爲涎，入肺爲涕</small>。故曰至陰。勇而勞甚則腎汗出，腎汗出而逢於風，閉其皮毛，内不得入於藏府，外不得越於皮膚，於是客於玄府，行於皮裹，浸淫經絡，傳爲胕腫。其原本之於腎，因爲風邪所閉，是以名曰風水。所謂玄府者，即汗空也。

故水病下爲胕腫大腹，上爲喘呼不得臥者，標本俱病。肺爲喘呼氣逆不得臥，腎爲水腫，分爲相輸俱受者，水氣之所留也。

腎水泛濫，則下爲胕腫大腹，肺氣衝逆，則上爲喘呼不得偃臥，是標本俱病也。喘呼氣逆不得臥者，肺之所爲也，水腫者，腎之所爲也，分爲彼此相輸而上下俱受者，總皆水氣之所留蓄也。

帝曰：水腧五十七處者，是何主也？岐伯曰：腎腧五十七穴，積陰之所聚也，水所從出入也。尻上五行行五者，此腎腧也。伏兔上兩行行五者，此腎之街也。左右各一行行五者，三陰之所交結於脚也。踝上各一行行六者，此腎脈之下行也，名曰太衝。凡五十七穴者，皆藏之陰絡，水之所客也。

水腧五十七處者，是何所主也？腎主水，故水腧謂之腎腧。腎腧五十七穴，乃積陰之所聚，水之所從出入也。尻上尾骶骨上。五行，每行五穴。中行督脈，長强、腰俞、命門、懸樞、脊中五穴。次挾督脈兩旁，足太陽經之裏行也，白環俞、中膂俞、膀胱俞、小腸俞、大腸俞五穴，左右同。又次挾裏行兩旁，足太陽經之外行也，秩邊、胞肓、志室、肓門、胃俞五穴，左右同。此二十五穴者，皆腎氣之所輸泄也。伏兔，足陽明經穴。伏兔上兩行，挾齊上行，足少陰經脈也，橫骨、大赫、氣穴、四滿、中注五穴，左右同。此十穴者，腎氣之街衝也。次外左右二行，足陽明經脈也，氣衝、歸來、水道、大巨、外〔1〕陵五穴，左右同。此十穴者，三陰之所交會而結於脚者也。大鍾、照海、復溜、交信、築賓、陰谷六穴，左右同。此十二穴者，腎脈之下行者也，名曰太衝。以與衝脈同行，是衝脈之原，故曰太衝，非厥陰之太衝也。凡

---

〔1〕外　原作"五"，據《甲乙經》卷三改。

此五十七穴者，皆藏脈之陰絡所通，水之所客也。

帝曰：夫子言治熱病五十九腧，余論其意，未能領別其處，願聞其處，因聞其意。岐伯曰：頭上五行行五者，以越諸陽之熱逆也。大杼、膺俞、缺盆、背俞，此八者，以瀉胸中之熱也。氣街、三里、巨虛上下廉，此八者，以瀉胃中之熱也。雲門、髃骨、委中、髓空，此八者，以瀉四支之熱也。五藏俞旁五，此十者，以瀉五藏之熱也。凡此五十九穴，皆熱之左右也。

領別，領會而分別也。頭上五行，每行五穴。中行督脈，上星、顖會、前頂、百會、後頂五穴。次挾督脈兩旁，足太陽經脈也，五處、承光、通天、絡郄、玉枕五穴，左右同。次挾太陽兩旁，足少陽經脈也，臨泣、目窗、正營、承靈、腦空五穴，左右同。此二十五穴者，以散越諸陽熱氣之上逆也。足之三陽，自頭走足，熱病表閉經鬱，則三陽上逆，頭上發熱。大杼，足太陽經穴，膺俞，手太陰經穴，王冰注：名中府。缺盆，足陽明經穴，背俞，足太陽經穴，王冰注：即風門熱府俞。《孔穴圖經》雖不名之，既曰風門熱府，即治熱之背俞也。按，王冰刺瘧及氣穴論注，並以背俞爲大杼，此云即風門熱府，其說殊無定準。左右各一。此八穴者，以瀉胸中之熱也。八穴皆在胸背之間。氣街、三里、巨虛上下廉，皆足陽明經穴，左右各一。此八穴者，以瀉胃中之熱也。雲門，手太陰經穴，髃骨，手陽明經穴，即肩髃。委中，足太陽經穴，髓空，督脈穴，即腰俞。左右各一。此八穴者，以瀉四支之熱也。王冰注引《中誥孔穴圖經》云：腰俞，一名髓空。按，腰俞是中行督脈內之一穴，不在左右，如此止有七穴，其說似未確也。五藏俞旁五，足太陽經穴。藏俞在挾脊第一行，藏俞旁五穴在挾脊第二行，魄戶、神堂、魂門、意舍、志室五穴，左右同。此十穴者，以瀉五藏之熱也。凡此五十九穴者，皆熱病左右所輸泄之處也。此謂熱病五十九刺。

所謂三里者，下膝三寸也。巨虛者，蹻足䯒獨陷者。下廉者，陷下者也。所謂跗上者，舉膝分易見也。此段舊誤在鍼解篇。

三里者，下膝三寸，是其穴也。三里之下，是謂巨虛，巨虛者，蹻上陽蹻發於太陽之申脈，循外踝上行。足䯒獨陷者，䯒外兩筋之間也。此巨虛之上廉，是謂上巨虛。巨虛下廉，爲下巨虛。下廉者，上巨虛之下爲條口，條口之下陷下者也。以上皆足陽明經穴。所謂跗上者，長刺節論:足陽明跗上動脈。灸之。舉〔1〕膝分以下,鼓動應手,甚易見也。
即足陽明之衝陽穴。

骨空論三十一〔2〕

黃帝問曰:余聞風者百病之始也,以鍼治之奈何? 岐伯對曰:
風從外入,令人振寒,汗出頭痛,身重惡寒,治在風府,調其陰陽,不
足則補,有餘則瀉。

風性疏泄,皮毛不斂,是以汗出。汗出則表疏而惡寒也。

大風頸項痛,刺風府,風府在上椎。

風府,督脈穴,在項後大椎上,入髮際一寸。上椎者,大椎上,
項骨三節也。

大風汗出,灸譩譆,譩譆在背下挾脊傍三寸所,厭之令病者呼
譩譆,譩譆應手。厭與壓同。

譩譆,足太陽經穴,挾脊傍橫廣三寸所,神堂之下。以手厭之,
令病者自呼譩譆,則譩譆之穴應手而動也。

從風憎風,刺眉頭。失枕在肩上橫骨間,折使揄臂齊肘正,灸
脊中。

從風憎風,病從風起,是以憎風。眉頭,足太陽攢竹穴也。肩
上橫骨,足陽明缺盆穴也。橫骨與頸骨相連,故刺缺盆。項骨與脊
骨相連,又折使舒臂,折,折衷也。揄,舒也。齊其肘所正,灸脊中,其處
當十六椎下,督脈之陽關也。

胁絡季脇引少腹而痛脹,刺譩譆。腰痛不可以轉搖,急引陰
卵,刺八髎與痛上。八髎在腰骨〔3〕分間。胁,音秒。

輞肋骨下曰〔4〕胁中,胁,末也,脇骨盡處也。肝脈循脇胁,絡季脇,
引少腹而痛脹,風木鬱陷也。八髎,上髎、次髎、中髎、下髎,足太陽
左右八穴,在腰下尻上,骨肉分際之間。肝木生於腎水,脈循陰器

---

〔1〕舉　原作“與”,形近之誤,據本節經文改。
〔2〕三十一　原脫,據目錄補。
〔3〕骨　王注本《素問·骨空論》作“尻”。
〔4〕曰　原作“白”,形近之誤,據文義改。

而入少腹，上行兩脇，腰痛不可以轉搖，急引陰卵者，木陷於水，腎主水，位在腰。筋急而囊縮也。刺八髎與痛上，泄寒水以達風木也。

鼠瘻寒熱，還刺寒府，寒府在附膝外解營。取膝上外者使之拜，取足心者使之跪。

寒府，寒氣聚會之所。膝解，見下文。骨節斷解之處也。營，窌也，其地當足少陽之陽關。足少陽之脈，自頭走足，下頸入缺盆，由胸脇而行膝外。膝膕者，機關之室，寒濕流注之壑。寒阻經絡，少陽上逆，頭脈擁腫，結爲瘰癧，瘰癧潰爛，經脈穿漏，是謂鼠瘻。少陽甲木化氣相火，外爲風寒閉束，內絕下行之道，經脈鬱遏，故生寒熱。陰閉則寒，陽發則熱。刺膝外寒府，內泄寒邪，外散風淫，少陽下達，則鼠瘻平矣。凡取膝上以外諸穴，則使之拜，拜即穴開也。取足心以內諸穴，則使之跪，跪即穴露也。

蹇膝伸不屈，治其楗。坐而膝痛，治其機。坐而膝痛，如物隱者，治其關。立而膝解，治其骸關。膝痛，痛及拇指，治其膕。膝痛不可屈伸，治其背內。連䯒若折，治陽明中俞髎。若別，治巨陽少陰榮。淫濼脛痠，不能久立，治少陽之維，在外踝上五寸。濼，音鹿。

蹇膝伸不屈，膝痛屈伸蹇難也。楗，關楗也，穴當足陽明髀關諸穴。坐而膝痛，筋脈短也。機，機關也，穴當少陽之環跳。坐而膝痛，如物隱者，如有物隱於其中也。關，機關也，地當膝外骨解之間。立而膝解，關節斷解也。骸關，穴當足少陽之陽關。膝痛，痛及拇指，筋脈縮急而相引也。拇指，大指。膕，膝後也，穴當足太陽之委中。足太陰厥陰皆起大指，刺委中以泄肝脾之寒濕也。膝痛不可屈伸，治其背內，穴當足太陽之大杼。膝痛緣寒濕下傷，刺大杼者，泄寒水以去寒濕也。膝痛連䯒骨脛骨。若折，治陽明中俞髎，足陽明之三里也。若別，治則鍼巨陽少陰之榮穴，巨陽之榮，通谷也，少陰之榮，然谷也。淫濼，精溺淫溢也，脛痠，脛骨痠頓也，淫濼脛痠，不能久立，《靈樞·本神》所謂精傷則骨痠痿頓厥，精時自下也，治少陽之維，在外踝上五寸，足少陽之光明也。《靈樞·經脈》：足少陽之別，名曰光明，下絡足跗，是少陽之絡脈也。

頭橫骨爲枕[1]。輔骨上橫骨下爲楗。挾髖爲機。膝解爲骸關。挾膝之骨爲連骸。骸下爲輔。輔上爲膕。膕上爲關。

頭後橫骨爲枕骨。輔膝骨之上，毛際橫骨之下，股中大骨爲楗，髖上之關楗也。尻臀大骨曰髖，挾髖骨兩旁，下接楗骨之骨爲機，髖足運轉之樞機也。膝骨節解之處爲骸關，骸骨之關節也。挾膝之骨爲連骸，連接骸關之骨也。骸下爲輔，輔膝骨也。輔上爲膕，膝後曲折之中也。膕上爲關，股脛之關節也。

髓空在腦後五分，顱際銳骨之下，一在齗基下，一在項後中復骨下。數髓空在面挾鼻，或骨空在口下，當兩肩。兩髀骨空在髀中之陽。臂骨空在臂陽，去踝四寸，兩骨空之間。脊骨上空在風府上。脊骨下空在尻骨下。尻骨空在髀骨之後，相去四寸。股際骨空在毛中動下。股骨上空在股陽，出上膝四寸。䯒骨空在輔骨之上端。扁骨有滲理湊，無髓空，易髓無孔。

髓空，骨髓之空穴也，腦後五分，顱際銳骨之下，督脈之風府也。齗基下，《中誥圖經》名下頤，任督交會之所也。項後中復伏同。骨下，督脈之瘂門也。數髓空在面挾鼻，骨空數處，手陽明之迎香，足陽明之承泣，手太陽之顴髎，其穴不一，皆在面上而挾鼻旁也。在口下，當兩肩，足陽明之大迎也。髀，肩髀，髀中之陽，手陽明之肩髃也。臂陽，臂外去踝四寸，兩骨空之間，手少陽之三陽絡也。風府上，督脈之腦戶也。尻骨下，督脈之長強也。髀骨之後，相去四寸，尻骨兩旁，足太陽之八髎也。毛中動下，足太陰之衝門也。股陽，股外出上膝四寸，足陽明之伏兔也。輔骨之上端，足陽明之犢鼻也。扁骨，骨之扁者，如肋骨之類，有津液滲灌之湊理也，而無髓空，以其內無髓也。易其骨髓，易，變也，言易有爲無。是以無孔也。

素問懸解卷四終

陽湖錢增祺校字

[1] 頭橫骨爲枕　此下王注本《素問·骨空論》有"水腧五十七穴者,尻上五行,行五,伏兔上兩行,行五,左右各一行,行五,踝上各一行,行六穴"三十五字。

〔病論〕〔1〕

風論三十二〔2〕

黃帝問曰：風之傷人也，或爲寒熱，或爲熱中，或爲寒中，或爲癘風，或爲偏枯，或爲風也，其病各異，其名不同，或內至五藏六府，不知其解，願聞其説。

問義詳下文。

岐伯對曰：風氣藏於皮膚之閒，內不得通，外不得泄。風者善行而數變，腠理開則洒然寒，閉則熱而悶。其寒也則衰飲食，其熱也則消肌肉，使人怢慄而不能食，名曰寒熱。

風氣藏於皮膚之閒，泄其衛氣，衛氣愈泄而愈斂，故內不得通，外不得泄。風以疏泄爲性，善行而數變，有時風强而衛不能斂，腠理開則洒然寒，有時衛强而風不能泄，皮毛閉則熱而悶。其寒也則飲食衰減，其熱也則肌肉消爍，使人怢慄戰搖而不能食，名曰寒熱。此或爲寒熱之義也。

風氣與陽明入胃，循脈而上至目內眥，其人肥則風氣不得外泄，爲熱中而目黃，人瘦則外泄而寒，爲寒中而泣出。

陽明行身之前，起於承泣，穴在目下。風氣與陽明之經俱入，循脈而上至目內眥。陽明，胃脈，入胃者，入胃之經，

---

〔1〕病論　原無，據目録補。
〔2〕三十二　原脱，據目録補。

非入胃府,故循脈上行。其人肥則腠理緻密,風氣不得外泄,鬱其經府之陽,爲熱中而目黃,木主五色,入土爲黃。陽明戊土爲風邪所閉,風木鬱遏於濕土之中,肝竅於目,是以目黃。人瘦則皮毛疏豁,風氣外泄,亡其經府之陽,爲寒中而泣出。腎主五液,入肝爲淚,風木升泄,是以泣出。此或爲熱中,或爲寒中之義也。

風氣與太陽俱入,行諸脈俞,散於分肉之間,與衛氣相干,其道不利,故使肌肉膹䐜而有瘍,衛氣有所凝而不行,故其肉有不仁也。風寒客於脈而不去,名曰癘風,或名曰寒熱。癘者,由營氣熱胕,其氣不清,故使其鼻柱壞而色敗,皮膚瘍潰。胕與腐同。

太陽行身之後,起於睛明,穴在目内眥。風氣與太陽俱入,行諸脈俞,藏府諸俞。散於周身分肉之間,與衛氣干礙,其道路不通利,衛氣梗阻,故使肌肉膹鬱膹脹而發瘡瘍,衛氣有所凝滯而不行,無以充養肌肉,故其肉有不仁也。麻木不知痛癢。風寒客於經脈而不去,瘡瘍叢生,名曰癘風,或名曰寒熱。癘者,由衛氣壅阻,營血熱腐,其脈氣不清,故使其鼻柱壞而顏色敗,皮膚瘍潰。肺主衛氣,開竅於鼻,衛阻肺病,故鼻柱壞。血主華色,營血熱腐,故色敗也。仲景脈法[1]:風氣相搏,必成隱疹,身體爲癢,癢者名泄風,久久爲痂癩,即此理。此或爲癘風之義也。

風中五藏六府之俞,亦爲藏府之風,各入其門户,所中則爲偏風。

五藏六府之俞,皆在太陽之經,風與太陽俱入,中於五藏六府之俞,隨俞穴而入藏府,亦爲藏府之風。此或内至五藏六府之義也。不入藏府,隨穴俞而各入其左右經脈之門户,所中則筋膜卷縮,而爲偏風。此或爲偏枯之義也。

風氣循風府而上,則爲腦風。風入係頭,則爲目風,眼寒。新沐中風,則爲首風。入房汗出中風,則爲内風。飲酒中風,則爲漏風。久風入中,則爲腸風飧泄。外在腠理,則爲泄風。

風府,督脈之穴,在項後,風氣隨風府而上,入於腦内,則爲腦

---

〔1〕仲景脈法　指《傷寒論·辨脈法》。

風。風入係戀頭目，則爲目風，眼寒。眼流冷淚。新沐沐髮。中風，則
爲首風。入房汗出中風，裏氣方虛，則爲內風。飲酒中風，汗液漏
泄，則爲漏風。久風入中，耗其肝血，風木陷衝，則爲腸風飧泄。若
不入中，而外在腠理，肌表疏泄，則爲泄風。此或爲風也之義也。
<small>或爲風也，爲諸風也，指腦風以下言。</small>

首風之狀，頭面多汗惡風，當先風一日則病甚，頭痛不可以出
內，至其風日則病少愈。

首風之狀，風泄於上，頭面多汗惡風。風在頭上，遏其陽氣，當
先其風發之一日則病甚，頭痛不可以出內室，至其風發之日，表氣
疏泄，則病少愈也。

漏風之狀，或多汗，常不可單衣，食則汗出，甚則身汗喘息，惡
風，衣常濡，口乾善渴，不能勞事。

漏風之狀，皮毛蒸泄，常不可單衣，<small>身體煩熱故也。</small>食則汗出，甚
則身汗喘息，表泄惡風，衣服常濡，口乾善渴，不能勞事也。

泄風之狀，上漬多汗，汗出泄衣上，口中乾，身體盡痛則寒，其
風不能勞事。

泄風之狀，上焦漬濕多汗，汗出泄於衣上，口中乾燥，身體盡
痛，汗多陽亡則寒，其風不能勞事也。

故風者百病之長也，至其變化，乃爲他病也，無常方，然致有風
氣也。

內外感傷，皆由風閉皮毛，鬱其裏氣而成，故風者百病之長也。
其先不過感冒，而人之本氣，百變不同，至其變化，乃各因人之本氣
損傷，而爲他病也。無有常方，然致有諸色風氣也。

帝曰:五藏風之形狀不同者何? 願聞其診，及其病能。岐伯
曰:以春甲乙傷於風者爲肝風，以夏丙丁傷於風者爲心風，以季夏
戊己傷於邪者爲脾風，以秋庚辛中於邪者爲肺風，以冬壬癸中於邪
者爲腎風。

五藏各以自王之日傷於風邪者，藏氣虛而皮毛疏也。

肝風之狀，多汗惡風，善悲，色微蒼，嗌乾善怒，時憎女子，診在
目下，其色青。

肝以風木而主疏泄，故多汗惡風。肺主悲，木病而金刑之，肺氣旺，故善悲。蒼，木色也。肝脈循喉嚨，入頏顙，風動津耗，故嗌乾。肝氣不舒則善怒。肝主筋，宗筋痿廢，故時憎女子。肝竅於目，故診在目下。肝病者眥青，《靈樞·五閱五使》語。故其色青也。

心風之狀，多汗惡風，焦絕善怒嚇，赤色，病甚則言不可快，診在口，其色赤。

心爲君火，性亦疏泄，故多汗惡風。心主喜，病則心神不暢，故焦絕而善怒嚇。赤，火色也。《難經》：心色赤，其聲言，故病甚則言不可快。心竅於舌，故診在口，其色赤也。

脾風之狀，多汗惡風，身體怠墮，四支不欲動，色薄微黃，不嗜食，診在鼻上，其色黃。

脾爲濕土，濕蒸竅泄，故多汗惡風。土氣困乏，故身體怠墮。脾主四支，故四支不欲動。黃，土色也。脾主五味，故病則不嗜食。鼻在面部之中，其位應土，故診在鼻上，其色黃也。

肺風之狀，多汗惡風，色皏然白，短氣時咳，晝日則差，暮則甚，診在眉上，其色白。

肺主收斂，收斂失政，故多汗惡風。白，金色也。皏，白色。肺氣上逆，故短氣時咳。日暮肺金不降，氣道愈阻，故晝差暮甚。眉上，闕庭之部，外司肺候，故診在眉上，其色白也。

腎風之狀，多汗惡風，面痝然浮腫，脊痛不能正立，其色炲，隱曲不利，診在肌上，其色黑。

腎主蟄藏，蟄藏失政，故多汗惡風。水浸頭面，故痝然浮腫。腹中論：病腎風者，面胕痝然。腎脈貫脊，經鬱，故脊痛不能正立。炲，水色也。腎開竅於二陰，隱曲，前陰也，不利，不通利也。脾主肌肉，水邪侮土，故診在肌上，其色黑也。

胃風之狀，頸多汗惡風，膈塞不通，食飲不下，腹善滿，失衣則䐜脹，食寒則泄，診形瘦而腹大。

胃脈下人迎，入缺盆，胃氣上逆，濕熱鬱蒸，故頸上多汗惡風。藏府諸風，皆多汗惡風者，風性疏泄，竅開而表虛也。胃土上逆，濁氣升填，故胸膈閉塞，飲食不下也。胃府瘀濁，故善脹滿。失衣則風乘表虛侵襲皮毛，鬱其府氣，故作䐜脹。食寒不消，故生泄利。胃主肌肉，濁氣堙塞，飲食不化，莫能生長肌肉，故其診形瘦而腹大也。

帝曰：勞風爲病何如？岐伯曰：勞風法在肺下，其爲病也，使人强上冥視，唾出若涕，惡風而振寒，此爲勞風之病。帝曰：治之奈何？岐伯曰：以救俛仰。巨陽引精者三日，中年者五日，不精者七日，咳出青黃涕，其狀如膿，大如彈丸，從口中若鼻中出。不出則傷肺，肺傷則死也。帝曰：善。<small>此段舊誤在評熱病論。</small>

勞風者，勞傷而感風邪者也。勞風法在肺下，肺主皮毛，感則皮毛閉束，鬱其肺氣，肺氣壅阻，故生嚏噴嗽喘之證。而勞風之原，則法在肺下，肺下者，胃也。緣勞傷中氣，胃土上逆，肺無降路，而再感風邪，閉其皮毛，又復不得外泄，鬱遏衝逆，是以病也。其爲病也，使人項背强上，雙目冥視，唾出於口，膠粘若涕，惡風而振寒，此爲勞風之病。治法以救其俛仰爲主，以其氣逆而不降，則其身仰而莫俛，調其氣道，升降復舊，則俛仰如常矣。蓋肺金清降，霧氣化水，注於膀胱，水道通利，則肺氣不鬱，法在膀胱通利，巨陽引精而已。而巨陽引精之權，全在陽明胃土下行，肺有降路，則氣化水生，下注水府，而川瀆流通，肺鬱清徹矣。陽明右降，巨陽引精者，三日而病已。中年胃弱，降令稍遲者五日。末年胃衰，降令再遲者七日。肺鬱悉下，氣道清通，咳出青黃濁涕，其狀如膿，大如彈丸，從口中若鼻中出，則升降復而俛仰平，其病全瘳。不出則肺鬱不下，痞塞蒸腐，而傷肺藏，肺傷則死也。<small>化生肺癰之類。</small>

痹論三十三〔1〕

黃帝問曰：痹之安生？岐伯對曰：風寒濕三氣雜至，合而爲痹也。其風氣勝者爲行痹，寒氣勝者爲痛痹，濕氣勝者爲著痹也。

風寒濕三氣雜至，合爲痹證。痹者，閉塞不通也。風性動宕，故風氣勝者爲行痹。寒性凝澀，故寒氣勝者爲痛痹。濕性粘滯，故

---

〔1〕三十三　原脱，據目錄補。

濕氣勝者爲著痹。著者，留而不去也。

帝曰：其有五者何也？岐伯曰：以春遇此者爲筋痹，以夏遇此者爲脈痹，以至陰遇此者爲肌痹，以秋遇此者爲皮痹，以冬遇此者爲骨痹。

長夏爲至陰。此五痹之由來也。

帝曰：內舍五藏六府，何氣使然？岐伯曰：五藏各有合，病久而不去者，內舍於其合也。故筋痹不已，復感於邪，內舍於肝，脈痹不已，復感於邪，內舍於心，肌痹不已，復感於邪，內舍於脾，皮痹不已，復感於邪，內舍於肺，骨痹不已，復感於邪，內舍於腎。所謂痹者，各以其時重感於風寒濕之氣也。

五藏各有所合，肝合筋，心合脈，脾合肉，肺合皮，腎合骨。病久而不去者，重感於邪，鬱其藏氣，則內舍於其所合，而入五藏也。

陰氣者，靜則神藏，躁則消亡。淫氣乏竭，痹聚在肝，淫氣憂思，痹聚在心，淫氣肌絕，痹聚在脾，淫氣喘息，痹聚在肺，淫氣遺溺，痹聚在腎。諸痹不已，亦益內也。

五藏陰也，陰氣者，靜則五神內藏，躁則消亡而不藏。痹在皮脈肉筋骨，久而不去，復感於邪，鬱其藏氣，則從其所合，而入五藏。而邪之所湊，其氣必虛，非內傷五藏，裏氣虛損，先有受邪之隙，邪不遽入也。是以淫氣乏竭，筋力疲極，則痹聚於肝，淫氣憂思，神明勞悴，則痹聚在心，淫氣肌絕，肌肉消減，則痹聚在脾，淫氣喘息，宗氣虧損，則痹聚在肺，淫氣遺溺，腎精亡泄，則痹聚在腎。諸痹之在皮脈肉筋骨者，久而不已，乘其淫氣內傷，亦益內入五藏也。淫氣者，氣之過用而至淫泆者也。

凡痹之客五藏者，肝痹者，夜臥則驚，多飲數小便，上爲引如懷。

肝主筋，夜臥則血歸於肝，血舍魂，肝病而魂不守舍，故夜臥則驚。肝爲風木，風動津耗，則爲消渴，仲景《傷寒》、《金匱》：厥陰之爲病，消渴。是以多飲。木主疏泄水道，故數小便。肝脈抵小腹，挾胃，上貫鬲，布脅肋，肝病剋脾，脾氣脹滿，上引脅肋，如懷胎姙也。

心痹者，脈不通，煩則心下鼓，暴上氣而喘，嗌乾善噫，厥氣上則恐。

心主脈,心痹,故脈不通。心氣不降則煩生,煩則濁氣上逆,心下鼓鬱。火炎金傷,肺失收降之令,暴上氣而喘。火炎津枯則嗌乾。濁氣不降則善噫。火上熱而水下寒,腎主恐,寒水上淩,火負水勝,則恐生也。

脾痹者,四支解墮,發咳嘔汁,上爲大塞。

脾主四支,脾痹則土氣困乏,四支解墮。脾爲濕土,濕旺胃逆,肺氣不降,故發咳嘔汁,上爲大塞也。

肺痹者,煩滿喘而嘔。

肺主宗氣,而性降斂,胃逆肺阻,故胸膈煩滿,喘促而嘔吐也。

腎痹者,善脹,尻以代踵,脊以代頭。尻,丘刀切,考,平聲。

水寒土濕,木氣不達,則生脹滿,故腎痹者善脹。腎脈入跟中,上端內,貫脊入肺,腎痹則筋脈攣縮,足卷而不伸,故尻以代踵,尻,尾骶骨。身僂而不仰,故脊以代頭也。

腸痹者,數飲而出不得,中氣喘爭〔1〕,時發飧泄。

大腸爲燥金,小腸爲丙火,二腸痹塞,燥熱鬱發,故數飲而不得下行。積水阻硋,中氣脹滿,鳴喘鬩爭,莫有去路,鬱極而發,下衝魄門,則時爲飧泄也。

胞痹者,少腹膀胱按之內痛,若沃以湯,澀於小便,上爲清涕。

胞即膀胱也,胞痹則膀胱不通,乙木失其疏泄之令,鬱陷而生下熱,故按之內痛,若沃以熱湯,澀於小便。水道不通,則肺氣莫降,淫泆而化清涕,逆流鼻竅也。

帝曰:其客於六府者何也? 岐伯曰:此亦其飲食居處,爲其病本也。飲食自倍,腸胃乃傷。六府亦各有俞,風寒濕氣中其俞,而食飲應之,循俞而入,各舍其府也。

腸痹胞痹,是六府之痹也,其舍於六府者,此亦其食飲居處調攝不謹,爲其病本也。飲食自倍,不能消腐,脹滿泄利,腸胃乃傷。六府亦各有俞穴,風寒濕氣,中其俞穴,而飲食所傷,應之於內,則

〔1〕爭　原作"急",據王注本《素問·痹論》及本節黃解改。

風寒濕循俞而入，各舍其府也。

帝曰：以鍼治之奈何？岐伯曰：五藏有俞，六府有合，循脈之分，各有所發，各隨其過，則病瘳也。

手足經脈所起，五藏有俞，六府有合，五藏之脈五俞，井滎俞經合也。六府之脈六俞，井滎俞原經合也。循脈之分部，各有氣穴所發。各隨其過而刺之，泄其經邪，則病瘳矣。

帝曰：營衛之氣，亦令人痹乎？岐伯曰：營者，水穀之精氣也，和調於五藏，灑陳於六府，乃能入於脈也，故循脈上下，貫五藏，絡六府也。

營者，水穀之精氣所化也，精氣游溢，和調於五藏之中，灑陳於六府之內，乃能入於經脈，而化營血也。營行脈中，故循脈上下，貫五藏而絡六府也。

故人臥血歸於肝，肝受血而能視，足受血而能步，掌受血而能握，指受血而能攝。臥出而風吹之，血凝於膚者爲痹，凝於脈者爲泣，凝於足者爲厥。此三者，血行而不得反其空，故爲痹厥也。此段舊誤在五藏生成論。

營行於脈而統於肝，故人臥血歸於肝。肝藏血，血舍魂，魂化神，魂神者，陽氣之虛靈者也，而總皆血中溫氣所化。魂神發露，則生光明，是以肝受血而能視。推之足行手持，悉由神氣所發，故使足受血而能步履，掌受血而能卷握，指受血而能攝取。人於夜臥，衣被溫煖，營血淖澤，出於臥內，而清風吹之，則營血凝瘀。血凝於膚者爲痹，凝於脈者爲泣，泣與澀通，此即脈痹也。凝於足者爲厥。此三者，營血正行，爲風所閉，埋阻結滯，而不得反其經絡，空，脈道也。故爲痹厥也。

衛者，水穀之悍氣也，其氣慓疾滑利，不能入於脈也，故循皮膚之中，分肉之間，熏於肓膜，散於胸腹。逆其氣則病，從其氣則愈，不與風寒濕氣合，故不爲痹。

衛者，水穀之悍氣所化也，其氣慓疾滑利，不能入於經脈之中也，故行於脈外，循乎皮膚之中，分肉之間，熏於肓膜，肓者，腠理空隙之處也。刺禁論：膈肓之上，中有父母，是膈上之肓也。病能論：其氣溢於大腸而著於肓，肓之原在臍下，是膈下之肓也。《靈樞·脹論》：陷於肉肓，而中氣穴，是諸經隧之肓也。膜者，肓以外之筋膜也。散於胸腹。肺主衛，宗氣在胸，衛之根本。胸腹者，宗氣之所降，即衛氣偏盛之所也。逆其氣則病生，從其氣則人愈，不與風寒濕氣相合，故不爲痹也。

帝曰：痹，其時有死者，或疼久者，或易已者，其故何也？岐伯曰：其入藏者死，其留連筋骨閒者疼久，其留皮膚閒者易已。其風氣勝者，其人易已也。

入藏者，神氣消亡，故死。留連筋骨閒者，氣血凝澀，故疼久。留於皮膚閒者，經藏無傷，故易已。風氣勝者，行而不著，驅之則去，故其人易已也。

帝曰：善。痹或痛，或不痛，或不仁，或寒，或熱，或燥，或濕，其故何也？岐伯曰：痛者，寒氣多也，有寒故痛也。其不痛不仁者，病久入深，營衛之行澀，經絡時疏，故不痛，皮膚不營，故爲不仁。其寒者，陽氣少，陰氣多，與病相益，故寒也。其熱者，陽氣多，陰氣少，病氣勝，陽遭陰，故爲熱。其多汗而濡者，此其逢濕甚也，陽氣少，陰氣盛，兩氣相感，故汗出而濡也。

痛者，寒氣偏多，血脈凝澀，故衛阻而痛生也。其不痛不仁者，病久入深，經脈不利，營衛之行澀，經絡時常空疏，故不痛，皮膚不得營養，故不仁。其寒者，素稟陽氣少，陰氣多，陰氣與病邪相益，故寒也。其熱者，素稟陽氣多，陰氣少，而病氣外勝，陽遭陰束，愈鬱愈旺，故熱也。其多汗而濡者，此其逢外濕偏甚也，素稟陽氣少，陰氣盛，原有內濕，而再逢外濕，兩氣相感，故汗出而濡也。

帝曰：夫痹之爲病，不痛何也？岐伯曰：痹在於骨則重，在於筋則屈不伸，在於脈則血凝而不流，在於肉則不仁，在於皮則寒，故具此五者，則不痛也。凡痹之類，逢寒則急，逢熱則縱。帝曰：善。

痹之爲病，應當痛也，而不痛者，以其在於骨則骨重，在於筋則筋屈，在於脈則血凝，在於肉則肉苛，在於皮則皮寒，具此五者，故不痛也。凡痹之類，逢寒則急，急則痛，逢熱則縱，縱則不痛。其不痛者，筋脈鬆和而舒緩也。

痿論三十四〔1〕

黃帝問曰：五藏使人痿何也？岐伯對曰：肺主身之皮毛，心主身之血脈，肝主身之筋膜，脾主身之肌肉，腎主身之骨髓，故肺熱葉焦，則皮毛虛弱急薄，著則生痿躄也。

肺主氣而化津，皮毛、血脈、筋膜、肌肉、骨髓，分主於五藏，而皆肺氣肺津之所充灌也。故肺熱葉焦，不能滋潤皮毛，則皮毛虛弱急薄。由皮毛而內，推之筋脈骨肉，皆失榮養，著於何處，則生痿躄之疾也。

心氣熱則下脈厥而上，上則下脈虛，虛則生脈痿，樞折，脛縱而不任地也。

心氣熱則君火上炎，下脈厥逆而上，上則下脈陽虛，虛則生脈痿之疾。脈痿則樞紐斷折，足脛縱緩，而不能任地也。

肝氣熱則膽泄口苦，筋膜乾，筋膜乾則筋急而攣〔2〕，發爲筋痿。

肝膽表裏，肝氣熱則相火上炎，膽泄口苦，筋膜枯乾，乾則筋膜急攣〔3〕，發爲筋痿也。

脾氣熱則胃乾而渴，肌肉不仁，發爲肉痿。

脾胃表裏，脾氣熱則金土枯燥，胃乾而渴，胃從陽明燥金化氣。肌肉不仁，發爲肉痿也。

腎氣熱則腰脊不舉，骨枯而髓減，發爲骨痿。

腎脈貫脊，腰者，腎之府也，腎氣熱則腰脊不舉，骨枯而髓減，發爲骨痿。

帝曰：何以得之？岐伯曰：肺者，藏之長也，心之蓋也。有所失亡，所求不得，則發肺鳴，鳴則肺熱葉焦。故曰：五藏因肺熱葉焦，發爲痿躄，此之謂也。

五藏皆受氣於肺，肺者，五藏之長，心之華蓋也。有所失亡而

---

〔1〕三十四　原脱，據目錄補。
〔2〕攣　原作"孿"，形近之誤，據王注本《素問·痿論》改。
〔3〕攣　原作"孿"，據改同上。

不存，或有所營求而不得，則心急火炎，氣喘而肺鳴，鳴則肺熱葉焦。故曰：五藏因肺熱葉焦，發爲痿躄，此之謂也，緣肺金枯燥，不能化氣生津，灌溉五藏，是以成痿耳。

悲哀太甚則胞絡絕，胞絡絕則陽氣內動，發則心下崩，數溲血也。故《本病》曰：大經空虛，發爲肌痹，傳爲脈痿。

心爲丁火，膀胱爲壬水，本相合也，合則膀胱之胞，爰有絡脈，通於心中，是謂胞絡。心主喜，悲哀太甚，傷其心神，丁壬不交，則胞絡絕矣。心主脈，脈舍血，血藏於肝，火之熱者，木之溫氣所化，故心火生於肝木。而肝木實生於壬水，水生而化木，是陰升而化陽也。陰升而化陽，故血隨木升，行於脈中，而不下泄。胞絡既絕，丁壬不交，則木鬱而陽陷，故陽氣內動。鬱動不已，陷衝前竅，在女子則爲血崩，在男子則爲溺血，是以病發則心下崩決，數溲血也。蓋脈者血之隄防，木陷血積，泄於溺孔，是即河水衝決，隄防崩潰之義也。而崩潰之原，則在心下，以心主脈也，故謂之心下崩。《本病》，古書。營血陷亡，故大經空虛。血亡則肌肉失養，麻痹不仁，經絡堙阻，傳爲脈痿也。

思想無窮，所願不得，意淫於外，入房太甚，宗筋弛縱，發爲筋痿，及爲白淫。故《下經》曰：筋痿者，生於肝使內也。

思想無窮，而所願不得，意思淫泆於外，則相火升泄，陽根不密，加以入房太甚，泄其腎氣，水寒木萎，宗筋弛縱，發爲筋痿，及爲白淫。白淫者，白物淫衍，流溢而下，即男女帶濁之疾也。《下經》，古書。肝使內者，色過而肝傷也。

有漸於濕，以水爲事，若有所留，居處相濕，肌肉濡漬，痹而不仁，發爲肉痿。故《下經》曰：肉痿者，得之濕地也。

漸，習染也。有漸於濕，以水爲事，若水有所留，居處濕潤，人感其氣，傳染於身，則肌肉濡漬，痹而不仁，發爲肉痿。肉痿者，得之濕地之外淫也。

有所遠行勞倦，逢大熱而渴，渴則陽氣內伐，內伐則熱舍於腎。腎者水藏也，今水不勝火，則骨枯而髓虛，故足不任身，發爲骨痿。故《下經》曰：骨痿者，生於大熱也。

有所遠行勞倦,逢大熱而燥渴,渴則陽氣燔蒸而內伐,內伐則熱氣舍於腎部。腎者水藏也,其主骨髓,今水不勝火,則骨枯而髓虛,故足軟不能任身,發爲骨痿。骨痿者,生於大熱之內爍也。

帝曰:何以別之?岐伯曰:肺熱者,色白而毛敗。心熱者,色赤而絡脈溢。肝熱者,色蒼而爪枯。脾熱者,色黃而肉蠕動。腎熱者,色黑而齒槁。

肺主皮毛,其色白,肺熱者,色白而毛敗。心主脈,其色赤,心熱者,色赤而絡脈溢。絡脈,經脈之浮者也。肝主筋,其色蒼,肝熱者,色蒼而爪枯。爪者,筋之餘也。脾主肉,其色黃,脾熱者,色黃而肉蠕動。蠕動,蟲動貌也。腎主骨,其色黑,腎熱者,色黑而齒槁。齒者,骨之餘也。

帝曰:如夫子言可矣,論言治痿者獨取陽明,何也?岐伯曰:陽明者,五藏六府之海,主潤宗筋,宗筋主束骨而利機關也。衝脈者,經脈之海也,主滲灌谿谷,與陽明合於宗筋。陰陽總宗筋之會,會於氣街,而陽明爲之長,皆屬於帶脈,而絡於督脈。陽明虛則宗筋縱,帶脈不引,故足痿不用也。

陽明者,藏府之海,主滋潤宗筋,宗筋,諸筋之總也。諸筋者,皆屬於節,五藏生成論語。骨節聯屬,則機關便捷,故宗筋主束骨而利機關也。衝脈者,經脈之海,主滲灌谿谷,氣穴論:肉之大會爲谷,肉之小會爲谿。與陽明合於宗筋。陰陽之脈,總宗筋之會,足陽明、少陽、太陰、少陰、厥陰、衝、任、督、蹻九脈,皆會於前陰。會於陽明之氣街,陽明動脈,在髀腹之交。而陽明爲之長,皆屬於帶脈,帶脈環腰如帶,總束諸脈者。而絡於督脈。督脈在背,諸脈之綱。陽明虛則宗筋縱緩,帶脈不能收引,諸筋鬆懈,故足痿不用也。

帝曰:治之奈何?岐伯曰:各補其榮而通其俞,調其虛實,和其逆順,筋脈骨肉各以其時受氣,則病已矣。帝曰:善。

五藏之脈五俞,曰井榮俞經合。六府之脈六俞,曰井榮俞原經合。諸經之所溜爲榮,所注爲俞。治痿雖獨取陽明,而脈肉筋骨,各有所主,如脈痿則兼治手少陰,肉痿則兼治足太陰,筋痿則兼治足厥陰,骨痿則兼治足少陰。各補其榮穴,以滋經陰,通其俞穴,以泄經熱,調其虛實,使陽不偏實,陰不偏虛,和其逆順,使陽氣順降,陰氣逆升,筋脈骨肉各以其自王之時受氣,則病已矣。

厥論三十五〔1〕

黃帝問曰:厥之寒熱者何也? 岐伯對曰:陽氣衰於下,則爲寒厥,陰氣衰於下,則爲熱厥。

陽氣衰於下,則陰盛而生寒,故爲寒厥。陰氣衰於下,則陽盛而生熱,故爲熱厥。

帝曰:熱厥之爲熱也,必起於足下者何也? 岐伯曰:陽氣起於足五指之表,陰脈者,集於足下,而聚於足心,故陽氣勝則足下熱也。

陽氣起於足五指之表,陰脈集於足下,而聚於足心,陰敗陽勝,則陽侵陰位,而足下熱也。

帝曰:寒厥之爲寒也,必從五指而上於膝者何也? 岐伯曰:陰氣起於足五指之裏,陽脈者,集於膝下,而聚於膝上,故陰氣勝則從五指至膝上寒。其寒也,不從外,皆從內也。

陰氣起於足五指之裏,陽脈集於膝下,而聚於膝上,陽敗陰勝,則陰奪陽位,從五指而至膝上寒也。其寒也,不從外來,皆從內生也。

帝曰:寒厥何失而然也? 岐伯曰:前陰者,宗筋之所聚,太陰陽明之所合也。春夏則陽氣多而陰氣少,秋冬則陰氣盛而陽氣衰,此人者質壯,以秋冬奪於所用,精氣溢下,下氣上爭,不能復,邪氣因從之而上也。氣因於中,陽氣衰,不能滲營其經絡,陽氣日損,陰氣獨在,故手足爲之寒也。

太陰陽明同主四支,前陰者,宗筋之所聚,太陰陽明之所會合也。春夏則陽氣多而陰氣少,太陰不及陽明之多者,陽升而陰降也。秋冬則陰氣盛而陽氣衰,陽明不及太陰之盛者,陰長而陽藏也。寒厥之原,以此人者氣質盛壯,當秋冬陽藏之時,而入房不節,

---

〔1〕三十五 原脫,據目錄補。

奪於所用，精氣溢下，泄其陽根，下焦腎氣，紛爭於上，不能歸復，寒水之邪氣，因從之而上。寒氣在中，水邪侮土，太陰濕盛，陽明氣衰，不能充養四支，而滲淫其經絡，久而陽氣日損，陰氣獨在，四支稟之，故手足爲之寒也。

帝曰：熱厥何如而然也？岐伯曰：酒入於胃，則絡脈滿而經脈虛，陰氣虛則陽氣入，陽氣入則胃不和。脾主爲胃行其津[1]液者也，胃不和則精氣竭，精氣竭則不營其四支也。此人必數醉若飽以入房，氣聚於脾中不得散，酒氣與穀氣相薄，熱盛於中，故内熱而溺赤也。夫酒氣盛而慓悍，腎氣日衰，陽氣獨勝，熱徧於身，故手足爲之熱也。

酒性辛熱升散，酒入於胃，外走絡脈，則絡脈滿而經脈虛。絡脈爲陽，經脈爲陰，陰氣虛則陽氣入，陽氣入則同氣相投，傳於陽明之府，胃土燥熱而不和。脾主爲胃行其津液者也，胃府燥熱不和則精氣竭，精氣竭則脾無津液可行，不能營滲其四支，故成熱厥。此人必數醉若飽以入房，酒食未化，中氣壅阻，此正水火分離，精神不交之會，中氣不運，則水火不交。而腎精溢瀉，陽根愈騰，相火上至中官，埋阻土位，熱氣聚於脾中，不得散布，加之酒氣與穀氣相薄，迫也。熱盛於中，故内熱而溺赤也。夫酒氣既盛，而慓悍之性，煎熬腎陰，腎氣日衰，陽氣獨勝，府藏支節，一派邪熱熏蒸，熱徧於身，故手足爲之熱也。

帝曰：厥或令人腹滿，或令人暴不知人，或至半日遠至一日乃知人者何也？岐伯曰：陽氣盛於上則下虛，下虛則腹脹滿。陽氣盛於上則下氣重上，而邪氣逆，逆則陽氣亂，陽氣亂則不知人也。

陽降陰升，是其常也，陽氣盛於上，是陽氣之上逆，則陽不歸根而下虛。陽氣下虛，寒濕必動，肝脾鬱陷，則腹脹滿。陽氣上升，則下焦陰氣重上，而邪氣於是上逆，逆則升逼清道，而陽氣散亂，陽氣散亂，神明紛擾，則不知人也。

帝曰：善。願聞六經之厥狀病能也。岐伯曰：巨陽之厥，則首

---

〔1〕津　原作"精"，據王注本《素問·厥論》及本節黄節改。

腫頭重,足不能行,發爲眴仆。

足太陽經行身之背,起目内眥,自頭走足,巨陽之厥,經氣上逆,則首腫頭重,足不能行。上實下虛,發爲眩暈,而顛仆也。

陽明之厥,則腹滿不得臥,面赤而熱,癲疾欲走呼,妄見而妄言。

足陽明經行身之前,起鼻交頞,自頭走足,陽明之厥,經氣上逆,則腹滿不得臥,面赤而熱,癲疾欲走呼,妄見而妄言,陽明脈解所謂病甚則棄衣而走,登高而歌,妄言罵詈,不避親疏是也。

少陽之厥,則暴聾,頰腫而熱,脇痛,骱不可以運。

足少陽經行身之側,起目鋭眥,自頭走足,少陽之厥,經氣上逆,則暴聾,頰腫而熱,脈循耳後,下加〔1〕頰車,下行而化相火故也。脇痛,骱〔2〕痠不可以運動也。脈循脇裏,下輔骨也。

太陰之厥,則腹滿䐜脹,後不利,不欲食,食則嘔,不得臥。

足太陰經行身之前,自足走胸,太陰之厥,則經氣下陷,脾陷肝遏,腹滿䐜脹。疏泄失政,後竅不利。脾濕傳胃,胃氣上逆,則不欲食,食則嘔不得臥也。

少陰之厥,則口乾溺赤,腹滿心痛。

足少陰經行身之後,自足走胸,少陰之厥,則經氣下陷,脣舌失滋,是以口乾。風木遏鬱,是以溺赤。濕鬱爲熱。水泛土濕,是以腹滿。寒水淩火,是以心痛也。

厥陰之厥,則少腹腫痛腹脹,涇溲不利,陰縮腫,骱内熱,好臥屈膝。

足厥陰經行身之側,自足走胸,厥陰之厥,則經氣下陷,少腹痛脹,涇溲不利,風木鬱陷,而賊脾土,不能疏泄水道也。陰器縮腫,骱骨内熱,脈循骱骨,過陰器也。好臥而屈膝也。肝木剋土,土困則好臥。肝主筋,肝陷筋縮,則屈膝也。

盛則寫之,虛則補之,不盛不虛,以經取之。

---

〔1〕加　《説文》:"加,語相增加也。"《段注》:"謂有力之口也。引申之,凡據其上皆曰加。"耳後居頰車之上,故曰加。

〔2〕骱　原作"髓",據本節經文改。

不盛不虛,則以尋常疏通經絡之法取之,此總言諸厥之治法也。

太陽厥逆,僵仆,嘔血善衄,治主病者。

太陽厥逆,頭重足輕,故僵仆。寒水上行,藏氣失政,故嘔血善衄。治主病者,治其主病之經穴也。下同。

陽明厥逆,喘咳身熱,善驚,衄嘔血,治主病者。

陽明厥逆,胃氣上壅,肺金莫降,故發喘咳。膽木拔根,故生驚怯。陽明不降,收斂失政,故作嘔衄也。

少陽厥逆,機關不利,機關不利者,腰不可以行,項不可以顧,發腸癰不可治,驚者死。

少陽厥逆,筋膜攣縮,機關不利,行則腰痛,故不可行,顧則項痛,故不可顧。相火內鬱,而發腸癰,則不可治。膽木拔根,而生驚者,戊土被賊,是以死也。

太陰厥逆,骱急攣,心痛引腹,治主病者。

太陰厥逆,土陷木遏,筋膜短縮,故骱骨急攣。肝木陷而膽木逆,上衝胃口,故心痛引腹也。

少陰厥逆,虛滿嘔變,下泄清水,治主病者。

少陰厥逆,水旺土濕,胃逆脾陷,故上為虛滿嘔變,變,災也。下為泄利清水也。

厥陰厥逆,足攣腰痛,虛滿,前閉,譫言,治主病者。

厥陰厥逆,肝陷筋縮,故足攣腰痛。乙木賊土,故腹脇虛滿。木鬱不能疏泄水道,故前竅閉澀。風動血撓,神魂不謐[1],是以譫言也。

三陰俱逆,不得前後,使人手足寒,三日死。

三陰俱逆,濕土風木癸水齊陷,下竅堵塞,不得前後。二便不通。中脘陽虛,四支失秉,使人手足寒冷。不過三日則死,陽氣全敗也。

手太陽厥逆,耳聾泣出,項不可以顧,腰不可以俛仰,治主病者。

---

[1] 謐 《廣韻》:"慎也,安也。"

手太陽厥逆,其脈自目眥入耳中,故耳聾泣出。循頭上項,故項不可以顧。脈連足太陽,足太陽挾脊抵腰,故腰不可以俛仰也。

手陽明少陽厥逆,發喉痺嗌腫,痙,治主病者。

手陽明少陽厥逆,其脈皆循喉嚨,入缺盆,故發喉痺嗌腫,頭項强直而爲痙也。

手太陰厥逆,虛滿而咳,善嘔沫,治主病者。

手太陰厥逆,肺氣上衝,故虛滿而咳,善嘔涎沫也。

手少陰心主厥逆,心痛引喉,身熱,死不可治。

手少陰心主厥逆,其脈皆上挾咽喉,故心痛引喉。君相二火上炎,故身熱。心主爲相火。火泄神亡,故死也。

咳論三十六〔1〕

黃帝問曰:肺之令人咳何也? 岐伯對曰:五藏六府皆令人咳,非獨肺也。帝曰:願聞其狀。岐伯曰:皮毛者,肺之合也,皮毛先受邪氣,邪氣以從其合也。其寒飲食入胃,從肺脈上至於肺則肺寒,肺寒則外內合邪,因而客之,則爲肺咳。

肺主氣,肺氣清降,呼吸靜順,故不咳嗽,肺金不降,胸膈壅阻,逆氣衝激,則咳嗽生焉。咳生於肺,而其原不一,五藏六府之病,傳之於肺,皆令人咳,非獨肺藏之自病也。且以肺咳言之,肺主皮毛,皮毛者,肺之合也,皮毛被感,先受風寒之邪氣,邪氣在表,外束皮毛,皮毛閉斂,則肺氣壅阻。緣肺合皮毛,表裏同氣,從其合也。其再加以寒飲食入胃,寒氣從肺脈上至於肺則肺寒,肺寒則飲食之寒與風露之寒外內合邪,因而客居肺部不散,寒閉氣阻,則爲肺咳。是肺咳之故也。

五藏各以其時受病,非其時,各傳以與之。乘秋則肺先受邪,乘春則肝先受之,乘冬則腎先受之,乘夏則心先受之,乘至陰則脾先受之。人與天地相參,故五藏各以治時,感於寒則受病,微則爲咳,甚則爲泄爲痛。

---

〔1〕三十六　原脫,據目錄補。

咳生於肺,而受病之原,則傳自五藏,不可第責之肺也。五藏各以其主治之時受病,非其主治之時,各於其所勝之藏傳以與之。肺應秋,乘秋則肺先受邪,肝應春,乘春則肝先受之,腎應冬,乘冬則腎先受之,心應夏,乘夏則心先受之,脾應至陰,長夏。乘至陰則脾先受之。蓋人與天地相參,故五藏各以治其司令之時,當其主治之時感於寒,則主治之藏受其病。微則傳之肺,肺氣上逆而爲咳,甚則傳之大腸,大腸下陷,爲泄爲痛也。

帝曰:何以異之? 岐伯曰:肺咳之狀,咳而喘息有音,甚則唾血。

肺咳之狀,咳而喘息有音,肺氣上逆也。甚則唾血,肺金失斂也。

心咳之狀,咳則心痛,喉中介介如梗狀,甚則咽腫喉痹。

心咳者,火剋金也。咳則心痛者,君火逆衝也。心脈上挾咽,心氣衝塞,故喉中介介如梗狀。甚則君火升炎,故咽腫喉痹也。

腎咳之狀,咳則腰脊相引而痛,甚則咳涎。

腎咳者,水乘金也,水漬肺藏,則氣阻爲咳。腎脈貫脊,故腰背相引而痛。腎主五液,入脾爲涎,脾濕胃逆,則涎出於口,故甚則咳涎。

脾咳之狀,咳則右脇下痛,陰陰引肩背,甚則不可以動,動則咳劇。

脾咳者,土累金也,脾以濕土主令,肺從脾土化濕,濕旺胃逆,肺金不降,清氣鬱阻,則生痰嗽。脾從左升,左升則右降,右脇下痛,陰陰引肩背者,肺氣不能右降也。甚則身動而氣愈逆,是以咳劇也。

肝咳之狀,咳則兩脇下痛,甚則不可以轉,轉則兩胠下滿。

肝咳者,木侮金也,肝爲風木,內胎君火,衰則肺金固剋風木,盛則風木亦侮肺金,火胎鬱發,肺金受傷,則生咳嗽。肝脈行於兩脇,故脇痛不可以轉。轉則肝氣鬱遏,兩胠下滿,胠即脇也。

帝曰:六府之咳奈何? 安所受病? 岐伯曰:五藏之久咳,乃移於六府。

藏病移府,表裏相傳也。

脾咳不已,則胃受之,胃咳之狀,咳而嘔,嘔甚則長蟲出。

脾咳不已,傳之於胃,胃逆則嘔,嘔甚則吐蚘蟲。蓋脾爲太陰濕土,肺以手太陰不司令氣,從土化濕。燥被濕奪,則陽明戊土不化庚金之燥,而化己土之濕。濕盛則脾陷而胃逆,胃逆則肺無降路,濕氣堙塞,而生痰嗽。故肺咳之原,雖緣五藏六府之相傳,而胃土上逆,則爲咳嗽之根。甚則爲泄爲痛,由於脾陷,微則爲咳,由於胃逆。胃咳者,戊土之阻辛金也。

肝咳不已,則膽受之,膽咳之狀,咳嘔膽汁。

肝咳不已,傳之於膽,膽木上逆,而剋胃土,則咳嘔膽汁,膽汁色黃而味苦。膽咳者,甲木之傷辛金也。甲木化氣相火,能刑辛金。

肺咳不已,則大腸受之,大腸咳狀,咳而遺矢。

肺咳不已,傳之大腸,大腸下陷,魄門不收,故咳而遺矢。大腸咳者,庚金之干辛金也。

心咳不已,則小腸受之,小腸咳狀,咳而失氣,氣與咳俱失。

心咳不已,傳之小腸,小腸下陷,故咳而肛門失氣,氣與咳俱失。小腸咳者,丙火之剋辛金也。

腎咳不已,則膀胱受之,膀胱咳狀,咳而遺溺。

腎咳不已,傳之膀胱,膀胱失藏,故咳而遺溺。膀胱咳者,壬水之乘辛金也。

久咳不已,則三焦受之,三焦咳狀,咳而腹滿,不欲飲食。

久咳不已,上中下三焦俱病,則傳之三焦,三焦火陷,不能生土,故咳而腹滿,不欲飲食。三焦咳者,相火之刑辛金也。

此皆聚於胃,關於肺,使人久涕唾而面浮腫氣逆也。

聚於胃者,胃土上逆,濁氣填塞,聚於胃口也。關於肺者,胃逆則肺阻也。肺逆則多涕,胃逆則多唾,濁氣鬱塞,是以淫泆而化涕唾。肺胃鬱升,則面浮腫。總因濁氣之上逆也。

帝曰:治之奈何? 岐伯曰:治藏者治其俞,治府者治其合,浮腫者治其經。

藏之俞,在脈之所起第三穴。府之合,在脈之所起第六穴。藏之經,在脈之所起第四穴。府之經,在脈之所起第五穴。五藏五俞,曰井榮俞經合,六府六俞,曰井榮俞原經合,詳見《靈樞·本輸》。俞與腧、輸俱通。

瘧論三十七〔1〕

黃帝問曰:夫痎瘧皆生於風,其蓄作有時者何也? 岐伯對曰:瘧之始發也,先起於毫毛,伸欠乃作,寒慄鼓頷,腰脊俱痛,寒去則內外皆熱,頭痛如破,渴欲冷飲。

痎與該通,瘧病不一,該而言之,故曰痎瘧。其類雖多,總之皆生於風也。伸者,舒臂折腰,欠者,開口呵氣,陰氣下旺,召引陽氣,陽氣欲陷而未陷,故伸欠乃作,此瘧邪將發之象也。發則寒慄鼓頷,腰脊俱痛。寒去則內外皆熱,頭痛如破,渴欲冷飲。痎,音皆。

帝曰:何氣使然? 願聞其道。岐伯曰:陰陽上下交爭,虛實更作,陰陽相移也。陽并於陰,則陰實而陽虛。陽明虛則寒慄鼓頷也,巨陽虛則腰背頭項痛,三陽俱虛則陰氣勝,陰氣勝則骨寒而痛。寒生於內,故中外皆寒。陽盛則外熱,陰虛則內熱,外內皆熱則喘而渴,故欲冷飲也。

瘧之寒往而熱來者,此陰陽之上下交爭,虛實更作,陰陽相移也。以陰氣發作,裹束陽氣,陽爲陰并,則陰實而陽虛。陽明行身之前,陽明虛則寒慄鼓頷。太陽行身之後,巨陽虛則腰背頭項痛。三陽俱虛則陰氣全勝,陰氣勝則骨寒而痛。寒生於內,直達皮毛,故中外皆寒。及其陽氣來復,蓄極而發,則陽實而陰虛。陽盛而透出重圍則外熱,陰虛而涸及窮泉則內熱,外內皆熱則喘促而渴燥,故欲冷飲也。

此皆得之夏傷於暑,熱氣盛,藏於皮膚之內,腸胃之外,營氣之所舍也。此令人汗孔疏,腠理開,及得之以浴,因得秋氣,汗出遇風,水氣舍於皮膚之內,與衛氣并居。衛氣者,晝行於陽,夜行於陰,此氣得陽而外出,得陰而內薄,內外相薄,是以日作。

---

〔1〕三十七　原脫,據目錄補。

痎瘧寒熱之由,此皆得之夏傷於暑,熱氣隆盛,藏於皮膚之內,腸胃之外,是營氣之所舍也。此熱內蒸,令人汗孔疏而腠理開,暑盛竅泄,沐浴寒水,因得涼秋之氣,正當汗出,而遇清風,水隨竅入,皮毛外斂,於是水氣淫泆,舍於皮膚之內,與衛氣并居。衛氣晝行於陽經,夜行於陰藏,此氣水氣。晝得陽氣而外出,夜得陰氣而內入,舍深則暮與衛遇而夜作,舍淺則旦與衛遇而晝作,晝夜出入,內外相薄,是以日作。此蓄作有時之原也。

帝曰:善。夫風之與瘧也,相似同類,而風獨常在,瘧得有時而休者何也? 岐伯曰:風氣留其處,故常在,瘧氣隨經絡,沉以內薄,故衛氣應乃作。

痎瘧皆生於風,是風之與瘧相似同類。而風獨常在,瘧得有時而休者,以風氣留其所客之處,故邪常在,瘧氣隨經絡,沉以內薄,故與衛氣相應乃作,衛氣不應,則有時而休也。

帝曰:其閒日而作者何也? 岐伯曰:其氣之舍深,內薄於陰,陽氣獨發,陰邪內著,陰與陽爭不得出,是以閒日而作也。

閒日而作者,以其氣水氣。之舍深,內薄於陰分之中,衛氣獨發,不與邪遇,陰邪內著,不與衛交,陰與陽爭,而不得出,是以閒日而作也。蓋瘧邪之發,邪與衛遇,裹束衛陽,衛陽內陷,鬱勃振動,極力外發,而陰邪外閉,不得突圍而出,是以寒慄戰搖。及其蓄積盛大,陰不能閉,則透出重圍,熱來寒往。水邪深入,不得日與衛會,故閒日乃作也。

帝曰:時有閒二日或至數日發,或渴或不渴,其故何也? 岐伯曰:其閒日發者,由邪氣內薄於五藏,橫連募原也。其道遠,其氣深,其行遲,不能與衛氣俱行,不得皆出,故閒日乃作也。其閒日者,邪氣與衛氣客於六府,而有時相失,不能相得,故休數日乃作也。瘧者,陰陽更勝也,或甚或不甚,故或渴或不渴。

其閒日發者,由邪氣內薄於五藏,橫連於募原也。募謂藏府之募,原謂膈肓之原。其道遠,其氣深,其行遲,不能與氣俱行,不得與衛氣皆出,故閒日乃作也。其閒日作者,邪氣與衛氣客於六府,道遠而氣深,而又有時相失,不能相得,閒日而不會,故休數日乃作也。瘧之寒熱互作者,陰陽之更勝也,其陽氣之盛,或甚或不甚,故或渴或不渴也。

衞氣一日一夜周身五十度,晝行六經二十五周,夜行五藏二十五周。邪在六經,則晝與衞遇,邪在五藏,則夜與衞遇,無與衞氣相失之時,本當一日一作,其閒日至數日者,陽氣之衰也。蓋衞與邪遇,不得逕行,極力相爭,陷堅而入。衞氣內鬱,寒邪外束,鼓動振搖,重陰莫透,蓄極而發。熱蒸寒散,陽氣透泄,寒邪退除。非陽氣極盛,不能日日如是。陽虛者,熱退力衰,未即遽振。衞與邪遇,雖陷重陰,陽弱不能外發,則寒熱不作。閒日之後,蓄積盛大,然後鼓發,而生寒熱。再虛則數日乃發。陽虛之分量不一,故有閒日、數日之差也。

帝曰:其作日晏與其日早者,何氣使然?岐伯曰:邪氣客於風府,循膂而下,衞氣一日一夜大會於風府。其明日日下一節,故其作也晏,此先客於脊背也。每至於風府則腠理開,腠理開則邪氣入,邪氣入則病作。其出於風府,日下一節,二十五日下至骶骨,以此日作稍益晏也。二十六日入於脊內,注於伏脊之脈,其氣上行,九日出於缺盆之中,其氣日高,故作日益早也。

其作日晏與日早者,邪氣客於風府,循背脊而下,<small>脊骨兩旁曰膂。</small>衞氣一日一夜周身五十度,大會於風府,而與邪遇,遇則瘧發。其至明日,邪氣日下一節,與衞氣之相遇漸晚,故其作也晏,此緣邪氣先客於脊背也。衞氣每至於邪客之風府,阻而不行,則鼓動鬱發,開其腠理,腠理開則邪氣入,邪氣入則裹束衞氣而病作。其出於風府,日下一節,二十五日下至骶骨,<small>尾骶骨。</small>以此日作稍益晏也。二十六日入於脊內,注於伏脊之脈,<small>伏脊之脈,即衝脈之後行於脊背者。</small>前入衝任,其氣上行,九日出於缺盆之中,其氣日高,故作日益早也。

瘧發之早晏,雖由邪氣之上下,實因陽氣之虛盛。陽虛者,閉於重陰之中,不能遽發,故其作日晏,陽盛者,遏於重陰之內,一鬱即發,故其作日早。陽盛於上而虛於下,自背而下,陽氣漸虛,是以作晏,自腹而上,陽氣漸盛,是以發早也。

帝曰:夫子言衞氣每至於風府,腠理乃發,發則邪氣入,入則病作。今衛氣日下一節，其氣之發也，不當風府，其日作者奈何？岐伯曰：此邪氣客於頭項，循膂而下者也。虛實不同，邪中異所，則不得當其風府也。故邪中於頭項者，氣至頭項而病，中於背者，氣至背而病，中於腰脊者，氣至腰脊而病，中於手足者，氣至手足而病。衛氣之所在，與邪氣相合則病作，故風無常府，衛氣之所發，必開其腠理，邪氣之所合，則其府也。

邪氣客於風府，衛氣每至於風府，與邪氣相遇，腠理開發，則邪入而病作。今衛氣日下一節，而與邪遇，其氣之發也，不當風府，風府，督脈之穴，在項後。其日作者何也？此蓋邪氣客於頭項，循脊而下者也，故恰當督脈之風府。人之虛實不同，邪中異所，則不得盡當其風府也。故邪中於頭項者，衛氣至頭項而病，中於背脊者，衛氣至背脊而病，中於腰脊者，衛氣至腰脊而病，中於手足者，衛氣至手足而病。衛氣之所在，與邪氣相合則病作，故風無常府，衛氣之所鬱發，開其腠理，而與邪氣之所合，則其府也。

帝曰：瘧先寒而後熱者何也？岐伯曰：夏傷於大暑，其汗大出，腠理開發，因遇夏氣淒滄之水寒，藏於腠理皮膚之中，秋傷於風，則病成矣。夫寒者陰氣也，風者陽氣也，先傷於寒而後傷於風，故先寒而後熱也。病以時作，名曰寒瘧。

先寒而後熱者，夏傷大暑，其汗大出，腠理開發，因夏氣炎熱，浴於寒水，一遇淒滄之水寒入於汗孔，藏於腠理皮膚之中，忽而秋傷於風，閉其皮毛，寒氣在經，不得出路，則病成矣。夫寒者陰氣也，內傷營血，風者陽氣也，外傷衛氣。營爲寒傷，則裹束衛外而生表寒，衛爲風傷，則鼓發營中而生裏熱。先傷於寒而後傷於風，則營氣先閉而衛氣後發，故先寒而後熱也。病以時作，名曰寒瘧。

帝曰：先熱而後寒者何也？岐伯曰：此先傷於風而後傷於寒，故先熱而後寒也。亦以時作，名曰溫瘧。其但熱而不寒者，陰氣先絕，陽氣獨發，則少氣煩冤，手足熱而欲嘔，名曰癉瘧。

先熱而後寒者，此先傷於風而後傷於寒，故先熱而後寒也。以風性疏泄，寒性閉藏，先傷於風，開其皮毛，後傷於寒，入於汗孔。衛以收斂爲性，風氣泄之，而衛愈欲斂，其性然也。始而風力疏泄，衛未遽斂，故寒隨竅入，繼而衛斂表固，風不能泄，衛鬱熱發，是以先熱。陽衰陰復，裏寒內作，是以後寒。亦以時作，名曰溫瘧。其但熱而不寒者，二火上炎，陽氣素旺，外為風邪所閉，鬱其內熱，陰氣先絕，陽氣獨發，則少氣煩冤，手足熱盛而欲作嘔吐，名曰癉瘧。癉，熱也。

帝曰：夫病溫瘧與癉瘧而皆安舍，舍於何藏？岐伯曰：溫瘧者，得之冬中於風，寒氣藏於骨髓之中，至春則陽氣大發，邪氣不能自出，因遇大暑，腦髓爍，肌肉消，腠理發泄，或有所用力，邪氣與汗皆出。此病藏於腎，其氣先從內出之於外也。如是者，陰虛而陽盛，陽盛則熱矣，衰則氣復[1]反入，入則陽虛，陽虛則寒矣，故先熱而後寒，名曰溫瘧。

溫瘧者，得之冬中於風，閉其皮毛，寒氣內入，藏於骨髓之中，阻格二火，不得下蟄，蘊隆經絡，鬱熱常生。至春則陽氣大發，邪應出矣，而皮毛斂閉，不能自出。因遇大暑炎蒸，腦髓熏爍，肌肉消減，腠理發泄，汗孔大開，邪應出矣，即不必大暑，或有所用力煩勞，毛理蒸泄，邪亦出矣，邪氣與汗皆出。此病邪藏於腎藏，腎主骨髓。先從重陰之內，出之於外也。寒邪外出，逼其經絡之陽，鬱蒸鼓發，如是者，陰虛而陽盛，陽盛則熱矣。盛極而衰，則氣復反入，入則陽虛，陽虛則寒矣。蓋陰陽之理，有勝必復。陰旺而逼陽氣，則陽鬱而為熱，熱勝而陰衰，陽旺而逼陰邪，則陰鬱而為寒，寒勝而陽衰，故先熱而後寒，名曰溫瘧。

帝曰：癉瘧何如？岐伯曰：癉瘧者，肺素有熱，氣盛於身，厥逆上衝，中氣實而不外泄，因有所用力，腠理開，風寒舍於皮膚之內，分肉之間而發，發則陽氣盛，陽氣盛而不衰則病矣。其氣不及於陰，故但熱而不寒。氣內藏於心，而外舍於分肉之間，令人消爍肌肉，命曰癉瘧。

癉瘧者，二火刑金，肺素有熱。肺主宗氣，而司皮毛，金被火刑，失其降下之令，氣盛於身，厥逆上衝，而皮毛閉斂，中氣盛實，而

---

〔1〕復　原無，據王注本《素問·瘧論》及本節黃解補。

不外泄。因有所用力煩勞，腠理開泄，風寒舍於皮膚之内，分肉之閒，鬱其陽氣而發。發則陽盛而内熱作，陽氣盛而不衰則病矣。其氣不及於陰，故但熱而不寒。陽氣内藏於心，而外舍於分肉之閒，壯火燔蒸，令人消爍肌肉，命曰癉瘧。

帝曰：善。論言夏傷於暑，秋必病瘧，今瘧不必應者何也？岐伯曰：此應四時者也。其病異形者，反四時也。其以春病者惡風，以夏病者多汗，以秋病者寒甚，以冬病者寒不甚。

論言夏傷於暑，秋必病瘧，生氣通天論。今温瘧因冬中於風，是瘧不必應此言也。蓋夏傷於暑，秋必病瘧，先寒後熱，萬人皆同，此應四時者也。其病不必先寒後熱，而别有異形者，反四時也。其以春病者風泄表疏而惡風，以夏病者濕蒸竅開而汗出，以秋病者陰氣收斂而寒甚，以冬病者陽氣格鬱而寒不甚，温瘧因冬中於風，寒藏骨髓，格破陽氣，不得蟄藏，故寒不甚。此其大較也。

帝曰：經言有餘者瀉之，不足者補之，今熱爲有餘，寒爲不足。夫瘧者之寒，湯火不能温也，及其熱，冰水不能寒也，此皆有餘不足之類。當此之時，良工不能止，必須其自衰乃刺之，其故何也？願聞其説。

熱爲有餘，陽有餘也。寒爲不足，陽不足也。

岐伯曰：經言無刺熇熇之熱，無刺渾渾之脈，無刺漉漉之汗，故爲其病逆，未可治也。夫瘧之始發也，陽氣并於陰，當是之時，陽虚而陰盛，外無氣，故先寒慄也。陰氣逆極，則復出之陽，陽與陰復并於外，則陰虚而陽實，故發熱而渴。夫瘧氣者，并於陰則陰勝，并於陽則陽勝，陰勝則寒，陽勝則熱。瘧者，風寒之氣不常也，病極則復。至病之發也，如火之熱，如風雨不可當也。故經言曰：方其盛時必毀，因其衰也，事必大昌，此之謂也。夫瘧之未發也，陰未并陽，陽未并陰，因而調之，真氣得安，邪氣乃亡，故工不能治其已發，爲其氣逆也。

經言，《靈樞·逆順篇》。熇熇，熱盛也。渾渾，脈大也。漉漉，汗多也。無刺者，爲其病氣方逆，未可治也。夫瘧之始發也，陽氣吞并於陰中，當是之時，陽虚而陰盛，外無陽氣，故先寒慄也。陰氣極盛,陽氣來復,發於重陰之內,則復出之陽,陰復爲陽吞并於外,則陰虛而陽實,故發熱而渴。夫瘧氣者,陽并於陰則陰勝,陰并於陽則陽勝,陰勝則寒,陽勝則熱,陰勝者,寒氣所翕聚,陽勝者,風氣所閉束。瘧者,風寒之氣不常勝也,病極則復。陽氣來復,至其病之發也,如火之熱,如風雨飄驟,不可當也,陽盛極矣,何可刺乎!然盛極必衰,故經言曰:方其盛時,必將毀傷,因其衰也,事必大昌,此之謂也,是以須其自衰乃刺之耳。夫瘧之未發也,陰未并於陽,陽未并於陰,因而調之,真氣乃安,邪氣乃亡,故工不能治其已發,爲其病氣方逆也。

帝曰:瘧不發,其應何如?岐伯曰:瘧氣者,必更盛更虛,當氣之所在也。病在陰則寒而脈靜,在陽則熱而脈躁,極則陰陽俱衰,衛氣相離,故病得休,衛氣集則復病也。

瘧不發者,瘧之未發也。瘧氣者,發必更盛而更虛,當其邪氣之所在也。病在陰則身寒而脈靜,病在陽則身熱而脈躁,盛之極則陰陽俱衰,衛氣相離,故病得休,衛氣再集,與邪相集。則復病也。瘧邪不發之應,當在邪衰正復,衛離病休之時,身無寒熱,而脈無靜躁也。

帝曰:善。攻之奈何?早晏何如?岐伯曰:瘧之且發也,陰陽之且移也,必從四末始也。陽已傷,陰從之,故先其時堅束其處,令邪氣不得入,陰氣不得出,審候見之在孫絡盛堅而血者皆取之,此真往而未得并者也。

瘧之且發也,必將陰陽相移,更盛更虛。陰陽相移者,陰乘陽位,陽乘陰位,彼此交易也。陽受氣於四末,陰陽之且移也,必從四末始也。陰勝而陽已傷,陽復則陰亦從之,報施不偏也。故先其未發之時,堅束其四末相移之處,令邪氣不得入於陽分,陰氣不得出於陽位,以致束閉其衛陽。審候而察之,見其孫絡盛堅而血鬱者皆取之。此真氣之方往,而未得兼并者也。

熱論三十八[1]

黃帝問曰：今夫熱病者，皆傷寒之類也，或愈或死，其死皆以六七日之閒，其愈皆以十日以上者何也？不知其解，願聞其故。

熱病者，春夏之月，感冒風邪之病也。風秉木氣，其性疏泄，衛秉金氣，其氣收斂，春夏中風，開其皮毛，衛氣愈泄而愈斂。皮毛斂閉，營鬱熱發，是爲熱病。其營熱之所以盛發者，以其冬水蟄封之日，相火失藏，升揚渫越，蘊隆於經脈之中，營熱蓄積，已成素秉。而冬時不病者，寒水司令，木火未交也。一交春氣，寒去溫來，經陽鬱發，營熱漸劇，襲以風露，表閉熱隆，則成溫病。所謂冬傷於寒，春必溫病也。生氣通天論語。發於春，則爲溫病，發於夏，則爲暑病，因時而異名，總皆熱病也。熱病感春夏之風，非傷冬令之寒，故曰傷寒之類，實非傷寒也。

岐伯對曰：人之傷於寒也，則爲病熱，熱雖甚不死，其兩感於寒而病者，必不免於死。

外感之病，統曰傷寒，《難經》：傷寒有五，有中風，有傷寒，有濕溫，有熱病，有溫病是也。溫熱之病，本非傷寒，曰傷寒者，感病之總名如是。人之春夏感傷，風泄其衛，衛閉而遏營血，則爲病熱，熱雖至甚，而經盡熱泄，不至於死。其陽盛陰微，外被邪束，而表裏雙傳，一日兩經，是謂兩感，陰精枯槁，必不免於死也。

帝曰：願聞其狀。岐伯曰：傷寒一日，巨陽受之，巨陽者，諸陽之屬也，故爲諸陽主氣也，其脈連於風府，故頭項痛，腰脊強。二日陽明受之，陽明主肉，其脈挾鼻絡於目，故身熱目痛而鼻乾，不得臥也。三日少陽受之，少陽主膽，其脈循脇絡於耳，故胸脇痛而耳聾。三陽經絡皆受其病，而未入於藏者，故可汗而已。

傷寒一日，巨陽受之，巨陽者，經居三陽之表，最先受邪，是諸陽之所屬也，故爲諸陽之主氣也。病傳三陽之經，總以太陽爲主，以其爲諸陽之主氣故也。督居脊背，總督諸陽，太陽行身之後，其

---

[1] 三十八　原脫，據目錄補。

脈連於督脈之風府。穴在頭後。風府者，招風之府，其竅常開，風襲
此穴，傳之太陽。太陽之脈，自頭下項，挾脊抵腰，風閉皮毛，鬱其
經脈，經氣不舒，故頭項痛，腰脊強。陽明居太陽之次，行身之前，
風邪在表，日傳一經，二日則陽明受之。陽明主肉，其脈挾鼻絡於
目，陽莫盛於陽明，陽明不降，胃氣上逆，肌肉熏蒸，燥火升逼，故身
熱目痛而鼻乾，不得臥也。少陽居陽明之次，行身之側，三日少陽
受之。少陽主膽，膽木化氣相火，其脈循耳下頸，貫膈而循脇裏，膽
火逆升，經氣痞塞，故胸脇痛而耳聾。三陽經絡皆受其病，而未入
於三陰之藏，經鬱熱發，汗之泄其經熱，則病已矣。

　　四日太陰受之，太陰脈布胃中，絡於嗌，故腹滿而嗌乾。五日
少陰受之，少陰脈貫腎絡於肺，繫舌本，故口燥舌乾而渴。六日厥
陰受之，厥陰脈循陰器而絡於肝，故煩滿而囊縮。

　　太陰居少陽之次，行身之前，四日太陰受之。其脈入腹絡胃，
上膈挾咽，脾精枯燥，故腹滿而嗌乾。少陰居太陰之次，行身之後，
五日少陰受之。其脈貫脊屬腎，入肺而挾舌本，腎水焦涸，故口燥
舌乾而渴。厥陰居少陰之次，行身之側，六日厥陰受之。其脈過陰
器，抵小腹，屬肝絡膽，肝血消爍，故煩滿而囊縮。太陰曰脈布胃
中，少陰曰脈貫腎，厥陰曰脈絡於肝，是則三陰之病，皆入於藏也。

　　其不兩感於寒者，七日巨陽病衰，頭痛少愈，八日陽明病衰，身
熱少愈，九日少陽病衰，耳聾微聞，十日太陰病衰，腹減如故，則思
飲食，十一日少陰病衰，渴止不滿，舌乾已而嚏，十二日厥陰病衰，
囊縱少腹微下。大氣皆去，病日已矣。

　　六日而六經俱盡，藏陰弗衰，邪熱不能內傳，則經陽外發，汗出
邪退。六日而六經俱解，共十二日而病全瘳，所謂其愈皆以十日以
上也。

　　帝曰：治之奈何？岐伯曰：治之各通其藏脈，病日衰已矣。其
未滿三日者，可汗而已，其滿三日者，可泄而已。

　　府亦稱藏，十二藏相使論：十二藏之貴賤相使是也。各通其藏
脈，是何藏之經病，即鍼通其何藏之經脈也。其未滿三日者，所謂
三陽經絡皆受其病，而未入於藏者，故可汗而已，其已滿三日者，已

入於藏,故可瀉而已。

熱病一傳三陰之經,即入於藏,經傳三陰,營熱深劇,則藏熱鬱發故也。汗、瀉俱是刺法,詳見刺熱篇。《靈樞·熱病》:熱病三日,而氣口靜,人迎躁者,取之諸陽,五十九刺,以瀉其熱而出其汗。瀉之則熱去,補之則汗出,熱病陽有餘而陰不足,故瀉其陽而補其陰。其在三陽之經,而未入於藏者,熱邪尚淺,補其經中之陰,則汗自出,其在三陰之經,而已入於藏者,熱邪已深,非瀉其藏中之陽,則熱不去。溫熱之病,所以不能死者,藏陰之未亡也。已入於藏而不瀉,則藏陰亡矣,故用瀉法。

帝曰:其病兩感於寒者,其脈應與其病形何如?岐伯曰:兩感於寒者,病一日巨陽與少陰俱病,則頭痛口乾而煩滿,二日陽明與太陰俱病,則腹滿身熱不欲食,譫言,三日少陽與厥陰俱病,則耳聾囊縮而厥不知人,不知人,六日死。三陰三陽,五藏六府皆受病,營衛不行,五藏不通,則死矣。

兩感者,陽亢陰枯,其太陽之寒,隨少陰而化熱,太陰之濕,隨陽明而化燥,厥陰之風,隨少陽而化火。表裏同氣,故一日之內,兩經俱病,三日六經俱遍,精液消亡,是以死也。

帝曰:五藏已傷,六府不通,營衛不行,如是之,後三日乃死何也?岐伯曰:陽明者,十二經脈之長也,其血氣盛,故不知人。三日其氣乃盡,故死矣。

陽明多氣多血,三日之後,經絡藏府俱病,又復不知人。三日陽明之氣血全消,然後死也。

評熱病論三十九〔1〕

黃帝問曰:人傷於寒而傳為熱何也?岐伯對曰:夫寒盛則生熱也。此段舊誤在水熱穴論。

寒盛於外,束閉皮毛,營血鬱遏,則生內熱也。

帝曰:病熱而有所痛者何也?岐伯曰:病熱者,陽脈也,以三陽

---

〔1〕三十九　原脫,據目錄補。

之動也。人迎一盛少陽，二盛太陽，三盛陽明，入陰也。夫陽入於陰，故病在頭與腹，乃腹脹而頭痛也。此段舊誤在腹中論內。

病熱者，風邪在表，鬱其陽脈也。病熱而有所痛者，以三陽之鬱動而衝突也。太陰行氣於三陰，脈動寸口，陽明行氣於三陽，脈動人迎，人迎一盛，是少陽之鬱發，二盛二倍。是太陽之鬱發，三盛三倍。是陽明之鬱發。三陽以陽明爲長，病及陽明，陽旺極矣，由是自陽分而入陰分也。夫陽入於陰，則經氣盛滿，脈絡弗容，故在上之經，逆衝頭上，在下之經，陷遏腹裏，乃腹脹而頭痛也。

帝曰：善。熱病已愈，時有所遺者何也？岐伯曰：諸遺者，熱甚而强食之，故有所遺也。若此者，皆病已衰而熱有所藏，因其穀氣相〔1〕薄，兩熱相合，故有所遺也。帝曰：病熱當何禁之？岐伯曰：病熱少愈，食肉則復，多食則遺，此其禁也。帝曰：善。治遺奈何？岐伯曰：視其虛實，調其逆從，可使必已矣。

熱病已愈，時有所遺者，餘熱遺留，纏綿未去也。諸遺者，以其熱邪猶甚，而遽强食之，脾土虛弱，未能消剋，水穀不消，中氣脹滿，熱邪鬱發，故有所遺也。若此者，皆病勢已衰，而餘熱有所伏藏，因其飲食新下，與穀氣相薄，兩熱相合，內熱與飲食之熱相合。故有所遺也。大凡病熱少愈，而餘熱未清，食肉而不消則病腹，多食而難化則病遺，此其禁也。治遺之法，視其藏府之虛實，補寫無差，調其經絡之逆從，升降如故，可使其病必已矣。

凡病傷寒而成溫者，先夏至日爲病溫，後夏至日爲病暑。暑當與汗皆出，勿止。二段〔2〕舊誤在熱論中。

凡病傷寒而成溫者，夏至以前謂之病溫，夏至以後謂之病暑，以其時令而異名也。溫暑之病，皆由風閉皮毛，鬱其內熱而成，當泄其皮毛，令經熱與汗皆出，勿止也。熱病之遺者，熱未透泄耳，汗之既徹，經熱全清，則無所遺留矣。

帝曰：有病溫者，汗出輒復熱，而脈躁疾，不爲汗衰，狂言不能

---

〔1〕相　原作"將"，音近之誤，據王注本《素問·熱論》及本節黄解改。
〔2〕二段　指"帝曰：善。熱病已愈……暑當與汗皆出，勿止"二段。

食，病名爲何？岐伯曰：病名陰陽交，交者死也。

陰陽交者，陰陽交并，獨陽無陰也。

帝曰：願聞其說。岐伯曰：人所以汗出者，皆生於穀，穀生於精。汗者，精氣也，今邪氣交爭於骨肉而得汗者，是邪卻而精勝也，精勝則當能食而不復熱。復熱者，邪氣也，汗出而輒復熱者，是邪勝也。不能食者，精無俾也。病而留者，其壽可立而傾也。且夫熱論曰：汗出而脈尚躁盛者死，今脈不與汗相應，此不勝其病也，其死明矣。狂言者，是失志，失志者死。今見三死，不見一生，雖愈必死也。

人所以汗出者，皆生於穀氣，穀氣即胃氣也。衛氣之本。穀氣蒸發，泄而爲汗，而氣化之原，實生於精。水穀消磨，脾氣散精，上歸於肺，而後氣化也，是汗乃精氣相合而醞釀者。今病溫熱發，邪氣不致內蒸藏府，爍其陰精，乃致交蒸於骨肉而得汗者，是邪熱外卻，而陰精裏勝也。精勝邪負，則當能食，而不復熱。復熱者，邪氣所爲也。汗出而輒復熱者，是邪勝而精負也。邪勝而不能食者，精無餘也。無俾，猶言無噍[1]類也。病勢如此，而人尚存留者，其壽可立待而傾殞也。且夫熱論曰：汗出而脈尚躁盛者死，《靈樞·熱病》語。汗後脈宜安靜，今脈不與汗後相應，此正氣不勝其病邪也，其死明矣。狂言者，是失志，失志者死，緣腎藏精，精舍志，《靈樞·本神》語。精亡則志亂也。今見三死，脈躁疾，一。狂言，二。不能食，三。不見一生，雖汗出暫愈，亦必死也。

　　素問懸解卷五終

　　　　　　　　　　　　　　　　陽湖錢增祺校字

---

〔1〕噍（jiào 叫）類　噍，《玉篇》：“嚼也。”噍類，謂生存之人口也。《漢書·高帝紀》：“襄城無噍類。”

舉痛論四十〔2〕統舉諸痛而言,故曰舉痛。

黃帝問曰:余聞善言天者,必有驗於人,善言古者,必有合於今,善言人者,必有厭於己,如此則道不惑而要數極,所謂明也。今余問於夫子,令言而可知,視而可見,捫而可得,令驗於己而發蒙解惑,可得而聞乎?岐伯再拜稽首對曰:何道之問也?帝曰:願聞人之五藏卒痛,何氣使然?岐伯對曰:經脈流行不止,環周不休,寒氣入經而稽遲,泣而不行,客於脈外則血少,客於脈中則氣不通,故卒然而痛。泣與澀通。

要數,至數也。極,盡也。發蒙,發其蒙蔽也。解惑〔3〕,解其疑惑也。

經脈一日一夜五十周,原自流行不止,環周不休也。皮毛偶泄,寒氣入經,經脈稽遲,泣而不行。客於脈外則血少而不流,衛行脈外,氣阻而血凝也。客於脈中則氣閉而不通,營行脈中,血凝而氣阻也。營衛壅迫,故卒然而痛也。

帝曰:其痛或卒然而止者,或痛甚不休者,或痛甚不可按者,或按之而痛止者,或按之無益者,或喘動應

---

〔1〕病論　原無,據目錄補。
〔2〕四十　原脫,據目錄補。
〔3〕惑　原作"感",形近之誤,據本節經文改。

手者，或心與背相引而痛者，或脇肋與少腹相引而痛者，或腹痛引陰股者，或痛宿昔而成積者，或卒然痛，死不知人，少閒復生者，或痛而嘔者，或腹痛而後泄者，或痛而閉不通者。凡此諸痛，各不同形，別之奈何？

義詳下文。

岐伯曰：寒氣客於脈外則脈寒，脈寒則縮踡，縮踡則脈絀急，絀急則外引小絡，故卒然而痛。得炅則痛立止。因重中於寒，則痛久矣。

寒氣客於脈外，阻其衛氣，營血失其呴養則脈寒，脈寒則縮踡不舒，縮踡則絀急不伸，絀急則外引小絡，牽掣短促，故卒然而痛。得熱氣溫之，炅，熱也。寒消脈暢，則痛立止，此所以卒然而止也。因重中於寒，寒深脈閉，則痛久矣，此所以痛甚不休也。

寒氣客於經脈之中，與炅氣相薄則脈滿，滿則痛而不可按也。寒氣稽留，炅氣從上，則脈充大而血氣亂，故痛甚不可按也。

寒氣客於經脈之中，與血中溫氣相薄，迫也。營血埋阻則脈滿，滿則痛而不可按也。緣寒氣積留，阻其營血，營血欲行而不能，因度越寒邪而出其上，溫氣從寒上而行，離其本位，營行脈中，是其本位。而浸[1]及衛分，則脈充大而氣亂。營衛易位。按之則益痛，故痛甚不可按也。

寒氣客於腸胃之閒，膜原之下，血不得散，小絡急引，故痛。按之則血氣散，故按之痛止。寒氣客於挾脊之脈則深，按之不能及，故按之無益也。膜與募通。

寒氣客於腸胃之閒，膜原之下，膜，腸胃之募。原，肓之原也。病能論[2]：其氣溢於大腸而著於肓，肓之原在臍下。遏其經血，血不得散，經脈踡縮，小絡急引，故痛。而膜原空虛，非如經脈充盈，按之則血氣散於空虛之處，隧路通暢，故按之痛止。寒氣客於挾脊之脈，太陽之經，入於伏脊之中，伏脊，衝脈之伏行於脊者，即伏衝也。瘧論作伏脊。《靈樞·

―――――――――――――

〔1〕浸　通“侵”。《列子·湯問》：“浸滅龍伯之國。”
〔2〕病能論　所引經文見王注本《素問·腹中論》，黃氏移於病能論。

《歲露論》亦載此段,作伏衝。則其地深,按之不能及,故按之無益也。

寒氣客於衝脈,衝脈起於關元,隨腹直上,寒氣客則脈不通,脈不通則氣因之,故喘動應手矣。

寒氣客於衝脈,衝脈起於關元,任脈穴名,在齊下。隨腹直上,挾齊上行,至胸中而散。寒氣客之,則脈道不通,脈道不通則經氣因之而生阻格,故其痛處喘動應手矣。

寒氣客於背俞之脈,則血脈澀,脈澀則血虛,血虛則痛。其俞注於心,故相引而痛。按之則熱氣至,熱氣至則痛止矣。

寒氣客於背俞之脈,足太陽經行身之背,藏府俞穴,皆出於此,是謂背俞之脈。入於心俞,則血脈凝澀,脈澀則血不流行而營氣虛,血虛則痛。經氣壅阻故也。其俞內注於心,故背心相引而痛。按之則君火鬱閉而熱氣至,熱氣至則痛止矣。

寒氣客於厥陰之脈,厥陰之脈者,絡陰器繫於肝,寒氣客於脈中,則血澀脈急,故脅肋與少腹相引痛矣。

寒氣客於厥陰之脈,厥陰之脈絡陰器抵小腹,屬肝布脅肋,寒氣客於脈中,則血澀脈急,故脅肋與少腹相引痛矣。

寒氣客於陰股,厥氣上及少腹,血澀在下相引,故腹痛引陰股矣。

寒氣客於陰股[1],傷及厥陰太陰之經,二經皆自少腹而上,胸膈寒閉,血澀在下相引,筋脈短急,故腹痛引陰股矣。

寒氣客於小腸膜原之間,絡血之中,血澀不得注於大經,血氣稽留不行,故宿昔而成積矣。

寒氣客於小腸膜原之間,絡血之中,絡血凝澀,不得流注於大經,血氣稽留於膜原空虛之處,結而不行,故宿昔而成積聚矣。

寒氣客於五藏,厥逆上泄,陰氣竭,陽氣未入,故卒然痛,死不知人,氣復反則生矣。

寒氣客於五藏,五藏陰也,而內藏陽氣,是謂陽根,藏寒則陽不藏,厥逆而上泄,藏中全是陰氣,陰氣已勢極而力竭,陽氣猶升泄而

───────────

〔1〕陰股　原作"股陰",據本節經文乙轉。

未歸,故卒然痛,死不知人。以陽主生,陰主死,人之所以生而有覺者,陽氣之虛靈也,陽氣升泄,故人死無知。此氣復反,陽根下蟄,則生矣。陰氣竭者,陰氣盛極而將衰也。

寒氣客於腸胃,厥逆上出,故痛而嘔也。寒氣客於小腸,小腸不得成聚,故後泄腹痛矣。

寒氣客於腸胃,腸陷則泄,胃逆則嘔,胃氣壅迫,水穀莫容,大腸以燥金之府,魄門斂固,下竅不開,中氣盛滿,逆衝上竅,故腹痛嘔吐也。寒氣客於小腸,小腸者,傳化物而不藏,不得成聚,腸寒脾濕,風木陷衝,故後泄而腹痛矣。

熱氣留於小腸,腸中癉熱焦渴,則堅乾不得出,故痛而閉不通矣。

熱氣留於小腸,小腸以丙火之府,其中癉熱焦渴,則糞粒堅乾而不得出,故痛而閉塞不通矣。

帝曰:所謂言而可知者也,視而可見奈何? 岐伯曰:五藏六府固盡有部,視其五色,黃赤爲熱,青黑爲痛,白爲寒,此所謂視而可見者也。帝曰:捫而可得奈何? 岐伯曰:視其主病之脈,堅而血及陷下者,皆可捫而得也。帝曰:善。

五藏六府之經,行於周身,固盡有其部。視其各部絡脈之五色,黃赤則爲熱,青黑則爲痛,白則爲寒,此所謂視而可見者也。視其主病之脈,堅牢而血聚,及邪深而陷下者,皆捫而可得也。

氣厥論四十一[1]

黃帝問曰:余知百病生於氣也,怒則氣上,喜則氣緩,思則氣結,悲則氣消,恐則氣下,驚則氣亂,勞則氣耗,寒則氣收,炅則氣泄。九氣不同,何病之生?

義詳下文。

岐伯對曰:怒則氣逆,甚則嘔血及飧泄,故氣上矣。

肝膽主怒,怒則肝氣下陷,膽氣上逆,甚則肝木賊脾而爲泄利,

---

〔1〕四十一　原脫,據目錄補。

膽木刑胃而爲嘔吐。血藏於肝,其上行而不吐衄者,肺金斂之也,大怒傷肝,不能藏血,而甲木上衝,雙刑肺胃,甲木化氣相火,甲木刑胃,相火刑金。肺胃上逆,收斂失政,是以嘔血。膽木逆升,故氣上矣。

喜則氣和志達,營衛通利,故氣緩矣。

心主脈,其志爲喜,喜則心氣和調,志意暢達,經脈流行,營衛通利,故氣緩矣。

思則心有所存,神有所歸,正氣留而不行,故氣結矣。

脾主思,思則心有存注,神有所歸著,正氣停留而不行,故氣結矣。

悲則心系急,肺布葉舉,上焦不通,營衛不散,熱氣在中,故氣消矣。

肺主悲,悲則心系迫急,肺布葉舉,氣道壅阻,上焦不通,營衛不散,熱氣在中,故氣消矣。以胸中宗氣,衛氣之本,所以布呼吸而行營血者也。肺布葉舉,上焦不通,宗氣壅遏,不能四達,則營衛不散,熱氣在中,是以肺氣消爍也。

恐則精卻,卻則上焦閉,閉則氣還,還則下焦脹,故氣不行矣。

腎主恐,恐則精不交神,後卻而陷流。卻則神氣離根,奔逆阻格,而上焦不通。上焦閉塞,則下無升路,而氣還於下,還則下焦脹滿,故氣不行矣。

驚則心無所依[1],神無所歸,慮無所定,故氣亂矣。

膽主驚,驚則膽木上逆,累及心君,膽爲相火,心爲君火,君相同氣。心無所依,神無所歸,慮無所定,故氣亂矣。

勞則喘息汗出,外內皆越,故氣耗矣。

勞傷氣血,則喘息汗出,皮毛洞開,外內皆越,故氣耗矣。

寒則腠理閉,氣不行,故氣收矣。

寒束皮毛,則腠理閉斂,衛氣不行,故氣收矣。

炅則腠理開,營衛通,汗大泄,故氣泄矣。

炅則腠理豁開,炅,熱也。營衛通達,汗液大泄,故氣泄矣。以上

---

[1] 依 《校餘偶識》:依,宋本及他本皆作"倚"。《說文》:"依,倚也。"

十段,舊誤在舉痛論。

帝曰:五藏六府寒熱相移者何? 岐伯曰:腎移寒於脾[1],癰腫少氣。

腎移寒於脾,則濕土不運,肌肉凝滯,癰腫而少氣也。

脾移寒於肝,癰腫筋攣。

脾移寒於肝,土陷木鬱,脾被肝刑,則肌肉癰腫。肝被脾遏,則筋膜攣縮也。

肝移寒於心,狂,隔中。

肝移寒於心,木不生火,喜怒乖常,則爲狂易。肝主怒,心主喜。狂易,《西漢書》語。寒阻君火,則爲隔中。寒濕在中,陰陽阻隔。

心移寒於肺,肺消,肺消者,飲一溲二,死不治。

心移寒於肺,火不溫金,則爲肺消。肺消者,收斂失政,精溺溢泄,飲一溲二,死不可治也。

肺移寒於腎,則爲涌水,涌水者,按腹不堅,水氣客於大腸,疾行則鳴濯濯,如囊裹漿水之狀也。

肺移寒於腎,金冷水聚,則爲涌水。涌水者,按其腹不堅鞕,水氣客於大腸,大腸與肺表裏。疾行則其鳴濯濯,如囊裹漿水之狀,動即有聲也。

脾移熱於肝,則爲驚衄。

脾移熱於肝,肝藏血,血舍魂,魂不寧謐則爲驚,血失斂藏則爲衄。肝膽同氣,此膽木上逆之證也。

肝移熱於心,則死。

肝移熱於心,陽根全泄,則死也。肝木生於水中之陽,風木疏泄,腎氣無餘,則死。

心移熱於肺,傳爲膈消。

心移熱於肺,君火刑金,傳爲膈消。膈消者,膈上燥熱,水至膈閒,而已消也。

肺移熱於腎,傳爲柔痓。痓與痙同。

---

〔1〕腎移寒於脾 《校餘偶識》:脾,舊本作"肝"。新校正云:"按,全元起本云:腎移寒於脾。"《甲乙經》亦作"移寒於脾"。王因誤本,遂解爲肝,亦智者之一失也。

肺移熱於腎,金燥水枯,傳爲柔痓。柔痓者,筋骨痿頓而踡縮也。

腎移熱於脾,傳爲虛,腸澼,死不可治。

腎移熱於脾,濕土鬱蒸,遏抑風木,中氣被賊,虛敗難復。風木陷衝,腸澼不斂,陽根脫泄,死不可治也。

脾移熱於膀胱,則隆溺血。

脾移熱於膀胱,濕土賊水,水府濕熱,前竅閉癃。風木陷衝,肝血失藏,泄於溺孔也。

膀胱移熱於小腸,鬲腸不便,上爲口糜。

膀胱移熱於小腸,小腸與心爲表裏,其脈絡心,下鬲而屬小腸,故鬲腸不便。而心火上炎,則口舌糜爛也。

小腸移熱於大腸,爲虛瘕,爲沉痔。虛與伏通。

小腸移熱於大腸,以丙火而刑庚金,大腸下陷,爲伏結而生瘕聚,爲沉瘀而生痔瘡也。

大腸移熱於胃,善食而瘦,又謂之食㑊。

大腸移熱於胃,以庚金而傳戊土,濕化爲燥,善食而瘦,水穀消磨,而肌肉不生,此燥氣大旺,而濕氣全虧也。又謂之食㑊,食㑊者,食而亦若不食也。大腸以陽明燥金主令,胃以戊土而化氣於燥金,故大腸移熱,善食而瘦也。

胃移熱於膽,亦曰食㑊。

胃移熱於膽,以燥土而傳相火,燥熱隆盛,故善食而瘦,亦曰食㑊也。

膽移熱於腦,則辛頞鼻淵,鼻淵者,濁涕下不止也,傳爲衄衊瞑目。皆得之氣厥也。

膽熱移於腦,以相火逆衝,腦髓蒸淫,液流鼻竅,則辛頞鼻痠。鼻淵。鼻淵者,濁涕下流不止也。熱邪淫泆,傳爲衄鼻孔流血。衊汗孔流血。瞑目目光昏黯。之證也。

此上諸條,皆得之氣厥也。厥逆反常,升降失職。

逆調論四十二〔1〕

黃帝問曰：有病身熱汗出煩滿，煩滿不爲汗解，此爲何病？岐伯曰：汗出而身熱者，風也，汗出而煩滿不解者，厥也，病名曰風厥。

汗出而身熱者，風氣之疏泄也，汗出而煩滿不解者，陽氣之厥逆也，故其病名曰風厥。

帝曰：願卒聞之。岐伯曰：巨陽主氣，故先受邪，少陰與其爲表裏也，得熱則上從之，從之則厥也。帝曰：治之奈何？岐伯曰：表裏刺之，飲之服湯。

巨陽爲三陽之綱領，總統營衛，是爲主氣。<small>熱論：巨陽者，諸陽之屬也，故爲諸陽主氣也。</small>經在皮毛，故先受邪，邪閉皮毛，則陽鬱而熱發。少陰與巨陽爲表裏，得熱則上從之，從之則陽氣厥逆而不降也。蓋足太陽以寒水主令，手太陽以丙火而化寒水，丙火之不上逆者，寒水降之也。陽盛陰虛之人，丙火不化寒水，多生上熱，而經居三陽之表，一感風寒，則先受其邪，邪束表閉，是以發熱。少陰君火與手太陽相爲表裏，本以下行爲順，而同氣相感，得手太陽之熱則上從之，從之則二火上炎，厥逆不降，是陽氣逆上之原也。厥陰風木，君火之母，火炎血熱，木燥風生，開其皮毛，泄而爲汗，而經熱鬱隆，不爲汗解，是以煩滿莫除也。治法，表裏刺之，雙瀉太陽少陰之熱，飲以涼營清熱之湯，則火退煩消矣。<small>二段舊誤在評熱病論。</small>

帝曰：人身非常溫也，非常熱也，爲之熱而煩滿者何也？岐伯曰：陰氣少而陽氣盛，故熱而煩滿也。

陰氣少而陽氣盛者，水不足而火有餘也。汗亡津液，煩熱彌增，故不爲汗解。

帝曰：善。有病身熱解墮，汗出如浴，惡風少氣，此爲何病？岐伯曰：病名曰酒風。帝曰：治之奈何？岐伯曰：以澤瀉、朮各十分，麋銜五分，合以三指撮，爲後飯。

飲酒中風，謂之酒風。風性疏泄，而酒家濕熱鬱蒸，皮毛不斂，

---

〔1〕四十二　原脫，據目錄補。

益以風力疏泄，孔竅常開，故身熱而汗出。風論：飲酒中風，則爲漏風，以其汗孔漏泄也。熱爍汗泄，肺氣耗傷，故解墮而少氣。表疏衛弱，不能防護皮毛，是以惡風。以澤瀉、朮、麋銜，燥脾土而泄濕熱，則汗收而氣復矣。三指撮者，撮以寬長三指之器也。爲後飯者，先藥而後飯也。此段舊誤在病能論中。

　　帝曰：人有四支熱，逢風寒如炙如火者何也？岐伯曰：是人者陰氣虛，陽氣盛。四支者，陽也，兩陽相得而陰氣虛少，少水不能滅盛火，而陽獨治，獨治者，不能生長也，獨勝而止耳。逢風而如炙如火者，是人當肉爍也。

　　四支者，諸陽之本也。陽明脈解語。陰虛陽盛之人，四支處陽旺之所，是兩陽相得也。而陰氣虛少，少水不能滅盛火，則陽氣獨治，故四支常熱。孤陽獨治者，不能生長也，不過獨勝而止耳。陽氣愈勝則陰氣愈消，逢風而如炙如火者，風寒閉其經熱，是人當肌肉消爍也。所謂不能生長也。

　　帝曰：人有身寒，湯火不能熱，厚衣不能溫，然不凍慄，是爲何病？岐伯曰：是人者素腎氣盛，以水爲事，太陽氣衰，腎脂枯不長。腎者水也，而生於骨，腎不生則髓不能滿，故寒甚至骨也。所以不能凍慄者，膽一陽也，心二陽也，腎孤藏也，一水不能勝二火，故不能凍慄。病名曰骨痹，是人當攣節也。

　　以水爲事者，腎水用事也。腎爲癸水，水中之氣，是爲陽根[1]，生木化火，全頼乎此。陽根者，手足少陽之相火，蟄藏於癸水也。相火下秘，故水溫而髓滿，而相火蟄藏，太陽寒水之力也。太陽氣衰，不能蟄藏相火，腎水失溫，則脂枯不長。緣腎者水也，而生於骨，骨髓者，腎精之所凝結也，腎氣不生，則髓不能滿，骨髓虛寒，故寒甚至骨也。所以不能凍慄者，水寒於下，火泄於上。膽爲相火，是一陽也，心爲君火，是二陽也，一水雖是下寒，不能勝二火之上熱，故不能凍慄。寒水下凝，其病在骨，病名曰骨痹，是人當關節拘攣也。

_____

[1] 根　原作"限"，形近之誤。據下文"陽根"改。

帝曰：人身非衣寒也，中非有寒氣也，寒從中生者何？岐伯曰：是人多痹氣也，陽氣少，陰氣多，故身寒如從水中出。

陽氣少，陰氣多，陰氣痹塞，不能溫養皮肉，故身寒如從水中出也。

帝曰：人之肉苛者，雖近衣絮，猶尚苛也，是爲何疾？岐伯曰：營氣虛，衛氣實。營氣虛則不仁，衛氣虛則不用，營衛俱虛則不仁且不用，肉如故也。人身與志不相有，曰死。

肉苛，頑木無覺也。營行脈中，衛行脈外，氣以呴之，血以濡之，《難經》語。故肌肉靈覺，痛癢皆知。營氣虛則痛癢無覺而不仁，衛氣虛則動轉莫遂而不用，營衛俱虛則不仁而且不用，肌肉如故，與人之神志了〔1〕不相關也。人身與人志兩不相有，曰死，是其枯槁無知，與死者無異也。衛氣實者，痞塞不行，亦是虛也。

腹中論四十三〔2〕

黃帝問曰：人有重身，九月而瘖，此爲何也？岐伯對曰：胞之絡脈絕也。帝曰：何以言之？岐伯曰：胞絡者繫於腎，少陰之脈貫腎繫舌本，故不能言。

重身，懷子也。胞之絡脈繫於腎，足少陰之脈貫腎而繫舌本，胎在胞中，壓其絡脈，絡脈不通，連及少陰之脈，牽引舌本，舌本強直，故不能言。

帝曰：治之奈何？岐伯曰：無治也，當十月復。《刺法》曰：無損不足，益有餘，以成其疹，然後調之。所謂無損不足者，身羸瘦，無用鑱石也。無益有餘者，腹中有形而瀉之，瀉之則精出而病獨擅中，故曰疹成也。

當十月復，十月胎生，則胞絡鬆緩，而言語復舊矣。疹，病也。腹中有胎而瀉之，欲以去其痼病，瀉之徒傷正氣，而痼病獨留，其勢彌大。本以瀉之，適以益其有餘，反成大病，故曰疹成也。二段舊誤在奇病論中。篇名腹中論，義取腹中有形語也。

---

〔1〕了　《增韻》：“決也。”“決”，絕也。
〔2〕四十三　原脱，據目錄補。

帝曰：善。何以知懷子之且生也？岐伯曰：身有病而無邪脈也。

懷子將生，則身有病而脈無邪，是以知之。

帝曰：人生而有病癲疾者，病名曰何？安所得之？岐伯曰：病名爲胎病，此得之在母腹中時，其母有所大驚，氣上而不下，精氣并居，故令子發爲癲疾也。

在母腹中時，其母有所大驚，膽氣上逆而不下，精氣離根，并居上位，神氣迷亂，故令子感之，發爲癲疾也。此段舊誤在奇病論。

帝曰：有病胸脇支滿者，妨於食，病至則先聞腥臊臭，出清液，先唾血，四支清，目眩，時時前後血，病名爲何？何以得之？岐伯曰：病名血枯。此得之年少時有所大脫血，若醉入房中，氣竭肝傷，故月事衰少不來也。

胸脇支滿，膽胃之上逆也。腥，肺氣。臊，肝氣。臭，腎氣。年少時有所大脫血，血枯則肝燥，若夫醉入房中，恣淫縱慾，泄其腎氣，以致氣竭而肝傷，風動血耗，肝木亦燥，故月事衰少不來。

木以升達爲性，腎氣亡泄，則水寒脾濕，己土陷遏，乙木不達。既不上達，則必下衝，風木衝決，疏泄失藏，故前後血下。肝脾既陷，膽胃必逆，中氣不治，則升降皆反，相因之事也。胃位於中，膽位於左，胃逆則胸滿，膽逆則胃口及左脇支滿，膽脈自胃口行兩脇。上脘填塞，故妨於食。足少陽之脈起目銳眥，經陽升浮，故目眩轉。膽胃逆則肺金亦升，故腥氣先聞。臊臭者，肝腎下鬱，氣隨心膽而上發。心腎表裏，肝膽表裏，故肝腎之氣隨心膽上發。出清液者，胃逆而涎湧也。唾血者，肺氣逆衝也。四支清者，水寒土濕，胃逆脾陷，不能行氣於四支也。此病清濁易位，升降反常，而發由中氣，中氣一鬱，則諸病皆至矣。

帝曰：治之奈何？復以何術？岐伯曰：以四烏鰂骨、一藘茹，二物并合之，丸以雀卵，大如小豆，以五丸爲後飯，飲以鮑魚汁，利腸中及傷肝也。

烏鰂骨消磨固瀒，行經血枯閉，止經脈崩漏，藘茹行血通經，止崩收漏，雀卵温精煖血，補腎益肝，鮑魚汁〔1〕通利腸胃，行血疏肝，皆血枯肝燥之良藥也。

帝曰：有病厖然如有水狀，切其脈大緊，身無痛，形不瘦，不能食，食少，名爲何病？岐伯曰：病生在腎，名爲腎風。腎風而不能食，善驚。驚已心氣痿者，死。

腎風者，風傷腎藏，水泛土濕，膽胃逆升，故善驚而不食。驚已而心氣痿者，膽木拔根，心火傷敗，水邪横逆，是以死也。此段舊誤在奇病論。

帝曰：病腎風者，面胕厖然，壅害於言，可刺不？岐伯曰：虛不當刺，不當刺而刺，後五日其氣必至。帝曰：其至何如？岐伯曰：至必少氣時熱，時熱從胸背上至頭，汗出手熱，口乾苦渴，目下腫，小便黄，腹中鳴，身重難以行，月事不來，煩而不能食，不能正偃，正偃則咳，病名曰風水。論在《刺法》中。

面胕厖然，面貌腫脹，厖然浮大也。腎脈循喉嚨，挾舌本，腎病則脈絡壅阻，害於言語也。《刺法》，古書。

帝曰：願聞其説。岐伯曰：邪之所湊，其氣必虛，陰虛者，陽必湊之，故少氣時熱而汗出也。小便黄者，少腹中有熱也。諸有水者，微腫先見於目下也。帝曰：何以言之？岐伯曰：水者陰也，目下者，亦陰也，腹者至陰之所居，故水在腹者，必使目下腫也。真氣上逆，故口苦舌乾，臥不得正偃，正偃則咳出清水。不能正偃者，胃中不和，正偃則咳甚，上迫肺也。諸水病者，故不得臥，臥則驚，驚則咳甚也。腹中鳴者，病本於胃也。薄脾則煩不能食。食不下者，胃脘隔也。身重難以行者，胃脈在足也。月事不來者，胞脈閉也。胞脈者，屬心而絡於胞中，今氣上迫肺，心氣不得下通，故月事不來也。

邪之所湊，其正氣必虛，陰盛於裏則虛於表，陽弱不能與裏陰相抗，則外乘陰虛之所，而浮散於表。陰虛者，陽必湊之，故少氣時熱而汗出也。小便黄者，脾濕肝陷，温氣下鬱，少腹中有熱也。目

---

〔1〕汁　原作"汗"，形近之誤，據本節經文改。

下腫者,諸有水人,微腫先見於目下也。以水者陰物也,目下亦陰地也,腹者至陰之所居,同氣相感,故水在腹者,必使目下腫也。水旺土濕,胃氣不降,則二火失根,真氣上逆,故口苦舌乾,臥不得正偃,正偃則咳出清水。所以不能正偃者,因胃中不和,正偃則氣阻咳甚,上迫於肺也。諸水病者,水泛氣阻,故不得臥,臥則中氣壅塞,膽逆驚生,驚則膽火上炎而刑肺金,於是咳甚也。腹中鳴者,病本於胃土之濕,木鬱而不暢也。氣薄於脾則煩不能食,以脾主消化,胃主受盛,飲食不化,則中脘脹滿,胃失受盛之職,不能再納新穀,濁氣上填,君火莫降,故心煩不能食。食不下者,胃脘阻隔不開也。身重難以行者,水泛胃土,胃脈在足,濕勝陽虧,筋骨不健也。月事不來者,胞脈閉塞,阻其經血下行之路也。心主脈,胞脈者,屬心而絡於胞中,血溫則行寒則凝。血溫之行,心火之力,今逆氣上迫肺部,心氣不得下通,血脈凝澀,故月事不來也。二段[1]舊誤在評熱病論。

帝曰:人之不得偃臥者何也? 岐伯曰:肺者,藏之蓋也,肺氣盛則脈大,脈大則不得偃臥。論在《奇恒陰陽》中。

肺者,五藏之華蓋也,肺氣盛者,胃土上逆,肺金莫降,壅滿於胸中也。肺氣上盛則脈浮大,脈浮大者,肺胃上逆,故不得偃臥。《奇恒陰陽》,古書。

帝曰:人臥而有所不安者何也? 岐伯曰:藏有所傷及,精有所寄,則臥不安,故人不能懸其病也。

藏有所偏傷及,精有所偏寄,則臥不安,故人不能懸度其病也。二段[2]舊誤在病能論。

帝曰:人有逆氣不得臥而息有音者,有不得臥而息無音者,有起居如故而息有音者,有得臥行而喘者,有不得臥不能行而喘者,有不得臥臥而喘者,皆何藏使然? 願聞其故。

息有音,喘息有聲音也。得臥行而喘者,能臥能行而喘也。

岐伯曰:不得臥而息有音者,是陽明之逆也。足三陽者下行,

---

[1] 二段　指"帝曰:病腎風者……故月事不來也"二段。
[2] 二段　指"帝曰:人之不得偃臥者何也……故不能懸其病也"二段。

今逆而上行，故息有音也。陽明者胃脈也，胃者六府之海，其氣亦
下行，陽明逆，不得從其道，故不得臥也。《下經》曰：胃不和則臥
不安，此之謂也。夫起居如故而息有音者，此肺之絡脈逆也。絡脈
不得隨經上下，故留經而不行，絡脈之病人也微，故起居如故而息
有音也。夫不得臥臥則喘者，是水氣之客也。夫水者循津液而流
也，腎者水藏，主津液，主臥與喘也。帝曰：善。

　　不得臥而息有音者，是足陽明之上逆也。足之三陽，自頭走
足，氣本下行，今逆而上行，故息有音也。以陽明者胃之脈也，胃者
六府之長，其氣亦下行，經府相同，下行則濁氣降攝，倉廩開而水穀
入。胃氣不降，則經氣上逆，不得從其故道而下，經府皆逆，濁氣上
填，故不得臥也。《下經》曰：古書。胃府不和，則臥寐不安，正此謂
也。夫起居如故而息有音者，此肺之絡脈逆也。絡脈壅砸，不得隨
經脈上下，則留滯而不行，絡脈之病人也微，非如經脈之病，能改起
居之常，故起居如故而息有音也。夫不得臥臥則喘者，是水氣之上
客也。水者，隨津液而流行也，腎者水藏，職主津液，水位在下，而
循津液逆行，客居肺部，氣被水阻，故不得偃臥，臥則氣閉而喘作
也。二段〔1〕舊誤在逆調論。

病能論四十四〔2〕

　　黃帝問曰：有病心腹滿，旦食則不能暮食，此爲何病？岐伯對
曰：名爲鼓脹。帝曰：治之奈何？岐伯曰：治之以雞矢醴，一劑知，
二劑已。帝曰：其時有復發者何也？岐伯曰：此飲食不節，故時有
病也。雖然其病且已時，固當病氣聚於腹也。此段舊誤在腹中論。

　　心腹痞滿，旦食則不能暮食，此水旺土濕，中氣不運，脾陷不能
消，胃逆不能納也，病名鼓脹。雞矢醴仲景雞矢白散即此。利水泄濕，
疏通小便，濕去則滿消食下，鼓消脹平，故一劑其效可知，二劑其病
全已。病已而時有復發者，此愈後飲食不節，傷其脾胃，故有時病

---

〔1〕二段　指"帝曰：人有逆氣不得臥……帝曰：善"二段。
〔2〕四十四　原脫，據目錄補。

發也。雖緣愈後調攝不善,而其先病且已時,固當病氣聚於腹中,舊根未絕,是以一傷即發也。

帝曰:有病脇下滿氣逆,二三歲不已,是爲何病?岐伯曰:病名曰息積,此不妨於食,不可灸刺,積爲導引服藥,藥不能獨治也。此段舊誤在奇病論。

肺主氣,自右脇下行,脇下滿,氣上逆,此肺金不降。呼吸爲息,息積者,肺氣之結積也。《難經》:肺之積,名曰息賁,即此。積在右脇,不礙胃口,故不妨於食。此不可灸刺,宜積爲導引行氣之法,兼以服藥,藥不能獨治也。

帝曰:人有身體髀股骱皆腫,環臍而痛,是爲何病?岐伯曰:病名伏梁,此風根也。其氣溢於大腸而著於肓,肓之原在臍下,故環臍而痛也。不可動之,動之爲水溺濇之病也。

《難經》:心之積,名曰伏梁,起臍上,大如臂,上至心下,身體髀股骱皆腫,環臍而痛,病名伏梁。緣肝木剋賊脾土,中氣痞塞,心火莫降,故成伏梁積聚。此風木不能上達,根蟠於土位故也。其積聚之位,在於臍上心下之閒,而其氣則溢於大腸而著於肓。心下膈上曰肓,足少陰之肓俞也。肓之原在臍下,一氣相通,故環齊而痛也。此不可動之,若輕施攻下,而妄動之,則脾愈傷而肝愈陷,不能疏泄水道,必爲水溺淋濇之病也。

帝曰:病有少腹盛,上下左右皆有根,此爲何病?可治不?岐伯曰:病名曰伏梁。帝曰:伏梁何因而得之?岐伯曰:裹大膿血,居腸胃之外。不可治,治之每切,按之致死。帝曰:何以然?岐伯曰:此下則因陰,必下膿血,上則迫胃脘,生隔,挾胃脘內癰。此久病也,難治。居臍上爲逆,居臍下爲從,勿動亟奪。論在《刺法》中。

少腹盛滿,上下左右皆有根,此亦脾陷肝遏,風木賊土之病,病亦名伏梁。肝脾鬱迫,濕熱蒸腐,化生膿血,居於腸胃之外。不可治之,治之則愈劇,切,甚也。按之則致死。此其下則連於後門,必下膿血,上則迫於胃脘,生隔,挾胃脘之內癰。此非旦夕所成,乃久病也,最爲難治。其居臍上,在心脾之閒爲逆,恐其腐敗熏心也,其居臍下,在肝脾之閒爲從。不可輕易動之,使其正氣亟奪也。《刺法》，古書。二段〔1〕舊誤在腹中論。

帝曰：人病胃脘癰者，診當何如？岐伯曰：診此者當候胃脈，其脈當沉細。沉細者氣逆，逆者人迎甚盛，甚盛則熱。人迎者，胃脈也，逆而盛則熱聚於胃口而不行，故胃脘爲癰也。

診胃脘癰者，當候胃脈。癰疽之病，緣風寒閉其經脈，營衛壅阻而成。風寒閉束，其在下之脈，如衝陽、氣街，必當沉細，以其經脈不得下達也。沉細者必氣逆，以其不得下達，必上衝也。逆者，其在上之脈，如人迎，必甚盛，甚盛則陽鬱而發熱。人迎者，胃脈也，上逆而甚盛，則熱聚於胃口，而不下行，濕熱蒸腐，故胃脘爲癰也。

帝曰：善。有病頸癰者，或石治之，或鍼灸治之，而皆已，其真安在？岐伯曰：此同名異等者也。夫癰氣之息者，宜以鍼開除去之，氣盛而血聚者，宜石而寫之，此所謂同病異治也。

石，砭石也。癰氣之息者，癰之氣平，而生瘜肉者也，瘜，死肉也。故宜以鍼開除去之，去其死肉與膿血也。氣盛血聚者，癰之氣盛血聚，而未成膿者也，故宜以石瀉之，瀉其聚血，以散其積氣也。同病而異治者，名同而等異也。

帝曰：人有尺脈數甚，筋急而見，此爲何病？岐伯曰：此所謂疹筋，是人腹必急，白色黑色見則病甚。

尺脈數甚者，木陷於水也。肝木生於腎水，水寒土濕，乙木不能升達，陷於水中，鬱動不已，故尺脈數甚。肝主筋，肝陷則筋不榮舒，故筋急而見。青筋外露。此所謂疹筋，疹筋者，病在筋也。肝木下陷，是人少腹必當拘急。若白色黑色見則病甚，黑爲痛，白爲寒也。《靈樞·五色》語。皮部論：多黑則痹，多白則寒。《難經》：肝主色，自入爲青，入心爲赤，入脾爲黃，入肺爲白，入腎爲黑。凡五色外見者，皆肝病也。此段舊早誤在奇病論中。

---

〔1〕二段　指“帝曰：人身體髀股䯒皆腫……論在《刺法》中”二段。

奇病論四十五〔1〕

黃帝問曰：人有病頭痛，以數歲不已，此安得之？名爲何病？岐伯曰：當有所犯大寒，內至骨髓，髓者以腦爲主，腦逆故令頭痛，齒亦痛，病名曰厥逆。

腎主骨髓，骨髓者，水之精液也。水位於下，而其源在上，腦者，髓之海也，《靈樞·海論》語。故骨髓以腦爲主。衝犯大寒，內至骨髓，骨髓之寒，上通於腦，則腦爲之逆，腦逆則濁氣莫降，鬱衝頭上，是以頭痛。齒者，骨之餘也，濁氣填塞，故齒牙亦痛。其病名曰厥逆，厥逆者，濁氣之上逆也。足之三陽，自頭走足，厥逆者，寒邪升發，足三陽之上逆也。

帝曰：有病厥者，診右脈沉而緊，左脈浮而遲，不知病主安在？岐伯曰：冬診之，右脈固當沉緊，此應四時，左脈浮而遲，此逆四時。在左當主病在腎，頗關在肺，當腰痛也。帝曰：何以言之？岐伯曰：少陰脈貫腎絡肺，今得肺脈，腎爲之病，故腰痛也。

冬月陽氣右降，右脈沉緊者，陽氣之右降也，此爲應四時。氣宜右降，不宜左降，冬月陽氣在右，固當降也，而其在左則未嘗降，以左非降位也。蓋左脈浮而遲，是乙木順陷矣，此爲逆四時。其在右者，不病也，其在左者，當主病在腎，頗關通在肺家，是當腰痛也。以足少陰脈貫腎而絡肺，腎宜溫升，肺宜清降，今右脈沉緊，是得肺家之平脈，左脈浮遲，是不得腎家之平脈，則癸水沉寒，腎爲之病矣。水寒不能生木，風木下陷於腎水，腎位在腰，木氣鬱衝，故腰痛也。厥，逆也，凡宜降而反升者謂之逆，宜升而反降者亦謂之逆，厥逆者，反順爲逆也。此段舊誤在病能論中。

帝曰：善。有病膺腫頸痛，胸滿腹脹，此爲何病？何以得之？岐伯曰：名厥逆。帝曰：治之奈何？岐伯曰：灸之則瘖，石之則狂，須其氣并，乃可治也。帝曰：何以然？岐伯曰：陽氣重上，有餘於上，灸之則陽氣入陰，入則瘖，石之則陽氣虛，虛則狂，須其氣并而

---

〔1〕四十五　原脫，據目録補。

治之，可使全也。

足之三陽，自頭走足，以下行爲順，足陽明行身之前，由缺盆下胸膈而走腹，足少陽行身之側，由缺盆貫胸膈而循脇，膺腫頸痛，胸滿腹脹者，陽明少陽之上逆也，名爲厥逆。灸之則瘖痙不言，石之則清狂不慧，《漢書》語。須其陰陽之氣兩相交并，乃可治也。以其陽氣重，有餘於上，灸之則助其上焦之陽，陽盛而侵占陰位，筋脈焦縮，故舌强而言拙，石之則寫其下焦之陽，陽虛而逆升陰位，膽火沸騰，故心迷而神亂，須其陽降陰升，氣并而治之，可使全也。此段舊誤在腹中論。

帝曰：有病怒狂者，此病安生？岐伯曰：生於陽也。帝曰：陽何以使人狂？岐伯曰：陽氣者，因暴折而難決，故善怒也，病名曰陽厥。帝曰：何以知之？岐伯曰：陽明者常動，巨陽少陽不動，不動而動，大疾，此其候也。帝曰：治之奈何？岐伯曰：奪其食即已。夫食入於陰，長氣於陽，故奪其食即已。使之服以生鐵落爲飲，夫生鐵落者，下氣疾也。

陽氣發生，因暴被摧折，鬱其肝膽之氣，不得暢達，是以善怒。難決者，鬱氣莫泄，未經斷決也。怒狂者，怒不中節，性情狂悖也。其病名曰陽厥，陽厥者，足少陽之上逆也。以足之三陽，惟陽明者常動，頸脈之人迎是也，地倉、大迎皆動，不及人迎之大。巨陽少陽則不動，不動，其常也，而動忽大疾，此其候也。巨陽之動，應在天柱，項旁。少陽之動，應在聽會，耳上。而肝膽主怒，則動在少陽之聽會。然足三陽自頭走足，降則皆降，未有少陽上逆而巨陽獨降者，皆逆則皆動，故連巨陽言之。飲食入腹，脾氣散精，上歸於肺，以穀精而化穀氣，藏於胃府，以養五藏，經脈別論語。是爲胃氣。脾爲太陰，胃爲陽明，是食入於陰而長氣於陽也。陽明脈解所謂病甚則棄衣而走，登高而歌，妄言罵詈不避親疏者，乃陽明胃氣之盛滿而不降也。胃土不降，則膽無下行之路，膽鬱怒發，故病怒狂。奪其食則胃氣衰減，陽明清降，是以病已。使之服餌，但以生鐵落爲飲。生鐵落重墜之性，下氣最疾，以金制木，甲木下行，則怒狂止矣。此段舊誤在病能論中。

帝曰:有病口苦,取陽陵泉。口苦者,病名爲何?何以得之?岐伯曰:病名曰膽癉。夫肝者中之將也,取決於膽,咽爲之使,此人者數謀慮不決,故膽氣上溢而口爲之苦。治之以膽募俞。論在十二官相使中。

　　陽陵泉,足少陽之經穴,穴在膝外。《難經》筋會陽陵泉是也。火曰炎上[1],炎上作苦,足少陽以甲木而化相火,膽火上逆,是以口苦。取陽陵泉者,通足少陽之經脈,降逆氣而泄相火也。其病名曰膽癉,癉,熱也。十二藏相使論:肝者,將軍之官,謀慮出焉,膽者,中正之官,決斷出焉,故肝者中之將軍也,雖謀慮出焉,而實取決於膽。六節藏象論:凡十一藏,皆取決於膽也。肝脈循喉嚨入頏顙,肝膽表裏,是咽者肝膽之使道也。此人者數謀慮而不決,是肝能謀慮而膽不決斷,則膽氣虛矣。膽虛根拔,火氣上溢,故口爲之苦。治之以膽經之募俞,膽募在脅,少陽之日月也,膽俞在背,太陽之膽俞也,與陽陵泉穴皆可治也。十二官相使,即十二藏相使論也。

　　帝曰:有病口甘者,病名爲何?何以得之?岐伯曰:此五氣之溢也,名曰脾癉。夫五味入口,藏於胃,脾爲之行其精氣,津液在脾,故令人口甘。此肥美之所發也,此人必數食甘美而多肥也。肥者令人內熱,甘者令人中滿,故其氣上溢,轉爲消渴。治之以蘭,除陳氣也。

　　五味入口,藏於胃府,脾爲之行其精氣,故五氣散歸於五藏,今津液在脾,不歸五藏,則五氣上溢,令人口甘。此飲食肥美之所發也,此人必數食甘美而多肥者。肥者令人氣滯而生內熱,甘者令人氣阻而生中滿,中氣鬱滿,內熱熏蒸,故其氣上溢,久而轉爲消渴。消渴者,膽火上逆,而爍肺津也。治之以蘭,辛香開散之力,除其菀陳之氣,鬱消熱退,則上溢者順行而下矣。津液在脾,則治以蘭,及成熱中消中,則蘭爲芳草,不可用矣。

　　帝曰:夫子數言熱中消中不可服高梁芳草石藥,石藥發癲,

[1] 火曰炎上　語出《尚書‧洪範》。黃氏引此,以從秉氣、升降方面探求苦味之根源。

芳草發狂。夫熱中消中者，皆富貴人也，今禁高梁，是不合其心，禁芳草石藥，是病不愈，願聞其說。岐伯曰：夫芳草之氣美，石藥之氣悍，二者其氣急疾堅勁，故非緩心和人，不可以服此二者。帝曰：不可以服此二者何以然？岐伯曰：夫熱氣慓悍，藥氣亦然，二者相遇，恐內傷脾。脾者土也而惡木，服此藥者，至甲乙日更論。

　　肥者令人內熱，甘者令人中滿，其氣上溢，轉爲消渴，是熱中消中乃高梁所生。而石藥燥烈發癲，芳草香竄發狂，故皆不可服，以久食高梁，致成熱中消中之病。而芳草之氣美，石藥之氣悍，二者之氣急疾堅勁，更益其疾，故非緩心和氣之人，不可服也。蓋熱中消中之家，熱氣慓悍，原不和平，而芳草石藥之氣，與之正同，二者相遇，燥熱倍增，恐內傷脾中沖和之氣。脾者土也，而惡風木之相賊，脾精枯槁，不敵風木，一當木旺之時，脾病必劇。服此慓悍之藥者，脾精消爍，至甲乙日木旺之期，當更論之。甲乙不困，乃可治也，不然則木賊土敗，不可救挽，未可與常日並言也。此段舊誤在腹中論。

　　帝曰：有癃者，一日數十溲，此不足也。身熱如炭，頸膺如格，人迎躁盛，喘息氣逆，此有餘也。太陰脈微細如髮，此不足也。其病安在？名爲何病？岐伯曰：病在太陰，其盛在胃，頗在肺，病名曰厥，死不治，此所謂得五有餘二不足也。帝曰：何謂五有餘二不足？岐伯曰：所謂五有餘者，五病之氣有餘也，二不足者，亦病氣之不足也。今外得五有餘，內得二不足，此其身不表不裏，亦正死明矣。

　　頸膺如格，如有物阻格不通也。人迎，陽明胃之動脈，在結喉兩旁。太陰脈，太陰肺之寸口也。此病在太陰脾土，其盛在於胃，次則頗在於肺，以陽衰濕旺，脾陷肝鬱，不能疏泄水道，故小便閉癃，此脾氣之不足也。濕旺胃逆，濁氣上填，故頸膺阻格，人迎躁盛。胃逆則膽肺莫降，膽火升泄，故身熱如炭。肺金上壅，故喘息氣逆，此胃家之有餘也。肺氣壅阻，不得暢達，故太陰脈細如髮，此肺氣之不足也。本以太陰濕土之旺，是病在太陰。因濕旺而胃逆，是其盛在胃。因胃逆而肺壅，是亦頗在肺。陽氣拔根，升浮漊〔1〕越，陰氣失位，沉陷鬱遏，升降倒置，皆緣中氣虧敗，病名曰厥，死不可治，升降倒行，皆曰厥逆。此所謂得五有餘二不足也。五有餘者，陽明之外盛，如身熱如炭，頸膺如格，人迎躁盛，喘息氣逆是也。二不足者，太陰之裏虛，如小便閉癃，寸口脈細是也。外得五有餘，內得二不足，則表非真盛，是陽氣之外脫也，裏非真虛，是陰氣之內凝也，此其身不表不裏，亦正死明矣。

凡消癉痿厥，仆擊偏枯，氣逆發滿，肥貴人高粱之疾也。隔塞閉絕，上下不通，暴憂之病也。暴厥而聾，偏塞閉不通，內氣暴薄也。不從內外中風之病，故疾留著也。蹠跛，寒風濕之病也。黃癉暴病，癲疾厥狂，久逆之所生也。五藏不平，六府閉塞，脾肺之所生也。頭痛耳鳴，九竅不利，腸胃之所生也。此段舊誤在通評虛實論。

凡消癉痿厥，仆擊偏枯，氣逆胸滿，是肥腴貴人，高粱厚味，濕熱鬱生之疾也。胸腹隔塞閉絕，上下不通，是暴憂傷脾，濕旺土鬱之病也。暴厥而聾，兩耳偏有閉塞不通，是少陽甲木之氣逆從內升，暴相薄迫也。不從內外中風之病，木鬱風動，是內中風，八風感襲，是外中風。而支節卷縮，是故疾留著，痼疾留家痹著。阻其經脈也。骸足蹠跛，是寒風濕之邪，傷其關節經絡之病也。黃癉暴痛，癲疾厥狂，是膽胃不降，久逆之所生也。五藏不平，六府閉塞，是脾肺濕旺，升降倒置之所生也。頭痛耳鳴，九竅不利，是胃逆腸陷，濁氣堵塞之所生也。

標本病傳論四十六〔2〕

黃帝問曰：病有標本，刺有逆從奈何？岐伯對曰：凡刺之方，必別陰陽，前後相應，標本相移，逆從得施。故曰有其在標而求之於標，有其在本而求之於本，有其在本而求之於標，有其在標而求之於本。故治有取標而得者，有取本而得者，有逆取而得者，有從取

---

〔1〕漊（xiè 瀉）《易·井卦》："散也。"《漢書·食貨志》："農民有錢，粟有所漊。"
〔2〕四十六 原脫，據目錄補。

而得者。

凡刺之法，必別陰陽，陰陽之氣，前後相應，標本相移，審其鍼刺之宜忌，而後逆從得施而無誤。下文逆取、從取是也。病有標本，求而取之，各有所得，是分逆從。逆取者，取之於標也，從取者，取之於本也。

知逆與從，正行無問，知標與本，萬舉萬當，不知標本，是謂妄行。夫陰陽逆從標本之爲道也，少而多，淺而博，小而大，可以言一而知百病之害。以淺而知深，察近而知遠，言標與本，易而勿損。

言標本逆從之道，不可不知也。

治反爲逆，治得爲從。先病而後逆者治其本，先逆而後病者治其本，先寒而後生病者治其本，先病而後生寒者治其本，先病而後泄者治其本，先泄而後生他病者治其本。必且調之，乃治其他病。先熱而後生病者治其本，先熱而後生中滿者治其標，先中滿而後生煩心者治其本，先病而後生中滿者治其標，小大利治其本，小大不利治其標，先小大不利而後生病者治其本。

治與病反爲逆，治與病得爲從。先病而後逆者，逆由病生，則治其本。先逆而後病者，病由逆生，則治其本。先寒而後生病者，寒爲本也，則治其本。先病而後生寒者，病爲本也，則治其本。先病而後泄者，病爲本也，則治其本。先泄而後生他病者，泄爲本也，則治其本。凡此必且調之，令其本愈，乃治其他病。若先熱而後生病者，熱爲重，則治其本。先熱而後生中滿者，中滿爲重，則治其標。先中滿而後煩心者，中滿爲重，仍治其本。先病而後生中滿者，中滿爲重，則治其標。小大利，小便、大便。則他病爲重，但治其本。小大不利，則他病爲輕，必治其標。以小大不利，諸病之標，而所關甚巨，不得不先也。小大不利而後生他病者，則小大爲重，必治其本。以小大不利，諸病之本，雖雜證叢生，皆在所緩也。

人有客氣有主氣，病發而有餘，本而標之，先治其本，後治其標，病發而不足，標而本之，先治其標，後治其本。謹察間甚，以意調之，間者并行，甚者獨行。

人有客氣有主氣，主爲本，客爲標，本宜急而標宜緩也，但有虛實之分，不可拘也。病發而有餘，則先本而後標，病發而不足，則先標而後本。謹察閒甚，以意調之，閒者標本并行，以其病輕也，甚者標本單行，以其病重也。

夫病傳者，心病先心痛，一日而咳，三日脇支滿痛[1]，五日閉塞不通，身痛體重，三日不已死，冬夜半，夏日中。

凡病必傳其所勝，心病先心痛，腎水剋心火也。一日而咳，心火剋肺金也。三日脇支滿痛，肺金剋肝木也。肝位在脇，偏支滿痛。五日閉塞不通，身痛體重，肝木剋脾土也。膽木剋胃，則上竅不通，肝木剋脾，則下竅不通。三日不已死，冬夜半，水滅火也，夏日中，火太亢也。

肺病喘咳，三日脇支滿痛，一日身重體痛，五日而脹，十日不已死，冬日入，夏日出。

肺病喘咳，心火剋肺金也。三日脇支滿痛，肺金剋肝木也。一日身重體痛，肝木剋脾土也。五日而脹，膽木剋胃土也。十日不已死，冬日入，金既衰也，夏日出，木將旺也。

肝病頭目眩脇支滿，三日體重身痛，五日而脹，三日腰脊少腹痛脛痠，三日不已死，冬日入，夏早食。

肝病頭目眩脇支滿，肺金剋肝木也。三日體重身痛，肝木剋脾土也。五日而脹，膽木剋胃土也。三日腰脊少腹痛脛痠，脾土剋腎水也。三日不已死，冬日入，金已衰也，木無制故。夏早食，木將敗也。

脾病身痛體重，一日而脹，二日少腹腰脊痛脛痠，三日背䏚筋痛小便閉，十日不已死，冬人定，夏晏食。

脾病身痛體重，肝木剋脾土也。一日而脹，膽木剋胃土也。二日少腹腰脊痛脛痠，脾土剋腎水也。三日背䏚筋痛小便閉，胃土剋膀胱也。十日不已死，冬人定，水將旺也，水旺則滅火而侮土。夏晏食，土已衰也。

腎病少腹腰脊痛脛痠，三日背䏚筋痛小便閉，三日腹脹，三日脇支滿痛，三日不已死，冬大晨，夏晏晡。

---

[1] 痛　原脫，據王注本《素問·標本病傳論》及本節黃解補。

腎病少腹腰脊痛胻痠，脾土剋腎水也。濕土鬱陷，肝木不升，淪於腎水，則腰腹痛，膝胻痠。三日背䐃筋痛小便閉，胃土剋膀胱也。三日腹脹，膀胱侮胃土也。三日脇支滿痛，胃土侮膽木也。三日不已死，冬大晨，水已衰也，夏晏晡，土正旺也。

胃病脹滿，五日少腹腰脊痛胻痠，三日背䐃筋痛小便閉，五日身痛體重，六日不已死，冬夜半後，夏日昳。

胃病脹滿，膽木剋胃土也。五日少腹腰脊痛胻痠，脾土剋腎水也。三日背䐃筋痛小便閉，胃土剋膀胱也。五日身痛體重，腎水侮脾土也。六日不已死，冬夜半後，木將旺也，夏日昳，土正盛也。日昳，午後日昃，土盛之時。

膀胱病小便閉，五日少腹脹腰脊痛胻痠，一日腹脹，一日身重體痛，二日不已死，冬雞鳴，夏下晡。

膀胱病小便閉，胃土剋膀胱也。五日少腹脹腰脊痛胻痠，脾土剋腎水也。一日腹脹，膀胱侮胃土也。一日身重體痛，腎水侮脾土也。二日不已死，冬雞鳴，水已衰也，夏下晡，土正旺也。病傳之義，與《靈樞·病傳》相同。

諸病以次是相傳，如是者，皆有死期，不可刺。閒一藏止，及至三四藏者，乃可刺也。

閒一藏止，隔藏相傳而止也。及至三四藏者，隔藏相傳，至三四藏而止也。《難經》：七傳者死，閒藏者生，七傳者，傳其所勝也，閒藏者，傳其所生也。一藏不再傳，故言七傳者死也，子母相傳，故言生也。

本病論四十七[1]

黃帝曰：五藏相通，移皆有次，五藏有病，則各傳其所勝。不治，法三月若六月，若三日若六日，傳五藏而當死，是順傳所勝之次。

五藏相通，其彼此移轉，皆有次第，緣五藏有病，則各傳其所

---

[1]四十七　原脫，據目錄補。

勝。不治,法三月若六月,若三日若六日,傳遍五藏而當死。遞相剋賊,以至殞命,是順傳所勝之次第也。

五藏受氣於其所生,傳之於其所勝,氣舍於其所生,死於其所不勝。病之且死,必先傳行,至其所不勝病乃死。此言氣之逆行也,故死。

五藏受氣於其所生,己所生也。傳之於其所勝,己所剋也。氣舍於其所生,生己者也。死於其所不勝,剋己者也。病之且死,必先傳行,至其所不勝病乃死,遇剋賊也。此言氣之逆行也,故死,在五藏相移爲順傳,在此藏被剋者,爲逆行也。

肝受氣於心,傳之於脾,氣舍於腎,至肺而死。心受氣於脾,傳之於肺,氣舍於肝,至腎而死。脾受氣於肺,傳之於腎,氣舍於心,至肝而死。肺受氣於腎,傳之於肝,氣舍於脾,至心而死。腎受氣於肝,傳之於心,氣舍於肺,至脾而死。此皆逆死也。一日一夜五分之,此所以占死生之早暮也。故曰:別於陽者,知病從來,別於陰者,知死生之期,言知至其所困而死。

此詳次上文之義。一日一夜五分之,以配五藏,寅卯爲木,巳午爲火,申酉爲金,亥子爲水,辰戌丑未爲土,此所以占死生之早暮也。言知至其所困而死,知其死於所不勝也。別於陽者四語〔1〕,與陰陽別論重。

是故風者,百病之長也,今風寒客於人,使人毫毛畢直,皮膚閉而爲熱,當是之時,可汗而發也。或痹不仁腫痛,當是之時,可湯熨及火灸刺而去之。弗治,病入舍於肺,名曰肺痹,發咳上氣。

百病皆緣風閉皮毛,鬱其裏氣而成,是故風者,百病之長也。今風寒初客於人,使人洒然振悚,毫毛畢直,孔竅收斂,皮膚閉而爲熱。當是之時,風則傷其衛氣,寒則傷其營血,病在營衛,可汗而發也。仲景《傷寒》:傷寒用麻黃湯,中風用桂枝湯,義本諸此。或皮膚瘖〔2〕痹不仁,則成風痹之證,肌肉擁腫作痛,則成瘡瘍之證,所謂病成而變

---

〔1〕別於陽者四語　指"別於陽者……知死生之期"四語。
〔2〕瘖(wán頑)　《集韻》:"與頑同。"《字彙》:"瘖,手足麻痹也。"

也。脈要精微論語。當是之時，可以湯熨藥湯熏洗、藥袋熏烙。及火灸刺
而去之。燔鍼、灸艾。皮毛者，肺之合也，肺主皮毛。弗治，則病自皮毛
入舍於肺，名曰肺痺。肺氣閉塞。肺金壅阻，發咳上氣，此表邪內
傳，侵傷五藏之始也。皮毛外閉，裹氣鬱遏，則藏病發作，非風寒之內入五藏也。

弗治，肺即傳而行之肝，病名曰肝痺，一名曰厥，脇痛出食，當
是之時，可按若刺耳。

五藏有病，則各傳其所勝，在肺弗治，肺即傳而行之於肝，金剋
木也，病名曰肝痺，肝氣閉塞。一名曰厥，脇痛出食。以肝膽同氣，脈
行脇肋，肝氣痺著，經脈不行，故氣阻而脇痛。肝病則陷，膽病則
逆，膽木上逆，而刑胃土，容納失職，故嘔吐出食。升降倒行，是以
名曰厥逆也。當是之時，可按摩鍼刺而愈之耳，猶未爲晚也。

弗治，肝傳之脾，病名曰脾風，發癉，腹中熱，煩心，出黃，當此
之時，可按可藥可浴。

在肝弗治，肝傳之脾，木剋土也，病名曰脾風，脾爲風木所傷。發
癉，腹中熱，煩心，出黃。以脾爲濕土，濕傳於胃，戊土上逆，君相二
火，不得下根，火鬱熱發，故腹中癉熱，心內鬱煩。風木隨脾土左
升，脾土濕陷，風木抑遏，故發黃色，緣木主五色，入土化黃也。當
此之時，可按可藥可浴而已，猶未爲晚也。

弗治，脾傳之腎，病名曰疝瘕，少腹冤熱而痛，出白，一名曰蠱，
當此之時，可按可藥。

在脾弗治，脾傳之腎，土剋水也，病名曰疝瘕，少腹冤熱而痛，
出白，一名曰蠱。以濕土剋水，寒凝氣聚，則成疝瘕。風木不達，溫
氣鬱遏，故少腹冤熱而痛。冤，鬱也。木鬱下泄，腎水失職，故白液淫
泆，出於溺孔。一名曰蠱，蠱者，物腐蟲生，日見剝蝕也。當此之
時，可按可藥，猶未爲晚也。

弗治，腎傳之心，筋脈相引而急，病名曰瘛，當此之時，可灸可
藥。弗治，滿十日，法當死。瘛，音熾。

在腎弗治，腎傳之心，水剋火也，筋脈相引而急，病名曰瘛。以
心主脈，火被水賊，筋脈不暢也。當此之時，可灸可藥，猶未爲晚
也。此而弗治，滿十日，法當死，緣藏氣皆周，不過十日之內，五藏

氣盡,不可活矣。

腎因傳之心,心即復反傳而行之肺,發寒熱,法當三日死。此病之次也。故病久則傳化,上下不并,良醫弗爲。病久則傳化三句〔1〕,舊誤在生氣通天論。

腎因傳之於心,心即復反傳而行之肺,火剋金也。肺氣鬱蒸,外發寒熱,一藏再傷,法當三日死矣。《難經》:一藏不再傷,七傳者死。此五藏相傳之次也。故病久則必相傳化,及其五藏皆敗,上下不交,并,交也。則精神離散,氣血崩亡,良醫於此,弗能爲也。

然其卒發者,不必治於傳,或其傳化有不以次。不以次入者,憂恐悲喜怒,令不得以其次,故令人有大病矣。因而喜,大虛則腎氣乘矣,怒則肺氣乘矣,恐則脾氣乘矣,悲則心氣乘矣,憂則肝氣乘矣,此其道也。故病有五,五五二十五變,及其傳化,傳乘之名也。卒,音猝。

五藏各傳其所勝,故治於其所傳,然其卒發者,則不必治於其所傳,以其卒發未及內傳,或其傳化有不以〔2〕次者也。不以次入者,五情內傷,憂恐悲喜怒,令不得以其次也。傳不以次,必緣傷深,故令人有大病矣。蓋病本以次傳也,因而喜傷心火,心火大虛,則腎氣乘之矣,怒傷肝木,則肺氣乘之矣,恐傷腎水,則脾氣乘之矣,悲傷肺氣,則心氣乘之矣,憂傷脾土,則肝氣乘之矣,此其相乘之道也。故五藏相乘,每藏有五病,五五二十五病。《難經》:一脈十變,義與此同。及其傳化,遷變無常,總皆傳其所乘之謂也。舊本此篇誤在玉機真藏論。詳其文理,與標本病傳論義同,而非一篇。本病論原亡,取此篇補之。

故地之濕氣,感則害皮肉筋脈,水穀之寒熱,感則害於六府,天之邪氣,感則害人五藏。邪風之至,疾如風雨,善治者治皮毛,其次治肌膚,其次治筋脈,其次治六府,其次治五藏。治五藏者,半死半生也。此段舊誤在陰陽應象論。

地之濕氣,感則害於皮肉筋脈而已,水穀之寒熱,感則害於六府而已,天之邪氣,感則自皮毛而內傳,害人五藏,由表達裏,凡肌

〔1〕病久則傳化三句　指"故病久則傳化……良醫弗爲"三句。
〔2〕以　原脱,據本節經文補。

膚筋脈六府之屬，無所遺漏也。邪風之至，疾如風雨，內傳至速也。善治者治皮毛，不俟其入肌膚也，其次治肌膚，不俟其入筋脈也，其次治筋脈，不俟其入六府也，其次治六府，不俟其入五藏也，其次治五藏，則根本損傷，已太晚矣。治五藏者，難保十全，半死半生也。

〔治論〕〔1〕

湯液醪醴論四十八〔2〕

　　黃帝問曰：爲五穀湯液及醪醴奈何？岐伯對曰：必以稻米，炊以稻薪，稻米者完，稻薪者堅。帝曰：何以然？岐伯曰：此得天地之和，高下之宜，故能至完，伐取得時，故能至堅也。

　　稻米得天地之和，高下之宜，故氣味完足。稻薪至草木蒼乾之候，伐取得時，故莖葉堅實。

　　帝曰：上古聖人作湯液醪醴，爲而不用何也？岐伯曰：自古聖人之作湯液醪醴者，以爲備耳，故爲而弗服也。中古之世，道德稍衰，邪氣時至，服之萬全。

　　湯液醪醴，行經發表之物，上古之人，道德純備，邪氣不傷，故爲而弗服。中古之世，道德稍衰，邪氣有時而至，故服之萬全。

　　帝曰，今之世不必已何也？岐伯曰：當今之世，必齊毒藥攻其中，鑱石鍼艾治其外也。

　　服湯液醪醴而病不必已者，以風氣不古，道德全衰，裏邪傷其藏府，必齊齊與劑同。毒藥攻其中，表邪傷其經絡，必用鑱石鍼艾治其外也。

　　帝曰：形弊血盡而功不立者何也？岐伯曰：神不使也。帝曰：何謂神不使？岐伯曰：鍼石，道也，精神不進，志意不治，故病不可愈。今精壞神去，營衛不可復收，何者？嗜欲無窮，而憂患不止，精

---

〔1〕〔治論〕　原無，據目錄補。
〔2〕四十八　原脫，據目錄補。

氣弛壞,營泣衛除,故神去之而病不愈也。

形弊者,毒藥所傷,血盡者,鍼石所瀉也。神不使者,神不爲之用也。蓋營衛氣血之行,神使之也,鍼石之道,疏通營衛,而氣血之行,全憑神運,若精神不進,志意不治,雖用鍼石,而病不可愈。今其精壞神去,營衛不可復收,是何故也?以其嗜欲無窮,憂患不止,經絡藏府損傷虧敗,以致精氣弛壞,營泣泣與瀝同。衛除,故神去之而病不愈也。

帝曰:夫病之始生也,極微極精,必先入結於皮膚。今良工皆稱曰病成,名曰逆,則鍼石不能治,良藥不能及也。今良工皆得其法,守其數,親戚兄弟遠近音聲日聞於耳,五色日見於目,而病不愈者,亦何謂不早乎?

神不使者,病久邪深,而正氣已敗也。若夫病之始生,極微極精,精微,言其小也。必先入結於皮膚,未及經絡藏府也。今使良工見此新病,皆稱之曰病成,名之曰證逆,則鍼石不能治,良藥不能及也。病之不愈,無足爲怪,以其爲病久而治晚也,如此則其法數皆誤矣。今良工皆得其法,守其數,而且親戚兄弟之屬,地親而情切,論其處所遠近,則音聲日聞於耳,五色日見於目,是其證之新久逆順知之甚悉,而病不愈者,亦何得謂病期久遠,治之不早乎?此又何説也?

岐伯曰:病爲本,工爲標,標本不得,邪氣不服,此之謂也。

此非關病久而治晚也,病爲本,工爲標,標本不得,邪氣不服,正此謂也。

中古之治病,至而治之,湯液十日,以去八風五痹之病。十日不已,治以草蘇草荄之枝,本末爲助,標本已得,邪氣乃服。

中古治病,未能先事豫防,病至而後治之,用湯液十日,以去八風五痹之病,八風,義見《靈樞·九宮八風》。五痹,義見痹論。服之可以萬全矣。若十日不愈,是病深也,乃治以草蘇草荄之齊,蘇,葉也。荄,根也。本標彼此爲助,標本已得,邪氣乃服也。本末即本標,標本已得,醫病相投也。

暮世之治病也則不然,治不本四時,不知日月,不審逆從,病形已成，乃欲微鍼治其外，湯液治其內，逆從倒行，標本不得，邪氣淫泆，亡神失國。粗工兇兇，以爲可攻，故病未已，新病復起。去故就新，乃得真人。帝曰：善。二段〔1〕舊誤在移精變氣論。

色以應日，脈以應月，色之變化，以應四時之脈，玉版論要語。不知色脈，是不本四時，不知日月也。容色見上下左右，上爲逆，下爲從，女子右爲逆，左爲從，男子左爲逆，右爲從，玉版論要語。不知容色，是不審逆從也。病形已成，是當鍼石治其外，毒藥治其內，乃欲以微鍼治其外，湯液治其內，逆從倒行，則標本不得，邪氣不服，淫泆而害正氣，以至亡神而失國。《呂氏春秋》以氣爲民，以身爲國。粗工兇兇，見微鍼湯液不能勝任，以爲邪旺可攻，正氣愈敗，於是故病未已，新病復起，則事愈壞矣。是必去其故而復其新，乃得成其爲真人，不然則竟登鬼錄〔2〕矣。

移精變氣論四十九〔3〕

黃帝問曰：余聞古之治病，惟其移精變氣，可祝由而已。今世治病，毒藥治其內，鍼石治其外，或愈或不愈，何也？

移精變氣，可祝由而已，謂移變其精氣，可祝告病由，以符呪療之而已也。

岐伯對曰：往古人居禽獸之間，動作以避寒，陰居以避暑，內無眷慕之累，外無伸宦之形，此恬憺之世，邪不能深入也。毒藥不能治其內，鍼石不能治其外，故可移精變氣，祝由而已。

伸宦，求伸於宦場也。

當今之世不然，憂患緣其內，苦形傷其外，又失四時之從，逆寒暑之宜，賊風數至，虛邪朝夕，外傷空竅肌膚，內至五藏骨髓，小病必甚，大病必死，故祝由不能已也。

虛邪，即賊風也。

---

〔1〕二段　指"中古之治病……帝曰：善"二段。

〔2〕鬼錄　死者之名籍也。《三國誌·吳書·孫策傳》《注》："今此子已在鬼錄，勿復廢紙筆也。"

〔3〕四十九　原脫，據目錄補。

拘於鬼神者,不可與言至德。惡於鍼石者,不可與言至巧。病不許治者,治之無功矣。帝曰:善。

今世之病,宜鍼石不宜祝由,若欲以上古之祝由而治今世之大病,是拘於鬼神而惡於鍼石也,不可與言至德之大,至巧之微矣。惡於鍼石,是病不許治也,既不許治,則病必不治,雖强治之,亦無功矣。此段舊誤在五藏別論。

異法方宜論五十〔1〕

黃帝問曰:醫之治病也,一病而治各不同,皆愈何也?岐伯曰:地勢使然也。東方者,天地之所始生也,魚鹽之地,海濱傍水。其民食魚而嗜鹹,黑色而疏理,皆安其處,美其食。魚者使人熱中,鹹者勝血,其病皆爲癰瘍,其治宜砭石,故砭石者,亦從東方來。砭,音邊。

血熱蒸發,汗孔常開,故其理疏。感冒風寒,閉其營衛,格阻不行,則生擁腫。瘀熱蒸腐,則成癰瘍。

砭石,石鍼也。《山海經》:高氏之山,有石如玉,可以爲鍼。

西方者,金玉之域,沙石之處,天地之所收引也,陵居而多風,水土剛强。其民不衣而褐薦,華食而脂肥,邪不能傷其形體。其病生於內,其治宜毒藥,故毒藥者,亦從西方來。

風氣清涼,皮毛斂閉,不病外感而病內傷,故宜毒藥。

北方者,天地所閉藏之域也,其地高陵居,風寒冰冽。其民樂野處而乳食。藏寒生滿病,其治宜灸焫,故灸焫者,亦從北方來。

乳酪寒滑助濕,易生脹滿之病。經絡凝澀,故宜灸焫。

南方者,天地所長養,陽之所盛處也,其地下,水土弱,霧露之所聚也。其民嗜酸而食胕,緻理而赤色。其病攣痹,其治宜微鍼,故九鍼者,亦從南方來。

濕熱熏蒸,多病骸足攣痹之證,故宜微鍼通其經絡,以泄濕熱。

中央者,其地平以濕,天地所以生萬物也衆。其民食雜而不

---

〔1〕五十 原脫,據目錄補。

勞。其病多痿厥寒熱,其治宜導引按蹻,故導引按蹻者,亦從中央出也。

　　濕傷經絡,營衛不運,易生痿厥寒熱之證,故宜導引按摩,以通氣血。

　　聖人雜合以治,各得其所宜,故治所以異而病皆愈者,得病之情,知治之大體也。

　　聖人雜合諸法以治萬民,各得其方土之所宜,治之所以不同而病皆愈者,得病情而知治要也。

　　素問懸解第六卷終

太倉陸寶忠校字

〔刺法〕〔1〕

寶命全形論五十一〔2〕

黃帝問曰:天覆地載,萬物悉備,莫貴於人。人以天地之氣生,四時之法成,君王衆庶,盡欲全形。形之疾病,莫知其情,留淫日深,著於骨髓,心私慮之。余欲鍼除其疾病,爲之奈何?

四時之法,生長收藏之令也。

岐伯對曰:夫人生於地,懸命於天,天地合氣,命之曰人。天有陰陽,人有十二節,天有寒暑,人有虛實。能經天地陰陽之化者,不失四時。人能應四時者,天地爲之父母。知萬物者,謂之天子。能存八動之變者,五勝更立。能達虛實之數者,獨出獨入。知十二節之理者,聖智不能欺也,呿吟至微,秋毫在目。

人之形生於地而命懸於天,天地合氣,命之曰人。天有陰陽,陰陽推遷,四時變化,爰有十二節氣,人有十二支節以應之,天有寒暑,寒暑往來,五行消長,爰有衰旺,人有虛實以應之,天地與人同氣,貴能崇效卑法耳。能經緯天地陰陽之化者,順生長收藏之令,自不失四時之序。人能上應四時者,行與天地無違,天地爲之父母。能應四時,則知萬物,知萬物者,代天宣化,謂之天子。能應四時,則順八風,能存八方風動之

〔1〕刺法　原無,據目錄補。
〔2〕五十一　原脫,據目錄補。

變者，五行之勝，相代更立，不爲一邪所中。風在八方，有虛有實，自正面來者爲實風，自衝後來者爲虛風。人之令氣有衰旺，藏府有虛實，兩實相逢，則人不傷，兩虛相逢，則人傷焉。能存八風之變，是達虛實之數也，能達虛實之數者，獨出獨入，不與衆人同。中於虛邪，達虛實之數，是知十二節之理也，知十二節之理者，隱顯悉照，聖智不能欺也。是則呿吟至微，呿，開口出氣。吟，閉口吸氣。亦當秋毫在目，況於形之疾病，色脈顯然，何爲不知其情！則以微鍼除之，非難事矣。

帝曰：人生有形，不離陰陽，天地合氣，別爲九野，分爲四時，月有大小，日有短長，萬物並至，不可勝量，虛實呿吟，敢問其方？

人生有形，不離陰陽，陰陽者，天地之氣也。天地合氣，地則別爲九野，天則分爲四時，四時之中，月有大小之殊，日有短長之差，不相同也。則夫萬物並至，不可勝量，盈虧消長，紛紜錯出，虛實呿吟之數，何以辨之？敢問其方也。

岐伯曰：夫鹽之味鹹者，其氣令器津泄，弦絕者，其音嘶敗，木敷者，其葉發，病深者，其聲噦。人有此三者，是謂壞府，此皆絕皮傷肉，氣爭血黑，毒藥無治，短鍼無取。

虛實呿吟之數，不難辨也，凡有諸內，必形諸外。夫鹽之味鹹者，鹵氣浸淫，令器津泄，是以弦急而欲絕者，其音嘶敗，木鬱而欲敷者，其葉反側，木欲敷舒而不能，故葉發動而反側。病深而氣敗者，其聲噦噫。人有三等之象者，是謂毀壞之宮府，此皆絕皮傷肉，氣爭血黑，形體頹敗，殞亡非久，毒藥無治，短鍼無取也。

帝曰：余念其痛，心爲之亂惑反甚，其病不可更代，百姓聞之，以爲殘賊，爲之奈何？岐伯曰：木得金而伐，火得水而滅，土得木而達，金得火而缺，水得土而絕，萬物盡然，不可勝竭。故鍼有懸布天下者五，黔首共飲食，莫知之也。一曰治神，二曰知養身，三曰知毒藥爲真，四曰制砭石小大，五曰知府藏血氣之診。五法俱立，各有所先。

五行之理，剋其所勝，萬物盡然，不勝其數。故鍼法五行，有懸布天下者五，黔首黔，黑也，秦謂百姓爲黔首，言其黑頭無知也。其語始此。共飲食，而已莫知之也。一曰治神，治其神明，以存鍼也。義見下文。
二曰知養身，知去邪扶正，以養人身也。三曰知毒藥為真，知毒藥
攻邪，以為真也。四曰知制砭石小大，制砭石小大之度，以適病也。
五曰知府藏血氣之診，知府藏血氣陰陽虛實之分，補瀉無差也。五
者之法俱立，因病制宜，各有所先也。

今末世之刺也，虛則實之，滿者瀉之，此皆眾工所共知也。若
夫法天則地，隨應而動，和之者若響，隨之者若影，道無鬼神，獨來
獨往。

末世之刺，虛補實瀉，眾工皆知，非其至也。若夫法天則地，隨
應而動，隨宜而動。氣血之變，若影響之逐形聲，道無鬼神，而獨來獨
往，此則眾工所不解矣。

帝曰：願聞其道。岐伯曰：凡刺之真，必先治神，五藏已定，九
候已備，後乃存鍼。眾脈不見，眾凶弗聞，外內相得，無以形先，可
玩往來，乃施於人。人有虛實，五虛勿近，五實勿遠，至其當發，間
不容瞚，伏如橫弩，起如發機，手動若務，鍼耀而勻，靜意視義，觀適
之變，是謂冥冥，莫知其形，見其烏烏，見其稷稷，從見其飛，不知
其誰。

凡刺之真，必先治神，我以神往，人之五藏已定，九候已備，後
乃存意於鍼。鍼貴得要，眾脈不必盡見，眾凶弗容盡聞，法在外內
相得，無以形先，待其可玩往來，可以玩索而得獨往獨來之意。乃施於人。
人有虛實，五虛勿近，不可補也，五實勿遠〔1〕，易於瀉也。至其當
發之時，間不容瞚，轉瞬而已晚也。瞚，轉瞬也。伏如橫弩不動，起如
發機之速，手動若務，務與騖同。勢至捷也。鍼耀而勻，耀與躍同。力
至均也。靜意視義，觀其虛實所適之變，是謂冥冥無象，莫知其形。
見其烏烏，見其稷稷，烏烏，烏烏鳴聲。《漢明帝起居注》：帝東巡過亭障，有烏飛
鳴聖輿上，亭長祝曰：烏烏啞啞。又歌聲。《史·李斯傳》：歌呼烏烏。稷稷，疾也。
《詩·小雅》：既齊既稷。注：齊，整。稷，疾。烏烏稷稷，喻鍼之妙捷，若飛烏也。從見
其飛行絕迹而已，不知其誰所使之也。

〔1〕遠 原作"瀉"，據本節經文及文義改。

帝曰：何如而虛？何如而實？岐伯曰：刺虛者須其實，刺實者須其虛。經氣已至，愼守勿失，深淺在志，遠近若一，如臨深淵，手如握虎，神無營於衆物，義無邪下，必正其神。

此因上文五虛勿近，五實勿遠，問實者何如而使之虛？虛者何如而使之實？刺虛者須其實，俟其陽氣已至而後去鍼也。刺實者須其虛，俟其陰氣已至而後去鍼也。經氣已至，是虛者變實，實者變虛之候，愼守之而無失，義詳鍼解。深淺之閒在志，遠近之際若一，如臨深淵，恐其將墮，手如握虎，欲其力壯，寧神靜志，衆物皆損，義無邪下，必正其神。義詳鍼解。後二語〔1〕，依鍼解補。此刺法之真訣也。

鍼解五十二〔2〕

黃帝問曰：願聞九鍼之解，虛實之道。岐伯對曰：刺虛則實之者，鍼下熱也，氣實乃熱也。滿而瀉之者，鍼下寒也，氣虛乃寒也。菀陳則除之者，出惡血也。邪勝則虛之者，出鍼勿按。徐而疾則實者，徐出鍼而疾按之。疾而徐則虛者，疾出鍼而徐按之。言實與虛者，寒溫氣多少也。若無若有者，疾不可知也。察後與先者，知病先後也。爲虛與實者，工勿失其法。若得若失者，離其法也。虛實之要，九鍼最妙者，爲其各有所宜也。補瀉之時者，與氣開闔相合也。九鍼之名，各不同形者，鍼窮其所當補瀉也。

此解《靈樞·九鍼十二原》：凡用鍼者，虛則實之，滿則瀉之，菀菀同鬱。陳則除之，邪勝則虛之。徐而疾則實，疾而徐則虛。言實與虛，若有若無。察後與前，若存若亡。爲虛與實，若得若失。虛實之要，九鍼最妙，補瀉之時，以鍼爲之。九鍼之名，各不同形。九鍼十二原文。

刺法，虛則實之者，鍼下熱至則實，氣實乃熱也。滿而瀉之者，鍼下寒則虛，氣虛乃寒也。菀陳則除之者，出其惡血也。邪勝則虛之者，出鍼勿按，使其邪去而經虛也。徐而疾則實者，徐出鍼而疾

---

〔1〕後二語　指"義無邪下，必正其神"二語。
〔2〕五十二　原脫，據目錄補。

按之，令裏氣之莫瀉也。疾而徐則虛者，疾出鍼而徐按之，令裏氣之得出也。言實與虛者，寒溫二氣之多少也。若無若有者，疾之有無虛實不可知也。察後與先者，察知病氣之先後也。爲虛與實者，工於補瀉，勿失其法也。若得若失者，似若離其法也。虛實之要，九鍼最妙者，爲其或補或瀉，各有所宜也。補瀉之時者，與經氣開闔之宜，適相合也。九鍼之名，各不同形者，鍼之長短大小各異其制，窮盡其所當補瀉之法也。鍼形，詳見《靈樞》。

　　刺實須其虛者，留鍼，陰氣隆至，鍼下寒乃去鍼也。刺虛須其實者，陽氣隆至，鍼下熱乃去鍼也。經氣已至，慎守勿失者，勿變更也。深淺在志者，知病之內外也。近遠如一者，深淺其候等也。如臨深淵者，不敢墮也。手如握虎者，欲其壯也。神無營於衆物者，靜志觀病人，無左右視也。義無邪下者，欲端以正也。必正其神者，欲瞻病人目，制其神，令氣易行也。

　　此解寶命全形論：刺虛者須其實，刺實者須其虛，經氣已至，慎守勿失，深淺在志，遠近如一，如臨深淵，手如握虎，神無營於衆物，義無邪下，必正其神。寶命全形論文。

　　刺實須其虛者，留鍼，候之陰氣隆至，盛至也。鍼下寒生，乃去鍼也。刺虛須其實者，留鍼，候之陽氣隆至，鍼下熱生，乃去鍼也。經氣已至，慎守勿失者，勿變更而失守也。深淺在志者，知病之內外，鍼之淺深皆宜也。近遠如一者，病之深淺不同，而測候之法，皆以氣至爲準，適相等也。如臨深淵者，不敢怠墮[1]也。手如握虎者，欲其力壯也。神無營於衆物者，靜志而觀病人，無左右旁視也。義無邪下者，鍼入孔穴，欲其端以正也。必正其神者，欲瞻病人之目，以制其神，令其氣之易行也。

　　帝曰：余聞九鍼上應天地四時陰陽，願聞其方，令可傳於後世，以爲常也。岐伯曰：夫一天、二地、三人、四時、五音、六律、七星、八風、九野，身形亦應之，鍼各有所宜，故曰九鍼。

　　義詳下文。

────────────

〔1〕墮　通"惰"。《禮·月令》："季秋行春令，民氣解墮。"

人皮應天，人肉應地，人脈應人，人筋應時，人聲應音，人陰陽合氣應律，人口齒面目應星，人出入氣應風，人九竅三百六十五絡應野。故一鍼皮，二鍼肉，三鍼脈，四鍼筋，五鍼骨，六鍼調陰陽，七鍼益精，八鍼除風，九鍼通九竅，除三百六十五節氣，此之謂各有所主也〔1〕。

人皮在外，應天，人肉在內，應地，人脈在皮肉之中，應人，筋聚四肢，諸筋皆屬於節。應四時，聲發五藏，應五音，陰陽合爲六氣，應六律，口齒面目七竅，應七星，出入之氣周於四正四維，以應八風，上下九竅通於三百六十五絡，以應九野。人有九應，故刺備九鍼，其用不同，此之謂各有所主也。此下經文一百二十三字〔2〕，文義殘闕錯訛，今不具載。

八正神明論五十三〔3〕

黄帝問曰：用鍼之服，必有法則焉，今何法何則？岐伯對曰：法天則地，合以天光。帝曰：願卒聞之。岐伯曰：凡刺之法，必候日月星辰，四時八正之氣，氣定乃刺之。

天光，日月星辰也。

天溫日明，則人血淖液而衛氣浮，故血易瀉，氣易行，天寒日陰，則人血凝泣而衛氣沉。月始生，則血氣始精，衛氣始行，月郭〔4〕滿，則血氣實，肌肉堅，月郭空，則肌肉減，經絡虛，衛氣去，形獨居。是以因天時而調血氣也。

---

〔1〕此之謂各有所主也　此後王冰本《素問·鍼解》載"人心意應八風，人氣應天，人髮齒耳目五聲應五音六律，人陰陽脈血氣應地，人肝目應之九"三十六字。
〔2〕此下經文一百二十三字　王注本載："九竅三百六十五人一以觀動靜天二以候五色七星應之以候髮毋澤五音一以候宮商角徵羽六律有餘不足應之二地一以候高下有餘九野一節俞應之以候閉節三人變一分人候齒瀉多血少十分角之變五分以候緩急六分不足三分寒關節第九分四時人寒溫燥濕四時一應之以候相反一四方各作解。"王注注云："此一百二十四字，蠹簡爛文，義理殘缺，莫可尋究，而上古書，姑且載之，以佇後之具本也。"新校正云："詳王氏一百二十四字，今有一百二十三字，又亡一字。"
〔3〕五十三　原脱，據目錄補。
〔4〕郭（kuò 擴）　《釋名》："郭，廓也。"

人之血氣，隨日浮沉，與月消長，故因天時而調血氣。

天寒無[1]刺，天溫無疑，月生無瀉，月滿無補，月郭空無治。盛虛之時，因天之序，移光定位，正立而待之，是謂得時而調之。

移光定位，俟日月之光移，以定歲時之位。天氣環周，正立而待之，順天序以施補瀉，是謂得時而調之也。

故月生而瀉，是謂藏虛。月滿而補，血氣揚溢，絡有留血，命曰重實。月郭空而治，陰陽相錯，真邪不別，沉以留止，是謂亂經。外虛內亂，淫邪乃起。

月生始生。而瀉，血氣未盛而遽加伐削，是謂藏虛，藏虛者，虛其藏氣也。月滿而補，值血氣揚溢而益以充盈，絡有留血，命曰重實，重實者，以實益實也。月郭空而治，瀉也。氣血正虛而加之疏泄，陰陽相錯，真邪不別，邪氣沉留，是謂亂經。外因正瀉而虛，內以邪留致亂[2]，邪氣淫溢，於是大病起矣。

帝曰：星辰八正何候？岐伯曰：星辰者，所以制日月之行也。八正者，所以候八風之虛邪以時至者也。四時者，所以分春秋冬夏之氣所在，以時調之，八正之虛邪，而避之勿犯也。以身之虛而逢天之虛，兩虛相感，其氣至骨，入則傷五藏。工候救之，弗能傷也。故曰：天忌不可不知也。

星辰者，所以制日月之行也，陰陽消長，觀乎日月，日月盈昃，察之星辰，知星辰之宿度，則知日月之盈虧矣。八正者，所以候八風之虛邪以時至者也，太乙隨八節，居八方，自正面來者爲正風，自對面來者爲虛邪，知八風之正對，則知八風之虛實矣。四時者，所以分春秋冬夏之氣所在，以時調之，八正之虛邪，而避之勿犯也，春氣在經，夏氣在絡，秋氣在皮，冬氣在骨，順乎氣候，以時調之，知四時之正氣，則能避八方之虛邪矣。若不知避，以人身之虛而逢天氣之虛，兩虛相感，其氣至骨，入於腹裏，則傷五藏。上工候而救之，去其虛邪，弗能傷也。故曰：天忌不可不知也。《靈樞·官鍼》：必知天

[1] 無 通"毋"。《孟子·告子》："無曲防，無遏糴。"
[2] 亂 原作"氣"，據本節經文及文義改。

忌,乃言鍼意。

帝曰:善。其法星辰者,余聞之矣,願聞法往古者。岐伯曰:法乎往古者,先知《鍼經》也。驗乎來今者,先知日之寒溫,月之虛盛,以候氣之浮沉,而調之於身,觀其立有驗也。觀其冥冥者,言形氣營衛之不形於外,而工獨知之。以日之寒溫,月之虛盛,四時氣之浮沉,參伍相合而調之。然而不形於外,俱不能見也,工常先見之,故曰觀於冥冥焉。通於無窮者,可以傳於後世也。

《靈樞·官鍼》:法於往古,驗於來今,觀於冥冥,通於無窮。此下俱解官鍼之義。《鍼經》即《靈樞·九鍼十二原》,先立《鍼經》是也。

是故工之所以異也,視之無形,嘗之無味,若神髣髴,故謂冥冥。虛邪者,八正之虛邪氣也。正邪者,身形若用力汗出,腠理開,逢虛風,其中人也微,故莫知其情,莫見其形。上工救其萌芽,必先見三部九候之氣,盡調不敗而救之,故曰上工。下工救其已成,救其已敗,救其已成者,言不知三部九候之相失,因病而敗之也。知其所在者,知診三部九候病脈之處而治之,故曰守其門戶焉。三部九候爲之原,九鍼之論不必存也。

官鍼:粗工所不見,良工之所貴,莫知其形,若神髣髴。虛邪之中人也,洒淅動形。正邪之中人也微,先見於色,不知於其身,若有若無,若亡若存,有形無形,莫知其情。是故上工之取氣,乃救其萌芽,下工守其已成,因敗其形。故工之用鍼也,知氣之所在,而守其門戶。上工之所以異於粗工者,能於正邪初傷,有形無形之際,先見三部九候之氣,救之於早,不事病成而事敗。以能知其氣之所在,是以守其門戶而無失也。此即觀於冥冥之義。

帝曰:余聞補瀉,未得其意。岐伯曰:瀉必用方,方者,以氣方盛也,以月方滿也,以日方溫也,以身方定也,以息方吸而內鍼,乃復候其方吸而轉鍼,乃復候其方呼而徐引鍼,故曰瀉必用方,其氣易行焉。補必用員,員者行也,行者移也,刺必中其營,復以吸排鍼也。員與方,非鍼也。故養神者,必知形之肥瘦,營衛血氣之盛衰。血氣者,人之神,不可不謹養。

官鍼〔1〕：瀉必用員，補必用方，此曰瀉必用方，補必用員，文異而義通也。瀉者，以吸內鍼，以呼出鍼，鍼出而氣瀉矣。員與方，乃鍼法耳，非鍼也。在藏府曰血氣，在經絡曰營衛。肝藏血，血舍魂，肺藏氣，氣舍魄，魂升而神化，神降而魄生。神居血氣之中，形包血氣之外，養其血氣，即所以養其神，而養其血氣〔2〕，即所以養其形也。故養神者，必知形體之肥瘦，養形者，必知氣血之盛衰。血氣者，即人之神所攸賴而弗離者，不可不謹養也。

帝曰：妙乎哉論也！合人形於陰陽四時，虛實之應，冥冥之期，其非夫子，孰能通之！然夫子數言形與神，何謂形？何謂神？願卒聞之。岐伯曰：請言形。形乎形，目冥冥，問其所病，索之於經，慧然在前，按之不得，不知其情，故曰形。帝曰：何謂神？岐伯曰：請言神。神乎神，耳不聞，目明心開而志先，慧然獨悟，口弗能言，俱視獨見，適若昏，昭然獨明，若風吹雲，故曰神。

索之於經，索之於經絡也。慧，明也，慧然在前，似有形矣，乃按之，不得，實不知其情，終無形之可索也。目明心開而志先，心目了然，志先覺之，慧然獨悟矣，而口弗能言，實俱視而獨見，適若昏蒙，又復昭然獨明。若風吹雲，聚散無定，言神之所在，可以意悟，而不可以言傳也。

離合真邪論五十四〔3〕

黃帝問曰：余聞九鍼九篇，夫子乃因而九之，九九八十一篇，余盡通其意矣。經言氣之盛衰，左右傾移，以上調下，以左調右，有餘不足，補瀉於滎輸，余知之矣。此皆營衛之傾移，虛實之所生，非邪氣從外入於經也。余願聞邪氣之在經也，其病人如何？取之奈何？

九鍼九篇，因而九之，九九八十一篇，《靈樞經》也。滎，脈之滎穴。輸，腧穴也。輸與腧同。

岐伯曰：夫聖人之起度數，必應於天地，故天有宿度，地有經

〔1〕官鍼　指《靈樞懸解・官鍼》，爲原《靈樞經・官能》。
〔2〕血氣　據上下文義，當作“神”。
〔3〕五十四　原脫，據目錄補。

水,人有經脈。天地溫和〔1〕,則經水安靜,天寒地凍,則經水凝泣,天暑地熱,則經水沸溢,卒風暴起,則經水波涌而隴起。夫邪之入於脈也,寒則血凝泣,暑則血淖澤,虛邪因而入客,亦如經水之得風也。經之動脈,其至也,亦時隴起,其行於脈中循循然,其至寸口中手也,時大時小,大則邪至,小則平,其行無常處,在陰與陽,不可爲度。從而察之,三部九候,卒然逢之,早遏其路。泣與澀同。

聖人之起度數,必應於天地,故天有宿度,宿,二十八宿,度,三百六十五度。分於十二辰次,地有十二經水,清、渭、海、湖、汝、澠、淮、漯、江、河、濟、漳。以應十二辰次,人有十二經脈,手三陽、足三陽、手三陰、足三陰。以應十二經水。天地溫和,則經水安靜,天寒地凍,則經水凝泣,天暑地熱,則經水沸溢,卒風暴至,則經水波涌而隴起。隴,高也。水性如此,人脈亦然,夫邪之入於脈也,寒則血凝泣,暑則血淖澤,熱蒸表泄,虛邪因而入客,亦如經水之得風也。經中之動脈,其至也,亦時隴起,其行於脈中循循然,往來不住,其至寸口而中於手也,時大時小,大則邪至,小則氣平,其行無常處,在陰與陽,難爲豫度。從而察之於三部九候之中,卒然逢之,早遏其路,不使之他往也。

帝曰:候氣奈何? 岐伯曰:夫邪去絡入於經也,舍於血脈之中,其寒溫未相得,如涌波之起也,時來時去,故不常在。方其來也,必按而止之,止而取之,無逢其衝而瀉之,故曰其來不可逢,此之謂也。候邪不審,大氣已過,瀉之則真氣脫,真氣者,經氣也,脫則不復,經氣太〔2〕虛,邪氣復至,而病益蓄,故曰其往不可追,此之謂也。

邪之去絡而入於經也,舍於血脈之中,與經氣相薄,寒溫異性,營衛鬱阻,如涌波之起也。邪氣時來時去,故不常在一方。方其來也,必手按而止之,遏其他往之路,止而不動,而後取之,無逢其衝氣方來,而遽瀉之,以致邪盛難伏,故曰其來不可逢,《靈樞·九鍼十二原》語。此之謂也。若候邪不審,令其大氣已過,瀉之則真氣亡脫,

---

〔1〕天地溫和 原作"天溫地和",據王注本《素問·離合真邪論》及本節黃解乙轉。
〔2〕太 通"大"。《說文》:"太,一曰大也。"

真氣者，經氣也，脫則不能復舊，經氣太虛，邪氣復至，而病益蓄積，故曰其往不可追，《靈樞·九鍼十二原》語。此之謂也。

知其可取如發機，不知其取如扣椎，故曰知機道者，不可掛以髮，不知機者，扣之不發，此之謂也。不可掛以髮者，待邪之至時而發鍼瀉矣，扣之不發者，血氣已盡，其病不可下也。

邪之方來，止而取之，遲疾之閒，非上工不知。知其可取，如發弩機，不知其取，如扣鐵椎，故曰知機道者，不可掛以髮，不知機者，扣之不發，九鍼十二原語。此之謂也。所謂不可掛以髮者，言邪方來時，其去甚速，待邪之至時而即發鍼瀉之，無絲髮之遲延也。所謂扣之不發者，言邪氣已去，而脫其真氣，血氣已盡，則邪復來而病益蓄，其病不可下也。《靈樞·小鍼解》：不可掛以髮者，言氣易失也。扣之不發者，言不知補瀉之意，血氣已盡，而氣不下也。

帝曰：善。然真邪以合，波隴不起，候之奈何？岐伯曰：審捫循三部九候之盛衰而調之，察其左右上下相失及相減者，審其病藏以期之。地以候地，天以候天，人以候人，調之中府，以定三部。不知三部者，陰陽不別，天地不分，故曰刺不知三部九候病脈之處，雖有大過且至，工不能禁也。

地以候地，天以候天，人以候人，義見三部九候論。中府，中脘也，調之胃府中脘之氣，以定上中下三部，則九候皆得矣。大過，大病也，刺不知三部九候病脈之處，釋邪攻正，泄其真氣，雖有大病且至，工亦不能禁止也。

用鍼無義，反為氣賊。誅罰無過，命曰大惑。奪人正氣，以從為逆，反亂大經，真不可復。用實為虛，以邪為真，營衛散亂，真氣已失，邪獨內著，絕人長命，予人夭殃。不知三部九候，故不能久長。

三部九候，所以候真邪以施補瀉也，不知三部九候，釋邪攻正，則人死矣。真亡邪盛，不可長久也。

帝曰：補瀉奈何？岐伯曰：此邪新客，溶溶未有定處也，推之則前，引之則止，逆而刺之，此攻邪也。疾出以去盛血，而復其真氣，刺出其血，其病立已。

邪之新客，去來溶溶，水流貌。未有定處，推之則前，引之則止。當是時也，迎而刺之，此攻其邪，非瀉其真也。疾出其鍼，以去盛血，而復其真氣，刺出其血，其病立已，邪去而真復故也。

吸則內鍼，無令氣忤，靜以久留，無令邪布，吸則轉鍼，以得氣爲故。候呼引鍼，呼盡乃去，大氣皆出，故命曰寫。

吸則內鍼，無令經氣之外忤。靜以久留，無令邪氣之散布。吸則轉鍼，以必得邪氣爲故。候呼引鍼，呼盡乃去，邪之大氣皆出，故命曰瀉。上曰疾出已得氣也，此曰久留未得氣也，鍼法原以得氣爲故。吸則轉鍼，必得其氣，氣得則鍼隨呼出，不可留矣。

帝曰：不足者補之奈何？岐伯曰：必先捫而循之，切而散之，推而按之，彈而怒之，抓而下之，通而取之，外引其門，以閉其神。呼盡內鍼，靜以久留，以氣至爲故，如待所貴，不知日暮。其氣已至，適而自護，候吸引鍼，氣不得出，各在其處。推闔其門，令神氣存，大氣留止，故命曰補。

經氣虛弱，則瘀塞不行，必先捫而循之，以行其經，切而散之，以開其滯，推而按之，以蓄其力，彈而怒之，以致其氣，抓而下之，以決其瘀。俟其既通，而後取之，以復其虛。經氣已通，乃外引其門，以閉其神。待其呼盡而後內鍼，靜以久留，以氣至爲故。經氣未至，停鍼候之，如待所尊貴之人，不知日暮。其氣已至，以與已通。調適而保護之，候其吸而引鍼，則氣不得出，各在其原舊之處。鍼出則推闔其門，令神氣內存，大氣留止而不泄，故命曰補。瀉曰得氣，邪氣得也，補曰氣至，真氣至也。

四時刺逆從論五十五[1]

厥陰有餘病陰痹，不足病熱痹，滑則病狐風疝，澀則病少腹積氣。

厥陰，心主，有餘病陰痹，陰盛而火衰也。不足病熱痹，陰衰而火盛也。滑則病狐風疝，手足厥陰同經，風木鬱遏而衝突也。狐風

―――――――――――――

〔1〕五十五　原脱，據目錄補。

疝,如狐之出沒無常。澀則病少腹積氣,肝氣槃結而不舒也。

少陽有餘病筋痹脇滿,不足病肝痹,滑則病肝風疝,澀則病積,時筋急目痛。

肝主筋,脈行脇肋,與少陽膽爲表裏,少陽有餘病筋痹脇滿,經絡瘀遏而不行也。不足病肝痹,藏氣阻滯而不達也。滑則病肝風疝,風木之鬱動也。澀則病積,肝氣之痞塞也。時筋急目痛者,乙木下陷則筋急,甲木上逆則目痛。肝竅於目,而目痛之原,則由於膽,相火上炎,是以熱作也,甲木鬱衝,是以痛生也。

少陰有餘病脈痹身時熱,不足病心痹,滑則病心風疝,澀則病積,時善驚。

心屬火,其主脈,少陰有餘病脈痹身時熱,脈阻而火旺也。不足病心痹,火衰而氣痞也。滑則病心風疝,心氣鬱塞而振動也。澀則病積,心氣閉結而不通也。時善驚者,神不根精也。

太陰有餘病肉痹寒中,不足病脾痹,滑則病脾風疝,澀則病積,心腹時滿。

脾主肉,太陰有餘病肉痹寒中,寒水上泛而侮土也。不足病脾痹,濕土中鬱而不運也。滑則病脾風疝,脾氣鬱遏而鼓動也。澀則病積,脾氣堙塞而不行也。心腹時滿,濕旺胃逆,濁氣不降也。

陽明有餘病皮痹隱疹,不足病肺痹,滑則病肺風疝,澀則病積,時溲血。

肺主皮,與陽明大腸爲表裏,陽明有餘病皮痹隱疹,表閉而邪鬱也。疹見皮裏,不能透發,謂之隱疹。不足病肺痹,氣梗而不降也。滑則病肺風疝,肺氣壅阻而激宕也。澀則病積,肺氣凝滯而不通也。時溲血者,肺失收斂之政也。

太陽有餘病骨痹身重,不足病腎痹,滑則病腎風疝,澀則病積,時善巔疾。

腎主骨,與太陽膀胱爲表裏,太陽有餘病骨痹身重,水冷髓寒而土濕也。不足病腎痹,腎氣寒冱而凝瘀也。滑則病腎風疝,腎氣結滯而鬱衝也。澀則病積,腎氣堅凝而不散也。時善巔疾者,太陽之脈,上額交巔而後行也。

是故春氣在經脈，夏氣在孫絡，長夏氣在肌肉，秋氣在皮膚，冬氣在骨髓中。帝曰：余願聞其故。岐伯曰：春者天氣始開，地氣始泄，凍解冰釋，水行經通，故人氣在經脈。夏者經滿氣溢，入孫絡受血，皮膚充實，故人氣在孫絡。長夏者經絡皆盛，內溢肌中，故人氣在肌肉。秋者天氣始收，腠理閉塞，皮膚引急，故人氣在皮膚。冬者蓋藏，血氣在中，內著骨髓，通於五藏，故人氣在骨髓。是故邪氣者，常隨四時之氣血而入客也。至其變化，不可爲度，必從其經氣，辟除其邪，除其邪則亂氣不生。

皮膚引急，收斂而不發也。

帝曰：逆四時而生亂氣奈何？岐伯曰：春刺絡脈，血氣外溢，令人少氣。春刺肌肉，血氣環逆，令人上氣。春刺筋骨，血氣內著，令人腹脹。

春刺絡脈，則瀉心氣，血氣外溢，令人少氣。春刺肌肉，則瀉脾氣，血氣環逆，_{環逆，四維俱逆。土居五行之中，土病則四旁俱逆也。}令人上氣，胃逆而肺阻也。春刺筋骨，則瀉腎氣，血氣內著，令人腹脹，水寒而土濕也。

夏刺經脈，血氣乃竭[1]，令人解㑊。夏刺肌肉，血氣內卻，令人善恐。夏刺筋骨，血氣上逆，令人善怒。

夏刺經脈，則瀉肝氣，血氣衰竭，令人解㑊。_{㑊與跡同，形跡懶怠也。}夏刺肌肉，則瀉脾氣，血氣內卻，令人善恐，土陷而水侮也。_{腎主恐故。}夏刺筋骨，則瀉腎氣，血氣上逆，令人善怒，水不能生木，甲木逆而乙木陷，肝陷則怒生，升氣不遂也。

秋刺經脈，血氣上逆，令人善忘。秋刺絡脈，氣不外行，令人臥不欲動。秋刺筋骨，血氣內散，令人寒慄。

秋刺經脈，則瀉肝氣，血氣上逆，令人善忘，甲木逆而乙木陷，木鬱風生，疏泄太過，不能藏往也。秋刺絡脈，則瀉心氣，氣不外行，令人臥不欲動，火敗而陽虛也。秋刺筋骨，則瀉腎氣，血氣內散，令人寒慄，陽根失藏而寒水下動也。

─────────────

〔1〕竭 原作"弱"，據王注本《素問·四時刺逆從論》及本節黃解改。

冬刺經脈，血氣皆脱，令人目不明。冬刺絡脈，内氣外泄，留爲大痺。冬刺肌肉，陽氣竭絶，令人善忘。

冬刺經脈，則瀉肝氣，血氣皆脱，令人目不明，魂傷而神敗，不能外光也。冬刺絡脈，則瀉心氣，内氣外瀉，留爲大痺，火瀉而陰凝也。冬刺肌肉，則瀉脾氣，陽氣竭絶，令人善忘，脾陷胃逆，戊土不能降蟄，陽氣升泄而失藏也。四段〔1〕與刺法論略同。

凡此四時刺者，六經之病，不可不從也，反之則生亂氣相淫病焉。故刺不知四時之經，病之所生，以從爲逆，正氣内亂，與精相薄。必審九候，正氣不亂，精氣不轉。

相淫病者，亂氣相淫而生病也。正氣内亂，與精相薄，正氣亂常，與未亂之精氣彼此薄迫也。正氣不亂，精氣不轉，正氣不至内亂，則精氣自不回轉而爲邪淫也。正氣，經氣也。精氣，藏氣也。

刺五藏，中心一日死，其動爲噫，中肝五日死，其動爲語，中腎六日死，其動爲嚏欠，中肺三日死，其動爲咳，中脾十日死，其動爲吞。刺傷人五藏必死，其動，則依其藏之所變候知其死也。

刺五藏中心至其動爲吞一段，與刺禁論同。動即變也，五藏之變動有近遠，依其藏之所變而候其動，則知其死期矣。

刺法論五十六〔2〕此篇舊誤在診要經終論。

正月二月，天氣始方，地氣始發，人氣在肝。三月四月，天氣正方，地氣定發，人氣在心。五月六月，天氣盛，地氣高，人氣在脾。七月八月，陰氣始殺，人氣在胃。九月十月，陰氣始冰，地氣始閉，人氣在肺。十一月十二月，冰覆，地氣合，人氣在腎。

刺禁論：藏有要害，不可不察。肝生於左，肺藏於右，心部於表，腎治於裏，脾爲之使，胃爲之市。正月二月，風木發生，故人氣在肝。三月四月，君火長育，故人氣在心。土居五行之中，五月六月，己土濕動，故人氣在脾。脾土左升，則地氣乃高也。七月八月，

---

〔1〕四段　指"帝曰：逆四時而生亂氣奈何……陽令人善忘"四段。
〔2〕五十六　原脱，據目録補。

戊土燥動，故人氣在胃。胃土右降，則陰氣始殺也。九月十月，燥
金收斂，故人氣在肺。十一月十二月，寒水封藏，故人氣在腎。此
皆刺禁之所也。舊本：三月四月，人氣在脾，五月六月，人氣在頭，七月八月，人氣
在肺，九月十月，人氣在心，與藏氣法時〔1〕全乖，今正之。

故春刺散腧，及於分理，血出而止，甚者傳氣，閒者環也。夏刺
絡腧，見血而止，盡氣閉環，痛病必下。秋刺皮膚，循理，神變而止，
上下同法。冬刺腧竅，及於分理，甚者直下，閒者散下。春夏秋冬，
各有所刺，法其所在。

四時刺逆從論：春氣在經脈，夏氣在孫絡，長夏氣在肌肉，秋氣
在皮膚，冬氣在骨髓。春刺散腧，經脈之腧也。及於分理，及於經
脈之分理，不可過也。血出而止，宜出鍼也。甚者傳氣，病甚者停
鍼，以待氣之流傳。閒者環也，病輕者鍼出而氣環周，不必停鍼
也。夏刺絡腧，孫絡之腧也。盡氣，盡去其邪氣也。閉環，出鍼閉
穴，令其氣之環周。痛病必下，氣周則痛止也。秋刺皮膚，循其
分理而止，不可過也。神變而止，宜出鍼也。上謂手經，下謂足經。
冬刺腧竅，骨髓之腧竅也。甚者直下，泄其邪也。閒者散下，通其
閉也。春夏秋冬，各有所刺，法其所在，不可違四時之宜也。

春刺夏分，脈亂氣微，入淫骨髓，病不能愈，令人不嗜食，又且
少氣。春刺秋分，筋攣氣逆，環爲咳嗽，病不愈，令人時驚，又且哭。
春刺冬分，邪氣著藏，病不愈，令人脹，又且欲言語。

春刺夏分，夏之分部。瀉其心火，心主脈，故脈亂氣微。君火上
逆，則相火下陷，入淫骨髓。火瀉土敗，故令人不嗜飲食，又且少
氣。春刺秋分，瀉其肺金，金刑木敗，則筋膜攣縮。燥氣盛也。肺氣
上逆，故環爲咳嗽。環，旋也。肺金失斂，膽木升泄，故令人時驚，膽木
失根故也。又且善哭。肺燥則欲哭也。春刺冬分，瀉其腎水，則水邪泛
濫，著於脾藏，令人脹滿。肺主聲，入心爲言，《難經》語。中焦脹滿，
肺氣莫降，鬱於心宮，故時欲言語也。

夏刺春分，病不愈，令人解㑊。夏刺秋分，病不愈，令人心中欲

---

〔1〕藏氣法時　原作"藏氣發時"，據目錄改。

無言,惕惕如人將捕之。夏刺冬分,病不愈,令人少氣,時欲怒。

夏刺春分,瀉其肝木,筋力衰減,故令人解㑊。夏刺秋分,瀉其肺金,肺氣耗傷,故令人心中欲無言。肺金不能收斂膽火,膽怯驚生,腎寒恐作,故惕惕如人將捕之。夏刺冬分,瀉其腎水,陽根虧乏,不能生木,故令人少氣,時欲怒發。

秋刺春分,病不已,令人惕然欲有所爲,起而忘之。秋刺夏分,病不已,令人益嗜臥,又且善夢。秋刺冬分,病不已,令人洒洒時寒。

秋刺春分,瀉其肝木,肝氣虛怯而疏泄太過,不能藏往,_{肝主魂,肺主魄,魂知來,魄藏往}。故令人惕然欲有所爲,起而忘之。秋刺夏分,瀉其心火,相火應之,甲木刑剋戊土,土氣困乏,故令人嗜臥。神魂飛揚,是以善夢。秋刺冬分,瀉其腎水,寒水外溢,故令人洒洒時寒。

冬刺春分,病不已,令人欲臥不能眠,眠而有見。冬刺夏分,病不愈,令人氣上,發爲諸痹。冬刺秋分,病不已,令人善渴。

冬刺春分,瀉其肝木,風木疏泄,蟄藏失政,故令人欲臥不能眠。肝竅於目,肝氣失守,故眠而有所妄見。冬刺夏分,瀉其心火,火敗氣阻,故令人氣上,發爲諸痹。冬刺秋分,瀉其肺金,津亡燥動,故令人善渴。

凡刺胸腹者,必避五藏,中心者環死,中肝者五日死,中腎者六日死,中肺者三日死,中脾者十日死。

刺中五藏死期,並見於刺禁論、四時刺逆從論中。

刺胸腹者,必以布㡊著之,乃從單布上刺,刺之不愈復刺。刺避五藏者,知逆從也。所謂從者,膈與脾腎之處,不知者反之。中膈者,皆爲傷中,其病雖愈,不過一歲必死。刺鍼必肅,刺腫搖鍼,經刺勿搖,此刺之道也。

㡊,布幔也,刺胸腹者,必以布㡊著之,乃從單布上刺,恐鍼孔開路而感風邪也。刺避五藏者,知刺法之逆從也。所謂宜從而不宜逆者,膈與脾腎之處,膈居上焦,脾居中焦,腎居下焦,是皆五藏之位,不可忽也。不知者反之,則五藏傷矣。而膈居心肺之下,三處之中，尤爲至要，中膈者，瀉其神氣，其病雖愈，不過一歲必死，切宜慎之。凡刺鍼一下，神氣必肅，刺腫則搖鍼，以瀉滯氣，經刺勿搖，恐瀉正氣，此鍼刺之道也。舊本刺法篇亡，實誤載於診要經中論內，未嘗亡也。今取彼文，以補此篇。

刺志論五十七[1]

黃帝問曰：春取絡脈分肉何也？岐伯曰：春者木始治，肝氣始生，肝氣急，其風疾，經脈常深，其氣少，不能深入，故取絡脈分肉間。

春取絡脈分肉者，以春者木始治事，肝氣始生，肝氣迫急，其風疾速，宜爲虛邪所傷。而經脈常深，其邪氣常少，不能深入，所傷甚淺，故取絡脈分肉間也。

帝曰：夏取盛經分腠何也？岐伯曰：夏者火始治，心氣始長，脈瘦氣弱，陽氣流溢，熱熏分腠，內至於經，故取盛經分腠。所謂盛經者，陽脈也。絕膚而病去者，邪居淺也。

夏取盛經分腠者，以夏者火始治事，心氣始長，脈瘦氣弱，不勝暑邪之侵。而夏令方旺，陽氣流溢，熱熏分腠，內至於經，所傷極深，故取盛經分腠。所謂盛經者，手足六陽之脈也。其有鍼方絕膚而病已去者，暑邪之所居淺也。

帝曰：秋取經俞何也？岐伯曰：秋者金始治，肺氣收殺，金將勝火，陽氣在合，溫氣及體，陰氣初盛，未能深入，故取俞以瀉陰邪，取合以虛陽邪。陽氣始衰，故取於合。

秋取經俞者，以秋者金始治事，肺氣收斂肅殺，金將勝火，邪宜深入矣。而陽氣在合，溫氣猶及在體，陰氣初盛，未能深入，其傷頗淺，故取俞穴以寫陰邪，取合穴以瀉陽邪。陽氣始衰，故取於合穴也。

帝曰：冬取井榮何也？岐伯曰：冬者水始治，腎方閉，陽氣衰少，陰氣堅盛，巨陽伏沉，陽脈乃去，故取井以下陰逆，取榮以實陽

---

[1] 五十七　原脫，據目錄補。

氣。故曰：冬取井滎，春不鼽衄，此之謂也。

冬取井滎者，以冬者水始治事，腎方閉蟄，陽氣衰少，陰氣堅盛，巨陽沉伏，陽脈乃去，其傷最淺，故取井穴以下陰逆，取滎穴以實陽氣。故曰：冬取井滎，春不鼽衄，正是此義。

鼽衄者，鼽，鼻塞也。表邪外束，肺氣衝逆也。冬刺井滎，表寒解散，來春風木發達，皮毛通暢，肺金無衝逆之證，故不病鼽衄。

五藏之經五俞，穴也。井滎俞經合也，六府之經六俞，井滎俞原經合也，其穴皆在手足。此與刺法論、四時刺逆從論四時所刺不同，別是一法也。四段舊誤在水熱穴論。

黃帝曰：春亟治經絡，夏亟治經俞，秋亟治六府，冬則閉塞。閉塞者，用藥而少鍼石也。

冬令閉塞，宜用藥不宜用鍼，故少鍼石。

所謂少鍼石者，非癰疽之謂也，癰疽不得頃時回。癰不知所，按之不應手，乍來乍已，刺手太陰旁三痏，與纓脈各二。

所謂冬月少鍼石者，非癰疽之謂也，癰疽膿成不瀉，腐骨爛筋，敗經傷藏，性命攸關，急當瀉之，不得頃時回護。若癰生不知其所，按之腫痛不應於手，其痛乍來乍已而無定候，刺手太陰中府之傍、足陽明氣戶、庫房之所三痏，痏，刺瘢也。與結纓兩傍之脈，纓，冠帶也。足陽明水突、氣舍之穴各二痏。

掖[1]癰大熱，刺足少陽五，刺而熱不止，刺手心主三，刺手太陰經絡者大骨之會各三。

掖下生癰大熱，地迎，足少陽經，足少陽脈下胸貫膈循脇。刺足少陽淵腋、輒筋之穴五，瀉其相火。刺而熱不止，刺手太陰經絡於手太陽者大骨之會，肩貞之穴各三。

胞氣不足，魄汗不盡，暴癰筋緛，隨分而痛，治在經俞。

太陽寒水之氣，主封閉皮毛，膀胱之胞氣不足，皮毛弗固，熱蒸竅泄，魄汗不盡，感冒風寒，以致營衛鬱阻，暴發癰腫，筋脈緛短，隨其本經部分而生疼痛。治在本經俞穴，瀉其壅閉也。

---

[1] 掖 通“腋”。《說文》：“掖，與腋同。”

凡諸瘡痱癰疽，皆緣風寒感襲，中其孔竅，營衛阻梗，鬱發於穴俞之內，故作腫痛。熱蒸肌膝，肉腐膿化，膿泄經通，而後病愈。當其腫痛之時，可刺而平，可汗而消也。

腹暴滿，按之不下，取手太陽經絡者，胃之募也，刺少陰俞，去脊椎三寸傍五，用員利鍼。霍亂，刺俞傍五，足陽明及[1]上傍三。

腹暴脹滿，按之不下，土鬱而胃逆也。取手太陽經之所絡者，任脈之中脘，胃之募也。少陰腎者，胃之關也，刺少陰腎俞，去脊椎三寸，兩傍各五。用員利鍼。第六鍼，見《靈樞》。霍亂，腹滿之甚而吐泄者也，刺少陰俞傍五，足陽明之胃俞及胃俞上之脾俞傍三，所以泄其寒濕也。

刺癎驚脈五：鍼手太陰各五，刺手少陰經絡傍者一，手指及手外踝上五指，留鍼，刺足太陽五，足陽明一，上踝五寸，刺三鍼。手指及手外踝句[2]，舊誤在三部九候論中。

刺癎驚之脈五處：鍼手太陰之魚際各五，刺少陰經之所絡傍者，手太陽之支正一，其穴在手小指及手外踝後五指，同身寸之五寸也，中指中節，爲同身寸之一寸。留鍼以致其氣，刺足太陽之承山五，足陽明之解谿一，上外踝五寸，足少陽之光明，刺三鍼。此癎驚所刺之五脈也。六段[3]舊誤在通評虛實論，與前四段乃一篇。刺志論係通評虛實論後文，簡錯傳誤，今移正之。

刺禁論五十八[4]

黃帝問曰：願聞禁數。岐伯對曰：藏有要害，不可不察。肝生於左，肺藏於右，心部於表，腎治於裏，脾爲之使，胃爲之市。膈肓之上，中有父母，七節之傍，中有小心，從之有福，逆之有咎。

五藏之位，肝在於左，肺在於右，心處於表，腎處於裏，脾散精氣，以灌四旁，是爲之使也，胃受水穀，以養五藏，是爲之市也。市，

---

〔1〕及　原作“刺”，據王注本《素問·通評虛實論》及本節黃解改。
〔2〕手指及手外踝句　指“手指及手外踝上五指，留鍼”二句。
〔3〕六段　指“黃帝曰：春亟治經絡……上踝五寸，刺三鍼”六段。
〔4〕五十八　原脫，據目錄補。

肆。心下膈上曰肓,膈肓之上,中有父母,肺爲父,心爲母也。腎居脊骨七節之傍,七節之傍,中有小心,腎閒動氣,心火之根也。自尾骶骨以上,七節兩旁爲腎俞穴,其中則命門外俞,是腎之位也。

　　此皆五藏之要害,從之則有福,逆之則有咎也。

　　刺中心,一日死,其動爲噫。刺中肝,五日死,其動爲語。刺中腎,六日死,其動爲嚔。刺中肺,三日死,其動爲咳。刺中脾,十日死,其動爲吞。刺中胃,一日半死,其動爲嘔。

　　脾陷則爲吞,胃逆則爲嘔,升降反也。

　　刺頭中腦戶,入腦立死。刺臂太陰脈,出血多立死。刺陰股中大脈,血出不止死。刺跗上中大脈,血出不止死。

　　腦戶,督脈之穴,在枕骨上。臂,太陰肺脈也。陰股大脈,足太陰之箕門、血海也。跗上大脈,足陽明之衝陽也。

　　刺面中溜脈,不幸爲盲。刺匡上陷骨中脈,爲漏爲盲。刺客主人內陷中脈,爲內漏爲聾。刺舌下中脈太過,血出不止爲瘖。刺足少陰脈,重虛出血,爲舌難以言。刺缺盆中內陷,氣泄,令人喘咳逆。刺膺中陷中脈,爲喘逆仰息。刺腋下脅閒內陷,令人咳。刺脊閒中髓,爲傴。刺乳上中乳房,爲腫根蝕。刺少腹中膀胱,溺出,令人少腹滿。刺氣街中脈,血不出,爲腫鼠僕。刺陰股下三寸內陷,令人遺溺。刺肘中內陷,氣歸之,爲不屈伸。刺關節中液出,不得屈伸。刺膝髕出液,爲跛。刺郄中大脈,令人仆脫色。刺腨腸內陷,爲腫。刺足下布絡中脈,血不出,爲腫。刺手魚腹內陷,爲腫。

　　目者,宗脈之所聚也,《靈樞·口問》語。五藏六府之精氣,皆上注於目而爲之精,《靈樞·大惑論》語。溜,注也,面中溜脈者,藏府精氣所溜注也,刺之瀉其精氣,故不幸爲盲。匡,目匡也,刺匡上陷骨中脈,宗脈穿漏,故流淚不止,精氣脫瀉,故失明不見。客主人,足少陽經穴,刺其內陷中脈,經氣損傷,故膿水流溢,閉塞不聞。舌下脈者,任脈之廉泉,足少陰之標也,中脈太過,血出不止,傷其腎氣,故令人瘖。足少陰上繫於舌,絡於橫骨,終於會厭,《靈樞·憂恚無言》語。脈解:內奪而厥,則爲瘖痱,此腎虛也,正是此義,刺足少陰脈,重虛出血,爲舌難以言,亦緣此故。足少陰脈循喉嚨,繫舌本。缺盆中內陷,大腸手陽明、胃足陽明之脈也,手足陽明皆入缺盆下胸膈,刺傷陽明之氣,胃氣上逆,則肺金莫降,故喘促咳逆。膺中陷中脈,肺脈也。腋下脇間內陷,亦肺脈也。刺脊間中髓,髓傷骨敗,屈而不伸,故爲傴僂。乳上,足陽明之脈也,乳房,陽明氣血所聚,中之傷其經氣,故擁腫腐敗,連根俱蝕也。刺少腹誤中膀胱,溺出鍼孔而下竅閉癃,故少腹脹滿。氣街,足陽明之動脈,刺之血不出,阻礙氣道,則鼠鼷作腫。鼠僕亦作鼠鼷,在氣街下一寸。王冰注氣府、熱穴、刺禁、骨空,兩用其名。陰股下三寸內陷,足厥陰之五里也,木主疏泄水道,刺之太深,疏泄失藏,故遺溺也。肘中內陷,手太陰之尺澤、手厥陰之曲澤也,泄其節中津液,邪氣歸之,故筋骨枯槁,不能屈伸。刺關節中液出,不得屈伸,刺膝髕出液,爲跛,皆此義也。郄中大脈,足太陽之委中也。穴在膝後外側。腨腸內陷,足太陰之經也。陽明在骭外之前行,太陰在骭內之前行,內陷在脛胻腨腸之交。足下布絡,當內踝前散布之絡,足少陰然谷之間。手魚腹內陷,手太陰經也。

無刺大醉,令人氣散。無刺大怒,令人氣逆。無刺新飽人。無刺大飢人。無刺大渴人。無刺大驚人。無刺大勞人。

皆刺禁也。

刺要論五十九〔1〕

黃帝問曰:願聞刺要。岐伯對曰:病有浮沉,刺有淺深,各至其理,無過其道。過之則內傷,不及則生外壅,壅則邪從之。淺深不得,反爲大賊,內動五藏,後生大病。

病有浮沉之別,刺有淺深之異,各至其一定之理,無過其自然之道。過之則內傷正氣,不及則裏鬱未泄,反生外壅。氣血壅阻,則同氣感召,邪俱從之。淺深不得,反爲大害,內動五藏,以致後生太〔2〕病也。

故曰:病有在毫毛腠理者,有在皮膚者,有在肌肉者,有在脈

---

〔1〕五十九 原脱,據目錄補。
〔2〕太 通"大"。《説文》:"太,一曰大也。"

者,有在筋者,有在骨者,有在髓者。

此病有浮沉也。

是故刺毫毛腠理無傷皮,皮傷則內動肺,肺動則秋病溫瘧,泝泝然寒慄。

肺主皮,皮傷則肺動,肺動則孔竅閉斂,秋病溫瘧,洒然寒慄。

刺皮無傷肉,肉傷則內動脾,脾動則四季之月七十二日病腹脹滿煩不嗜食。

脾主肉,肉傷則脾動,脾動則消化失職,四季之月七十二日土寄旺於四季之月,各十八日,共計七十二日。病腹脹心煩,不嗜飲食。

刺肉無傷脈,脈傷則內動心,心動則夏病心痛。

心主脈,脈傷則心動,心動則君火衰微,夏為寒變四氣調神論語。而病心痛。

刺脈無傷筋,筋傷則內動肝,肝動則春病熱而筋弛。

肝主筋,筋傷則肝動,肝動則溫氣鬱遏,春病熱發,而筋膜弛張。

刺筋無傷骨,骨傷則內動腎,腎動則冬病脹腰痛。

腎主骨,骨傷則腎動,腎動則寒水泛濫,冬病土濕木遏,腹脹腰痛〔1〕。

以上所謂內動五藏,後生大病也。

刺骨無傷髓,髓傷則消爍䯒酸,體解㑊然不去矣。

髓者腎之精,所以養骨,髓傷則精液消爍,䯒骨脛骨。酸輭,酸者,水衰而木陷也。身體懈墮,不欲動轉也。㑊與跡通。解㑊,形跡懈怠也。

刺齊論六十〔2〕

黃帝問曰:願聞刺淺深之分。岐伯對曰:刺骨者無傷筋,刺筋者無傷肉,刺肉者無傷脈,刺脈者無傷皮,刺皮者無傷脈,刺脈者無傷肉,刺肉者無傷筋,刺筋者無傷骨。

〔1〕冬病土濕木遏,腹脹腰痛 據本篇黃解文例,作"土濕木遏,冬病腹脹腰痛",義勝。
〔2〕六十 原脫,據目錄補。

此刺要論刺有淺深之法。刺骨者無傷筋四語〔1〕,謂宜深者不可淺,淺則不及,刺皮者無傷脈四語〔2〕,謂宜淺者不可深,深則太過也。

帝曰:余未知其所謂,願聞其解。岐伯曰:刺骨無傷筋者,鍼至筋而去,不及骨也。刺筋無傷肉者,至肉而去,不及筋也。刺肉無傷脈者,至脈而去,不及肉也。刺脈無傷皮者,至皮而去,不及脈也。

刺骨無傷筋者,謂刺骨不宜刺筋,若鍼至筋而去,不及於骨,是刺骨而傷筋也。刺筋無傷肉者,謂刺筋不宜刺肉,若至肉而去,不及於筋,是刺筋而傷肉也。刺肉無傷脈者,謂刺肉不宜刺脈,若至脈而去,不及於肉,是刺肉而傷脈也。刺脈無傷皮者,謂刺脈不宜傷皮,若至皮而去,不及於脈,是刺脈而傷皮也。宜深而淺,此謂不及。

所謂刺皮無傷脈者,病在皮中,鍼入皮中,無傷脈也。刺脈無傷肉者,過脈中肉也。刺肉無傷筋者,過肉中筋也。刺筋無傷骨者,過筋中骨也。此之謂反也。

宜淺而深,此謂太過。

長刺節論六十一〔3〕

刺家不診,聽病者言,在頭頭疾痛,爲鍼之,刺至骨,病已止,無傷骨肉及皮。皮者,道也。

刺家不診,聽病者言而用鍼。在頭頭疾痛,爲鍼之,刺至骨,病已止,無傷骨肉及於皮毛。皮毛者,營衛輸泄之道也。

陽刺入一,傍四處,治寒熱。深專者,刺大藏,迫藏刺背,背俞也,迫藏刺之藏會。與刺之要,發鍼而淺出血,腹中寒熱去而止。

《靈樞·官鍼》:五曰陽刺,陽刺者,正內一,傍內四,而浮之,以治寒氣之博大者也。陽刺入一,正內一也,傍四處,傍內四也,正

---

〔1〕刺骨者無傷筋四語　指"刺骨者……無傷皮"四句。
〔2〕刺皮者無傷脈四語　指"刺皮者……無傷骨"四句。
〔3〕六十一　原脫,據目録補。

入一鍼，傍內四鍼，以治寒熱也。寒熱之深專者，刺其大藏所通之處。大藏，脾藏也。寒熱深專，迫近五藏，則刺背俞。寒熱迫藏，又或刺之藏會。藏會季脇，《難經》語。脾之募在季脇之端，是厥陰之章門也。五藏之俞在背，募在腹，獨刺脾募者，脾爲五藏之長，所謂大藏也。與刺募俞之要，發鍼而淺出其血，令其腹中寒熱去而止也。

治腐腫者刺腐上，視癰小大深淺刺，刺大者多血，小者淺之，必端內鍼爲故止。

治癰瘍腐腫者刺其腐上，視癰之小大淺深刺之。刺大者深之，多出其血，小者淺之，少出其血。必端正內鍼，以中病爲故而止。

病在少腹有積，刺皮𩩲以下，至少腹而止，刺挾脊兩傍四椎閒，刺兩髂髎季脇肋閒，導腹中氣熱下已[1]。

病在少腹有積聚，刺皮𩩲以下，至少腹而止，字書無“𩩲”字，新校正謂爲“骺”字之訛。骺，骨端也，皮骺以下，至於少腹，謂自肋骨之端，下當少腹，正直足厥陰之急脈也。刺挾脊兩傍四椎閒，足太陽之厥陰俞，脈要精微論：心爲牡藏，小腸爲之使，故曰少腹當有形。心主與心同氣，是以少腹有積，厥陰俞亦主之也。刺兩髂髎季脇肋閒，腰骨曰髂，兩髂髎謂足少陽之居髎，季脇肋閒謂足少陽之京門，並刺二穴，導引腹中熱氣下行而已。

病在少腹，腹痛不得大小便，病名曰疝，得之寒，刺少腹兩股閒，刺腰髁骨閒。刺而多之，盡炅病已。

病在少腹，腹痛不得大小便，病名曰疝。得之水寒而木鬱，木鬱賊土，不能疏泄水道，故腹痛不得大小便。刺少腹，瀉少陰厥陰之寒。刺兩股閒，瀉太陰陽明之濕。刺腰踝骨閒，瀉太陽寒水之寒。刺而多之，令其少腹盡炅，而病已也。

病在肌膚，肌膚盡痛，名曰肌痹，傷於寒濕，刺大分小分，多發鍼而深之，以熱爲故，諸分盡熱病已止。無傷筋骨，傷筋骨癰發，若變。

病在肌膚，肌膚盡痛，名曰肌痹，此緣傷於寒濕。刺肉之大分

---

〔1〕下已　原作“已下”，據王注本《素問·長刺節論》及本節黄解乙轉。

小分,多發鍼而深刺之,以熱至爲故,俟其諸分盡熱則病已止。無傷其筋骨,傷筋骨則癰瘍發作,或若變生他病也。

病在筋,筋攣節痛,不可以行,名曰筋痹,刺分肉閒筋上爲故,不可中骨也。病起筋炅,病已止。

病在筋,筋攣節痛,不可以行,名曰筋痹。刺分肉之閒筋上受痹之處爲故,不可中骨也。病起則筋炅,病已則止鍼。

病在骨,骨重不可舉,骨髓酸痛,寒氣至,名曰骨痹,其道大分小分,深者刺無傷脈肉爲故,骨熱病已止。

病在骨,骨重不可舉,骨髓酸痛,寒氣常至,名曰骨痹。其內鍼之道,在肉之大分小分,深者刺無傷脈肉爲故,骨熱病已而止。

病在諸陽脈,且寒且熱,諸分且寒且熱,名曰狂,刺之虛脈,視諸分盡熱病已止。

病在諸陽脈,表閉陽鬱,令人且寒且熱,諸分分部。且寒且熱,名曰狂。刺之陽虛之脈,以致其氣,視諸分盡熱,陽氣外達而病已乃止。

病初歲一發,不治月一發,不治月四五發,名曰癲病,刺諸分諸脈。其無寒者,以鍼調之,病已止。

病初歲一發,不治月一發,不治月四五發,名曰癲病。刺諸分部諸脈,以瀉其寒。癲病因於水寒。其無寒者,以刺調之,病已而止。

病風且寒且熱,炅汗出,一日數過,先刺諸分理絡脈,三日一刺。汗出且寒且熱,百日而已。

病風且寒且熱,炅汗常出,一日數過。先刺諸分理之絡脈,三日一刺。其汗出且寒且熱,百日而已。

病大風,骨節重,鬚眉墮,名曰大風,刺肌肉爲故,汗出百日,刺骨髓,汗出百日,凡二百日,鬚眉生而止鍼。

病大風,骨節重,鬚眉墮,名曰大風。即癩風。刺其肌肉,汗出百日,刺其骨髓,汗出百日,凡二百日,鬚眉已生而止鍼。

風傷衛氣,閉其營血,鬱生內熱。營熱外發,則爲疹點。營熱不達,隱見皮裏,乃生癩風。汗出熱泄,則病愈矣。

灸寒熱之法,先灸項大椎,以年爲壯數,次灸橛骨,以年爲壯數，巔上一灸之，視背俞陷者灸之，舉臂肩上陷者灸之，兩季脇之間灸之，腨下陷脈灸之，外踝上絕骨之端灸之，外踝後灸之，足小指次指間灸之。

大椎，督脈穴，在項後。以年爲壯數，年幾歲則用幾壯。橛骨，尾骶骨也。巔上一，督脈之百會也。背俞陷者，足太陽之背俞下陷者也。舉臂肩上陷者，手陽明之肩髃也。兩季脇之間，足少陽之京門也。腨下陷脈，足太陽之承筋也。外踝上絕骨之端，足少陽之陽輔也。外踝後，足太陽之崑崙也。足小指次指間，足少陽之俠谿也。

缺盆骨上，切之堅痛如筋者灸之，膺中陷骨間灸之，掌束骨下灸之，齊下三寸關元灸之，毛際動脈灸之，膝下三寸分間灸之，足陽明跗上動脈灸之，犬所嚙之處，即以犬傷法灸之，灸之三壯，傷食灸之。凡當灸二十九處。不已，必視其經之過於陽者，數刺其俞而藥之。

缺盆骨上，切之堅痛如筋者，此足少陽之上逆，欲作瘰癧，故生寒熱，灸之經瘀散布，則寒熱去矣。膺中陷骨間，任脈之天突也。掌束骨下，手少陽之陽池也。齊下三寸關元，任脈穴也。毛際動脈，足陽明之氣街也。膝下三寸分間，足陽明之三里也。足陽明跗上動脈，衝陽穴也。犬嚙傷食，皆發寒熱，是以灸。犬傷即灸犬傷之處，傷食則灸陽明之經穴。凡當灸者，二十九處。不已，必視其經之過於陽盛者，數刺其俞，隨其所宜而藥之也。此二段〔1〕舊誤在骨空論。

故曰：病之始起也，可刺而已，其盛，可待衰而已。故因其輕而揚之，因其重而減之，因其衰而彰之，其高者因而越之，其下者引而竭之，其慓悍者按而收之，其實者散而瀉之，中滿者瀉之於內，其有邪者漬形以爲汗，其在皮者汗而發之，血實宜決之，氣虛宜掣〔2〕引之。陽病治陰，陰病治陽，審其陰陽，以別柔剛，定其血氣，各守其

---

〔1〕此二段　指"灸寒熱之法……數刺其俞而藥之"二段。
〔2〕掣　新校正云：按，《甲乙經》掣作"挈"。

鄉。此段舊誤在陰陽應象論中。

　　因其輕而揚之,瀉之於表也。因其重而減之,瀉之於裏也。因
其衰而彰之,補其虛也。高者因而越之,散之於上也。下者引而竭
之,驅之於下也。慓悍者,按而收之,使之內斂也。實者散而瀉之,
使之外瀉也。中滿者,瀉之於內,去其鬱也。其有外邪者,漬其形
以爲汗,通其經也。其在皮者,汗而發之,瀉其表也。血實宜疏決
之,行其瘀也。氣虛宜掣引之,致其氣也。陽病治陰,陰病治陽,繆
刺也。審其陰陽,以別柔剛,定其血氣,各守其鄉,則刺有紀度,而
不亂矣。

　　素問懸解卷七終

　　　　　　　　　　　　　　　　　　　江陰陳名侃校字

〔刺法〕〔1〕

調經論六十二〔2〕

黃帝問曰:余聞刺法言,有餘瀉之,不足補之,何謂有餘?何謂不足?岐伯對曰:有餘有五,不足亦有五,帝欲何問?帝曰:願盡聞之。岐伯曰:神有餘有不足,氣有餘有不足,血有餘有不足,形有餘有不足,志有餘有不足。凡此十者,其氣不等也。

神屬心,氣屬肺,血屬肝,形屬脾,志屬腎。

帝曰:人有四支九竅,五藏十六部,三百六十五節,乃生百病。百病之生,精氣津液,皆有虛實,今夫子乃言有餘有五,不足亦有五,何以生之乎?

十六部謂手足十二經,督、任、兩蹻四奇經,皆營氣之所行也。人有四支九竅,五藏十六部,三百六十五節之數,乃生百病。百病之生,若精若氣,若津若液,皆有虛實,今言有餘不足各五,何以生此百病之多乎?

岐伯曰:皆生於五藏也。夫心藏神,肺藏氣,肝藏血,脾藏肉,腎藏志。志意通,內連骨髓,而成身形。五藏之道,皆出於經隧,以行血氣,血氣不和,百病乃變化而生,是故守經隧焉。

百病雖多,皆生於五藏也。夫心藏神,肺藏氣,肝藏血,脾藏肉,腎藏志,此五神之生於五藏也。五神既

---

〔1〕刺法　原無,據目録補。
〔2〕六十二　原脱,據目録補。

具,則化五形,故志意一通,則外自皮肉筋脈,內連骨髓,而成身形,此五神之化五形也。既結此形,五藏之道,皆出於經隧之中,以行血氣,血氣不和,百病乃變化而生,是故百病之多,但守五藏之經隧焉。

帝曰:神有餘不足何如? 岐伯曰:神有餘則笑不休,神不足則悲。血氣未并,五藏安定,邪客於形,洒淅起於毫毛,未入於經絡也,故命曰神之微病。帝曰:補瀉奈何? 岐伯曰:神有餘則瀉其小絡出血,勿之深斥〔1〕,無中其大經,神氣乃平,神不足者,視其虛絡,按而致之,刺而利之,無出其血,無瀉其氣,以通其經,神氣乃平。帝曰:刺微奈何? 岐伯曰:按摩勿釋,著鍼勿斥,移氣於不足,神氣乃得復。

心主喜,肺主悲,神有餘則笑不休,神不足則悲,火衰而金無制也。血氣未至相并,五藏尚在安定,邪客於形,洒淅振悚,起於毫毛,未入於經絡也,命曰神之微病。神有餘則瀉其小絡出血,勿之深斥,無中其大經,神氣乃平。神不足則視其虛絡,按而致之,使其氣致,刺而利之,使其氣通,無出其血,無瀉其氣,以通其經,神氣乃平。若刺神之微病,則按摩勿釋,著鍼勿斥,移氣於不足之處,神氣乃得平復也。

帝曰:善。氣有餘不足奈何? 岐伯曰:氣有餘則喘咳上氣,不足則短息少氣。血氣未并,五藏安定,皮膚微病,命曰白氣微瀉。帝曰:補瀉奈何? 岐伯曰:氣有餘則瀉其經隧,無出其血,無瀉其氣,不足則補其經隧,無傷其經,無出其氣。帝曰:刺微奈何? 岐伯曰:按摩勿釋,出鍼視之曰:我將深之! 適人必革,精氣自伏,邪氣散亂,無所休息,氣瀉腠理,真氣乃相得。

肺藏氣,氣有餘則肺部壅塞,喘咳上氣,不足則肺氣虛乏,息短少氣。肺主皮毛,其色白,血氣未并,五藏安定,皮膚微病,命曰白氣微瀉,氣有餘則瀉其經隧,無出其血,無瀉其氣。不足則補其經

---

〔1〕斥　王注本《素問·調經論》注云:"斥,推也。"

隧,無傷其經,無出其氣。刺皮膚之微病,按摩勿釋[1],出鍼視之
視,示也。曰:我將深之! 及其鍼之,適人必革而勿深,革,改也。精氣
自伏藏莫瀉,邪氣自散亂而無所休息,邪氣瀉於腠理,真氣乃相
得也。

　帝曰:善。血有餘不足奈何? 岐伯曰:血有餘則怒,不足則恐。
血氣未并,五藏安定,孫絡水溢,則經有留血。帝曰:補瀉奈何? 岐
伯曰:血有餘則瀉其盛經出血,不足則視其虛經,內鍼其脈中,久留
而視,脈大疾出其鍼,無令血瀉。帝曰:刺留血奈何? 岐伯曰:視其
血絡,刺出其血,無令惡血得入於經,以成其疾。

　肝主怒,腎主恐,血有餘則怒,不足則恐,寒水旺而風木衰也。
血氣未并,五藏安定,孫絡如水之溢,則經中必有留血。血有餘則
瀉其盛經出血,不足則視其血虛之經,內鍼於其脈中,久留而視之,
俟其脈大,疾出其鍼,無令血瀉。刺經之留血,視其留血之絡,刺出
其血,無令絡之惡血得入於經,以成其疾也。

　帝曰:善。形有餘不足奈何? 岐伯曰:形有餘則腹脹涇溲不
利,不足則四支不用。血氣未并,五藏安定,肌肉蠕動,命曰微風。
帝曰:補瀉奈何? 岐伯曰:形有餘則瀉其陽經,不足則補其陽絡。
帝曰:刺微奈何? 岐伯曰:取分肉閒,無中其經,無傷其絡,衛氣得
復,邪氣乃索。

　脾主肉,形有餘則脾濕肝鬱,腹脹涇溲不利。脾主四支,不足
則四支不用。血氣未并,五藏安定,肌肉蠕動,蠕,蟲動貌,音淵。命曰
形受微風。形有餘則瀉其陽明之經,不足則補其陽明之絡。刺形
之微風,但取分肉之閒,無中其經,無傷其絡,衛氣得復,邪氣索然
而盡也。

　帝曰:善。志有餘不足奈何? 岐伯曰:志有餘則腹脹飧泄,不
足則厥。血氣未并,五藏安定,骨節有動。帝曰:補瀉奈何? 岐伯
曰:志有餘則瀉然谷血者,不足則補其復溜。帝曰:刺未并奈何?
岐伯曰:即取之,無中其經,邪所乃能立虛。

---

〔1〕釋　原作"失",音近之誤,據本節經文及文義改。

腎藏志,志有餘則水寒土濕,風木陷衝,腹脹飧泄,不足則厥逆而下陷。《靈樞·本神》:腎藏精,精舍志,腎氣虛則厥,實則脹。解精微論:厥則陽氣并於上,陰氣并於下,陽并於上則火獨光也,陰并於下則足寒。所謂有餘者,腎水有餘,不足者,腎氣不足,陽[1]根下虧,故水陷而足寒也。腎主骨,血氣未并,五藏安定,骨節有變動之意,是爲腎之微邪。志有餘則瀉然谷之血,足少陰之滎穴也。不足則補復溜,足少陰之經穴也。刺血氣之未并,宜乘其邪微而即取之,無中其經,邪所乃能立虛也。

帝曰:善。余已聞虛實之形,不知其何以生?岐伯曰:氣血以[2]并,陰陽相傾,氣亂於衛,血逆於經,血氣離居,一實一虛。血并於陰,氣并於陽,故爲驚狂。血并於陽,氣并於陰,乃爲炅中。血并於上,氣并於下,心煩惋善怒。血并於下,氣并於上,亂而喜忘。

氣血以并,陰陽相傾,於是氣亂於衛,血逆於經。氣血本相交也,若血氣離居,氣與氣并,不交於血,兩相傾奪,必將一實一虛,物莫能兩大,自然之理也。如血并於陰,氣并於陽,陽不根陰,故爲驚狂。如血并於陽,氣并於陰,血鬱熱發,乃爲炅中。如血并於上,氣并於下,溫氣逆升,清氣順陷,則心煩惋而善怒。如血并於下,氣并於上,陽氣逆升,陰氣順陷,則神亂而喜忘也。

帝曰:血并於陰,氣并於陽,如是血氣離居,何者爲實?何者爲虛?岐伯曰:血氣者,喜溫而惡寒,寒則泣不能流,溫則消而去之,是故氣之所并爲血虛,血之所并爲氣虛。

血并於陰,氣并於陽,如是則血氣離居,必有一虛一實者矣,何者爲實?何者爲虛?血氣者,喜溫而惡寒,寒則澀不能流,血氣梗阻,因而成實,溫則消而去之,血氣渙散,因而成虛。氣血相并,其理亦然,是故氣之所并則爲血虛,血之所并則爲氣虛也。

帝曰:人之所有者,血與氣耳,今夫子乃言血并爲虛,氣并爲虛,是無實乎?岐伯曰:有者爲實,無者爲虛,故氣并則無血,血并

---

〔1〕陽 原作"楊",音同之誤,據文義改。
〔2〕以 原作"已",據王注本《素問·調經論》及本節黃解改。

則無氣,今血與氣相失,故爲虛焉。絡之與孫脈俱輸於經,血與氣
并,則爲實焉。血之與氣,并走於上,則爲大厥,厥則暴死,氣復反
則生,不反則死。

有者爲實,無者爲虛,故氣并則其中無血,血并則其中無氣。
今血與氣相失,不得并居,故以其無者爲虛焉。凡絡脈之與孫脈俱
輸於經,大經之內,血與氣一有相并,則爲實焉。血之與氣,凡其并
走於上,不拘氣并血并,則爲大厥,厥則暴死。氣反則生,逆而不
反,則真死矣。

帝曰:實者何道從來? 虛者何道從去? 虛實之要,願聞其故。
岐伯曰:夫陰與陽,皆有俞會,陽注於陰,陰滿之外,陰陽[1]勻平,
以充其形,九候若一,命曰平人。夫邪之生也,或生於陰,或生於
陽,其生於陽者,得之風雨寒暑,其生於陰者,得之飲食居處,陰陽
喜怒。帝曰:風雨之傷人奈何? 岐伯曰:風雨之傷人也,先客於皮
膚,傳入於孫脈,孫脈滿則傳入於絡脈,絡脈滿則輸於大經脈,血氣
與邪并客於分腠之間,其脈堅大,故曰實。實者外堅充滿,不可按
之,按之則痛。帝曰:寒濕之傷人奈何? 岐伯曰:寒濕之中人也,皮
膚不收,肌肉堅緊,營血泣,衛氣去,故曰虛。虛者聶辟氣不足,按
之則氣足以溫之,故快然而不痛。

陰與陽,皆有穴腧相會,陽注於陰,陰滿之外,陰陽勻平,以充
其形,九候若一,命曰平人,以其陰陽灌注,彼此無偏也。夫邪之生
也,或生於陰分,藏府。或生於陽分。經絡。其生於陽者,得之風雨
寒暑,其生於陰者,得之飲食居處,陰陽喜怒。風雨之傷人也,先客
於皮膚,傳入於孫脈,孫脈滿則傳入於絡脈,絡脈滿則輸之於經脈,
血氣與邪並客於分腠之間,鬱其經脈,而見堅大,故曰實。實者外
實大而內充滿,不可按之,按之則痛。寒濕之中人也,緣其皮膚不
收,外淫內傳,肌肉堅緊,營澀衛去,故曰虛。虛者聶辟氣不足,聶
辟,虛損之象。按之則氣足以溫之,故快然而不痛也。

帝曰:善。陰之生實奈何? 岐伯曰:喜怒不節,則陰氣上逆,上

─────────────

〔1〕陰陽　原作"陽陰",據王注本《素問·調經論》及本節黃解乙轉。

逆則下虛,下虛則陽氣走之,故曰實矣。帝曰:陰之生虛奈何? 岐
伯曰:喜則氣下,悲則氣消,消則脈虛空,因寒飲食,寒氣熏滿,則血
泣氣去,故曰虛矣。

　　生於陰者,得之飲食居處,陰陽喜怒,其中亦有虛實也。陰之
生實,因於喜怒不節,則陰氣上逆,少陰心氣厥陰肝氣上逆。上逆則下
虛,陰氣下虛則陽氣走之,故曰實矣。陰之生虛,因於悲哀則氣消
乏,氣消則脈道虛空,因寒飲食入胃,寒氣熏滿於經之中,則血澀氣
去,故曰虛也。

　　帝曰:經言陽虛則外寒,陰虛則內熱,陽盛則外熱,陰盛則內
寒,余已聞之矣,不知其所由然也? 岐伯曰:陽受氣於上焦,以溫皮
膚分肉之間,今寒氣在外則上焦不通,上焦不通則寒氣獨留於外,
故寒慄。帝曰:陰虛生內熱奈何? 岐伯曰:有所勞倦,形氣衰少,穀
氣不盛,上焦不行,下脘不通,胃氣熱,熱氣熏胸中,故內熱。帝曰:
陽盛生外熱奈何? 岐伯曰:上焦不通利則皮膚緻密,腠理閉塞,玄
府不通,衛氣不得泄越,故外熱。帝曰:陰盛生內寒奈何? 岐伯曰:
厥氣上逆,寒氣積於胸中而不瀉,不瀉則溫氣去寒獨留,則血凝泣,
凝則脈不通,其脈盛大以澀,故中寒。

　　陽虛生外寒者,陽受氣於上焦,以溫於皮膚分肉之間,今陽虛
於表,寒氣客之,寒氣在外,閉其皮毛,則上焦衛氣不得外通,寒氣
獨留於外,故生寒慄。陰虛生內熱者,因有所勞倦,形氣消乏,以致
穀氣不盛,不盛則上下皆鬱,上焦不行,下焦不通,衛氣瘀遏而爲
熱,熱氣熏於胸中,故生內熱,陽盛生外熱者,因寒氣在表,上焦不
得通利,則皮膚緻密,腠理閉塞,玄府不通,玄府,汗孔。衛氣不得泄
越,故生外熱。陰盛生內寒者,因下焦厥氣上逆,寒侵陽位,寒氣積
於胸中而不瀉,則溫氣去而寒獨留,血凝澀而脈不通,經絡埋塞,其
脈盛大以澀,故生中寒。

　　帝曰:陰與陽并,血氣以并,病形以成,刺之奈何? 岐伯曰:刺
此者,取之經隧,取血於營,取氣於衛,用形哉,因四時,多少高下。

　　陰與陽并,氣血以并,病形以成。刺此者,取之於經隧之中,取
血於營分,取氣於衛分,用人之形度其豐減,因天之時酌其寒溫,以

定鍼刺多少之數,高下之宜也。

帝曰:血氣以并,病形以成,陰陽相傾,補瀉奈何?岐伯曰:瀉實者,氣盛乃内鍼,鍼與氣俱内,以開其門,如利其户,摇大其道,如利其路,鍼與氣俱出,精氣不傷,邪氣乃下,外門不閉,以出其疾,必切而出,大氣乃屈,是謂大瀉。

瀉實者,乘其氣實内鍼,鍼與氣俱内,以開其門,如利其户,摇大其道,如利其路。門路通利,鍼與邪氣俱出,精氣不傷,邪氣乃下,外門不閉,以出其疾,必切循而出之,邪之大氣乃屈〔1〕,是謂大瀉。

帝曰:補虛奈何?岐伯曰:持鍼勿置,以定其意,候呼内鍼,氣出鍼入,鍼空四塞,精無從去,方實而疾出鍼,熱不得還,氣入鍼出,閉塞其門,邪氣布散,精氣乃得存,近氣不失,遠氣乃來,動氣候時,是謂追之。

補虛者,持鍼勿置,以定其意,候呼以内鍼,氣出而鍼入,使鍼空四塞,而精無從去。氣方實而疾出鍼,則鍼下之熱不得還於别處,氣入而鍼出,閉塞其外門,邪氣皆布散,真氣乃得存。近氣既不失,遠氣乃當來,動氣候時而不失,是謂追之,《靈樞·九鍼十二原》:追而濟之,惡得無實是也。

帝曰:夫子言虛實者有十,生於五藏。夫十二經脈皆生其病,今夫子獨言五藏,五藏五脈耳。夫十二經脈者,皆絡三百六十五節,節有病必被經脈,經脈之病皆有虛實,何以合之?岐伯曰:五藏者,固得六府與為表裏,經絡支節,各生虛實,其病所居,隨而調之。病在血,調之絡,病在氣,調之衛,病在肉,調之分肉,病在筋,調之筋,病在脈,調之血,病在骨,調之骨。病在筋,燔鍼劫刺其下及於急者,病在骨,焠鍼藥熨,病不知所痛,兩蹻為上,身形有痛,九候莫病,則繆刺之,痛在於左,而右脈病者,則巨刺之。必謹察其九候,鍼道備矣。

前言不足有五,有餘有五,虛實有十,生於五藏。夫十二經脈

〔1〕屈(jué掘) 《集韻》:"竭也,盡也。"

皆能生病，今獨言五藏，五藏止五脈耳。夫十二經脈者，皆絡於三百六十五節，每節有病，必被之經脈，經脈之病，又皆有虛實，其爲虛實如是之多，而於五藏五脈何以合之？蓋五藏者，固得六府與爲表裏，爰有十二經脈，絡於四支諸節。經絡支節，各生虛實，虛實雖多，總屬五藏，審其病之所居，隨而調之。如心主脈，病在脈則調之血。肝主血，病在血則調之絡。肺主氣，病在氣則調之衛。脾主肉，病在肉則調之分肉。肝主筋，病在筋則調之筋。腎主骨，病在骨則調之骨。病在筋，燔鍼燒鍼。劫刺其下及於急縮不伸者。病在骨，焠鍼即燔鍼也。藥熨藥囊溫熨。溫其內寒。病不知所痛，鍼其兩蹻爲上，陽蹻出於足太陽之申脈，陰蹻出於足少陰之照海。身形有痛，九候莫病，則繆刺之，繆刺者，左取右，右取左，刺其絡脈也。痛在於左，而右脈病者，則巨刺之，巨刺者，亦左取右，右取左，刺其經脈也。義詳繆刺論。必謹察其九候而調之，鍼道備矣。

帝曰：其有不從毫毛而生，五藏陽已竭也，精孤於內，氣耗於外，津液充郭，其魄獨居，形不可與衣相保，此四極急而動中，是氣拒於內而形弛於外，治之奈何？岐伯曰：平治於權衡，溫衣，繆刺其處，開魄門，潔淨府，去菀莝陳，疏滌五藏，微動四極。五陽已布，精以時服，以復〔1〕其形。故精自生，形自盛，骨肉相保，巨氣乃平。

其有不自毫毛而生，言非外感。而五藏內傷，陽已竭也。陰精孤於內，陽氣耗於外，津液充郭，泛溢充周。唯其陰魄獨居，形體衰羸，不可與衣相保。不勝衣也。此其四極四支。脹急而致動中氣，壅閉喘促，中氣不達於四支也。是氣拒於內而形弛於外，水脹之病也。法宜平治於權衡，均調其偏，溫衣厚覆，繆刺其處，開其魄門，汗孔。使汗液外流，潔其淨府，膀胱。使溲溺下泄，去菀濁而莝陳宿，鍼解：菀陳則除之者，去惡血也。疏滌五藏之垢污，微搖動四極。俟五陽已布，五藏之陽。精以時服，反其初服。以復其形。故精自能生，精，正氣也。形自然盛，骨肉均平而相保，邪之巨氣乃自平也。此段舊誤在湯液醪醴論中。

---

〔1〕復　原作"服"，音近之誤，據王注本《素問·調經論》及本節黃解改。

繆刺論六十三〔1〕

黃帝問曰:余聞繆刺,未得其意,何謂繆刺? 岐伯對曰:夫邪之客於形也,必先舍於皮毛,留而不去,入舍於孫脈,留而不去,入舍於絡脈,留而不去,入舍於經脈,內連五藏,散於腸胃,陰陽俱感,五藏乃傷。此邪之從皮毛而入,極於五藏之次也,如此則治其經焉。

邪客於形,先舍皮毛,留而不去,自皮毛而入孫脈,自孫脈而入絡脈,自絡脈而入經脈,自經脈而內連五藏,散於腸胃。表爲陽,裏爲陰,陰陽俱感,五藏乃傷。此邪之自皮毛而入經隧,極於五藏之次第也。如此則治其經脈焉,是巨刺之法也。

今邪客於皮毛,入舍於孫絡,留而不去,閉塞不通,流溢於大絡,而生奇病。夫邪客大絡者,左注右,右注左,上下左右與經相干,不入於經腧,而布於四末,其氣無常處,命曰繆刺。

邪客皮毛,入舍孫絡,留而不去,皮毛閉塞不通,流溢於大絡,而生奇病。夫邪客大絡者,左注於右,右注於左,上下左右與經相干,不入於經脈腧穴,而散布於四末,四支。其氣無有常處,是以命曰繆刺。

帝曰:願聞繆刺,以左取右,以右取左奈何? 其與巨刺何以別之? 岐伯曰:邪客於經,左盛則右病,右盛則左病。亦有移易者,左痛未已而右脈先病。如此者,必巨刺之,以中其經,非絡脈也。絡病者,其痛與經脈繆處,故命曰繆刺。

邪客於經脈,左盛則右病,右盛則左病,左病刺左,右病刺右,是其常也。亦有移易而不拘者,左痛未已而右脈先病,右脈既病,則右半亦將痛矣。如此者,必巨刺之,以中其經脈,非絡脈也。若絡病者,其痛與經脈繆處,故命曰繆刺,繆刺即巨刺之淺者也。

帝曰:願聞繆刺奈何? 取之何如? 岐伯曰:邪客於足太陽之絡,令人拘攣背急,引脇而痛,刺之從項始,數脊椎挾脊,疾按之應手如痛,刺之旁三痏,立已,左取右,右取左。

---

〔1〕六十三　原脫,據目錄補。

　　足太陽經自頭下項，挾脊抵腰，邪客於足太陽之絡，令人拘攣背急，引脇而痛，肝主筋，脈行脇肋，水寒而筋急也。刺之從項始，數其脊椎挾脊兩傍，疾按之應手如痛，是即邪客之處。刺之旁其處三痏，立已，左取右，右取左。

　　邪客於足陽明之絡，令人鼽衄上齒寒，刺足中指爪甲上與肉交者各一痏，左取右，右取左。

　　足陽明經循鼻外入上齒，下足跗入中指，邪客其絡，令人鼻鼽衄血，上齒寒生，陽明上逆，濁氣不降也。刺足中指爪甲上與肉交者各一痏，厲兑穴也。

　　邪客於足少陽之絡，令人留於樞中痛，髀不可舉，刺樞中，以毫鍼，寒則久留鍼，以月死生爲數，立已，左取右，右取左。

　　足少陽經出氣街繞毛際，橫入髀厭中，邪客其絡，令人邪氣留於髀樞之中，痛不可舉。刺樞中，以毫鍼，寒則多留其鍼以致氣，使鍼下熱生，以月死生爲痏數，法詳後文。立已。

　　邪客於足太陰之絡，令人腰痛引少腹，控䏚，不可以仰息，刺腰尻之解，兩胛之上，是腰俞，以月死生爲痏數，發鍼立已，左取右，右取左。

　　足太陰經入腹屬脾，邪客其絡，令人腰痛引少腹，控牽䏚肋，季脇。不可以仰息，以脾土濕陷，肝木抑遏，淪於腎水之中，升氣不遂故也。腎位在腰，肝木生於腎水，脈自少腹行於脇肋，木陷於水，衝擊不寧，故腰痛引少腹，控䏚，不可以仰息也。刺腰尻之解，兩胛之上，足太陽之下髎穴也。解，骨解。骨縫。胛，腰下堅肉。刺腰痛論與此段同義，詳彼篇。

　　邪客於足少陰之絡，令人卒心痛，暴脹，胸脇支滿，無積者，刺然骨之前出血，如食頃而已。不已，左取右，右取左。病新發者，取五日已。

　　足少陰經上股屬腎，貫胸膈入肺中，從肺出絡心，邪客其絡，令人卒心痛，暴發膜脹，胸脇偏支作滿，寒水淩心，火敗而木鬱也。肝木位於左脇。無積者，刺然骨之前出血，然谷穴也。

　　邪客於足厥陰之絡，令人卒疝暴痛，刺足大指爪甲上與肉交者各一痏，男子立已，女子有頃已，左取右，右取左。

足厥陰經起於大指，循股陰入毛中，過陰器〔1〕抵小腹，邪客其絡，令人卒疝暴痛，水寒而木鬱也。刺足大指爪甲上與肉交者各一痏，大敦穴也。女子有頃已，血盛而邪旺也。

邪客於手太陽之絡，令人頭項肩痛，刺手小指爪甲上與肉交者各一痏，立已。不已，刺外踝下三痏，左取右，右取左，如食頃已。

手太陽經起於小指，循臑外交肩上，循頸上頰，邪客其絡，令人頭項肩痛。刺小指爪甲上與肉交者各一痏，少澤穴也。

邪客於手陽明之絡，令人喉痹舌卷，口乾心煩，臂外廉痛，手不及頭，刺手大指次指爪甲上去端如韭葉各一痏，壯者立已，老者有頃已，左取右，右取左。新病，數日已。

手陽明經起於大指之次指，上肩入缺盆，絡肺，上頸貫頰，邪客於絡，令人喉痹舌卷，口乾心煩，臂外廉痛，手不及頭，燥旺而筋縮也。手陽明爲燥金。刺手大指次指爪甲上去端如韭葉各一痏，商陽穴也。

邪客於手少陽之絡，令人耳聾，時不聞音，刺手小指次指爪甲上去端如韭葉各一痏，立聞。不已，刺中指爪甲上與肉交者，立聞。其不時聞者，不可刺也。耳中生風者，亦刺之如此數，左取右，右取左。

手少陽經起於小指之次指，上項繫耳後，入耳中，邪客其絡，令人耳聾，時不聞音。刺手小指次指爪甲上去端如韭葉各一痏，關衝穴也。刺手中指爪甲上與肉交者，手厥陰之中衝也。手少陽與手厥陰爲表裏，故并刺之。其不時聞者，經閉竅塞，故不可刺。耳中生風者，聾之漸也，經阻氣滯，故風動耳鳴。

邪客於手太陰之絡，令人氣滿胸中，喘息而支胠，胸中熱，刺手大指爪甲上去端如韭葉各一痏，如食頃已，左取右，右取左。

手太陰經起於中焦，上鬲屬肺，循臂內入寸口，出大指，邪客其絡，令人氣滿胸中，喘息支胠，胠脇偏支壅滿。胸中熱發。刺手大指爪甲上去端如韭葉各一痏，少商穴也。

---

〔1〕器　原作"氣"，音同之誤，據《靈樞·經脈》改。

邪客於手少陰之絡,令人嗌痛不可納食,無故善怒,氣上走賁上,刺足中央之脈各三痏,凡六刺,立已,左刺右,右刺左。嗌中痛,不能内唾,時不能出唾者,刺然骨之前出血,立已。

手少陰經起於心中,上挾咽,繫目系,邪客其絡,令人嗌痛不可内食,無故善怒,氣上走賁上。心主喜,肝主怒,無故生怒者,心火抑鬱而不暢也。《難經》:胃爲賁門,氣上走賁門者,氣逆於上脘之上也。刺足下中央之脈各三痏,足少陰之涌泉也。手足少陰同經,刺涌泉以泄心火之上炎也。刺然骨之前出血,即足少陰之然谷也。

邪客於手厥陰之絡,令人脅痛不得息,咳而汗出,刺手小指次指爪甲上與肉交者各一痏,不得息立已,汗出立止,咳者温衣飲食,一日已,左取右,右取左。不已,復如法。

手厥陰經起於胸中,循胸出脅下腋,出中指,其支者,出小指之次指,邪客於絡,令人脅痛不得喘息,咳而汗出,相火之刑肺金也。刺手小指次指爪甲上與肉交者,手少陽之關衝也。手厥陰與手少陽爲表裏,故刺之。

邪客於手足少陰太陰足陽明之絡,此五絡皆會於耳中,上絡左角,五絡俱竭,令人身脈皆動而形無知也,其狀若尸,或曰尸厥,刺其足大指内側爪甲上去端如韭葉,後刺足心,後刺足中指爪甲上,後刺手大指内側去端如韭葉,後刺手心主,後刺少陰鋭骨之端各一痏,立已。不已,以竹管吹其兩耳,鬄其左角之髮方一寸,燔治,飲以美酒一杯,不能飲者灌之,立已。

邪客於手少陰、足少陰、手太陰、足太陰、足陽明之絡,此五絡皆會於耳中,上絡於左角。五絡之氣俱竭,邪束而經閉也。令人一身之脈俱動而形體無知覺也,其狀如尸,或曰尸厥。《史·扁鵲傳》:虢太子病尸厥,即此。刺其足大指内側爪甲上去端如韭葉,足太陰之隱白也。後刺足心,足少陰之湧泉也。後刺足中指爪甲上,足陽明之厲兑也。後刺手大指内側去端如韭葉,手太陰之少商也。後刺手心主,手厥陰之中衝也。後刺少陰鋭骨之端,手少陰之神門也。以竹管吹其兩耳,令五絡之氣通也。鬄其左角之髮方一寸,治以燔鍼,飲以美酒,以五絡上絡左角,所以温行五絡之寒澀也。鬄與剃同。

耳聾,刺手少陽。不已,刺其通脈出耳前者。齒齲,刺手陽明。不已,刺其脈入齒中者,立已。繆傳引上齒,齒脣寒痛,視其手背脈血者去之,手大指次指爪甲上各一痏,足陽明中指爪甲上各一痏,立已,左取右,右取左。

手少陽從耳後入耳中,出走耳前,通於足少陽之聽宮,耳聾,刺手少陽之關衝。不已,刺其通脈出耳前者,足少陽之聽宮也。《靈樞·經脈》:三焦手少陽之脈,是動則病耳聾是也。手陽明脈貫頰入下齒,齒齲,刺手陽明之商陽。不已,刺其脈之入下齒中者。足陽明循鼻外入上齒,若繆傳足陽明而引上齒,齒脣寒痛,視其手背手陽明之脈,有瘀血者去之。手大指次指爪甲上各一痏,手陽明之商陽也。足陽明中指爪甲上各一痏,足陽明之屬兌也。

邪客於足陽蹻之脈,令人目痛從內眥始,刺外踝之下半寸所各二痏,左取右,右取左,如行十里頃而已。

陽蹻之脈,足太陽之別,起於太陽之申脈,止於太陽之睛明,邪客其脈,令人目痛從內眥始,睛明在目內眥也。刺外踝之下半寸所各二痏,申脈穴也。

邪客於臂掌之間,不可得屈,刺其踝後,先以指按之痛,乃刺之。以月死生爲數,月生一日一痏,二日二痏,十五日十五痏,十六日十四痏。凡痹往來,行無常處者,在分肉間痛而刺之。以月死生爲數,一日一痏,二日二痏,漸多之,十五日十五痏,十六日十四痏,漸少之。用鍼者,隨氣盛衰以爲痏數,鍼過其日數則脫氣,不及日數則氣不寫,左刺右,右刺左,病已止。不已,復刺之如法。

邪客臂掌之間,不可得屈,即痹邪也。刺其踝後,內踝之後,手太陰之經渠也,外踝之後,手少陰之通里也。凡痹之往來,行無常處,在分肉間痛者,刺之亦如此法。

人有所墮墜,惡血留內,腹中滿脹,不得前後,此上傷厥陰之脈,下傷少陰之絡,先飲利藥,刺足內踝之下然骨之前血脈出血,刺足跗上動脈。不已,刺三毛上各一痏,見血立已,左刺右,右刺左。善悲驚不樂,刺如右法。

有所墮墜,惡血留結,以致中氣壅阻,腹中滿脹,不得前後,此上傷厥陰之脈,肝主筋,其志驚也,下傷少陰之絡,腎主骨,其志恐也。先飲通利惡血之藥,後刺足內踝之下然骨之前血脈出血,足少陰之然谷也,刺足跗上之動脈,足厥陰之太衝也。不已,刺三毛上各一痏,足厥陰之大敦也。善悲驚不樂,手少陰足厥陰之病,故刺如前法。

邪客於五藏之間,其病也,脈引而痛,時來時止,視其病,繆刺之於手足爪甲上,視其脈,出其血,間日一刺。一刺不已,五刺已。

手足爪甲,統言藏脈之井穴也。

凡刺之數,先視其經脈,切而從之,審其虛實而調之,不調者經刺之,有痛而經不病者繆刺之,因視其皮部有血絡者盡取之,此繆刺之數也。

經刺,刺其經脈,即巨刺也。

故善用鍼者,從陰引陽,從陽引陰,以右治左,以左治右,以我知彼,以表知裏,以觀過與不及之理,見微得過,用之不殆。此段舊誤在陰陽應象論。

見微得過,見於隱微,而得其過差也。

刺瘧六十四〔1〕

足太陽之瘧,令人腰痛頭重,寒從背起,先寒後熱,熇熇暍暍然,熱止汗出,其病難已,刺足太陽郄中出血。

足太陽寒水之經自頭下項,行身之背,故腰痛頭重,寒從背起。熇熇暍暍,熱盛也。熱止則汗出,其病難已。郄中即太陽之委中,在膕外廉,微動應手。

足陽明之瘧,令人先寒,洒淅洒淅寒甚,久乃熱,熱去汗出,喜見日月光火氣,乃快然,刺足陽明跗上。

洒淅,寒慄之貌,足陽明以戊土而化氣於燥金,金氣收斂,故寒慄極甚。久之乃熱,熱去汗出,表泄陽虛,故喜見日月光火氣,乃快然。刺足陽明跗上,衝陽穴也。動脈應手。

---

〔1〕六十四 原脫,據目錄補。

足少陽之瘧,令人身體解㑊,寒不甚,熱不甚,惡見人,見人心惕惕然,熱多汗出甚,刺足少陽。㑊與跡同。

解㑊,形跡懈怠也,足少陽甲木化氣相火,相火上炎,故身體解㑊。寒不甚,陰邪輕也。熱不甚,相火虛也。惡見人,見人惕惕恐懼,甲木拔根而膽怯也。此相火之虛者。熱多汗出甚,相火鬱重而透發也。此相火之旺者。刺足少陽,俠谿也。

足太陰之瘧,令人不樂,好太息,不嗜食,病至則善嘔,嘔已乃衰,多寒熱汗出,刺足太陰,即取之。

脾主憂,故令人不樂,好太息。脾病傳胃,故不嗜飲食而善嘔吐。脾爲太陰濕土,水泛土濕則多寒,濕鬱熱發則多熱。刺足太陰,公孫也。即取之,急瀉其濕熱也。

足少陰之瘧,令人嘔吐甚,多寒熱,熱多寒少,欲閉戶牖而處,其病難已,刺足少陰。

嘔吐甚,水泛土濕而胃逆也。熱多寒少,足少陰癸水化氣於君火也。欲閉戶牖而處,水性幽静也。太陽少陰病俱難已,水主蟄藏,熱發火升,陽根上泄,寒水下旺,陰陽不交,是以難已。刺足少陰,太谿也。

足厥陰之瘧,令人腰痛少腹滿,小便不利,數便如癃狀,非癃也,意恐懼,氣不足,腹中悒悒,刺足厥陰。

腎爲水,位在腰,木陷於水,故腰痛。木主疏泄,陷而不達,不能疏泄水道,故少腹脹滿,小便不利。數數便溲而短赤如癃狀,實非癃也。腎主恐,木陷於水,則意常恐懼,是其肝氣不足。《靈樞·本神》:肝氣虛則恐,實則怒也。鬱而賊脾,憂思内動,腹中悒悒不樂。刺足厥陰,太衝也。以上六經之瘧。

肝瘧者,令人色蒼蒼然,善太息,其狀若死者,刺足厥陰見血。

蒼蒼,木色。肝主怒,脾主憂,脾陷肝鬱,憂愁不樂,則善太息。肝木主生,生氣不遂,故其狀若死。刺足厥陰,中封也。

心瘧者,令人煩心甚,欲得清水,反寒多,不甚熱,刺手少陰。

煩心甚,欲得清水者,君火上炎也。反寒多,不甚熱者,手足少陰同經,癸水上升而化丁火,心病則丁火不敵癸水也。刺手少陰,神門也。

脾瘧者,令人寒,腹中痛,熱則腸中鳴,鳴已汗出,刺足太陰。

寒邪閉束,鬱其脾氣,脾陷木遏,怒而賊土,故腹中痛。熱則脾鬱發達,木氣通暢,疏泄之令行,故腸鳴而汗出。刺足太陰,商丘也。

肺瘧者,令人心寒,寒甚則熱,熱間善驚,如有所見者,刺手太陰。

肺金不生腎水,寒來水旺,直淩心火,故令人心寒。寒甚則火復而熱作。肺病不能收斂膽火下歸癸水,膽木拔根,故上熱稍間,善生驚怯。神魂失斂,故如有所見。刺手太陰,列缺也。

腎瘧者,令人洒洒然手足寒,腰脊痛,宛轉大便難,目眴眴然,刺足少陰。

脾主四支,水泛土濕,四支失稟,故手足寒。腎位於腰,水寒木陷,鬱衝不已,故腰脊痛。腎主二陰,水寒木陷,不能疏泄穀道,故大便難。肝竅於目,木陷風生,故目眴眴[1]。刺足少陰,大鐘也。_{以上五藏之瘧。}

胃瘧者,令人善飢而不能食,食而支滿腹大,刺足陽明太陰橫脈出血。

胃土上逆,故善飢而不能食。食則中脘壅塞,甲木莫降,則左脇支滿,辛金莫降,則右脇支滿。腹大者,胃氣脹滿也。刺足陽明,解谿也。足太陰橫脈,商丘也。_{王冰注:足陽明屬兌、解谿、三里三穴主之。} _{以上胃府之瘧。}

十二瘧者,其發各不同時,察其病形,以知其何脈之病也。先其發時如食頃而刺之,一刺則衰,二刺則知,三刺則已。不已,刺舌下兩脈出血,舌下兩脈者,廉泉也。不已,刺郄中盛經出血,又刺項以下挾脊者,必已。

十二瘧者,總上六經五藏及胃瘧而言,其發各不同時,察其病形,以知其何脈之病。先其發時如食頃而刺之,一刺則病衰,二刺

─────────────

[1] 眴眴(jū 拘) 《玉篇》:"左右視也。"驚遽之狀。

則效覺，三刺則病已。不已，刺舌下兩脈出血，舌下兩脈者，任脈之廉泉也。不已，刺足太陽之郄中盛經出血，郄中即委中。又刺項以下足太陽之挾脊者，大杼、風門、必已也。

刺瘧者，必先問其病之所先發者，先刺之。先頭痛及重者，先刺頭上及兩額兩眉間出血。先項背痛者，先刺之。先腰脊痛者，先刺郄中出血。先手臂痛者，先刺手少陰陽明十指間出血。先足脛痠痛者，先刺足陽明十指間出血。

刺瘧者，先問其病所先發之處，先刺之，而後刺其本經。先頭痛及頭重者，先刺頭上督脈之上星、百會，及兩額，取足少陽之懸顱，兩眉間，取足太陽之攢竹，出血。先項背痛者，先刺項後督脈之風府，足少陽之風池，背後督脈之神道，足太陽之大杼，出血。先腰脊痛者，先刺足太陽之郄中，出血。先手臂痛者，先刺手少陰陽明經手十指間，出血。先足脛痠痛者，先刺足陽明於十指間，出血也。

骱痠痛甚，按之不可，名曰胕髓病，以鑱鍼鍼絕骨，出血立已。身體小痛，刺至陰。諸陰之井無出血，閒日一刺。

骱骨痠痛甚，即脛骨。按之不可，痛不可按。名曰胕髓病，胕，腫也，謂腫及骨髓。以鑱鍼九鍼之第一鍼。鍼足少陽之絕骨，出血立已。絕骨本名懸鐘，《難經》：髓會絕骨，故出其血則立已，髓中之瘀泄也。身體小痛，則刺足太陽之至陰，至陰，太陽之井也。諸陰經之井，則無出血，但可閒日一刺而已。

瘧不渴，閒日而作，刺足太陽。渴而閒日作，刺足少陽。溫瘧汗不出，為五十九刺。風瘧則汗出惡風，刺三陽經背俞之血者。俞與腧同，音輸。

瘧不渴，寒水旺也，故刺足太陽，瀉其寒水。渴者，相火旺也，故刺足少陽，瀉其相火。溫瘧汗不出，鬱熱內蒸，當按熱病五十九俞，用五十九刺之法，使之汗泄而熱退。詳見水熱穴論。風性疏泄，風瘧發則汗出惡風，刺三陽經背俞之血，謂足太[1]陽之膽俞、胃俞、膀胱俞、三焦俞、大腸俞、小腸俞也。六府之俞，是手足三陽經之氣通於背而

─────────────

〔1〕太　原作"少"，據黄注"六府之俞，出於足太陽之經者"改。

出於足太陽之經者，故曰三陽經背俞之血也。

瘧脈滿大急，刺背俞，用中鍼傍五胠俞各一，適肥瘦，出其血也。瘧脈小實急，灸足少陰，刺指井。諸瘧而脈不見，刺十指閒出血，血去必已。先視身之赤如小豆者盡取之。

瘧脈滿大急，陽盛而表閉也，宜刺足太陽之背俞，以泄其陽。用中鍼取其傍五胠之俞各一，謂肺俞、心俞、肝俞、脾俞、腎俞五穴。水熱穴論：五藏俞，傍五，以泄五藏之熱，即謂此也。胠，脇也，其俞旁通脇肋，故曰傍五胠俞，即傍胠五俞也。適肥瘦，出其血，肥者多出，瘦者少出也。瘧脈小實急，陰旺而表閉也，灸足少陰之腹溜以溫腎氣，刺足太陽之指井至陰。以瀉寒水也。諸瘧而脈不見，寒邪外束而陽陷也，刺十指閒出血，瀉其寒邪，血去必已。先視身之赤如小豆者盡取之，然後刺其本經也。

欲知背俞，先度其兩乳閒，中折之，更以他草度去半已，即以兩隅相拄也，乃舉以度其背，令其一隅居上，齊脊大椎，兩隅在下。當其下隅者，肺之俞也。復下一度，心之俞也。復下一度，左角肝之俞也，右角脾之俞也。復下一度，腎之俞也。是爲五藏之俞，灸刺之度也。

欲知背俞，先以物度其兩乳而中折之，更以他草度如其中折之半，即以中折之兩隅，支柱於此草之兩端，令其三角均平，乃舉以度其背俞，一隅居上，齊脊骨之大椎，第一節。兩隅在下。當其下一隅者，肺之俞也。遞下而取之，則背俞皆得矣。此段舊誤在血氣形志中。

凡治瘧，先發如食頃，乃可以治，過之則失時也。瘧方欲寒，刺手陽明太陰、足陽明太陰。瘧發身方熱，刺跗上動脈，開其孔，出其血，立寒。瘧脈緩大虛，便宜用藥，不宜用鍼。

先其發，如食頃，病邪未作，乃可以治，過之則邪旺難伏，失其時也。如先寒而後熱者，瘧方欲寒，刺手陽明太陰、足陽明太陰四經之井俞，刺手足陽明者，泄其陽氣之內陷，刺手足太陰者，泄其陰邪之外束也。如先熱而後寒者，瘧發身方熱，刺足陽明跗上之動脈，衝陽。開其孔，出其血，泄其經熱，立刻身寒，此先發而早治也。若瘧脈緩大虛，則正氣虧敗，便宜用藥，不宜用鍼，《靈樞·邪氣藏府病形》所謂陰陽形氣俱不足，勿取以鍼，而調以甘藥也。

刺熱六十五〔1〕

肝熱病者，小便先黃，腹痛多臥身熱，熱爭則狂言及驚，脇滿痛，手足躁，不得安臥，其逆則頭痛員員，脈引衝頭也，庚辛甚，甲乙大汗，氣逆則庚辛死，刺足厥陰少陽，出血如大豆，立已。

肝木主疏泄水道，肝熱病者，鬱陷而生下熱，故小便先黃。木鬱賊土則腹痛。土氣困乏則多臥。溫氣化火則身熱。熱入血室，邪正相爭，則狂言及驚。血舍魂，魂化神，血室神魂之宅，故熱爭則狂言及驚，肝膽主驚也。肝脈行於兩脇，經氣鬱衝，故脇肋滿痛。脾主四支，四支諸陽之本，肝熱傳脾，四支煩亂，故手足躁擾，不得安臥。肝脈與督脈會於巔，病則下陷，肝木陷則膽木逆，其膽木逆升，則頭痛員員，員員，頭目旋運之貌。脈引衝頭也。庚辛甚，金剋木也。甲乙大汗，木旺而邪退也。氣逆則庚辛死，木敗而金賊也。刺足厥陰少陽，出血如豆大，以瀉其熱，故病立已也。肝膽同氣相應，其逆則頭痛員員者，甲木之逆，故並刺足少陽，瀉其相火。

心熱病者，先不樂，數日乃熱，熱爭則卒心痛，煩悶善嘔，頭痛面赤無汗，壬癸甚，丙丁大汗，氣逆則壬癸死，刺手少陰太陽。

心主喜，心熱病者神傷，故先不樂。心腎同經，病則水動火鬱，鬱極乃發，故數日乃熱。熱傷心液，正與邪爭，則卒然心痛。君火鬱蒸，故生煩悶。君相同氣，甲木刑胃，胃土上逆，是以善嘔。君相逆衝，故頭痛面赤。表閉火鬱，是以無汗。壬癸甚，水剋火也。丙丁大汗，火旺而邪退也。氣逆則壬癸死，火敗而水賊也。刺手少陰太陽，以瀉其熱，則病立已也。

脾熱病者，先頭重煩痛，顏青身熱，煩心欲嘔，熱爭則腰痛不可以俯仰，腹滿泄，兩頷痛，甲乙甚，戊己大汗，氣逆則甲乙死，刺足太陰陽明。

脾陷則胃逆，胃脈從鼻外循頰車，上耳前，脾熱病者，胃經上

---

〔1〕六十五　原脫，據目錄補。

逆,故先頭重煩痛。土困木賊,故顏青。濕土鬱蒸,故身熱。濕熱傳胃,胃氣上逆,故煩心欲嘔。熱爍脾陰,正與邪爭,土鬱木陷,衝動於腎水之內,則腰痛不可以俯仰。風木賊土,氣痞脹生。肝氣鬱遏,下決魄門,則腹脹而泄。兩頷痛者,陽明之逆也。甲乙甚,木剋土也。戊己大汗,土旺而邪退也。氣逆則甲乙死,土敗而木賊也。刺足太陰陽明,以瀉其熱,則病立已也。

肺熱病者,先淅然厥起毫毛,惡風寒,舌上黃,身熱,熱爭則喘咳,痛走胸膺背,不得太息,頭痛不堪,汗出而寒,丙丁甚,庚辛大汗,氣逆則丙丁死,刺手太陰陽明。

肺主皮毛,肺熱病者,皮毛乍斂,故先淅然厥起毫毛而惡風寒。心竅於舌,心火刑金,肺從己土化濕,濕熱淫蒸,故舌上發黃而身熱。熱燔肺津,正與邪爭,則喘促咳嗽。肺氣上逆,故痛走胸膺脊背,不得太息。肺氣逆衝,故頭痛不堪。熱蒸竅泄,故汗出而寒。丙丁甚,火剋金也。庚辛大汗,金旺而邪退也。氣逆則丙丁死,金敗而火賊也。刺手太陰陽明,以瀉其熱,則病立已也。

腎熱病者,先腰痛𩨗痠,若渴數飲身熱,熱爭則頭痛而强,𩨗寒且痠,足下熱,不欲言,其逆則項痛員員,澹澹然,戊己甚,壬癸大汗,氣逆則戊己死,刺足少陰太陽。諸汗者,至其所勝日汗出也。

腎脈上端內出膕中,貫脊屬腎,腎熱病者,經氣鬱陷,故先腰痛𩨗痠。𩨗,脛骨。腎水從君火化氣,火旺水衰,故苦渴數飲身熱。熱耗肺津,正與邪爭,熱隨足太陽逆升,則頭痛而强。火泄髓寒,肝木下陷,則𩨗寒且痠,足下發熱,不欲言語。太陽之經,自頭下項,癸水陷則壬水逆,其太陽上逆,則項痛員員,澹澹然不定。戊己甚,土剋水也。壬癸大汗,水旺而邪退也。氣逆則戊己死,水敗而土賊也。刺足少陰太陽,以瀉其熱,其病立已也。諸所謂大汗者,皆至其所勝之日則汗出也。

肝熱病者,左頰先赤,心熱病者,顏先赤,脾熱病者,鼻先赤,肺熱病者,右頰先赤,腎熱病者,頤先赤。病雖未發,見赤色者刺之,名曰治未病。熱病從部所起者,至期而已,其刺之反者,三周而已,重逆則死。

五藏現於面部，肝在左頰，肺在右頰，心在顏，額上。腎在頤，脾在鼻，熱病欲發，赤色先見，病雖未發，見赤色者刺之，名曰治未病。熱病從其面之部所起者，至其當汗之期而已，刺法不失也。其刺之反者，其期三周而已。重逆則死矣。

太陽之脈色榮顴，骨熱病也，榮未交，曰今且得汗，待時而已，與厥陰脈爭見者死，期不過三日，其熱病內連腎。

太陽之脈色榮顴，太陽之筋結於頄也。頰前筋。腎主骨，與太陽表裏，是骨熱病也。榮於部所而未交他部，此當至期而瘳，曰今且得汗，待時而已。自王之時。與厥陰脈爭見者死，榮交他部也，期不過三日。風木盜泄，癸水消亡，其熱病當內連腎藏，不可醫矣。

少陽之脈色榮頰，筋熱病也，榮未交，曰今且得汗，待時而已，與少陰脈爭見者死。

少陽之脈色榮頰，少陽之脈下加頰車也。肝主筋，與少陽表裏，是筋熱病也。榮於部所而未交他部，此當至期而瘳，曰今且得汗，待時而已。與少陰脈爭見者死，榮交他部也，緣與足少陰爭見，相火旺而癸水枯也。

熱病先胸脇痛，手足躁，刺足少陽，補足太陰，病甚者爲五十九刺。熱病先眩冒而熱，胸脇滿，刺足少陰少陽。熱病先身重骨痛，耳聾好瞑，刺足少陰，病甚者爲五十九刺。

熱病先胸脇痛，手足躁者，甲木之剋戊土也。以少陽膽脈自胸下脇，化氣於相火，甲木逆行而剋戊土，故胸脇痛。四支秉氣脾胃，膽以相火傳之胃府，胃熱故手足煩躁。刺足少陽，瀉其相火。補足太陰，滋其脾精，脾陰旺則胃熱消。病甚者，按熱病五十九俞，爲五十九刺，詳見水熱穴論。熱病先眩冒而熱，胸脇滿者，膽木刑胃而相火上逆也。相火上逆，升浮旋轉，故先眩冒而熱。膽木逆衝，與胃土相逼，濁氣不降，故胸脇滿也。此緣火旺而水虧，刺足少陰，以瀉癸水之熱，刺足少陽，以瀉甲木之火也。熱病先見身重骨痛，耳聾好瞑，癸水枯而膽火旺也。太陰主肉，少陰主骨，己土剋水，濕熱鬱蒸，故先身重骨痛。腎竅於耳，癸水枯而甲木逆，堵塞聽宮，故耳聾。甲木刑胃，土困則多眠。仲景《傷寒》：少陰病，但欲寐，是腎水之旺者，三陽合病，但欲眠睡，是膽火之旺者。此之好瞑，緣膽火之旺也。此亦緣火旺而水虧，刺足少陰，瀉腎熱以救癸水也。

熱病始於頭首者，刺足太陽而汗出止。熱病始於手臂者，刺手陽明太陰而汗出止。熱病始於足脛者，刺足陽明而汗出止。

始於頭首者，刺足太陽之天柱。穴在項後。始於手臂者，刺手陽明之商陽，穴在食指。手太陰之列缺。穴在寸口下。始於足脛者，刺足陽明之衝陽。穴在足跗。

熱病氣穴，項上三椎陷者中也。三椎下間，主胸中熱，四椎下間，主鬲中熱，五椎下間，主肝熱，六椎下間，主脾熱，七椎下間，主腎熱，榮在骶也。

項上三椎之下陷者之中，當督脈之大椎，是脊骨之第一節也，熱病氣穴，自大椎數起。足太陽經在督之兩旁，挾脊下行。三椎下間，主胸中熱，指太陽之肺俞也。肺俞在三椎下間第四椎，連項上三椎，爲第七椎。而曰三椎下間，是皆肺俞所主之地也。下皆倣此。四椎下間，主鬲中熱，指太陽之心俞也。五椎下間，主肝熱，指太陽之肝俞也。六椎下間，主脾熱，指太陽之脾俞也。七椎下間，主腎熱，指太陽之腎俞也。骶，尾骶脊骨之末節，榮在骶者，言自腎俞以下，以至尾骶，皆腎氣之所榮也。此即背俞之法也。

頰下逆顴爲大瘕，下牙車爲腹[1]滿，顴後爲脅痛，頰上者，鬲上也。

此由椎骨而及面部，以候腹中之病。瘕，聚也。

治諸熱病，以飲之寒水乃刺之，必寒衣之，居[2]止[3]寒處，身寒[4]而止也。

以寒勝其熱也。

---

〔1〕腹　原作“腸”，據王注本《素問·刺熱》改。
〔2〕居　原作“舉”，音近之誤，據王注本《素問·刺熱》改。
〔3〕止　語助詞。無義。《詩·良耜》：“百室盈止，婦子寧止。”
〔4〕寒　原作“熱”，據王注本《素問·刺熱》改。

刺腰痛六十六〔1〕

足太陽脈令人腰痛,引項脊尻背如重狀,刺足太陽正經於郄中出血,春無見血。

足太陽脈自頭下項,挾脊抵腰,貫臀過髀樞,下合膕中,故令人腰痛,引項脊尻背如重狀。刺太陽正經於郄中出血,即委中也。春無見血,水衰於春也。

少陽令人腰痛,如以鍼刺其皮中循循然,不可以俛仰,不可以顧,刺少陽成骨之端出血,成骨在膝外廉之骨獨起者,夏無見血。

足少陽脈自頭下頸,由胸裔循脇裏,下髀厭出膝外廉下,抵絕骨之端,故令人腰痛,不可以俛仰,不可以顧。如鍼刺皮中循循然者,經氣之鬱衝也。刺少陽成骨之端出血,陽關穴也。成骨在膝外廉之骨獨起者,即骴骨之上節,別名成骨。夏無見血,木衰於夏也。

陽明令人腰痛,不可以顧,顧如有見者,善悲,刺陽明於骴前三痏,上下和之出血,秋無見血。

足陽明脈循喉嚨入缺盆,下膈挾臍,下氣街,循脛外廉,下足跗,故令人腰痛,不可以顧。顧則如有所見者,陽敗而神虛也。善悲者,戊土衰而庚金旺也。金燥則善悲。刺陽明於骴骨之前三痏,三里穴也。上下和之而出其血,謂上下巨虛也。秋無見血,土衰於秋也。

少陰令人腰痛,痛引脊內廉,刺少陰於內踝上二痏,春無見血。出血太多,不可復也。

足少陰脈循內踝之後,上股內後廉,貫脊屬腎,故令人腰痛,痛引脊內廉。刺少陰於內踝上二痏,復溜穴也。春無見血,水衰於春也。

厥陰令人腰痛,腰中如張弓弩弦,其病令人言默默然不慧,刺厥陰在腨踵魚腹之外三痏,循之累累然乃刺之。

足厥陰脈循足跗,上膕內廉,過陰器抵小腹,貫膈布脇肋,故令人腰痛。腰中如張弓弩弦，肝主筋，筋急而腰直也。其病令人言默默然不慧，肝藏魂，魂神惑亂而不明也。刺厥陰在腨踵魚腹之外三痏，蠡溝穴也。腨，足肚也。腨下踵上，魚腹之外，足肚之形如魚腹也。循之累累然，經脈行動之象也。

同陰之脈令人腰痛，痛如小錘居其中，怫然腫，刺同陰之脈，在外踝上絕骨之端，爲三痏。

同陰之脈，足少陽之別絡也，並少陽上行足外踝上，別走厥陰，並經下絡足跗，故曰同陰。王冰注。此脈令人腰痛，如有小錘居其腰中，怫然腫起。怫然，腫貌。刺同陰之脈，在外踝上絕骨之端，爲三痏，足少陽之陽輔穴也。

陽維之脈令人腰痛，痛上怫然腫，刺陽維之脈，脈與太陽合腨下間，去地一尺[1]所。

陽維之脈，八奇經之一也，發於足太陽之金門穴，循外踝而上行，其脈令人腰痛，痛上怫然作腫。刺陽維之脈，脈與太陽合腨下間，去地一尺所，足太陽之承山穴也。陽維脈別於金門上行，與足太陽合於腨腸下間，正當承山之穴也。

衡絡之脈令人腰痛，不可以俛仰，仰則恐仆，得之舉重傷腰，衡絡絕，惡血歸之，刺之在郄陽筋之間，上郄數寸，衡居爲二痏出血。

衡絡之脈，足太陽之外絡也。衡，橫也，自腰中橫入髀外後廉而下合於膕中。此脈令人腰痛，不可以俛仰，仰則恐仆。得之舉重傷腰，衡絡斷絕，惡血歸之。刺之在郄陽兩筋之間，上郄數寸，衡居爲二痏出血，足太陽之委陽、殷門也。郄陽即委陽，與殷門相並，故曰衡居。

會陰之脈令人腰痛，痛上漯漯然汗出，汗乾令人欲飲，飲已欲走，刺直陽之脈上三痏，在蹻上郄下五寸橫居，視其盛者出血。

會陰之脈，督任衝三脈之會，故曰會陰，穴名，在大小二便中。督脈行脊背而會此穴。其脈令人腰痛，痛上漯漯然汗出，陽鬱而表泄也。督爲諸陽之綱。汗乾令人欲飲，津亡而肺燥也。飲已欲走，濕旺而脾鬱也。刺直陽之脈上三痏，足太陽之承筋也。太陽之脈挾脊

---

〔1〕尺 原作"寸"，據王注本《素問·刺腰痛》改。

貫臀,下至膕中,循腨腸而入外踝,其脈直行,故曰直陽。王冰注。
蹺,陽蹺,即申脈也,郄,委中也,在蹺之上,郄之下,相去五寸,橫居
其間,正承筋所在。視其經脈之盛者,出其血也。

飛陽之脈令人腰痛,痛[1]上怫怫然,甚則悲以恐,刺飛陽之
脈,在內踝上五寸,少陰之前,與陰維之會。

飛陽之脈,足太陽之別絡也。穴名。《靈樞·經別》:足太陽之別,名曰
飛陽,去踝七寸,別走少陰。其脈令人腰痛,痛上怫怫然,氣鬱而不行也。
甚則悲以恐,氣連於肺腎也。其脈別走少陰,恐者,少陰腎之志也。腎脈貫膈
入肺,悲者,太陰肺之志也。

刺飛陽之脈,在內踝上五寸,少陰之前,與陰維之會,足少陰之
築賓穴也。

昌陽之脈令人腰痛,痛引膺,甚則反折,目䀮䀮然,舌卷不能
言,刺內筋爲二痏,在內踝上,大筋前,太陰後,上踝二寸所。

昌陽之脈,足少陰之別絡,即陰蹺之脈也。起於然谷之後,上
內踝之上,循股陰而行腹,上胸膈而入缺盆。此脈令人腰痛,痛引
胸膺,甚則脊背反折,目䀮䀮然,舌卷不能言,火虛而光散,水寒而筋
急也。刺內筋爲二痏,即陰蹺之郄,足少陰之交信穴也。在內踝之
上,大筋之前,太陰之後,上踝二寸所,即其處也。

肉里之脈令人腰痛,不可以咳,咳則筋縮急,刺肉里之脈爲二
痏,在太陽之外,少陽絕骨之後。

肉里之脈,即足少陽之陽輔,穴名。陽維之所發也。此脈令人
腰痛,不可以咳,咳則筋縮急,少陽膽木主筋,筋脈攣拘,咳則氣升
而筋急也。刺肉里之脈爲二痏,足少陽之分肉穴也。即陽輔。在太
陽之外,少陽絕骨之後,即其處也。

散脈令人腰痛而熱,熱甚生煩,腰下如有橫木居其中,甚則遺
溲,刺散脈,在膝前骨肉分間,絡外廉,束脈爲三痏。

散脈,足太陰之別,散行而上,故名。循股內,入腹中,與少陰
少陽結於腰下骨空中。王冰注。其脈令人腰痛而熱,熱甚生煩,少陽

---

[1] 痛 原作"腰",據王注本《素問·刺腰痛》及本節黃解改。

相火之鬱也。腰下如有橫木居其中，少陽甲木之鬱也。甚則遺溺，甲木逆而乙木陷也。刺散脈，在膝前內側，輔骨之下，腨肉之上，骨肉分閒。太陰之絡，色青而見。其絡之外廉，有大筋攝束膝骭之骨，令其連屬，取此大筋繫束之脈爲三痏，即是太陰之地機穴也。王冰注。

解脈令人腰痛，痛而引肩，目䀮䀮然，時遺溲，刺解脈，在膝筋肉分閒郄外廉之橫脈出血，血變而止。

解脈，足太陽之別，散行而下，故名。循肩髆而下脊背，下屬膀胱，從髀後而合膕中。其脈令人腰痛，痛而引肩，目䀮䀮然，時遺溲溺，筋脈緊急而膀胱不藏也。刺解脈，在膝後筋分肉閒，膕中橫文弩肉高起之處，是太陽之郄也。即委中。於郄之外廉，血絡橫見紫黑而盛滿者，刺出其血，候其血已黑變而赤，然後止鍼也。王冰注。

解脈令人腰痛，痛如引帶，常如折腰狀，善恐，刺解脈，在郄中結絡如黍米，刺之血射以黑，見赤血而已。

解脈之病，其狀不同，故復述此證。其脈令人腰痛，痛如引帶束腰，其身常如折腰之狀，善生恐懼，水寒而筋急也。刺解脈，在郄中即委中。結絡大如黍米者。刺之黑血遠射而出，黑血盡去，候見赤血而已。

腰痛，挾脊而痛至頭，几几然，目䀮䀮欲僵仆，刺足太陽郄中出血。

几几，強直之意，足太陽自頭走足，挾脊下行，經氣不舒，故挾脊而痛，至於頭上，几几不柔。脈起目內眥，故目視䀮䀮，身欲僵仆。

腰痛上寒，刺足太陽陽明，上寒不可顧，刺足陽明。上熱，刺足太陰厥陰，不可以俛仰，刺足少陽。中熱而喘，刺足少陰郄中出血，大便難，刺足少陰。少腹滿，刺足厥陰。

腰痛上寒，此足太陽寒水之上逆，陽明胃土之不降，刺足太陽之郄中，足陽明之陰市。上寒而不可回顧，此陽明上逆，經脈壅塞，頸項失柔也，刺足陽明之三里。上熱，此脾土濕而胃土逆，肝木陷而膽火升也，刺足太陰之地機，足厥陰之太衝。若不可以俛仰，此相火升炎而筋膜強直也，刺足少陽之陽關。中熱而喘，此心火之刑肺金也,刺足少陰之郄中出血,手足少陰同經,刺足少陰之湧泉、太谿[1],以泄心火之上炎也。若大便難,此火旺而水衰也,刺足少陰。若少腹滿,此土鬱而木陷也,刺足厥陰。<small>如上法。</small>

腰痛如折,不可以俛仰,不可以舉,刺足太陽,引脊内廉,刺足少陰。腰痛引少腹控䏚,不可以俛仰,刺腰股交者,兩髁胂上,左取右,右取左,以月死生爲痏數,發鍼立已。

腰痛如折,不可以俛仰,不可以舉,太陽之筋急而不舒也。如折,刺足太陽之束骨。不可以俛仰,刺足太陽之京骨、崑崙。不可以舉,刺足太陽之申脈、僕參。腰痛引少腹控䏚,不可以俛仰,此邪客於足太陰之絡也。繆刺論:邪客於足太陰之絡,令人腰痛引少腹控䏚,不可以仰息,即此義也。以厥陰肝脈自少腹而行脅肋,土陷木鬱,故腰痛前引少腹而旁控䏚肋也。<small>控,牽也。䏚肋,季脅也。䏚與眇同。眇,盡度也。</small>刺腰股交者,兩髁胂上,足太陽之下髎穴也。腰股相交之處,乃足太陰厥陰少陽三脈左右之所交結。兩髁胂上,謂腰髁骨下堅肉也。髁骨,即腰脊兩旁起骨。挾脊兩旁,腰髁之下,各有胂肉隴起,斜趨髁後,故曰兩髁胂上,非胂之上巔也。腰髁胂下,尻骨兩旁,各有四骨空,曰上髎、次髎、中髎、下髎,左右八穴,謂之八髎,八穴悉主腰痛。惟下髎一穴,正當太陰厥陰少陽三脈交結之所,故但刺此穴。左取右,右取左,繆刺之法也。以月死生爲痏數,繆刺論:月生一日一痏,二日二痏,漸多之,十五日十五痏,十六日十四痏,漸少之,是其法也。<small>王冰注。</small>

素問懸解卷八終

太倉陸寶忠校字

---

〔1〕太谿　原作"太鐘",據足少陰經穴名及上下文義改。

〔雷公問〕〔1〕

陰陽類論六十七〔2〕

孟春始至，黃帝燕〔3〕坐，臨觀八極，正八風之氣，而問雷公曰：陰陽之類，經脈之道，五中所主，何藏最貴？雷公對曰：春甲乙，青中主肝，治七十二日，是脈之主時，臣以其藏最貴。帝曰：卻念《上下經》《陰陽》《從容》，子所言貴，最其下也。

孟春始至，立春之日也。八極，八方。五中，五藏。肝屬木，其日甲乙，其色青，其主春，春甲乙木王，青色之中，是肝氣主事，司令七十二日，治，司令也。此是肝脈所主之時也。《上經》《下經》《陰陽》《從容》，皆古書也。

雷公致齋七日，旦復侍坐，帝曰：三陽爲經，二陽爲維，一陽爲游部，三陰爲表，二陰爲裏，一陰至絕作晦朔。卻具合以正其理，此知五藏終始。

三陽，太陽。二陽，陽明。一陽，少陽。三陰，太陰。二陰，少陰。一陰，厥陰。太陽在後，爲經。陽明在前，爲維。少陽在側，爲游部，所謂少陽爲樞也。太陰在前，爲表。少陰在後，爲裏。厥陰在側，爲晦朔，月終爲晦，月初爲朔，厥陰陰極陽生，譬如月之晦朔。至絕

〔1〕雷公問　原無，據目錄補。
〔2〕六十七　原脱，據目錄補。
〔3〕燕　《集韻》："燕，與宴通。安也。"

246

者,極盡之意,至真要論所謂兩[1]陰交盡曰厥陰也。三陽三陰,是謂六經,卻具合之,以正其理,則知五藏之終始,知其終始,則知其貴賤矣。

雷公曰:受業未能明。帝曰:所謂三陽者,太陽也,三陽脈至手太陰,弦浮而不沉。所謂二陽者,陽明也,至手太陰,弦而沉急不鼓,炅至以病皆死。一陽者,少陽也,至手太陰,上連人迎,弦急懸不絕,此少陽之病也,專陰則死。三陰者,六經之所主也,交於太陰,伏鼓不浮,上空志心。二陰至,其氣歸膀胱,外連脾胃。一陰獨至,經絕氣浮,不鼓鉤而滑。此六脈者,乍陰乍陽,交屬相并,繆通五藏。先至爲主,後至爲客,決以度,察以心,合之陰陽之論。

太陽爲三陽,三陽脈至手太陰,弦浮而不沉,太陽主身之皮毛也。陽明爲二陽,陽明脈至,弦而沉急不鼓,陽明主身之肌肉也。陽莫盛於陽明,陽鬱熱至,因而致病,火土合邪,燥熱亡陰則死。仲景《傷寒》,陽明大承氣證急下諸條是也。炅,熱也。少陽爲一陽,少陽脈至手太陰,上連陽明之人迎,脈動喉旁。弦而急懸不絕,不止。此少陽上逆之病也。緣少陽膽木自頭走足,隨陽明胃土而下行,胃土不降,則膽木必逆,故脈至於手太陰之寸口,而氣連於足陽明之人迎。若使專見於太陰,而不連於陽明,則火敗陽絕而人死矣。足少陽化氣於相火。太陰爲三陰,三陰者,六經之所主也。以太陰脾脈,脾者土也,孤藏以灌四旁,玉機真藏論語。故爲六經之主。三陰至,交於手太陰,伏鼓而不浮,則脾陽不升,法主上空志心,四氣調神論所謂心氣內洞也。以木火之化神魂,由於己土左旋,脾陽不升,火虛神敗,而脾陷胃逆,君火失根,故懸虛空洞而無著也。少陰爲二陰,二陰脈至,其氣歸於膀胱,外連脾胃。以少陰與太陽膀胱爲表裏,故氣歸於膀胱。仲景脈法[2]:沉爲在藏,浮爲在府。氣歸膀胱者,相火泄於膀胱,脈浮而不沉也。土勝則剋水,土敗則水侮之,故外連於脾胃也。厥陰爲一陰,一陰獨至,經絕氣浮,不鼓鉤而滑。以厥陰之經,兩陰交盡,是爲經

---

[1]兩 原作"雨",形近之誤,據文義改。

[2]仲景脈法 指《傷寒論·辨脈法》。

絶。風木發生,以此氣浮,未能茂長,故不鼓鉤,鉤,心脈也。心火主長。
生氣鬱動,是以脈滑也。此六脈者,乍陰乍陽,其至無常,彼此交屬
而相并合,左右繆注而通五藏。繆通者,左注右,右注左也,義如繆刺論。先
至者爲主,後至者爲客,於其至也,決以度,察以心,合之陰陽之論,
審其先後以定主客,則貴賤明矣。

　　雷公曰:臣悉盡意,受傳經脈,頌得從容之道,以合《從容》,不
知陰陽,不知雌雄。帝曰:三陽爲父,二陽爲衛,一陽爲紀,三陰爲
母,二陰爲雌,一陰爲獨使。

　　三陽爲父,陽之綱也。二陽爲衛,父之佐也。一陽爲紀,佐之
次也。三陰爲母,陰之主也。二陰爲雌,母之副也。一陰爲獨使,
雌之次也。六經之陰陽雌雄如此。

　　二陽一陰,陽明主病,不勝一陰,脈耎而動,九候皆沉。

　　二陽一陰失調,則陽明主病,以陽明戊土不勝厥陰風木也。法
當脈耎而動,九候皆沉,以其木賊而脾陷也。

　　三陽一陰,太陽脈勝,一陰不能止,內亂五藏,外爲驚駭。

　　三陽一陰失調,則太陽脈勝,以水爲木母,寒水泛濫,一陰不能
止。肝陷膽逆,則內亂五藏而外爲驚駭也。

　　二陰二陽,病在肺,少陰脈沉,勝肺傷脾,外傷四支。

　　二陰二陽失調,則病在肺,以少陰脈沉則腎水寒陷,而腎水泛
濫,大腸燥金之府不至受害,肺以辛金而化氣於濕土,是以病也。
脾肺同經,俱爲太陰。肺病則脾傷,脾主四支,法當外傷於四支也。

　　二陰二陽皆交至,病在腎,罵詈妄行,癲疾爲狂。

　　二陰二陽皆交至,則病在腎,以金爲水母,母病則傳子也。水
鬱則癲,火鬱則狂,腎水寒陷,必生癲疾,而足陽明化氣於燥金,燥
金上逆,君火不降,則罵詈妄行,癲疾變爲狂病也。

　　二陰一陽,病出於腎,陰氣客游於心,下脘空竅閉塞不通,四支
別離。

　　二陰一陽失調,則病出於腎,以火不勝水,水旺則腎病也。腎
水淩火,故陰客游於心下。水泛土濕,脾陷肝遏,下脘空竅閉塞不
通,脾敗則四支失稟,如與身體別離而不用也。

一陰一陽代絕，此陰氣至心，上下無常，出入不知，咽喉乾燥，病在脾土。

一陰一陽代絕不屬，代絕，歇止、斷絕。此當陰氣至心，以心主脈，脈之代絕，陽敗而火衰也。少陽以下行爲順，病則上逆，厥陰以上行爲順，病則下陷，上逆則爲出，下陷則爲入，陰陽有勝復，則肝膽有衰旺，其上下本無常，其出入則不知。而厥陰以風木主令，少陽從相火化氣，足少陽。風火一動，則咽喉乾燥。病在脾土，太陰濕土之精液不勝風火之消亡故也。

二陽三陰，至陰皆在，陰不過陽，陽氣不能止陰，陰陽並絕，浮爲血瘕，沉爲膿胕。陰陽皆壯，下至陰陽。上合昭昭，下合冥冥，決死生之期，遂合歲首。

二陽三陰失調，則至陰皆在，以足太陰主令於濕土，足陽明化氣於燥金，胃土不司氣化，陽旺則從庚金而化燥，陽衰則從己土而化濕，脾土獨主令氣，故至陰皆在。脾爲至陰，燥易衰而濕易盛也。二土不交，太陰不能過陽明之燥，陽明不能止太陰之濕，陰陽並盛，俱臻其絕，絕，盛。則經絡壅塞，氣滯而凝。脈浮者，陽明燥旺而爲血瘕，脈沉者，太陰濕旺而爲膿胕。胕與腐通。若陰陽皆壯，則下至陰陽二器之所，皆當病矣。得此法以候六脈，則上合昭昭，下合冥冥，幽顯皆徹，舉無遁形。決死生之期，遂合歲首，以曆推之，自正月一日爲始，排次一年節氣，豫刻修短之數也。

雷公曰：請問短期。帝曰：冬三月之病，病舍於陽者，至春正月，脈有死徵，皆歸出春。在理已盡，草與柳葉皆殺，陰陽皆絕，期在孟春。

冬三月之病，病舍於陽經者，陽氣失藏，至春正月風木發泄之時，其脈當有死徵，而其期則皆歸出春。在理推其已盡之日，應至秋深草與柳葉皆殺而死，不及冬也。若陰陽皆絕，則期孟春而已。

春三月之病，曰陽殺，陰陽皆絕，期在草乾。

春三月之病，風木發生，陽氣疏泄，是曰陽殺，陰陽應象論：陽殺陰藏是也。若陰陽皆絕，則期在草乾，秋金肅殺，春木刑傷故也。

夏三月之病，至陰不過十日，陰陽交，期在溓水。溓，音廉。

　　夏三月之病，火土司氣，脾爲至陰，位居五藏之中，不過十日，則五藏再周。若陰陽交者，期在七月溓水。評熱病論：病溫汗出輒復熱而脈躁疾，狂言不能食，病名陰陽交。交者，死也。溓水，七月水初清也。

　　秋三月之病，三陽俱起，不治自已。陰陽交合者，立不能坐，坐不能起。三陽獨至，期在石水。二陰獨至，期在盛水。

　　秋三月之病，陰氣始凝，而三陽俱起，則不治自已，陽脈不衰也。其陰陽交合者，陽氣上逆，當立不能坐，陰氣下陷，當坐不能起。所謂三陽俱起者，起於三陰之中也。若三陽獨至而三陰不至者，則期在石水之時，寒水當治而不治，則人亡矣。石水者，水冰如石也，水結冰漸而三陰不至，有陽而無陰也。著至教論：三陽獨至者，是三陽並至，非太陽獨至之謂也。若二陰獨至者，則期在盛水，以少陰腎水獨旺，而三陽不至，亥子水盛之月，則人亡矣，有陰而無陽也。

著至教論六十八〔1〕

　　黃帝坐明堂，召雷公而問之曰：子知醫之道乎？雷公對曰：誦而頗能解，解而未能別，別而未能明，明而未能彰，足以治羣僚，不足治侯王。願得受天之度，四時陰陽，合之星辰與日月光，以彰經術，後世益明，上通神農，著至教，擬於二皇。

　　四時陰陽，星辰日月，天地之度也。雷公願受天之度，法其四時陰陽，合之星辰日月，以彰經術，使後世益明，上通神農，著爲至教，擬於二皇之法也。二皇：羲、農。

　　帝曰：子不聞《陰陽傳》乎？曰：不知。曰：三陽爲業，上下無常，合而并至，偏害陰陽。雷公曰：三陽莫當，請聞其解。帝曰：三陽獨至者，是三陽并至。太陽脈至，洪大以長。陽明脈至，浮大而短。少陽脈至，乍數乍疏，乍短乍長。并至如風雨，上爲巔疾，下爲漏病。而陽氣當隔，隔者當瀉，不亟正治，粗乃敗之，故陽畜積病死。太陽脈至乍短乍長七句，舊誤在平人氣象論。陽氣當隔至畜積病死五句，舊誤在

────────────

〔1〕六十八　原脫，據目錄補。

生氣通天論。

《陰陽傳》，古書。

三陽爲性，業，性也。《南史》：慧業文人，言慧性也。上下無常，手之三陽，自手走頭，平則上升，病則下陷，足之三陽，自頭走足，平則下降，病則上逆。三氣相合而并至，勢必偏害陰陽，上逆則害陽，下陷則害陰也。三陽莫當，升降倒置，不當其位也。陰陽類論：三陽獨至，期在石水，三陽獨至者，是三陽并至也。但有三陽而無三陰，是謂獨至。太陽脈至，洪大以長，陽之終氣也。陽明脈至，浮大而短，陽之中氣也。少陽脈至，乍數乍疏，乍短乍長，陽之初氣也。三陽并至，勢如風雨，上逆則爲巔頂之疾，下陷則爲漏泄之病，是陽氣之上下阻隔而不旋轉也。而陽氣當阻隔之時，其隔破不通者，當瀉而通之，不亟按法正治，粗工乃反扶邪助虐，而益敗之，故陽氣畜積而病死也。

雷公曰：請受道，諷誦用解。帝曰：三陽者，至陽也，上下無常，病起疾風，至如霹靂，并於陽則爲驚，陽氣滂溢，嗌乾喉塞，并於陰則薄爲腸澼。此謂三陽直心，坐不得起臥者，便身全三陽之病。病傷五藏，筋骨以消，腎且絕，惋惋日暮。從容不出，人事不殷，外無期，內無正，不中經紀，診無上下，以書別，何以別陰陽，應四時，合之五行！不知合之四時五行，因加相勝，釋邪攻正，絕人長命。不知合之四時五行至末，舊誤在離合真邪論。

三陽者，至陽也，至，極也。上下無常，病起捷若疾風，病至勢如霹靂，所謂并至如風雨也。并於陽分，則魂神失根而爲驚悸，陽氣滂溢，嗌乾喉塞，是上爲巔疾之由也。并於陰分，則薄迫衝決而爲腸澼，是下爲漏病之原也。此謂三陽之直心，直心，猶言真性。以至但能危坐而不能起臥者，上逆則不得臥，下陷則不得起。便身全三陽之病。病傷五藏陰精，筋骨以之消爍，腎陰且絕，惋惋日暮，勢不久存。而從容既不出，脈法不精。人事又不殷，殷，篤至也。外無刻期，內無證據，正與證通。其法不中經紀，則診無上下，以志分別，三陽之上下，不能診別之。何以別其陰陽，應乎四時，合之五行！不知合之四時五行，因加相勝，以伐正氣，釋邪攻正，適以絕人長命耳。

雷公曰：臣治疏愚，說意而已。陽言不別，陰言不理，請起受解，以爲至道。帝曰：善。無失之，此皆陰陽表裏上下雌雄相輸應也。子言不明不別，不知合至道以惑師教，是世之學盡矣。夫道，上知天文，下知地理，中知人事，語子至道之要，子若受傳，且以知天下，以教衆庶，亦不疑殆。醫道論篇，可以爲寶，可傳後世，可以長久。

陽言不別，陰言不理，陰陽之微言不能辯別而分理也。至道之要，陰陽分表裏，配上下，殊雌雄，別彼此，相輸應也。子言不明不別，解而未能別，別而未能明。不知合至道以惑師教，是妙理不傳，世之醫學自此盡矣。夫道，上知天文，下知地理，中知人事，語子至道之要，子若受傳，且以遍知天下之奧，何止醫也！醫理既精，以教衆庶，亦不疑殆。醫道之論篇，可以爲寶，並可傳之後世，長久不泯也。

示從容論六十九〔1〕

黃帝燕坐，召雷公而問之曰：汝受術誦書，若能覽觀雜學，及於比類，通合道理，爲余言子所長。五藏六府，膽胃大小腸脾胞膀胱，此皆人之所生，治之過失，子務明之，可以十全，即不能知，爲世所怨。

及於比類，通合道理，援引比類而通合於道理也。五藏六府之中，膽胃大腸小腸脾胞女子胞。膀胱，此皆人之所生，治之多致過失。唯務明之，可以十全，即不能知，必將爲世所怨也。

雷公曰：臣請誦《脈經》《上下篇》，甚衆多矣，別異比類，猶未能以十全，又安足以明之？帝曰：子別試通五藏之過，六府之所不和，鍼石之敗，毒藥所宜，湯液滋味，具言其狀，悉意以對，請問不知。

別異，別其異也。比類，比其類也。通，窮究也。

雷公曰：肝虛腎虛脾虛，皆令人體重煩冤，當投毒藥刺灸砭石

---

〔1〕六十九　原脱，據目錄補。

湯液，或已或不已，願聞其解。帝曰：公何年之長而問之少？余真問以自繆也。吾問子窈冥，子言《上下篇》以對，何也？夫脾虛浮似肺，腎小浮似脾，肝急沉散似腎，此皆工之所時亂也，然從容得之。若夫三藏土木水參居，此童子之所知，問之何也？

肺脈浮，而脾之虛浮似肺。脾脈亦浮，而腎之小浮似脾。腎脈已沉，而肝之急沉散似腎。此皆工之所時淆亂也，然從容之法得之，從容，脈法也。

雷公曰：於此有人，頭痛筋攣骨重，怯然少氣，噦噫腹滿，時驚不嗜臥，此何藏之發也？脈浮而弦，切之石堅，不知其解，復問所以三藏者，以知其比類也。帝曰：夫年長則求之於府，年少則求之於經，年壯則求之於藏，夫從容之謂也。今子所言皆失，八風菀熱，五藏消爍，傳邪相受。夫浮而弦者，是腎不足也。沉而石者，是腎氣內著也。怯然少氣者，是水道不行，形氣消索也。咳嗽煩冤者，是腎氣之逆。一人之氣，病在一藏也，若言三藏俱行，不在法也。

年長者，腸胃日弱，容納少而傳化遲，府病爲多，故求之於府。年少者，起居不謹，風寒襲而營衛閉，經病爲多，故求之於經。年壯者，情欲不節，勞傷積而氣血敗，藏病爲多，故求之於藏。此之求法，夫乃從容之謂也。雷公所言頭痛筋攣諸證，皆失之八風侵淩，經絡菀_{菀與鬱同}。熱，以致津液枯乾，五藏消爍，是由外邪內傳，裏氣受傷而成，則年少求之於經者也。夫所謂浮之而弦者，是腎精不足，風木失滋也。_{水枯木橋，鬱動不已，故脈弦浮。}沉之而石者，_{切之石堅，沉取也。}是腎氣內著，陽根失居也。_{火升陽泄，孤陰下陷。}怯然少氣者，是水道不行，形氣消索也。_{火炎水敗，形消氣乏。}咳嗽煩冤者，是腎氣之逆，相火上泄也。_{膽火升泄，不根腎水。}蓋腎者主水，受五藏六府之精而藏之，_{上古天真論語。}熱盛陰亡，雖五藏皆傷，而腎居其重，故病歸腎家。由此言之，是一人之氣，_{年少之人。}病在一藏也，_{腎藏。}若言三藏俱行，_{肝腎脾三藏俱虛。}不在診法也。

雷公曰：於此有人，四支解㑊，喘咳血泄，而愚診之，以爲傷肺，切脈浮大而緊，愚不敢治，粗工下砭石，多出血，血止身輕病愈，此何物也？帝曰：子所能知，治亦衆多，與此病失矣，譬以鴻飛，亦沖於天。夫聖人之治病，循法守度，援物比類，化之冥冥，循上及下，何必守經。今夫脈浮大〔1〕虛者，是脾氣之外絕，去胃外歸陽明也。夫二火不勝三水，是以脈絕亂而無常也，四支解墮，此脾精之不行也。喘咳者，是氣并陽明也。血泄者，脈急血無所行也。若夫以爲傷肺者，由失以狂也。不引比類，是知不明也。

　　子所能知，治亦衆多，獨與此病失矣，譬以鴻飛，亦沖於天，何其遠也，是緣守經而不化耳。夫聖人之治病，循法守度，援物比類，雖順其常，不遺其變。及其化之冥冥，則循上及下，因時制宜，何必守經，拘而不化也。今夫脈浮大而虛者，是脾氣之外絕，去離胃府而外歸陽明之經也。蓋陽衰濕旺，脾氣不能上達，去胃府而病下陷，故外絕本經而見虛象。脾陷則胃逆，陽明之經不降，故見浮大。其浮大而上逆者，太陰之濕歸於陽明也。陽明上逆，則君相二火不歸，以其三水在裏也。水起於腎，泛於胃，溢於肺，是謂三水。夫二火不勝三水，則陽不根陰而浮蕩無歸，是以脈亂而無常也。四支秉氣脾胃，四支解墮，此水泛土濕，脾精之不行也。肺隨胃土右降，喘咳者，是水氣并於陽明，胃土上逆而肺無降路也。心主脈，脈藏血，血泄者，是心火上炎，經脈緊而血無所行也。火炎脈緊，血不得從容流布，故從便泄。以水寒土濕，風木鬱陷故也。若夫以爲傷肺者，由失以狂惑也。不引比類以考證之，是知不精明也。

　　夫傷肺者，脾氣不守，胃氣不清，經氣不爲使，真藏壞決，經脈傍絕，五藏漏泄，不衄則嘔，此二者不相類也。譬如天之無形，地之無理，白與黑相去遠矣。

　　夫傷肺者，脾氣陷而不守，胃氣逆而不清，藏府倒置，則經氣不爲所使，真藏壞決於內，經脈傍絕於外，五藏漏泄，不衄則嘔，由肺金失斂，是以上溢。此二者一爲上逆，一爲下陷，不相類也。天有文，地有理，以不類爲類，譬如上窮九天，以至無形，下窮九地，以至無理，幽明異象，白與黑相去遠矣。

〔1〕大　原脫，據王注本《素問·示從容論》及本節黃解補。

疏五過論七十〔1〕

黄帝曰:嗚呼遠哉! 閔閔乎若視深淵,若迎浮雲,視深淵,尚可測,迎浮雲,莫知其際。聖人之術,爲萬民式,論裁志意,必有法則,循經守數,按循醫事,爲萬民副,故事有五過四德,汝知之乎? 雷公避席再拜曰:臣年幼小,蒙愚以惑,不聞五過與四德,比類形名,虛引其經,心無所對。

比類形名,以求其義,虛引經文,絶無此説,故無所對。若視深淵六語〔2〕,與六微旨論重。

帝曰:凡未診病者,必問嘗貴後賤,名曰脱營,雖不中邪,病從内生。嘗富後貧,名曰失精,五氣留連,病有所并。醫工診之,不在藏府,不變軀形,診之而疑,不知病名。身體日減,氣虛無精,病深無氣,洒洒然時驚。病深者,以其外耗於衛,内奪於營。良工所失,不知病情,此亦治之一過也。

嘗貴後賤,抑鬱傷心,火動血耗,名曰脱營,雖不中於虛邪,而病從内生。嘗富後貧,憂悴傷脾,燥動精亡,名曰失精,五藏之氣留連,而病有所并。醫工診之,不在藏府,不變軀形,診之而疑,不知病名。身體日減,氣虛無精,病深而無氣,洒洒然驚。病之深者,以其外耗於衛,内奪於營。良工之所失,不知其病情,此亦治之一過也。

凡欲診病者,必問飲食居處,暴樂暴苦。始樂後苦,皆傷精氣,精氣竭絶,形體毁沮。暴怒傷陰,暴喜傷陽,厥氣上行,滿脈去形。愚醫治之,不知補瀉,不知病情,精華日脱,邪氣乃并,此亦治之二過也。

苦樂縈心,皆傷精氣,精氣竭絶,則形體毁沮。暴怒則傷陰,木鬱風動,故精耗也。暴喜則傷陽,火泄根拔,故神散也。木火升逆,則厥氣上行,氣滿於經脈,而神去於形骸。肝膽皆主怒,怒則肝陷而膽逆,

〔1〕七十　原脱,據目録補。
〔2〕若視深淵六語　指"若視深淵,若迎浮雲,視深遠,尚可測,迎浮雲,莫知其際"六語。

厥氣上行者,膽木也。愚醫治之,不知補瀉,不知病情,久而精華日脫,邪氣乃并,此亦治之二過也。

診有三常,必問貴賤,封君敗傷,及欲侯王。故貴脫勢,雖不中邪,精神內傷,身必敗亡。始富後貧,雖不傷邪,皮焦筋屈,痿躄爲攣。醫不能嚴,不能動神,外爲柔弱,亂至失常,病不能移,則醫事不行,此治之三過也。

診有三常,經常之法。必問貴賤之等差,或是昔日之封君而至敗傷,或是今日之朝官而欲侯王。其故貴而脫勢者,雖不中邪,而精神內傷,身必敗亡。其始富而後貧者,雖不傷邪,而皮焦筋屈,痿躄爲攣。醫不能嚴詞危論以開導之,則不能動其神思以致改悔,外爲柔弱以事將順,久而血氣撓亂至於失常,其病不能移,則醫事不行,此治之三過也。

凡診者,必知終始,又知餘緒,切脈問名,當合男女。離絕菀結,憂恐喜怒,血氣離守,五藏空虛,工不能知,何術之語!嘗富大傷,斬筋絕脈,身體復行,令澤不息,故傷敗結,留薄歸陽,膿積寒炅。粗工治之,亟刺陰陽,身體解散,四支轉筋,死日有期。醫不能明,不問所發,唯言死日,亦爲粗工,此治之四過也。

診病必知其終始,又知其餘緒,切脈問名,當合男女。《難經》:男脈在關上,女脈在關下。其或情意離絕,以致心緒鬱結,菀與鬱同。久而血氣離守,五藏空虛,工於此不能知,何醫術之足語!或嘗富而大傷,至斬筋而絕脈,身體雖復行走,而令膏澤不得滋息,故傷敗結,留連薄迫而歸陽經,陽氣鬱蒸,血肉腐爛,膿積而生寒熱。粗工治之,亟刺其陰陽之脈,漸而身體解散,四支轉筋,死有日期,不可挽矣。醫不能明,不問所發,唯言死日,亦爲粗工,此治之四過也。

善爲脈者,必以比類奇恒從容知之。明引比類《從容》,是以名曰診經,是謂至道也。爲工而不知道,此診之不足貴,此治之五過也。明引比類三句[1],舊誤在示從容論。

善爲脈者,必以比類奇恒奇,異也。恒,常也。從容,審度而知之。

---

〔1〕明引比類三句　指"明引比類《從容》,是以名曰診經,是謂至道也"三句。

明引比類，出以《從容》，是以名曰診經，是謂至道也。爲工而不知道，則診不足貴，此治之五過也。

凡此五者，皆受術不通，人事不明也。故曰：聖人之治病也，必知天地陰陽，四時經紀，五藏六府，雌雄表裏，刺灸砭石毒藥所主，從容人事，以明經道，貴賤貧富，各異品理，問年少長，勇怯之理，審乎分部，知病本始，八正九候，診必副矣。

八正，八方之正風。九候，三部九候。副，符也。

治病之道，氣內爲寶，循求其理，求之不得，過在表裏。守數據治，無失俞理，能行此術，終身不殆。不知腧理，五藏菀熱，癰發六府。

腧，穴，腧理，腠理，不知腧理，以瀉經邪，經邪內逼，故五藏菀熱，而癰發於六府也。

診病不審，是謂失常，謹守此治，與經相明。《上經》《下經》：揆度陰陽，奇恒五中，決以明堂，審於終始，可以橫行。

五中，五藏，方盛衰論：章五中之情是也。《靈樞·五色》：五色獨決於明堂，明堂者鼻也，故既察五中之情，又復決以明堂。

《上經》者，言氣之通天也。《下經》者，言病之變化也。《金匱》者，決死生也。揆度者，切度之也。所謂揆者，切求之也，言切求其脈理也。度者，得其病處，以四時度之也。奇恒者，言奇病也。所謂奇者，使奇病不得以四時死也。恒者，得以四時死也。此段舊誤在病能論。

《上經》《下經》《金匱》，皆古書也。

徵四失論七十一[1]

黃帝坐明堂，雷公侍坐。黃帝曰：夫子所通書受事眾多矣，試言得失之意，所以得之？所以失之？雷公對曰：循經受業，皆言十全，其時有過失者，願聞其事解也。帝曰：子年少智未及耶？將言以雜合耶？夫經脈十二，絡脈三百六十五，此皆人之所明知，工之

---

[1]七十一　原脫，據目錄補。

所循用也,所以不十全者,精神不專,志意不理,外内相失,故時疑殆。診不知陰陽逆從之理,此治之一失矣。

言以雜合,言以雜合而淆亂也。

受師不卒,妄作雜術,繆言爲道,更名自功,妄用砭石,後遺身咎,此治之二失也。

受師不卒,受於師者,不能卒業也。卒,終也。

不適貧富貴賤之居,坐之薄厚,形之寒温,不適飲食之宜,不別人之勇怯,不知比類,足以自亂,不足以自明,此治之三失也。

適,合也。

診病不問其始,憂患飲食之失節,起居之過度,或傷於毒,不先言此,卒持寸口,病何能中。妄言作名,爲粗所窮,此治之四失也。卒,音猝。

毒,毒藥。妄言作名,妄立名目。粗,粗工也。

是以世人之語者,馳千里之外,不明尺寸之論,診無人事,治數之道,從容之葆。妄治時愈,愚心自得,坐持寸口,診不中五脈,百病所起,始以自怨,遺師其咎。是故治不能循理,棄術於市。

世人之語者,論醫者也。診無人事,治數之道,從容之葆,著至教論所謂從容不出,人事不殷也。疏五過論:從容人事,以明經道。葆,珍藏也。

嗚呼! 窈窈冥冥,孰知其道! 道之大者,擬於天地,配於四海。汝不知道之諭,受以明爲晦,是失吾過矣,以子知之,故不告子。是失吾過三句〔1〕,舊誤在示從容論。

諭,誨諭;受,受業。汝不知道之諭,受以明爲晦,是其失四失。由吾之過矣。平日以子知之,故不告子也。

方盛衰論七十二〔2〕

雷公請問:氣之多少,何者爲逆? 何者爲從? 黄〔3〕帝答曰:陽

---

〔1〕是失吾過三句　指"是失吾過矣,以子知之,故不告子"三句。
〔2〕七十二　原脱,據目録補。
〔3〕黄　原作"皇",音同之誤,據文義改。

從左,陰從右,老從上,少從下,是以陽歸春夏爲生,歸秋冬爲死,反之則歸秋冬爲生。氣有多少,逆皆爲厥。

陽從左升,春夏之令也,陰從右降,秋冬之令也,老者如秋冬,則陰從上降,少者如春夏,則陽從下升,是以陽歸春夏爲生,歸秋冬爲死。陽生於春夏而死於秋冬,少者之氣候也。若反之,則歸秋冬爲生。陰生於秋冬而死於春夏,老者之氣候也。老者陰氣多而陽氣少,少者陽氣多而陰氣少,氣有多少,逆皆爲厥,厥者,升降倒行而手足寒冷也。

問曰:有餘者厥也[1]耶? 答曰:一上不下,寒厥到膝,少者秋冬死,老者秋冬生。氣上不下,頭痛巔疾,求陽不得,求陰不審,五部隔無徵,若居曠野,若伏空室,縣縣乎屬不滿日。三陽絶,三陰微,是爲少氣。

有餘,氣多者也。陰氣降斂,陽蟄九地則下煖,厥家陽氣一上不下,寒厥到膝。少者秋冬則死,年少而陽下衰,是爲逆也。老者秋冬則生,年老而陽下衰,是爲順也。方其氣上不下,頭痛巔疾,巔,頂也。以爲陽多而求陽不得,其下無陽也,以爲陰多而求陰不審,其上無陰也,五藏之部,懸隔無徵,不知是陽是陰,若居曠野之中,若伏空室之內,縣縣乎氣息僅屬,似不滿日,似不終日。此其陰陽離絶,氣血紛亂,莫可名言其證狀也。若居曠野,若伏空室,言其神魂飛蕩,無依著也。夫求陽不得,是三陽絶也,求陰不審,是三陰微也,陽絶陰微,是爲少氣,何謂有餘耶!

是以少氣之厥,令人妄夢,其極至迷。肺氣虛則使人夢見白物,見人斬血籍籍,得其時則夢見兵戰。腎氣虛則使人夢見舟船溺人,得其時則夢伏水中,若有畏恐。肝氣虛則夢見菌香生草,得其時則夢伏樹下不敢起。

心氣虛則夢救火陽物,得其時則夢燔灼。脾氣虛則夢飲食不足,得其時則夢築垣蓋屋。是知陰盛則夢涉大水恐懼,陽盛則夢大火燔灼,陰陽俱盛則夢相殺。上盛則夢飛,下盛則夢墮。甚飽則夢

---

[1]也 王注本無,疑衍。

予,甚飢則夢取。肝盛則夢怒,肺盛則夢哭。短蟲多則夢聚衆,長蟲多則夢相擊毀傷。此皆五藏氣虛,陽氣有餘,陰氣不足。是知陰盛至相擊毀傷一段,舊誤在脈要精微論。

少氣者,陰陽俱虧,二氣不交,最易發厥。少氣之厥,微者神魂飛蕩,令人妄夢,其極則陰陽逆亂,至於昏迷。厥逆無知者,氣亂而神迷也。

蓋精魄陰也,其性斂藏,神魂陽也,其性發越,神魂發越則人寤,精魄斂藏則人寐。平人寐後,神魂斂藏於精魄之中,動變爲靜,是以夢少。少氣之家,陰虛不能抱陽,陽弱不能根陰,身雖臥寐而神魂失藏,浮蕩無歸,是以多夢。人之陰陽水火,雖虛實不同,而醒時不覺,氣血動而精神擾也,寐後血氣寧靜,獨能覺之。於是心隨氣變,想逐心移,境自心生,形從想化,隨其藏府虛實,結爲夢幻。喜怒悲懼,生殺予奪,飛沉榮悴,聲色飲食,萬狀紛紜,不可殫述,皆其藏氣使之也。

人身有寐,人心常醒,醒則思,思則夢,夢者,身寐而心不寐也。思有繁簡,夢有少多,雖緣心君之靜躁不一,而實關中氣。中氣者,陰陽升降之原,精神交濟之樞也。中氣虛敗,水火失交,土鬱思動,脾主思。多夢所由來也。此皆五藏氣虛,陽氣有餘,陰氣不足之故。

五藏氣虛者,水虛則不上濟,火虛則不下根,金虛則不左交,木虛則不右并,土虛則不能媒合四象攢聚五行也,陽氣有餘者,陽泄而不歸也,陰氣不足者,陰弛而不守也。陽有餘於上,而下則不足,陰不足於上,而下則有餘,總之,陰陽離決,均是虛也。

起所有餘,知所不足,度事上下,脈事因格。是以形弱氣虛死,形氣有餘,脈氣不足死,脈氣有餘,形氣不足生。

起於其所有餘,而知其所不足,合其上下而揆度之,脈事乃至。格,至也。蓋上有餘者,下必不足,下有餘者,上必不足,人之常也。上下皆有餘,皆不足者,十中之一耳,未可概論也。於其有餘之中,而得不足之象,是謂上工。是以形弱氣虛死,內外皆不足也。形氣有餘,脈氣不足死,外有餘而內不足也。脈氣有餘,形氣不足生,內有餘而外不足也。

診有五度,度人,脈度、藏度、肉度、筋度、俞度。合之五診,調之陰陽,以在經脈。陰陽氣盡,人病自具。至陰虛,天氣絕,至陽盛,地氣不足。陰陽並交,至人之所行。陰陽並交者,陽氣先至,陰氣後至。

診有五度,以度人身。脈度診其脈象也,藏度候其藏府〔1〕也,肉度相其肌肉也,筋度量其筋膜也,腧度測其腧穴也,是爲五診。合之五診,調之陰陽,則以在經脈,經脈者,藏府〔2〕筋肉之所會通,陰陽盛衰悉現於此,則脈度其最要者也。陰陽氣盡,人病自具,形影相應,無所逃也。人之陰陽,上下相交,陽降而化濁陰,是爲地氣,陰升而化清陽,是爲天氣,至陰虛則陽根下敗,天氣絕,至陽盛則陰根上亡,地氣不足。偏盛偏虛而不交,皆非平氣也,惟陰陽並交,則上下調和,乃是至人之所行。陰陽並交者,陽氣先至,陰氣後至,陽倡陰隨,治安之象也。

是以聖人持診之道,先後陰陽而持之,奇恒之勢,乃六十首,診合微之事,追陰陽之變,章五中之情,取虛實之要,定五度之事。知此其中之論,乃足以診。是以切陰不得陽,診消亡,得陽不得陰,守學不湛,知右不知左,知左不知右,知上不知下,知先不知後,故治不久。知病知不病,知醜知善,知高知下,知坐知起,知行知止,用之有紀,診道乃具,萬世不殆。湛,音沉。

陰陽之至,有先有後,是以聖人持診之道,先後陰陽而持之。奇恒之勢,奇,異也,恒,常也,上古診法。乃六十首,首,篇也。診合微之事,合於微妙。追陰陽之變,陰陽變化。章五中之情,五藏性情。取虛實之要,虛實節要。定五度之事。五度,度人。五者,六十首中之大綱也,必能知此其中之論,乃足以診也。是以切陰不得其陽,則診法消亡,得陽不得乎陰,是守學不湛,湛,深也。知右不知左,知左不知右,知上不知下,知先不知後,得半而止,故治不久。知病知不病,知醜知善,知高知下,知坐知起,知行知止,用之有紀,紀,律。診道乃具,全

---

〔1〕府　原作"度",形近之誤,據文義改。
〔2〕府　原作"俞",據文義改。

備。傳之將來，萬世不殆。

　　診有大方，坐起有常，出入有行，以轉神明。診必上下，度民君
卿。脈動無常，散陰頗陽，脈脱不具，診無常行。受師不卒，使術不
明，不察逆從，是爲妄行，妄行無徵，示畏侯王。持雌失雄，棄陰附
陽，不知并合，診故不明，傳之後世，反亂自章。妄行無徵，示畏侯王二
句，舊誤在氣交變論。

　　診有大法，方，法也。坐起有常，出入有行，節度。動止不亂，所以
轉運一身之神明，使之察微而通幽也。診必上下審諦，度其爲民爲
君爲卿，居養不同，治療亦異也。人之脈動無常，有散陰頗陽之殊，
散陰，陰氣耗散也。頗陽，陽氣偏頗也。脈法脱不全具，脱，或也。則無常行
也。行，法度也。受業於師，不能卒業，使術不明，不察逆從，是爲妄
行。妄行而無徵驗，將示畏於王侯。王侯畏懼不用。緣其持雌而失
雄，棄陰而附陽，不知并合而參觀，診故不明，傳之後世，反亂自
章也。

　　必清必静，上觀下觀，司八正邪，別五中部，按脈動静，循尺滑
濇寒温之意，視其大小，合之病能，逆從以得，復知病名，診可十全，
不失人情。故診之或視息視意，不失條理，道甚明察，故能長久。
不知此道，失經絶理，此謂失道，妄言無期。

　　必清必静，上觀下觀，司察八正之邪，八方虚邪。辨別五中之部，
按脈動静，循尺膚滑濇寒温之意，視其脈之大小，合之病之形能，逆
從以得，復知[1]病名，診可十全，不失人情。故診之或視其息，或
視其意，不失條理，道甚明察，故能長久。不知此道，失經而絶理，
此謂失道，妄言而無期也。無驗期也。

解精微論七十三[2]

　　黄帝坐明堂，雷公請曰：臣受業傳之行教，以經論從容，形法陰
陽刺灸湯藥，所兹行治。人之形體，有賢不肖，所從羣下，通使臨

---

〔1〕知　原作"加"，形近之誤，據本節經文改。
〔2〕七十三　原脱，據目録補。

事，以適道術，未必能十全。若先言悲哀喜怒，燥濕寒暑，陰陽婦女，卑賤富貴，謹聞命矣，請問其所以然者。有毚愚朴陋之問，不在經者，欲聞其狀。

臣受業傳之行教於世，以經論從容，形法陰陽刺灸湯藥之屬所茲行治。但以人之形體秉賦不同，有賢與不肖之分，若以所從羣下諸輩，通使臨事，以適道術，恐未必能十全，緣天資不肖，不解其所以然也。若先時所言，悲哀喜怒，燥濕寒暑，陰陽婦女，卑賤富貴，如疏五過、徵四失諸篇之論，謹聞命矣，請問其所以然者。有毚愚朴陋之問，不在經者，欲聞其狀。

帝曰：大矣。公請問：哭泣而淚不出者，若出而少涕，其故何也？帝曰：在經有也。復問：不知水所從生？涕所從出也？帝曰：若問此者，無益於治也，工之所知，道之所生也。

大矣，大其問也。在經有者，《靈樞·口問》也。

夫心者，五藏之專精也，目者其竅也，華色者，其榮也，是以人有得也，則氣和於目，有亡，憂知於色。悲哀則泣下，泣下水所由生。水宗者，積水也，積水者，至陰也，至陰者，腎之精也。水之所以不出者，是精持之也，輔之裹之，故水不行也。

心者，君主之官，是五藏之專精也。心神升露，上開孔竅，以爲出入游行之門，目者是其竅也，目中之華色者，是其榮光也。蓋心屬火，火清則上光，竅開而光露，故無幽不照。肝竅於目者，肝木乃心火之母。肝藏魂，心藏神，魂猶半暗，神則全明。魂者神之初氣，明之根原，而非光所發露也。神通於目，光華爲色，是以人有所得，其和氣達於目，有所亡，其憂象知於色。心動而神移，神移而色變，心藏之而目泄焉，此非人力所掩飾[1]也。人之悲哀則泣從目下，泣下是水所由生。水有宗原，水之宗者，積水也，積水者，至陰也，至陰者，腎之精也。精主蟄藏，水之所以不出者，是精持之也，輔之裹之，藏而不泄，故水不行也。

夫水之精爲志，火之精爲神，水火相感，神志俱悲，是以目之水

―――――――――――――――――――

〔1〕餙 原作"餻"，形近之誤，據文義改。

生也。故諺言曰：心悲名曰志悲，志與心共湊於目也。是以俱悲則神氣傳於心而志獨悲，故泣出也。

水之精爲志，火之精爲神，腎藏志，心藏神，神以至陽而根發於腎。志者，陽神之祖氣也。神與志，本是一氣，水火相感，神志俱悲，是以目之生水也。故諺云：心悲名曰志悲，以志與心共湊於目也。是心志俱悲則神氣傳於心，精上傳於志，志與心共湊於目，故泣出也。蓋腎主五液，入肝爲淚，肝木上生心火，開竅於目，腎液之得至於目者，由肝木而上達也。

涕者，腦也，腦者，陰也，髓者，骨之充也，腦髓涕唾，哭泣悲哀，水所由行，故腦滲爲涕。志者，骨之主也，水流而涕從之者，其行類也。夫涕之與泣者，譬如人之兄弟，急則俱死，生則俱生，其志以神悲，是以涕泣俱出而橫行也。夫人涕泣俱出而相從者，所屬之類也。

涕者，肺氣熏蒸，腦液之所流溢也。腦者，腎陰所凝，髓之海也。腎主骨髓，髓者，骨之充也。腦髓爲涕唾之源，哭泣悲哀，是水所由行，故腦滲爲涕，自鼻而下。志者，骨之主也，主宰。志悲水流而涕從之者，其行類也。夫涕之與泣者，同屬於腎，譬如人之兄弟，急則俱死，生則俱生，其志以神悲，爲神所使。是以涕泣俱出而橫行也。夫人涕泣俱出而相從者，所屬之類同故也。腦髓涕唾三句〔1〕，舊誤在示從容論。

雷公曰：大矣。請問人哭泣而淚不出者，若出而少，涕不從之何也？帝曰：夫泣不出者，哭不悲也，不泣者，神不慈也，神不慈則志不悲，陰陽相持，泣〔2〕安能獨來！夫志悲者惋，惋則沖陰，沖陰則志去目，志去則神不守精，精神去目，涕泣出也。且子獨不念夫經言乎，厥則目無所見。夫人厥則陽氣并於上，陰氣并於下。陽并於上，則火獨光也，陰并於下，則足寒，足寒則脹也。夫一水不勝五火，故目視盲。是以衝風泣下而不止，夫風之中目也。陽氣內守於

---

〔1〕腦髓涕唾三句　指"腦髓涕唾，哭泣悲哀，水所由行"三句。
〔2〕泣　原作"氣"，音近之誤，據王注本《素問·解精微論》及本節黃解改。

精,是火氣燔目,故見風則泣下也。有以比之,夫疾風生,乃能雨,此之類也。

　　泣不出者,是其哭不悲也,其不泣者,是其神不慈也,神不慈則志不悲,神志無慈悲之意,則陰陽相持,水液不得上溢,泣安能獨來!夫志者,痛切哀惋,哀惋之極,則衝其陰液,泛衍而上。衝陰則志去於目,失其封藏之令,志去則神不守精,亦去於目。精神皆去於目,陰陽不復相持,液道開張,於是涕泣出也。且子獨不念夫經言乎?經言有曰:厥則目無所見。生氣通天論:大怒則形氣絕而血菀於上,使人薄厥,目盲不可以視,耳閉不可以聽。夫人厥則陽氣并於上,陰氣并於下。陽并於上,則無微陰以濟之,而火獨光也。陰并於下,則無微陽以濟之,而足寒,足寒則水泛土濕,乙木鬱遏,而生脹滿也。夫一水不勝五火,五火上炎,而無水精之內凝,則光散而明失矣,故目視盲。人之傷心痛哭而昏迷厥冷者,正此義也。是以衝風泣下而不止者,以夫風之中於目也。皮毛斂閉,鬱其經陽,陽氣內守於精而生裏熱,是火氣內燔於目中,亦陽并於上,五火獨光之例也。熱蒸淚流,故見風則泣下也。有以比之,夫疾風先生,乃能雨下,此之類也。

　　素問懸解卷九終

　　　　　　　　　　　　　陽湖馮光元校字

[運氣]〔1〕

六節藏象論 七十四〔2〕

黃帝問曰:余聞天以六六之節,以成一歲,人以九九制會,計人亦有三百六十五節,以爲天地,久矣,不知其所謂也?

問義詳下文。

岐伯對曰:昭乎哉問也!請遂言之。夫六六之節,九九制會者,所以正天之度,氣之數也。

周天三百六十五度四分度之一,一歲六六三百六十日,是爲六六之節。其法原於黃鐘〔3〕之管,黃鐘之管九寸,一寸九分,九九八十一分,三分損益。上下相生,律度衡量,莫不由之,是爲九九制會。以九九數,推六六之節,所以正周天之度,測四季之數也。

天度者,所以制日月之行也。氣數者,所以紀化生之用也。

日月運行,不離宿度〔4〕,故以天度制日月之行。陰陽化生,不離氣數,故以氣數紀化生之用。

---

〔1〕運氣　原無,據目録補。

〔2〕七十四　原脱,據目録補。

〔3〕黃鐘　陽律也。十二律陰陽各六,陽六爲律,其一曰黃鐘。《禮·月令》:"仲冬之月,其音羽律中黃鐘。"

〔4〕宿(xiù 秀)度　宿,《正韻》:"列星也。"宿度,星宿運行度數。

右側豎排文字:素問懸解卷十

昌邑黃元御解

天爲陽,地爲陰,日爲陽,月爲陰,行有分紀,周有道理。

天圓在外,動而不息,是爲陽,地方居中,静而不遷,是爲陰。陽氣外光則爲日,陰精内明則爲月,日月旋運,循環不息,其行則有分紀,其周則有道理。

蓋地居天中,天象渾圓,圍包地外,半在地上,半在地下。周迴三百六十五度四分度之一,子午爲經,卯酉爲緯,朝則東升,暮則西降。日一小周,歲一大周,遍歷十二辰次,終而復始。

天象杳茫,無迹可尋,而斗綱所指,每月一辰,是即天氣之所在也。正月指寅,北極七星,其一曰魁,其五曰衡,其七曰杓,三星謂之斗綱。正月建寅,黄昏杓指寅,夜半衡指寅,平旦魁指寅。餘月皆如此。二月指卯,三月指辰,四月指巳,五月指午,六月指未,七月指申,八月指酉,九月指戌,十月指亥,十一月指子,十二月指丑。天氣在卯則爲春,在午則爲夏,在酉則爲秋,在子則爲冬,四時八節於此分焉。

日月隨天升降,亦是同行。但天行速,日一周天而過日一度,日行遲,日一周天而少天一度,則天日益進,日日益退。自冬至子半,積三百六十五日四分日之一,二十五刻。日退三百六十五度四分度之一而與天會於子位。月行尤遲,日一周而少天十三度有奇,少日十二度有奇,則日日益進,月日益退。自上月所會辰次,積二十九日有奇,月退一周天而與日會於下月辰次。故仲冬斗建[1]在子,日月會於星紀,斗宿丑宫。季冬斗建在丑,日月會於玄枵,女宿子宫。孟春斗建在寅,日月會於娵訾,室宿亥宫。仲春斗建在卯,日月會於降婁,奎宿戌宫。季春斗建在辰,日月會於大梁,胃宿酉宫。孟夏斗建在巳,日月會於實沉,畢宿申宫。仲夏斗建在午,日月會於鶉首,井宿未宫。季夏斗建在未,日月會於鶉火,柳宿午宫。孟秋斗建在申,日月會於鶉尾,翼宿巳宫。仲秋斗建在酉,日月會於壽星,角宿辰宫。季秋斗建在戌,日月會於大火,房宿卯宫。孟冬斗建在亥,日月會於析木,尾宿寅宫。仲冬斗建又臨子位,復交冬至,是一年周天之度也。

---

〔1〕斗建　斗柄所指之辰曰斗建。《漢書·律曆志》:"斗建下爲十二辰,視其建而知其次。"

冬至以後，天氣自北而東會，夏至以後，天氣自南而西行。日月自南而東會，是以星家以天爲順行，日月爲逆行。不知乃進退遲速之不同，非有逆順之殊也。

周天二十八宿，宿三十六分，共計一千零八分。房至畢，十四宿爲陽，昴至心，十四宿爲陰。陽主畫，陰主夜，一日十二時，漏水下百刻，以分畫夜。春秋二分，日畫行地上五十刻，計五百零四分，夜行地下五十刻，計五百零四分。自春分以後，畫漸長，夜漸短。至夏至午半，畫五十九刻，計五百九十四分有奇，夜四十一刻，計四百一十三分有奇。自秋分以後，畫漸短，夜漸長。至冬至子半，畫四十一刻，計四百一十三分有奇，夜五十九刻，計五百九十四分有奇。是行有分紀也。

天周一百八萬里，人一息天行八十里，畫夜百刻，一萬三千五百息，日行一千零八分。天周一百八萬里，日行不及天，歲退一周，月行不及日，月退一周。是周有道理也。

日行一度，月行十三度而有奇焉，故大小月三百六十五日而成歲，積氣餘而盈閏矣。

周天三百六十五度四分度之一，日行不及天，日退一度，積三百六十五日二十五刻，乃退一周而與天會。一歲三百六十日，天氣常盈五日二十五刻之度。月行又不及日，一日較天退十三度有奇，較日退十二度有奇，積二十九日五十三刻零，乃退一周而與日會。一歲三百六十日，月行又縮五日六十三刻之度，則一歲止得三百五十四日三十七刻。一歲十二月，一月三十日，分之不足，是六大六小。天氣所盈，一年十日零八十八刻，是以三年一閏。以三歲計之，合得三十二日六十四刻，一閏而不盡。以五歲計之，合得五十四日四十刻，再閏而未足。積十九年，合得二百六日又七十二刻，二十九日五十三刻爲一月，共計七月，七閏時刻不差，是謂一章也。

立端於始，表正於中，推餘於終，而天度畢矣。

天氣始於甲，地氣始於子，自上古甲子推至本年冬至子半，一歲節氣，皆自此始。立端於此，以次推之，是曆法之原也。

《周禮》:大司空之職,立土圭[1],正日景[2],以求地中。日南則景短多暑,日北則景長多寒,日東則景夕多風,日西則景朝多陰。周公營洛,置五表[3],潁川陽城置中表,中表東西南北各千里,置四表,即其法也。

蓋子午卯酉,爲天地四方。南北二極,正當子午之綫,是謂天樞。北極出天三十六度,南極入地三十六度,兩極相去一百八十二度半有奇。赤道居其中,去兩極各九十一度有奇。冬至日行赤道之南二十四度,去北極一百[4]一十五度有奇,其景最長,其時晝行地上一百四十六度餘,夜行地下二百一十九度餘,故夜長而晝短。夏至日行赤道之北二十四度,去北極六十七度餘有奇,其景最短,其時晝行地上二百一十九度餘,夜行地下一百四十六度餘,故夜短而晝長。春秋二分,日行於赤道之中,度在兩極遠近之介,景居二至長短之交,故晝夜平。

土圭測景之法,表長八尺,圭長一尺五寸,立表於四方之中。冬至之日,表景長一丈三尺,夏至之日,表景長一尺五寸。夏至爲一年之中,嵩山爲四方之中,立表於此。以土圭量其日景,正長一尺五寸,與度相合,所以準四時之節序,正八方之氣候也。自此以南,則景短而多暑,南方去日近,故景短而偏熱。自此以北,則景長而多寒,北方去日遠,故景長而偏寒。自此以東,則景夕而多風,東方日在其西,故雖午中而景如日夕之東傾。自此以西,則景朝而多陰,西方日在其東,故雖午中[5]而景如日朝之西斜。皆非中也。惟表正於中,則節序均而氣候得矣。一歲之內,天氣盈餘,推之於終,以置閏月,即上文氣餘盈閏之法也。始、中、終皆得其法,則曆數明而天度畢矣。

---

[1]土圭(guī 圭) 古代測日影之器具。《周禮·大司徒》:"以土圭之法測土深,正日景,以求地中。"

[2]景 通"影"。《釋文》:"景,本或作影。"

[3]表 晷景也。《史記·司馬穰苴傳》:"立表下漏。"《索隱》:"立表,謂立木爲表,以視日景。"

[4]一百 原脱,據文義補。

[5]中 原作"申",形近之誤,據文義改。

帝曰:余已聞天度矣,願聞氣數何以合之?岐伯曰:天以六六爲節,地以九九制會,天有十日,日六竟而周甲,甲六復而終歲,三百六十日法也。

天有十日,謂天干也,天干紀日,甲乙丙丁戊己庚辛壬癸,凡十日。干支相錯,凡六十日,天干六竟,正六十日,而六甲之數周。六甲六復,正六六三百六十日,而一歲之數終,是一歲之日法也。

夫自古通天者,生之本,本於陰陽,其在九州九竅,皆通乎天氣。其生五,其氣三,三而成天,三而成地,三而成人。

自古人物之生,悉通於天,以其生之本,本於陰陽。陰陽者,天氣也,其在地則有九州,在人則有九竅,皆本此陰陽,則皆通乎天氣。陰陽以升降而化五行,以太少而化三氣,太陽陽明少陽爲三陽,太陰少陰厥陰爲三陰。是其生以五,其氣爲三。以此三氣而成天,三氣而成地,三氣而成人。天地人雖殊,不過此三陰三陽而已。

三而三之,合則爲九,九分爲九野,九野爲九藏,故形藏四,神藏五,合爲九藏以應之也。

三三爲九,地以此分而爲九野,即九州也。人以此分爲九藏。故人有形藏四,腦髓骨脈膽,義詳五藏別論。神藏五,肝心脾肺腎,肝藏魂,心藏神,脾藏意,肺藏魄,腎藏精,是謂五神。合爲九藏以應之,是天地人氣數相合之妙也。上文帝問氣數何以合之?此答其義。

帝曰:余已聞六六九九之會也,夫子言積氣盈閏,願聞何謂氣?請夫子發蒙解惑焉。岐伯曰:此上帝所秘,先師傳之也。帝曰:請遂聞之。

上帝,天帝。先師,僦貸季。

岐伯曰:五日謂之候,三候謂之氣,六氣謂之時,四時謂之歲,而各從其主治焉。

一年節序,五日而候變,故五日謂之候。三候而氣改,故三候謂之氣。六氣而時更,故六氣謂之時,四時而歲成,故四時謂之歲。五行相代,各從其主治之時以爲氣令,寒暑溫涼所以殊也。春夏秋冬,五氣主治,義詳藏氣法時論中。

五運相襲,而皆治之,終朞之日,周而復始,時立氣布,如環無端,候亦同法。

春爲木,夏爲火,長夏爲土,秋爲金,冬爲水,五運迭相承襲,而皆治其主令之時,終其朞歲之日,周而復始。四時既立,則二十四氣流布於中,如環無端,而七十二候亦旋運於内,同此法度也。

故曰:不知年之所加,氣之盛衰,虛實之所起,不可以爲工矣。

年歲有陰陽,氣運有盛衰,此虛實所由起也。醫家推步一年氣候,欲知天人虛實之原耳,不知此則不足爲工矣。

帝曰:有不襲乎? 岐伯曰:蒼天之氣,不得無常也,氣之不襲,是謂非常,非常則變矣。

五運相襲,天氣之常,蒼天之氣,不得無常。若其不襲,木已去而火未來,金既退而水不進,是謂非常,非常則爲變矣。

帝曰:非常而變奈何? 岐伯曰:變至則病,所勝則微,所不勝則甚,因而重感於邪則死矣。故非其時則微,當其時則甚也。

變[1]至則人物感之而爲病,是其所勝之邪則病微,其所不勝之邪則病甚,若因而重感於邪,正氣再傷,不止甚也,則人死矣。故感非其時,是爲所勝則病微,如春受土邪,夏受金邪,秋受木邪,冬受火邪。感當其時,是所不勝則病甚矣。

帝曰:何謂所勝? 岐伯曰:春勝長夏,長夏勝冬,冬勝夏,夏勝秋,秋勝春,所謂得四時舊誤作五行時,今依金匱真言論改正。之勝,各以其氣命其藏。

春木勝長夏土,土勝冬水,水勝夏火,火勝秋金,金勝春木,是謂得四時之勝者,各以五行之氣命其五藏。如春得風邪則傷在脾,夏得火邪則傷在肺,長夏得濕邪則傷在腎,秋得燥邪則傷在肝,冬得寒邪則傷在心。得一時之勝氣,其所被剋之藏必當受病,知其何氣爲邪,則知何藏受病矣。

帝曰:何以知其勝? 岐伯曰:求其至也,皆歸始春。未至而至,此爲太過,則薄所不勝,而乘所勝也,命曰氣淫。至而不至,此謂不及,則所勝妄行,而所生受病,所不勝薄之也,命曰氣迫。

---

〔1〕變　原作"病",據本節經文改。

一年氣候,始於立春,欲知何氣之勝,先於立春候之。未應至而至,此謂太過,則薄所不勝,木反侮金,乘其所勝,木邪賊土,命曰木氣過盛而爲淫也。已應至而不至,此謂不及,則所勝妄行,土邪無畏,所生受病,火敗莫炎,所不勝薄之,金邪肆虐,命曰他氣乘虛而相迫也。得一氣則餘氣可知矣。

所謂求其至者,氣至之時也。謹候其時,氣可與期,失時反候,五治不分,邪僻內生,工不能禁也。

求其至者,必於此氣應至之時。謹候其時,則氣可與之相期,失其時而反其候,則五邪相感,五治不分,邪僻內生,傳變諸病,工亦不能禁之也。

帝曰:其有至而至,有至而不至,有至而太過,何也? 岐伯曰:至而至者和,至而不至,來氣不及也,未至而至,來氣有餘也。

應至而至,是爲來氣平和。應至而不至,是爲來氣不及。未應至而至,是爲來氣有餘。

帝曰:至而不至,未至而至,如何? 岐伯曰:應則順,否則逆,逆則變生,變生則病。帝曰:善。請言其應。岐伯曰:物生其應也,氣脈其應也。以上二段[1],舊誤在六微旨論中,今移正也。

來氣愆時,人物必應之,應之則爲順,不應則爲逆,逆則變生而病作矣。天地人物,同氣相應,欲知其應,觀之萬物之發生,人身之氣脈則知之矣。

帝曰:五運之始,如環無端,其太過不及何如? 岐伯曰:五氣更立,各有所勝,盛虛之變,此其常也。

五運循環,氣化更改,何忽有此太過不及? 緣五氣更立,各有所勝,勝者爲盛,不勝者爲虛,盛虛之變,此其常理。盛則太過,虛則不及,無足爲怪也。

帝曰:太過不及奈何? 岐伯曰:在經有也。帝曰:平氣何如? 岐伯曰:無過者也。

太過不及之法,詳見氣交變、五常政論中,故曰在經有也。平

---

〔1〕以上二段　指"帝曰:其有至而至……氣脈其應也"二段。

氣無過，即至而至者，和也。

帝曰：藏象何如？岐伯曰：肝者，罷極之本，魂之居也，其華在爪，其充在筋，此爲陽中之少陽，通於春氣。罷，音疲。

肝藏魂而主筋，罷極則傷筋力，故肝爲罷極之本，魂之居也。爪者筋之餘，故其華在爪，其充在筋。肝爲乙木，木旺於春，春時三陰方降，三陽方升，故爲陽中之少陽，通於春氣。

心者，生之本，神之處也，其華在面，其充在血脈，爲陽中之太陽，通於夏氣。

心藏神而主脈，其德生長，故心爲生之本，神之處也。面者宗脈所聚，故其華在面，其充在血脈。心爲丁火，火旺於夏，夏時六陰全降，六陽全升，故爲陽中之太陽，通於夏氣。

肺者，氣之本，魄之處也，其華在毛，其充在皮，爲陰中之少陰，通於秋氣。

肺藏魄而統氣，故肺爲氣之本，魄之處也。肺主皮而榮毛，故其華在毛，其充在皮。肺爲辛金，金旺於秋，秋時三陽方降，三陰方升，故爲陰中之少陰，通於秋氣。

腎者主蟄，封藏之本，精之處也，其華在髮，其充在骨，爲陰中之太陰，通於冬氣。

腎藏精而主藏，故腎者主蟄，爲封藏之本，精之處也。腎主骨而榮髮，故其華在髮，其充在骨。腎爲癸水，水旺於冬，冬時六陽全降，六陰全升，故爲陰中之太陰，通於冬氣。

脾胃大腸小腸三焦膀胱者，倉廩之本，營之居也，名曰器，能化糟粕，轉味而入出者也，其華在脣四白，其充在肌，此至陰之類，通於土氣。凡十一藏，取決於膽也。

脾藏營而主消磨水穀，故脾爲倉廩之本，營之居也。胃者脾之府，主盛受水穀，水穀消化，穀滓由大腸小腸而下，水滓由三焦膀胱而下，是皆名曰器，能消化水穀，糟粕運轉，五味入於上口而出於下竅者也。脾主肌肉，開竅於口，口脣者，肌肉之本，故其華在脣四白，其充在肌。脾爲己土，土無專位，故不主時，其寄宮在長夏而旺於四季之月，各十八日。此與胃腸三焦膀胱諸府，同爲至陰之類，通於土氣，一歲土旺之時則應之也。精神魂魄意，是爲五神，上文所謂神藏五者，即此。此言營不言意者，《靈樞·本神》：脾藏營，營舍意，營者意之所在也。上文：春勝長夏，長夏勝冬，冬勝夏，夏勝秋，秋勝春，各以其氣命其藏，是人之五藏本應四時，故帝問五藏應四時之象，岐伯以五藏之通於四時者答之。膽主決斷，諸藏府所取決，言十一藏者，連膽言也。

天元紀大論七十五[1]

黃帝問曰：天有五行御五位，以生寒暑燥濕風，人有五藏化五氣，以生喜怒悲憂恐。論言：五運相襲，而皆治之，終朞之日，周而復始，余已知之矣，願聞其與三陰三陽之候奈何合之？

天有五行，御南北東西中之五位，以生寒暑燥濕風，人有五藏，化寒暑燥濕風之五氣，以生喜怒悲憂恐。寒爲太陽，北方水也，在人爲腎，其志恐。暑爲少陰，南方火也，在人爲心，其志喜。燥爲陽明，西方金也，在人爲肺，其志悲。濕爲太陰，中央土也，在人爲脾，其志憂。風爲厥陰，東方木也，在人爲肝，其志怒。人之五氣，悉本天之三陰三陽也。論言：五運相襲，而皆治之，終朞之日，周而復始，六節藏象論語。五運承襲，分治一年，其與天三陰三陽之候何以合之耶？

鬼臾區稽首再拜對曰：昭乎哉問也！夫五運陰陽者，天地之道也，萬物之綱紀，變化之父母，生殺之本始，神明之府也，可不通乎！

五運之與三陰三陽，乃天地之道也，萬物之主，變化之原，生殺之根，神明之府，不可不通也。

故物生謂之化，物極謂之變，陰陽不測謂之神，神用無方謂之聖。

物之始生謂之化，物之終極謂之變。陰陽在天，變化不測謂之神，神用在人，變化無方謂之聖。

夫變化之爲用也，在天爲玄，在人爲道，在地爲化，化生五味，道生智，玄生神。

變化爲用，在天則爲玄，在人則爲道，在地則爲化。地有此化

---

〔1〕七十五　原脫，據目錄補。

則生五味，人懷此道則生智慧，天具此玄則生神靈。

神在天爲風，在地爲木，在天爲熱，在地爲火，在天爲濕，在地爲土，在天爲燥，在地爲金，在天爲寒，在地爲水。故在天爲氣，在地成形，形氣相感，而化生萬物矣。

神之在天爲風，在地爲木，東方之氣化也。在天爲熱，在地爲火，南方之氣化也。在天爲濕，在地爲土，中央之氣化也。在天爲燥，在地爲金，西方之氣化也。在天爲寒，在地爲水，北方之氣化也。以天之五氣而化地之五行，行者形也，故在天只爲氣，在地乃成形。天地交合，形氣相感，而萬物化生矣。

五運即五行，五行即五氣，五氣即三陰三陽也。以春應木而合於風，以夏應火而合於熱，以長夏應土而合於濕，以秋應金而合於燥，以冬應水而合於寒。五運之與三陰三陽，無有不合者也。

天地者，萬物之上下也。左右者，陰陽之道路也。水火者，陰陽之徵兆也。金木者，生成之終始也。氣有多少，形有盛衰，上下相召，而損益彰矣。

天地者，萬物覆載之上下也。左右者，陰陽升降之道路也。水火者，陰陽發現之徵兆也。金木者，萬物生成之終始也。在天之氣有多少，在地之形有盛衰，上下形氣兩相感召，而爲損爲益，於是彰矣。

帝曰：善。何謂氣有多少？形有盛衰？鬼臾區曰：陰陽之氣，各有多少，故曰三陰三陽也。形有盛衰，謂五行之治，各有太過不及也。

陰陽之氣，各有多少，如厥陰爲一陰，少陰爲二陰，太陰爲三陰，少陽爲一陽，陽明爲二陽，太陽爲三陽。以其多少不齊，故曰三陰三陽。五行之治，各有太過不及，如木有太角、少角，火有太徵、少徵，土有太宮、少宮，金有太商、少商，水有太羽、少羽。以其太少不同，故形有盛衰。

故其始也，有餘而往，不足隨之，不足而往，有餘從之。知迎知隨，氣可與期。

五運相襲，以甲之有餘而往，則乙〔1〕之不足隨之，以乙之不足

〔1〕乙 原作"乙木"，據上下文義刪"木"字。

而往,則丙之有餘從之。知迎其未來而察之,隨其已去而驗之,則氣可與期矣。

帝曰:上下相召奈何?鬼臾區曰:寒暑燥濕風火,天之陰陽也,三陰三陽上奉之。木火土金水,地之陰陽也,生長化收藏下應之。

寒暑燥濕風火,天之六氣,爲三陰三陽之本,故三陰三陽上奉之,謂厥陰奉其風氣,少陰奉其火氣,太陰奉其濕氣,少陽奉其暑氣,陽明奉其燥氣,太陽奉其寒氣也。木火土金水,地之五行,爲生長化〔1〕收藏之原,故生長化〔2〕收藏下應,謂春應木爲生,夏應火爲長,長夏應土爲化,秋應金爲收,冬應水爲藏也。天之五氣,熱分暑火則爲六,地之五行,火分君相亦爲六,文異而理同也。

天以陽生陰長,地以陽殺陰藏,天有陰陽,地亦有陰陽,故陽中有陰,陰中有陽,君火以明,相火以位。

歲半以前,天氣主之,陽生陰降,故能生能長,歲半以後,地氣主之,陽降陰升,故能殺能藏。天有陰陽,地亦有陰陽,故天爲陽,而陽中有陰,有陰則降,地爲陰,而陰中有陽,有陽則升,升則上天,降則下地,君火以此而明,相火以此而位。蓋君火在天而居離宮,離卦之偶爻,陽中之陰也。相火在地而居坎府,坎卦之奇爻,陰中之陽也。坎陽升天而化木火,則能生長,離陰降地而化金水,則能收藏。陰陽本自互根,君相原爲同氣也。

所以欲知天地之陰陽者,應天之氣,動而不息,故五歲而右遷,應地之氣,靜而守位,故六朞而環會。動靜相召,上下相臨,陰陽相錯,而變由生也。

所以欲知天地之陰陽者,天干爲陽,主動,五運應天,動而不息,故五歲而右遷。以五運隨干轉,甲己之年爲土運,甲己遷而交乙庚,乙庚之年交金運,乙庚遷而交丙辛,丙辛之年爲水運,丙辛遷而交丁壬,丁壬之年爲木運,丁壬遷而交戊癸,戊癸之年爲火運,戊癸遷而交甲己也。地支爲陰,主靜,六氣應地,靜而守位,故六朞而

---

〔1〕化　原脱,據本節經文及下文"長夏應土爲化"補。
〔2〕化　原脱,據補同前。

環會。以六氣隨支旋，子午之年，上見少陰，少陰去而太陰會，丑未之年，上見太陰，太陰去而少陽會，寅申之年，上見少陽，少陽去而陽明會，卯酉之年，上見陽明，陽明去而太陽會，辰戌之年，上見太陽，太陽去而厥陰會，巳亥之年，上見厥陰，厥陰去而少陰會也。陽動而上，陰靜而下，動靜相召，上下相臨，天之陰陽與地之陰陽往來錯綜，而變由此生矣。

帝曰：上下周紀，其有數乎？鬼臾區曰：天以六爲節，地以五爲制。周天氣者，六朞爲一備，終地紀者，五歲爲一周。

天數五，地數六，天以地之六爲節，故有六氣，地以天之五爲制，故有五行。周天氣者，六朞爲一備，從地節也，終地紀者，五歲爲一周，從天制也。上下周流之紀，其數如此。天數五，故有十干，地數六，故有十二支。五運隨干轉，六氣隨支旋，故天氣六朞一備，地紀五歲一周也。

五六相合，而七百二十氣，爲一紀，凡三十歲，千四百四十氣，凡六十歲，而爲一周，不及太過，斯皆見矣。

五六相合，其數三十，凡三十歲，七百二十氣，爲一紀。三十重之，則爲六十，凡六十歲，千四百四十氣，爲一周。合一紀一周而觀之，其不及太過之數，皆見之矣。

帝曰：願聞五運之主時也何如？鬼臾區曰：五氣運行，各終朞日，非獨主時也。

五氣運行，各主一年，非獨主一時。主一時者，一年之小運，主一年者，五年之大運也。

帝曰：願聞其所謂也。鬼臾區曰：臣積考《太始天元册文》曰：太虛廖廓，肇基化元，萬物資始，五運終天，布氣真靈，總統乾元，九星懸朗，七曜周旋，曰陰曰陽，曰柔曰剛，幽顯既位，寒暑弛張，生生化化，品物咸章，臣斯十世，此之謂也。

《太始天元册文》，上古之書。太虛之中，廖廓無際，而萬化之元，於此肇基。萬物資始發育，倚賴五運終天，循環不窮。布氣真靈，實衆妙之門。總統乾元，乃大地之主。九星懸朗於上，九星，蓬、芮、衝、輔、禽、心、任、柱、英。七曜周旋其間。七曜，日、月、五星。曰陰曰陽，天道也。曰柔曰剛，地道也。《易》：立天之道，曰陰與陽。立地之道，曰柔與剛。陰陽分布,幽顯以此異象。水火殊宮,寒暑以此迭遷。生生化化不息,百品庶物咸章。臣斯十世守之,即此五運終朞之謂也。

帝曰:夫子之言,上終天氣,下畢地紀,可謂悉矣。余願聞而藏之,上以治民,下以治身,使百姓昭著,上下和親,德澤下流,子孫無憂,傳之後世,無有終時,可得聞乎?

帝欲明運氣之理,傳之天下後世。

鬼臾區曰:至數之機,迫迮以微,其來可見,其往可追,敬之者昌,慢之者亡,無道行私,必得夭殃。謹奉天道,請言真要。迮,音讁。

迫迮以微,切近而幽微也。真要,至真之要也。

帝曰:善言始者,必會於終,善言近者,必知其遠,是則至數極而道不惑,所謂明矣。願夫子推而次之,令有條理,簡而不匱,久而不絕,易用難忘,爲之綱紀,至數之要,願盡聞之。

帝欲運氣之理昭明無惑,令鬼臾區推次其義,盡聞至數之要。

鬼臾區曰:昭乎哉問!明乎哉道!如鼓之應桴,響之應聲也。臣聞之,甲己之歲,土運統之,乙庚之歲,金運統之,丙辛之歲,水運統之,丁壬之歲,木運統之,戊癸之歲,火運統之。

帝問五運主時,鬼臾區言五運終朞之義,究竟未明,此方明言之。

帝曰:其於三陰三陽合之奈何? 鬼臾區曰:子午之歲,上見少陰,丑未之歲,上見太陰,寅申之歲,上見少陽,卯酉之歲,上見陽明,辰戌之歲,上見太陽,巳亥之歲,上見厥陰。少陰所謂標也,厥陰所謂終也。

甲丙戊庚壬爲陽干,乙丁己辛癸爲陰干。陽干遇子午則上見少陰,遇寅申則上見少陽,遇辰戌則上見太陽,陰干遇丑未則上見太陰,遇卯酉則上見陽明,遇巳亥則上見厥陰,此五運之合於三陰三陽者也。帝首問此義,鬼臾區究未明言,此方明言之。六氣以少陰爲首,厥陰爲終,標即首也。六十花甲,起於子午,終於巳亥,故少陰爲標,厥陰爲終。

厥陰之上,風氣主之,少陰之上,熱氣主之,太陰之上,濕氣主之,少陽之上,相火主之,陽明之上,燥氣主之,太陽之上,寒氣主之,所謂本也,是謂六元。

六氣爲三陰三陽之本,是謂六元,元即本也。

帝曰:光乎哉道! 明乎哉論! 請著之玉版,藏之金匱,署曰《天元紀》。

五運行大論七十六〔1〕

黃帝坐明堂,始正天綱,臨觀八極,考建五常。請天師而問之曰:論言:天地之動靜,神明爲之紀,陰陽之升降,寒暑彰其兆。

明堂,王者布政之堂。天綱,北斗,正斗綱所建,以占天時也。八極即八方,觀八方分野,以察地理也。五常,五行之常,考五行常道,以測氣運也。論言,氣交變論之言。天地之動靜,以神明爲紀綱。陰陽之升降,以寒暑彰其徵兆。神明者,天地之妙用,如九星懸朗,七曜周旋是也。寒暑者,陰陽之氣候,所以生長收藏,全在乎此。

余聞五運之數於夫子,夫子之所言,正五氣之各主歲爾,首甲定運,余因論之。鬼臾區曰:土主甲己,金主乙庚,水主丙辛,木主丁壬,火主戊癸。

此述天元紀甲己之歲,土運統之一段。

子午之上,少陰主之,丑未之上,太陰主之,寅申之上,少陽主之,卯酉之上,陽明主之,辰戌之上,太陽主之,巳亥之上,厥陰主之,不合陰陽,其故何也?

此述天元紀子午之歲,上見少陰一段。

帝問五運之合於三陰三陽如何,而鬼臾區答以子午之歲,上見少陰等語,究竟五運不合三陰三陽,故復問之。

岐伯曰:是明道也,此天地之陰陽也。夫數之可數者,人中之陰陽也,其所合,數之可得者也。夫陰陽者,數之可十,推之可百,數之可千,推之可萬。天地陰陽者,不以數推,以象之謂也。

天地陰陽,變化無窮,可以象取,不可以數推,非如人中之陰陽,可以數盡,何詎不合於五運耶!

〔1〕七十六　原脱,據目錄補。

帝曰:願聞其所始也。岐伯曰:昭乎哉問也!臣覽《太始天元冊文》:丹天之氣,經於牛女戊分,黅天之氣,經於心尾己分,蒼天之氣,經於危室柳鬼,素天之氣,經於亢氐昴畢,玄天之氣,經於張翼婁胃。所謂戊己分者,奎壁角軫,則天地之門戶也。夫候之所始,道之所生,不可不通也。黅,音今。

牛女在癸分,戊在乾分,丹氣經此,故戊癸化火。心尾在甲分,己在巽分,黅氣經此,故甲己化土。危室在壬分,柳鬼在丁分,蒼氣經此,故丁壬化木。亢氐在乙分,昴畢在庚分,素氣經此,故乙庚化金。張翼在丙分,婁胃在辛分,玄氣經此,故丙辛化水。此緣上古乾坤初闢,五氣經此,故《太始天元冊文》據之以立十干化氣之論,此五運之所始也。天不足西北,西北戊分,正當奎壁之宿,是謂天門,地不滿東南,東南己分,正當角軫之宿,是謂地戶,天地有門戶,則氣候有終始。夫候之所始,即道之所生,於此而測運氣之原,不可不通也。

帝曰:善。論言:天地者,萬物之上下,左右者,陰陽之道路,未知其所謂也?

論言,天元紀論之言。

岐伯曰:所謂[1]上下者,歲上下見陰陽之所在也。左右者,諸上見厥陰,左少陰,右太陽,見少陰,左太陰,右厥陰,見太陰,左少陽,右少陰,見少陽,左陽明,右太陰,見陽明,左太陽,右少陽,見太陽,左厥陰,右陽明。所謂面北而命其位,言其見也。

歲上下見陰陽所在,謂子午之歲,上見少陰。六氣隨地支迭遷,挨年上見。上謂司天,下謂在泉。下見之法詳下文。左右謂司天左右,面北而命其位,則左在西,右在東。六氣之序,厥陰、少陰、太陰、少陽、陽明、太陽,厥陰司天,則左少陰,右太陽,少陰司天,則太陰升於左,厥陰降於右。以次轉輪,遞爲左右也。

帝曰:何謂下?岐伯曰:厥陰在上,則少陽在下,左陽明,右太陰,少陰在上,則陽明在下,左太陽,右少陽,太陰在上,則太陽在

─────────────

[1] 謂 原作"論",據王注本《素問·五運行大論》改。

下,左厥陰,右陽明,少陽在上,則厥陰在下,左少陰,右太陽,陽明在上,則少陰在下,左太陰,右厥陰,太陽在上,則太陰在下,左少陽,右少陰。所謂面南而命其位,言其見也。

岐伯已答左右上見之義,帝復問左右下見之法。厥陰司天,則少陽在泉,左陽明,右太陰,少陰司天,則陽明在泉,太陽降於左,少陽升於右,亦以次輪轉,遞爲左右也。面南而命其位,則左在東,右在西。

上下相遘,寒暑相臨,氣相得則和,不相得則病。帝曰:氣相得而病者何也? 岐伯曰:以下臨上,不當位也。

司天在上,在泉在下,上下相遇,寒暑相臨,生則相得而氣和,剋則不相得而人病。氣雖相得,而以下臨上,不當其位,亦不免於病。所謂君位臣則順,臣位君則逆,六微旨論語。以下臨上者,臣位君也。火有君火、相火。

帝曰:動靜何如? 岐伯曰:上者右行,下者左行,左右周天,餘而復會也。

司天者右行,在泉者左行,左右周天,餘而復會,所謂六暮而環會也。天元紀論語。

帝曰:余聞鬼臾區曰:應地者靜,今夫子乃言下者左行,不知其所謂也? 願聞何以生之乎? 岐伯曰:天地動靜〔1〕,五行遷復,雖鬼臾區,其上侯而已,猶不能徧明。

天元紀論:應地之氣,靜而守位,是應地者靜也,岐伯言應下者左行,是言地者亦不靜,故帝問之。然鬼臾區謂應天者動,應地者靜,言干動而支靜,非謂在泉者不行也,此不過借以生耳。天地之動靜,五行之遷復,其理微妙,雖鬼臾區,其位止上侯而已,猶不能徧明。古者官人以德,德大者其官尊,上侯非極位,故不能盡知也。

夫變化之用,天垂象,地成形,七曜緯虛,五行麗〔2〕地。地者,所以載生成之形類也,虛者,所以列應天之精氣也,形精之動,猶根本之與枝葉也,仰觀其象,雖遠可知也。

〔1〕動靜　原作"靜動",據王注本《素問·五運行大論》及本節黄解乙轉。
〔2〕麗　《廣韻》:"著也"。

天垂象,故七曜緯虛,虛者,所以列地下應天之精氣也。地成形,故五行麗地,地者,所以載天上生成之形類也。形爲根之枝葉,精爲形之根本,一氣相連,動則俱動。仰觀其象,雖遠可知,言天之七曜,乃五行之精,地之五形,乃七曜之形,七曜固動於上,五行亦動於下,無有不動者也。

帝曰:地之爲下否乎? 岐伯曰:地爲人之下,太虛之中者也。帝曰:馮乎? 岐伯曰:大氣舉之也。

下者左行,以地爲下也。上動下靜,此爲常理,地既爲下,則理應靜矣,不知地爲人之下耳,其實乃在太虛之中者也。蓋地爲天之中氣,天包其外,地上地下皆天也。此非有所憑倚,乃天以大氣包舉其閒,是以不至淪墜也。

燥以乾之,暑以蒸之,風以動之,濕以潤之,寒以堅之,火以溫之。風寒在下,燥熱在上,濕氣在〔1〕中,火游行其閒,寒暑六入,故令虛而化生也。

寒水在北,風木在東,自下而上,故曰風寒在下,是即下者左行也。熱火在南,燥金在西,自上而下,故曰燥熱在上,是即上者右行也。上熱下寒,兩氣逼蒸,則生濕氣,故土之化濕,其位在中。五行各一,惟火有君相之分,天上之熱,君火也,地下之溫,相火也。君火爲相火之標,相火爲君火之本,相火升則君火顯明於天上,君火降則相火封藏於地下。君相二火,游行於上下之閒,寒來暑往,四時更代,則六氣迭入,地道周備,故萬物化生。地體雖實,而六氣內化,則沖虛而通暢也。

燥勝則地乾,暑勝則地熱,風勝則地動,濕勝則地泥,寒勝則地裂,火勝則地固矣。

地在天中,六氣迭入,其體不動,而氣則無時不動矣。

帝曰:寒暑燥濕風火,在人合之奈何? 其於萬物何以生化?

天有六氣,人秉天氣而生,亦當有此六氣,何以合之? 而六氣之於萬物,其初生化之理又如何?

---

〔1〕在 原作"居",據王注本《素問·五運行大論》及本節黃解改。

岐伯曰：在天爲玄，在人爲道，在地爲化，化生五味，道生智，玄生神。

此段與天元紀論同，言地之五行，即天之五神所化也。

東方生風，風生木，木生酸，酸生肝，肝生筋，筋生心。神在天爲風，在地爲木，在體爲筋，在藏爲肝，在氣爲柔。其性爲暄，其德爲和，其用爲動，其化爲榮，其政爲散，其令宣發，其變摧拉，其眚[1]爲隕，其蟲毛，其色爲蒼，其味爲酸，其志爲怒。怒傷肝，悲勝怒，風傷肝，燥勝風，酸傷筋，辛勝酸。

在天爲風，玄生神也。在地爲木，其味爲酸，化生五味也。在藏爲肝，人之合於風木也。風生木，木生酸，酸生肝，肝生筋，筋生心，是其於萬物之生化也。悲者肺之志，燥者肺之氣，辛者肺之味，悲勝怒，燥勝風，辛勝酸，肺金剋肝木也。

南方生熱，熱生火，火生苦，苦生心，心生血，血生脾。其在天爲熱，在地爲火，在體爲脈，在藏爲心，在氣爲息。其性爲暑，其德爲顯，其用爲躁，其化爲茂，其政爲明；其令鬱蒸，其變炎爍，其眚燔焫，其蟲羽，其色爲赤，其味爲苦，其志爲喜。喜傷心，恐勝喜，熱傷氣，寒勝熱，苦傷氣，鹹[2]勝苦。

人之合於熱火，熱火之生化如此。餘同上文類推之。

中央生濕，濕生土，土生甘，甘生脾，脾生肉，肉生肺。其在天爲濕，在地爲土，在體爲肉，在藏爲脾，在氣爲充。其性靜兼，其德爲濡，其用爲化，其化爲盈，其政爲謐，其令雲雨，其變動注，其眚淫潰，其蟲倮，其色爲黃，其味爲甘，其志爲思。思傷脾，怒勝思，濕傷肉，風勝濕，甘傷脾，酸勝甘。

人之合於濕土，濕土之生化如此。餘同上文類推之。

西方生燥，燥生金，金生辛，辛生肺，肺生皮毛，皮毛生腎。其在天爲燥，在地爲金，在體爲皮毛，在藏爲肺，在氣爲成。其性爲涼，其德爲清，其用爲固，其化爲斂，其政爲勁，其令霧露，其變肅殺，其眚蒼落，其蟲介，其色爲白，其味爲辛，其志爲憂。憂傷肺，喜

---

〔1〕眚　原作“青”，據王注本《素問·五運行大論》改。下同。

〔2〕鹹　原作“酸”，據王注本《素問·五運行大論》《陰陽應象大論》改。

勝憂,熱傷皮毛,寒勝熱,辛傷皮毛,苦勝辛。

人之合於燥金,燥金之生化如此。餘同上文類推之。

北方生寒,寒生水,水生鹹,鹹生腎,腎生骨髓,髓生肝。其在天爲寒,在地爲水,在體爲骨,在藏爲腎,在氣爲堅。其性爲凛,其德爲寒,其用爲藏〔1〕,其化爲肅,其政爲静,其令閉塞〔2〕,其變凝冽,其眚冰雹,其蟲鱗,其色爲黑,其味爲鹹,其志爲恐。恐傷腎,思勝恐,寒傷血,燥勝寒,鹹傷血,甘勝鹹。

人之合於寒水,寒水之生化如此。餘同上文類推之。

五氣更立,各有所先,非其位則邪,當其位則正。帝曰:病之生變何如? 岐伯曰:氣相得則微,不相得則甚。

五氣更立,各有政令所先,非位則邪,如春行金令,當位則正,如春行木令也。相得謂生,不相得謂剋也。

帝曰:主歲何如? 岐伯曰:氣有餘則制己所勝而侮所不勝,其不及則己所不勝侮而乘之,己所勝輕而侮之。侮反受邪,侮而受邪,寡於畏也。

五氣各有所主之歲,氣有餘則制己所勝而侮己所不勝,如木制土而侮金也,氣不及則己所不勝侮而乘之,己所勝輕而侮之,如木被金剋而土亦侮木也。五行之理,有勝有復,侮人者,己反受邪,侮人而受邪者,以其肆無忌畏,爲人所復也。

帝曰:天地之氣,何以候之? 岐伯曰:天地之氣,勝復之作,不形於診也。《脈法》曰:天地之變,無以脈診,此之謂也。

天人同氣,脈本相應,但應常不應卒,勝復者,天地之變,故不形於脈。

帝曰:閒氣何如? 岐伯曰:隨氣所在,期於左右。帝曰:期之奈何? 岐伯曰:從其氣則和,違其氣則病,不當其位者病,迭移其位者病,失守其位者危,尺寸反者死,陰陽交者死。先立其年,以知其氣,左右應見,然後乃可以言死生之逆順。

---

〔1〕藏　他本《素問》均闕,係黄氏補入。

〔2〕閉塞　他本《素問》均闕,係黄氏補入。

閒氣,謂司天在泉左右之閒氣。隨其氣之左右所在,而期於人脈之左右,以天地人同氣相應也。從其氣者,脈與氣應,不從其氣者,則謂之違也。不當其位,謂位不相得,左右錯亂。迭移其位,謂左右更換。失守其位,謂本部衰弱,反見剋賊。尺寸反,謂上下倒置。陰陽交,謂左右貿遷。子午之年,少陰司天,卯酉之年,少陰在泉,則有尺寸反脈。寅申巳亥辰戌丑未之年,少陰在上下之左右,則有陰陽交脈。義詳至真要論。先立其年之南政北政,知其氣之左右應見,然後可以言其死生之逆順也。

六微旨大論七十七[1]

黃帝問曰:嗚呼遠哉!天之道也,如迎浮雲,若視深淵,視深淵尚可測,迎浮雲莫知其極。夫子數言謹奉天道,余聞而藏之,心私異之,不知其所謂也?願夫子溢志盡言其事,令終不滅,久而不絕,天之道可得聞乎?

帝欲盡聞運氣之理,以垂久遠。

岐伯稽首再拜對曰:明乎哉問!天之道也,此因天之序,盛衰之時也。

因天運自然之序,而推其盛衰之時,以測常變也。

帝曰:願聞天道六六之節盛衰何也?岐伯曰:上下有位,左右有紀。少陽之右,陽明治之,陽明之右,太陽治之,太陽之右,厥陰治之,厥陰之右,少陰治之,少陰之右,太陰治之,太陰之右,少陽治之。此所謂氣之標,蓋南面而待之也。故曰:因天之序,盛衰之時,移光定位,正立而待之,此之謂也。

三陰三陽,六氣之標,南面觀之,其序如此。六氣迭運,天序代更,盛衰之時自見。將來者進,成功者退,以時光遷移,定其位次,南面正立而待之,天氣循環,了然在目也。

少陽之上,火氣治之,中見厥陰,陽明之上,燥氣治之,中見太陰,太陽之上,寒氣治之,中見少陰,厥陰之上,風氣治之,中見少陽,少陰之上,熱氣治之,中見太陽,太陰之上,濕氣治之,中見陽明,所謂

---

[1]七十七　原脱,據目録補。

本也。本之下,中之見也,見之下,氣之標也,本標不同,氣應異象。

寒暑燥濕風火六氣,三陰三陽之本,故三陰三陽之上,六氣治之。少陽與厥陰爲表裏,陽明與太陰爲表裏,太陽與少陰爲表裏,三陰三陽之上,六氣之下,各見其所相表裏之氣,是謂中氣。中氣之上,六氣爲本,中氣之下,三陰三陽爲標。本標不同,故人氣之應其象亦異也。

帝曰:六氣標本,所從不同奈何? 岐伯曰:氣有從本者,有從標本者,有不從標本者也。帝曰:願卒聞之。岐伯曰:少陽太陰從本,少陰太陽從本從標,陽明厥陰不從標本,從乎中也。

少陽之本火,太陰之本濕,本末同,故從本。少陰之本熱,其標陰,太陽之本寒,其標陽,本末異,故從本從標。陽明之中太陰,厥陰之中少陽,本末與中不同,故不從標本,從中。王冰舊注。

故從本者化生於本,從標本者有標本之化,從中者以中氣爲化也。

從本者氣化生於本,從標從本者標本皆司氣化,從中者以中氣爲化,標本皆不用事也。

帝曰:善。病生於本,余知之矣,生於標者,治之奈何? 岐伯曰:病反其本,得標之病,治反其本,得標之方。

病與本反,故得標病,治與本反,故得標方。

是故百病之起,有生於本者,有生於標者,有生於中氣者。有取本而得者,有取標而得者,有取中氣而得者,有取標本而得者,有逆取而得者,有從取而得者。逆正,順也,若順,逆也。以上四段〔1〕,舊誤在至真要論中,今移正也。

病生不同,從其所生而所〔2〕取之者則病得,故取有逆從之殊。善取者,雖逆乎正,其實順也,不善取者,若順乎正,其實逆也。

帝曰:善。願聞地理之應六節氣位何如? 岐伯曰:顯明之右,君火之位也,君火之右,退行一步,相火治之,復行一步,土氣治之,復行一步,金氣治之,復行一步,水氣治之,復行一步,木氣治之,復

〔1〕以上四段 指"六氣標本……若順,逆也"四段。
〔2〕所 疑衍。

行一步,君火治之。

地理應六節,靜而守位,各有專官。君火位於東南,治在春分後六十日,相火位於正南,治在小滿後六十日,濕土位於西南,治在大暑後六十日,燥金位於西北,治在秋分後六十日,寒水位於正北,治在小雪後六十日,風木位於東北,治在大寒後六十日,一年六氣之在位如此。

相火之下,水氣承之,水位之下,土氣承之,土位之下,風氣承之,風位之下,金氣承之,金位之下,火氣承之,君火之下,陰精承之。

承者,承其太過而剋之也。仲景承氣湯義取於此。陰精,水也。

帝曰:何也? 岐伯曰:亢則害,承迺制,制則生化,外列盛衰,害則敗亂,生化大病。

五行之理,亢則害生,以勝之者承而剋之,其氣乃制。制者,有所節制而得其平也。制則六氣生化,循其盛衰之常,不至於過,害則六氣敗亂,生化之機大病,失其常矣。

帝曰:盛衰何如? 岐伯曰:非其位則邪,當其位則正,邪則變甚,正則微。帝曰:何謂當位? 岐伯曰:木運臨卯,火運臨午,土運臨四季,金運臨酉,水運臨子,所謂歲會,氣之平也。帝曰:非位何如? 岐伯曰:歲不與會也。

天氣為客,地氣為主,主氣之盛衰,值歲會之年,是為當位。當位則為正,不當位則為邪,邪則其變甚,正則其變微。歲會者,木運臨卯,丁卯歲。火運臨午,戊午歲。土運臨四季,甲辰、甲戌、己丑、己未。金運臨酉,乙酉歲。水運臨子,丙子歲。干支同氣,氣之平也。

帝曰:土運之歲,上見太陰,火運之歲,上見少陽、少陰,金運之歲,上見陽明,木運之歲,上見厥陰,水運之歲,上見太陽奈何? 岐伯曰:天之與會也,故《天元册》曰天符。天符歲會何如? 岐伯曰:太乙天符之會也。應天為天符,承歲為歲直,三合為治。應天為天符三句[1],舊誤在天元紀論中,今正之。

運與司天合氣曰天符,天符而兼歲會曰太乙天符,此以應天而為天符,又以承歲而為歲直,是司天與中運年支三氣相合而為治也。

---

〔1〕應天為天符三句 指"應天為天符,承歲為歲直,三合為治"三句。

帝曰:其貴賤何如?岐伯曰:天符爲執法,歲會爲行令,太乙天符爲貴人。帝曰:邪之中也奈何?岐伯曰:中執法者其病速而危,中行令者其病徐而持,中貴人其病暴而死。

位愈貴,則禍人愈劇。

帝曰:位之易也何如?岐伯曰:君位臣則順,臣位君則逆,逆則其病進其害速,順則其病遠其害微。所謂二火也。

客氣加於主氣,遷易無定,君上臣下則順,臣上君下則逆。逆則病進而害速;順則病遠而害微。所謂君臣之順逆者,君相二火也。

帝曰:五運行同天化者命曰天符,余知之矣,願聞同地化者何謂也?岐伯曰:太過而同天化者三,不及而同天化者亦三,太過而同地化者三,不及而同地化者亦三,此凡二十四歲也。

甲丙戊庚壬五陽年爲太過,乙丁己辛癸五陰年爲不及。

帝曰:願聞其所謂也?岐伯曰:甲辰甲戌太宮下加太陰,壬寅壬申太角下加厥陰,庚子庚午太商下加陽明,如是者三,癸巳癸亥少徵下加少陽,辛丑辛未少羽下加太陽,癸卯癸酉少徵下加少陰,如是者三。

太過而同地化者三,不及而同地化者亦三。

戊子戊午太徵上臨少陰,戊寅戊申太徵上臨少陽,丙辰丙戌太羽上臨太陽,如是者三,丁巳丁亥少角上臨厥陰,乙卯乙酉少商上臨陽明,己丑己未少宮上臨太陰,如是者三。除此二十四歲,則不加不臨也。

太過而同天化者三,不及而同天化者亦三。

帝曰:加者何謂?岐伯曰:太過而加同天符,不及而加同歲會也。帝曰:臨者何謂?岐伯曰:太過不及,皆曰天符,而變行有多少,病形有微甚,生死有早晏耳。

太過而加在泉爲同天符,不及而加在泉爲同歲會。太過不及而臨司天,皆曰天符,其變行有多少,則中之者病形有微甚,死生有早晏也。以上四段[1],舊誤在六元正紀中,今移正之。

────────────

[1] 以上四段　指"五運行同天化者……生死有早晏耳。"四段。

帝曰:善。願聞其步何如? 岐伯曰:所謂步者,六十度而〔1〕有奇,故二十四步積盈百刻而成日也。

上文復行一步,所謂步者,六十度而有奇分。天行一日一度,六十度者,六十日也。一歲六步,三百六十日也。四年二十四步,積盈百刻而成一日,蓋一歲三百六十五日二十五刻,故四年之內積盈百刻。

帝曰:六氣應五行之變何如? 岐伯曰:位有終始,氣有初中,上下不同,求之亦異也。

天之六氣與地之五行,其相應有常有變。以地之六位有終始,天之六氣有初中,主客加臨,錯綜變化。其上下之動靜不同,則人之求之其法亦異也。

帝曰:求之奈何? 岐伯曰:天氣始於甲,地氣始於子,子甲相合,命曰歲立。謹候其時,氣可與期。

甲為天干之首,故天氣始於甲。子為地支之首,故地支始於子。子甲相合,以紀年歲,六十年之歲氣於此立焉。於年歲之中,謹候其時節之代更,則天地之氣皆可與期。蓋氣隨時交,候其時至,而氣之太過不及俱見矣。

帝曰:願聞其歲六氣始終早晏何如? 岐伯曰:明乎哉問也! 甲子之歲,初之氣,天數始於水下一刻,終於八十七刻半,二之氣,始於八十七刻六分,終於七十五刻,三之氣,始於七十六刻,終於六十二刻半,四之氣,始於六十二刻六分,終於五十刻,五之氣,始於五十一刻,終於三十七刻半,六之氣,始於三十七刻六分,終於二十五刻,所謂初六,天之數也。

甲子歲,六十年之始,天氣始於甲,地氣始於子,故推衍六十年。歲氣以甲子為始,一年六步,一步六十日零八十七刻半,是謂一氣。初之一氣,始於漏水下一刻,大寒寅初初刻。終於六十日零八十七刻半。二之氣,始於八十七刻六分,春分子正初刻。終於七十五刻。亦六十日零八十七刻半。以後六氣俱同。三之氣,始於七十六刻,小滿亥初初刻。終於六十二刻半。四之氣,始於六十二刻六分,大暑酉正初刻。

〔1〕而 原脫,據王注本《素問·六微旨大論》及本節黃解補。

終於五十刻。五之氣,始於五十一刻,秋分申初初刻。終於三十七刻半。六之氣,始於三十七刻六分,小雪午正初刻。終於二十五刻。一歲六氣,始終早晏如此,所謂初年之六氣,天數然也。

乙丑歲,初之氣,天數始於二十六刻,終於一十二刻半,二之氣,始於一十二刻六分,終於水下百刻,三之氣,始於一刻,終於八十七刻半,四之氣,始於八十七刻六分,終於七十五刻,五之氣,始於七十六刻,終於六十二刻半,六之氣,始於六十二刻六分,終於五十刻,所謂六二,天之數也。

乙丑歲,初之氣,天數始於二十六刻,大寒巳初初刻。終於一十二刻半。二之氣,始於十二刻六分,春分卯正初刻。終於水下百刻。三之氣,始於一刻,小滿寅初初刻。終於八十七刻半。四之氣,始於八十七刻六分,大暑子初初刻。終於七十五刻。五之氣,始於七十六刻,秋分亥初初刻。終於六十二刻半。六之氣,始於六十二刻六分,小雪酉正初刻。終於五十刻。一歲六氣,始終早晏又如此,所謂二年之六氣,天數然也。

丙寅歲,初之氣,天數始於五十一刻,終於三十七刻半,二之氣,始於三十七刻六分,終於二十五刻,三之氣,始於二十六刻,終於一十二刻半,四之氣,始於一十二刻六分,終於水下百刻,五之氣,始於一刻,終於八十七刻半,六之氣,始於八十七刻六分,終於七十五刻,所謂六三,天之數也。

丙寅歲,初之氣,天數始於五十一刻,大寒申初初刻。終於三十七刻半。二之氣,始於三十七刻六分,春分午正初刻。終於二十五刻。三之氣,始於二十六刻,小滿巳初初刻。終於一十二刻半。四之氣,始於一十二刻六分,大暑子正初刻。終於水下百刻。五之氣,始於一刻,秋分寅初初刻。終於八十七刻半。六之氣,始於八十七刻六分,小雪子正初刻。終於七十五刻。一歲六氣,始終早晏又如此,所謂三年之六氣,天數然也。

丁卯歲,初之氣,天數始於七十六刻,終於六十二刻半,二之氣,始於六十二刻六分,終於五十刻,三之氣,始於五十一刻,終於三十七刻半,四之氣,始於三十七刻六分,終於二十五刻,五之氣,始於二十六刻,終於一十二刻半,六之氣,始於一十二刻六分,終於水下百刻,所謂六四,天之數也。次戊辰歲,初之氣,復始於一刻。常如是無已,周而復始。

丁卯歲,初之氣,天數始於七十六刻,大寒亥初初刻。終於六十二刻半。二之氣,始於六十二刻六分,春分酉正初刻。終於五十刻。三之氣,始於五十一刻,小滿申初初刻。終於三十七刻半。四之氣,始於三十七刻六分,大暑午正初刻。終於二十五刻。五之氣,始於二十六刻,秋分巳初初刻。終於一十二刻半。六之氣,始於一十二刻六分,小雪卯正初刻。終於水下百刻。一歲六氣,始終早晏又如此,所謂四年之六氣,天數然也。六二、六三、六四,猶言六氣二周、六氣三周、六氣四周。次戊辰歲,初之氣,復始於一刻,與甲子年同。常如是循環無已,四年一周,周而復始。

帝曰:願聞其歲候何如? 岐伯曰:悉乎哉問也! 日行一周,天氣始於一刻,日行再周,天氣始於二十六刻,日行三周,天氣始於五十一刻,日行四周,天氣始於七十六刻,日行五周,天氣復始於一刻,所謂一紀也。是故寅午戌歲氣會同,卯未亥歲氣會同,辰申子歲氣會同,巳酉丑歲氣會同,終而復始。

歲候,一歲之大候。日行一周,謂一年也。甲子年,日行一周,天氣始於一刻,終於二十五刻。乙丑年,日行再周,天氣始於二十六刻,終於五十刻。丙寅年,日行三周,天氣始於五十一刻,終於七十五刻。丁卯年,日行四周,天氣始於七十六刻,終於百刻。戊辰年,日行五周,天氣復始於一刻。天數四年一周,所謂一紀也。四年之後,又復會同始初,是故寅午戌三年歲氣會同,卯未亥〔1〕三年歲氣會同,辰申子〔2〕三年歲氣會同,巳酉丑三年歲氣會同。會同者,六氣始終,刻數皆同也。終而復始,子丑寅卯一終,辰巳午未一終,申酉戌亥一終。如環無端。陰陽家以此爲三合,因其會同故也。

帝曰:何謂初中? 岐伯曰:初凡三十度而有奇,中氣同法。帝

---

〔1〕卯未亥 原作"亥卯未",據本節經文改。

〔2〕辰申子 原作"申子辰",據本節經文改。

曰：初中何也？岐伯曰：所以分天地也。帝曰：願卒聞之。岐伯曰：初者地氣也，中者天氣也。

　　上文氣有初中，此復問初中之義。一日一度，一步六十度有奇，計六十日零八十七刻半。初凡三十度有奇，謂前半步，計三十日零四十三刻四分刻之三〔1〕。中氣謂後半步，亦與此同法。初者地氣，地主升，升則化陽，故謂升者爲地，中者天氣，天主降，降則化陰，故謂降者爲天，曰初中者，所以分天地之氣也。

　　帝曰：其升降何如？岐伯曰：氣之升降〔2〕，天地之更用也。帝曰：願聞其用也。岐伯曰：言天者求之本，言地者求之位，言人者求之氣交。

　　地氣上升，天氣下降，氣之升降，天地之更相爲用也。天之六氣，爲三陰三陽之本，六氣之降，天之用也，故言天者求之本。地之六步，爲五行之位，六步之升，地之用也，故言地者求之位。天地以升降爲用，則二氣之升降上下相交，人在其閒，故言人者求之氣交。以氣交則變生，人受何氣之交則生何病，是以求之於此。

　　帝曰：何謂氣交？岐伯曰：上下之位，氣交之中，人之居也。故曰：天樞之上，天氣主之，天樞之下，地氣主之，氣交之分，人氣從之，萬物由之，此之謂也。

　　氣交者，上下之位，二氣相交之中，人之居也。氣交之分，是謂天樞，故曰：天樞之上，天氣主之，天樞之下，地氣主之，氣交之分，人氣從之，萬物由之，以爲生化，正此謂也。至真要論：身半以上，天之分也，天氣主之，身半以下，地之分也，地氣主之。半，所謂天樞也。齊爲天樞，居人上下之中，一身氣交之分，此借以喻天地氣交之中也。

　　帝曰：善。寒濕相遘，燥熱相臨，風火相值，其有閒乎？岐伯曰：氣有勝復，勝復之作，有德有化，有用有變，變則邪氣居之。

　　寒濕燥熱風火六氣相交，正淫不同，以氣交不無勝復〔3〕。有勝則必有復，勝復一作，則有德有化，有用有變，變則邪氣居之。人

────────────

〔1〕三　原作"一"，據文義改。
〔2〕降　原作，"者"，據王注本《素問·六微旨大論》及本節黃解改。
〔3〕復　原作"負"，據本節經文改。

居氣交之中,受其邪氣,所以病也。

帝曰:願聞其用何如?岐伯曰:升已而降,降者謂天,降已而升,升者謂地。天氣下降,氣流於地,地氣上升,氣騰於天。故高下相召,升降相因,而變作矣。

所謂有用有變,升降者,天地之用也。地主升,升已而降,自上降者謂天,天主降,降已而升,自下升者謂地。天氣下降,則氣流於地,地氣上升,則氣騰於天。上下相召,升降相因,錯綜加臨,而變由此作,是有用有變之義。

帝曰:何謂邪乎?岐伯曰:夫物之生,從於化,物之極,由乎變,變化之相薄,成敗之所由也,故氣有往復,用有遲速。四者之有,而化而變,風之來也。

物之初生從於化,物之終極由乎變,天元紀論:物生謂之化,物極謂之變。變化之相薄迫,成敗之所由也,故氣有往復之殊,用有遲速之差。有此四者,錯綜相臨,變化不已,一遇勝復乖常,屬氣淫生,此風邪所從來也,是變則邪氣居之之義也。

帝曰:遲速往復,風所由生,而化而變,故因盛衰之變耳〔1〕。成敗倚伏遊乎中何也?岐伯曰:成敗倚伏生乎動,動而不已,則變作矣。

遲速往復,風所由生,是固然矣,而變化之相薄,不過因其盛衰之異耳,變,異也。物生而化,是其盛時也,物極而變,是其衰期也。變化不同,故盛衰亦異。此何關於成敗之數!而成敗倚伏,遂遊乎中,是何故也?蓋成敗倚伏生乎動,變化相薄,益以遲速往復,錯綜加臨,是動也,動而不已則變作,變作則成敗倚伏於其中矣。變微則不失爲成,變甚則必至於敗,一有變作,則成敗之機倚伏於此,《老子》:禍兮福之所倚,福兮禍之所伏是也。

帝曰:有期乎?岐伯曰:不生不化,靜之期也。帝曰:不生化乎?岐伯曰:出入廢則神機化滅,升降息則氣立孤危。故非出入則無以生長壯老已,非升降則無以生長化收藏。

帝問:變作於動,亦有靜期乎?生化則動,不生不化則靜,唯至不生不化,乃是靜之期也。帝問:亦能不生化乎?此何能不生化

---

〔1〕耳 原作"也",據王注本《素問·六微旨大論》及本節黃解改。

也！天地人物，不外神氣，人物之神機化滅〔1〕，天地之氣立，賴陰陽之升降，升降息則氣立孤危。五常政論：根於中者，命曰神機，神去則機息，根於外者，命曰氣立，氣止則化絕，亦同此義也。故人物非出入則無以生長壯老已，天地非升降則無以生長化收藏。天地無不升降之時，是無不生化之時，人物無不出入之時，亦無不生化之期矣。

是以升降出入，無器不有。器者，生化之宇，器散則分之，生化息矣，故無不出入，無不升降。化有小大，期有近遠〔2〕，四者之有，而貴常守，反常則災害至矣。故曰：無形無患，此之謂也。

天地不能無升降，人物不能無出入，是以升降出入，無器不有。器即物也，天地人物，皆物也，即皆器也。既有升降出入，則必有生化，是器者，生化之宇也。除是器散，則升降出入分離，生化之機乃息矣。散者，敝壞而破散也。散則升者不降，降者不升，出者不入，入者不出，故曰分。故非器散，則無升降，無不出入。無不升降出入，是無不生化也，有此生化之日，則有此極變之時。變化相薄，則有此成敗倚伏之期，但其生化有大小，則此期有近遠耳。小大近遠四者之有，不能無也，而貴守其常，不逐其變，靜則常，動則變。反常則災害至而禍敗作矣。然則物生而化，以至物極而變，天地人物所不能免也。變化相薄，則成敗倚伏於此生焉，以其有形也，故曰：無形無患，此之謂也。《老子》：吾所以有大患者，爲吾有身，及吾無身，吾有何患！即此義。

帝曰：善。有不生不化乎？岐伯曰：悉乎哉問也！與道合同，惟真人也。帝曰：善。

帝問：人不能無形也，亦有有形而不生不化者乎？有形而不生不化者，虛無清靜，與道合同，此惟真人乃能也。

素問懸解卷十終

陽湖錢增祺校字

---

〔1〕天地人物，不外神氣，人物之神機化滅　與下文"天地之氣立，賴陰陽之升降，升降息則氣立孤危"不協，疑有脫誤。

〔2〕近遠　原作"遠近"，據王注本《素問·六微旨大論》及本節黃解乙轉。

〔運氣〕〔1〕

氣交變大論七十八〔2〕六微旨論:言人者,求之氣交。氣有勝復,勝復之作,有用有變。此論專言氣交之變,故取名如此。

黃帝問曰:五運更治,上應天朞,陰陽往復,寒暑迎隨,真邪相薄,內外分離,六經波蕩,五氣傾移。太過不及,專勝兼并,願言其始,而有常名,可得聞乎?

五運代治,上應天干,逐年輪轉,各終朞日。其間陰陽往復,寒暑迎隨,變化相乘,愆伏失正,因而真邪薄迫,內外相離,六經波蕩,五氣傾移,則人受其災矣。而其氣運循環盛衰不同,太過則專勝乎己,不及則兼并於人,願言其乖違之始,而令有一定之名,使天道昭著,人得遵守也。

岐伯稽首再拜對曰:昭乎哉問也!是明道也。此上帝所貴,先師傳之,臣雖不敏,往聞其旨。

上帝,天帝。先師,僦貸季也。

帝曰:余聞得其人不教,是謂失道,傳非其人,慢泄天寶,余誠菲德,未足以受至道,然而眾子哀其不終,願夫子保於無窮,流於無極,余司其事,則而行之奈何?

眾子,百姓也。不終,不得終其天年也。帝欲岐伯傳運氣之法,保赤子於無窮,流恩澤於無極,帝主司其事,則而行之,以惠萬民也。

---

〔1〕運氣 原無,據目錄補。

〔2〕七十八 原脫,據目錄補。

岐伯曰:請遂言之也。《上經》曰:夫道者,上知天文,下知地理,中知人事,可以長久,此之謂也。

道者,有道者也。

帝曰:何謂也? 岐伯曰:本氣位也。位天者,天文也,位地者,地理也,通乎人氣之變化者,人事也。故太過者先天,不及者後天,所謂治化而人應之也。

位於天者,謂之天文,位於地者,謂之地理,天降地升,人在其中,通於人氣之變化者,人事也。五運之治化,居天地上下之閒,與人同位,故其太過者先天,不及者後天,而人應之也。運氣即人氣也。

帝曰:五運之化,太過何如? 岐伯曰:歲木太過,風氣流行,脾土受邪,民病飧泄食減,體重煩冤,腸鳴腹支滿,上應歲星,甚則忽忽善怒,眩冒巔疾,衝陽絕者死不治。化氣不政,生氣獨治,雲物飛動,草木不寧,甚而搖落,反脇痛而吐甚,上應太白星。

風木太過,則剋脾土,脾敗不能消化水穀,故飧泄腸鳴。肝位在左,土被木賊,脾氣不運,故左脇支滿。歲星,木星也。肝主怒,故忽忽善怒。厥陰之脈會於巔,故眩冒巔疾。衝陽,足陽明胃經動脈,在足跗上,仲景謂之趺陽。木賊土敗,故死不治。土主化,木主生,化氣失政,生氣獨治,雲物飛動,草木不寧。風木太過,濕土被賊,則燥金來復,故草木搖落。反脇痛而吐甚,肝脈循脇肋上行,脇痛者,肺金剋肝木也。太白,金星也。

歲火太過,炎暑流行,肺金受邪,民病瘧,少氣咳喘血溢,血泄注下,嗌燥耳聾,中熱肩背熱,上應熒惑星,甚則胸中痛,脇支滿脇痛,膺背肩胛閒痛,兩臂內痛,身熱骨痛而爲浸淫,太淵絕者死不治。收氣不行,長氣獨明,雨水霜寒,病反譫妄狂越,咳喘息鳴,下甚血溢泄不已,上應辰星。

熱火太過,則剋肺金,肺病不能下降,收斂失政,故少氣咳喘血溢。大腸不斂,故血泄注下。足少陽從相火化氣,其脈下耳循頸,入缺盆,相火上炎,故嗌燥耳聾。肺氣逆行,上衝肩背,故肩背熱。熒惑,火星也。肺居胸中,自右脇下行,故胸中痛,右脇支滿而痛。胸前曰膺,肩後曰胛,肺脈從臂內下行,肺經逆衝,故膺背肩胛臂內皆痛。熱淫瘡生，皮內濕爛，黃水流溢，隨處浸漬，則曰浸淫。太淵，手太陰肺經動脈，即寸口之關部也。金主收，火主長，收氣不行，長氣獨明，熱火太過，燥金被賊，則寒水來復，故雨水霜寒。水勝火奔，拔根上炎，故譫妄狂越，咳喘息鳴。水旺土敗，升降倒行，金逆則血溢於上，木陷則血泄於下。辰星，水星也。

歲土太過，雨濕流行，腎水受邪，民病腹痛，清厥，意不樂，體重煩冤，上應鎮星，甚則肌肉萎，足痿不收，行善瘛，腳下痛，飲發中滿食減，四支不舉，太谿絕者死不治。變生得位，藏氣伏，化氣獨治，泉湧河衍，涸澤生魚，鱗見於陸，風雨大至，土崩潰，病腹滿溏泄腸鳴，反下甚，上應歲星。

濕土太過，則剋腎水，土鬱脾滯，故腹痛。脾主四支，四支諸陽之本，脾氣四達，故手足溫，脾病不能行氣於四支，故手足清厥。脾主憂，故不樂。鎮星，土星也。脾主肌肉，濕旺脾鬱，故肉萎。瘛，筋脈急縮也。濕盛則水停氣阻，故飲發中滿。太谿，足少陰腎經動脈。在內踝後陷中。土無專宮，寄旺四季之月，各十八日，是即其位也。土主化，水主藏，變生而得土旺之位，藏氣伏，化氣獨治，泉湧河衍，涸澤生魚，鱗見於陸。濕土太過，寒水被賊，則風木來復，故風雨至，土崩潰。肝木剋脾土，故腹滿溏泄腸鳴，反下甚也。

歲金太過，燥氣流行，肝木受邪，民病胸痛引背，兩脇下滿，痛引少腹，目赤眥瘍，耳無所聞，上應太白星，甚則喘咳逆氣，肩背痛，尻陰股膝髀腨胻足皆痛，太衝絕者死不治。收氣峻，生氣下，草木斂，蒼乾凋隕，病反胠脇暴痛，不可反側，咳逆甚而血溢，上應熒惑星。

燥氣太過，則剋肝木，胸痛引背，肺自病也。兩脇下滿，痛引少腹，木受金刑，肝木鬱陷也。肝竅於目，肝病則火胎抑鬱，溫化為熱，故目赤眥瘍。膽脈循耳，與肝為表裏，肝陷膽逆，濁氣升塞，故耳聾。喘咳逆氣，肩背痛，肺金上逆也。尻，尾骶骨，髀，股骨，胻，足脛骨，尻陰股膝髀腨胻足皆痛，肝氣下陷也。太衝，足厥陰肝經動脈。在足跗上，大指後高骨。收氣峻，生氣下，草木斂，蒼乾凋隕，燥金太過。風木被賊，則熱火來復，故胠脇脈行右腦。暴痛，不可反側。

金受火刑，故欬逆。甚則收氣全失，故血上溢而爲衄也。

歲水太過，寒氣流行，心火受邪，民病身熱煩心躁悸，陰厥上下中寒，譫妄[1]心痛，寒氣早至，上應辰星，甚則腹大脛腫，喘咳寢汗出憎風，神門絶者死不治。大雨至，埃霧朦鬱，濕氣變物，病反腹滿腸鳴，溏泄食不化，渴而妄冒，上應鎮星。

寒水太過，則剋心火，水旺火奔，故身熱煩心躁悸。水寒陰盛，故上下厥冷。上謂手，下謂足。水泛土濕，故腹大脛腫。土濕胃逆，肺失降斂，故喘咳盜汗。汗泄表疏，故憎風。神門，手少陰心經動脈。在掌後銳骨之端。寒水太過，熱火被賊，則濕土來復，故大雨至，埃霧朦鬱。濕氣變物，水受土刑，濕旺脾鬱，故腹滿腸鳴，溏泄而食不化也。濕勝水敗，藏氣失政，心火上炎則渴，神不根精，故譫妄昏冒也。

帝曰：善。其不及何如？岐伯曰：悉乎哉問也！歲木不及，燥迺大行，生氣失應，涼雨時至，草木晚榮，肅殺而甚，則剛木辟著，柔萎蒼乾，上應太白星，民病中清，胠脇痛，少腹痛，腸鳴溏泄，上臨陽明，生氣失政，化氣乃急，白露早降，收殺氣行，寒雨害物，其穀白堅，其主蒼早。復則炎暑流行，柔脆草木焦稿，下體再生，華實齊化，病寒熱瘡瘍痱疹癰痤，心氣晚治，上勝肺金，咳而鼽，白氣迺屈，素穀不成，上應熒惑、太白星。

風木不及，則燥金乘之，故生氣失應，草木晚榮。金刑木敗，故剛木難凋，則辟著而枯稿，柔木易萎，故蒼乾而隕落。金氣清涼，故病中清。肝經被傷，故胠脇痛。肝氣下陷，鬱衝脾土，故少腹痛生，腸鳴溏泄。上臨陽明，燥金司天，合邪刑木，故生氣失政，化氣迺急。金性收斂勁急，故土從金化也。金色白而性堅，故其穀白堅。木色蒼，木敗故蒼穀早凋。金勝木賊，則熱火來復，草木焦稿，下體再生，根萌重發也。火勝金負，則熒惑光芒，太白暗淡。後文倣此。

歲火不及，寒迺大行，長政不用，物榮而下，凝慘而甚，則陽氣不化，迺折榮美，上應辰星，民病寒中，胸中痛，脇支滿，兩脇痛，膺

背肩胛間及兩臂内痛，鬱冒朦昧，心痛暴瘖，胸腹大，脇下與腰背相引而痛，屈不能伸，髖髀如裂，上臨太陽，則雨雪冰霜不時降，大寒數舉，蟄蟲早藏，地積堅冰，則陽光不治，其穀秬。復則埃鬱，大雨且至，病鶩溏腹滿，飲食不下，寒中腸鳴，注泄腹痛，暴攣痿痹，足不任身，黑氣迺辱，玄穀不成，上應鎮星、辰星。

熱火不及，則寒水乘之，故長政不用，物榮而下。下謂零落。水刑火敗，故陽光不治，乃折榮美。寒水淩心，心藏受傷，上衝胸背，故胸背肩胛皆痛。心脈從臂内後廉走手小指，故臂内痛。足少陽化氣相火，其經循脇下行，故兩脇滿痛。足太陽寒水之經行身之背，挾脊抵腰，寒水勝火，故脇下與腰背相引而痛。足太陽經貫臀，循髀外，入膕中，足少陽循髀外，出膝外廉，故髖髀如裂。上臨太陽，寒水司天，合邪刑火，故雨雪冰霜時降，大寒數舉，蟄蟲早藏。水色黑，秬，黑穀也。水勝火賊，則濕土來復，埃鬱昏朦，大雨且至。鶩溏，大便泄利，溏如鴨糞也。

歲土不及，風迺大行，化氣不令，草木茂榮，飄揚而甚，則秀而不實，上應歲星，蟲食甘黃，脾土受邪，民病食少失味，飧泄霍亂，體重腹痛，筋骨繇復，肌肉瞤酸，上臨厥陰，流水不冰，蟄蟲來見，草木再榮，藏氣不用，其穀蒼。復則收政嚴峻，名木蒼凋，病胸脇暴痛，下引少腹，善太息，蒼穀乃隕，上應太白、歲星。

濕土不及，則風木乘之，故化氣失令，草木茂榮。木刑土敗，故秀而不實。蟲因木化，甘爲土味，黃爲土色，風木賊土，故蟲食甘黃。土病不能消納水穀，故食少失味，脾主五味。飧泄霍亂。脾土濕陷，不能升運，故體重。下遏肝氣，爲乙木衝擊，故腹痛。風木飄揚，故筋骨繇復，肌肉瞤酸。繇與搖同。復者，動搖不已也。瞤，動也，肝主筋，脾主肉，風木剋土，故筋搖肉動。木鬱於土，故作酸。上臨厥陰，風木司天，合邪刑土，故流水不冰，蟄蟲來見，春木發生，則冰泮蟄啟故也。木勝土賊，則燥金來復，收政嚴峻，名木蒼凋也。

歲金不及，炎火迺行，生氣迺用，長氣專勝，庶物以茂，燥爍以行，上應熒惑星，民病肩背瞀重，鼽嚏，便血注下，上臨少陰少陽，火燔焫，水泉涸，物焦槁，收氣乃後，其穀丹。復則寒雨暴至，迺零冰雹霜雪殺物,藏氣舉事,蟄蟲早附,陰厥且格,陽反上行,病寒中口瘡,甚則心痛,頭腦戶痛,延及腦頂,發熱,赤氣後化,丹穀不成,上應熒惑、辰星。

歲金不及,則熱火乘之,故生氣迺用,長氣專勝。火刑金敗,故庶物以茂,燥爍以行。肺氣上逆,故肩背瞀重。瞀,悶也。肺氣鬱遏,上出鼻竅,故鼽嚏作。鼽,鼻塞流涕也。嚏,鼻鳴涕噴也。肺與大腸表裏,大腸失斂,故便血注下。上臨少陰君火,少陽相火司天,合邪刑金,故火燔水涸,草木焦槁。火勝金賊,則寒水來復,寒雨暴至,冰雪飄零。寒水下凝,陽格火升,故生口瘡頭痛上熱之證也。

歲水不及,濕乃大行,長氣反用,化氣迺速,暑雨數至,上應鎮星,民病腹滿身重濡泄,寒瘍流水,腰股痛發,膕腨股膝不便,煩冤,足痿清厥,腳下痛,甚則跗腫,上臨太陰,藏氣不政〔1〕,腎氣不衡,其穀黅。復則大風暴發,草偃木零,生長不鮮,面色時變,筋骨併辟,肉瞤瘛,目視䀮䀮,物疏璺,肌肉胗發,氣并鬲中,痛於心腹,黃氣迺損,黅穀不登,上應歲星、鎮星。瞤,如雲切。瘛,音熾。䀮,音荒。璺,音問。

歲水不及,則濕土乘之,故長氣反用,化氣迺速。土刑水敗,故暑雨數至。濕旺脾鬱,故腹滿身重濡泄。濕瘀肌膚,皮肉潰爛,故寒瘍流水。濕流關節,故腰膝膕腨足跗痛痿擁腫。上臨太陰,濕土司天,合邪刑水,故藏氣失政,腎氣不平。土勝水賊,則風木來復,飄風暴發,草偃木零。肝主五色,故面色時變。風動燥發,故筋骨併辟。併,攣縮也。辟,偏斜也。肝竅於目,故目視䀮䀮。䀮䀮,目不明也。風木催裂,故物疏璺。璺,裂也。風傷衛氣,衛閉營鬱,故肌肉生胗。胗與疹同,營熱泄於汗孔,則發疹點也。肝膽雙刑脾胃,故心腹俱痛。黅,黃色也。

帝曰:善。願聞其時也。岐伯曰:悉乎哉問也!木不及,春有鳴條暢律之化,則秋有霧露清涼之政,春有慘悽殘賊之勝,則夏有炎暑燔爍之復,其眚東,其藏肝,其病內舍胠脇,外在關節。胠,音區。

帝問:五行不及,各有勝復,願聞共勝復之時。木旺於春,木不

及，春有鳴條暢律之化，是金不刑木而木得其政也，則秋有霧露清涼之政，是火不刑金而金得其政也，春有慘悽殘賊之勝，是金勝木也，則夏有炎暑燔爍之復，是火勝金也。五行之理，不勝則不復，有勝則有復，自然之數如是。下文倣此。木位於東，故其眚東。在藏爲肝，故其藏肝。肝脈上循脅肋，故其病內舍胠脅。腋下脅上爲胠。肝主筋，諸筋者皆屬於節，五藏生成語。故外在關節。

火不及，夏有炳明光顯之化，則冬有嚴肅霜寒之政，夏有慘悽凝裂之勝，則不時有埃昏大雨之復，其眚南，其藏心，其病內舍膺脅，外在經絡。

火旺於夏，火不及，夏無水勝，則冬無土復，夏有水勝，則不時有土復。土不主時，寄旺四季，故復無定時。火位於南，在藏爲心。心脈從心系上肺，下出腋下，故其病內舍膺脅。心主脈，故外在經絡。

土不及，四維有埃塵潤澤之化，則春有鳴條鼓拆之政，四維發振拉飄騰之變，則秋有肅殺霖霆之復，其眚四維，其藏脾，其病內舍心腹，外在肌肉四支。

土寄旺於四季，土不及，四維無木勝，則春無金復，四維有木勝，則秋有金復。土位於四維，在藏爲脾。脾脈入腹上膈，注胸中，故其病內舍心腹。脾主肌肉，行氣於四支，故外在肌肉四支。

金不及，夏有光顯鬱蒸之令，則冬有嚴凝整肅之應，夏有炎爍燔燎之變，則秋有冰雹霜雪之復，其眚西，其藏肺，其病內舍膺脅肩背，外在皮毛。

金旺於秋，金不及，夏無火勝，則冬無水復，夏有火勝，則秋有水復。金位於西，在藏爲肺。肺脈上膈，橫出腋下，故其病內舍膺脅肩背。肺位在胸，脈要精微論：背者胸中之府，背曲肩隨，府將壞矣，故其病內舍膺脅肩背。肺主皮毛，故外在皮毛。

水不及，四維有湍潤埃雲之化，則不時有和風生發之應，四維發埃昏驟注之變，則不時有飄蕩振拉之復，其眚北，其藏腎，其病內舍腰脊骨髓，外在谿谷踹膝。湍，通官切。踹與腨同，音篆。

水旺於冬，水不及，四維無土勝，則不時無木復，四維有土勝，則不時有木復。水位於北，在藏爲腎。腎脈上腨內腨，腨肚也。出膕中,膝後爲膕。上股貫脊,腎主骨髓,故其病内舍腰脊骨髓,外在谿谷端膝。谿谷者,膝踝關節之處,腎水所注也。

夫五運之政,猶權衡也,高者抑之,下者舉之,化者應之,變者復之。此生長化成收藏之理,氣之常也,失常則天地四塞矣。

權,稱錘也。衡,稱杆也。衡以稱物,物有輕重,則衡有高低,權得其宜,則衡平矣。五運之政,猶權衡之平,高者抑之使低,下者舉之使上,抑其太過,扶其不及。化者應之以祥和,變者復之以刑威。此生長化成收藏之理,氣之常也,失常則天地四塞,造化不靈矣。

故曰:天地之動静,神明爲之紀,陰陽之往復,寒暑彰其兆,此之謂也。

四句是五運行論。

帝曰:夫子之言五氣之變,四時之應,可謂悉矣。夫氣之動亂,觸遇而作,發無常會,卒然災合,何以期之? 岐伯曰:夫氣之動變,固不常在,而德化政令災變,不同其候也。

五氣之變,謂歲木太過以下十段。四時之應,謂木不及,春有鳴條暢律之化以下五段。

帝問:五氣之動,亂其常理,隨遇而作,發無定時,卒然災合,何以期之? 夫氣之動作變亂,固不常在,但雖卒然而合,而其爲德爲化,爲政爲令,爲災爲變,亦自不同其候,未始難期也。

帝曰:何謂也? 岐伯曰:東方生風,風生木,其德敷和,其化生榮,其政舒啓,其令風,其變振發,其災散落。

木氣之德化、政令、災變不同,其候如此。

南方生熱,熱生火,其德彰顯,其化蕃茂,其政明曜,其令熱,其變銷爍,其災燔焫。

火氣之德化、政令、災變不同,其候如此。

中央生濕,濕生土,其德溽蒸,其化豐備,其政安静,其令濕,其變驟注,其災霖潰。

土氣之德化、政令、災變不同,其候如此。

西方生燥,燥生金,其德清潔,其化緊斂,其政勁切,其令燥,其變肅殺,其災蒼隕。

金氧之德化、政令、災變不同,其候如此。

北方生寒,寒生水,其德淒滄,其化清謐,其政凝肅,其令寒,其變溧冽,其災冰雪霜雹。

水氣之德化、政令、災變不同,其候如此。

是以察其動也,有德有化,有政有令,有變有災,而物由之,而人應之也。

察五氣之動,既有德化、政令、災變之不同,則物必由之,人必應之。雖卒然災合,發無常會,無不可期也。

帝曰:夫子之言歲候不及太過,上應五星,今夫德化、政令、災眚變易非常而有也,卒然而動,其亦爲之變乎?岐伯曰:承天而行之,故無妄動,無不應也,卒然而動者,氣之交變也,其不應焉。故曰:應常不應卒,此之謂也。

帝問:歲候之太過不及,上應五星,謂歲木太過、歲木不及十段。而德化、政令、災變不有常也,卒然而動,五星亦爲之變乎?蓋五運承天而行之,故無妄動,五星無不應也,至於卒然而動者,是乃二氣相交,偶然之變也,則五星不應焉。故曰:應常不應卒,此之謂也。

帝曰:其應奈何?岐伯曰:各從其氣化也。帝曰:其行之疾徐逆順何如?岐伯曰:以道留久,逆守而小,是謂省下。以道而去,去而速來,曲而過之,是謂省遺過也。久留而環,或離或附,是謂議災與其德也。

各從其氣化者,五行之星,各從五行之氣化也。五星之行,有疾徐逆順之異,以其所行之道,遲留延久,逆守本度而光芒甚小,是謂省其下之分野君臣有過與有德也。以道而去,去而速來,委曲而過之,是謂省察其所遺漏之過失也。久留而環遶,或違離,或附合,迴旋不去,是謂議其災殃與其福德也。

應近則小,應遠則大。芒而大倍常之一,其化甚,大常之二,其眚即也。小常之一,其化減,小常之二,是謂臨視,省下之過與其德也,德者福之,過者伐之。是以[1]象之見也,高而遠則小,下而近

〔1〕以 原作"亦",音近之誤,據王注本《素問·氣交變大論》及本節黃解改。

則大，大則喜怒邇，小則禍福遠。

　　應近則星小，近謂微也。應遠則星大。遠謂甚也。光芒而大倍常之一，則其化甚，大常之二，則其眚即。其眚在即。小常之一，則其化減，小常之二，則其眚遥，是謂臨視分野，省下之過與其德也，有德者福之，有過者伐之。是以星象之見，高而遠則小，下而近則大，大則天之喜怒邇，小則天之禍福遠也。

　　歲運太過，則運星北越，運氣相得，則各行以道。故歲運太過，畏星失色而兼其母，不及則色兼其所不勝。

　　運星，主運之星。歲運太過，則運星不守本度而北犯紫微、太乙之座，運氣相得，則運星各行以道，不越位也。運星盛衰，視乎歲運，故歲運太過，則畏星失其本色而兼其母色，畏星，所畏之星，如運星屬木，則土爲畏星，失其黃色而兼母之赤色也。歲運不及，則運星之色兼其所不勝。如木不及則兼金色。

　　帝曰：其災應何如？岐伯曰：亦各從其化也。故時至有盛衰，淩犯有逆順，留守有多少，形[1]見有善惡，宿屬有勝負，徵應有吉凶矣。

　　其災變之應，亦各從其五行之化。其時至則有盛衰，當時則盛，非時則衰。淩犯則有逆順，金淩木爲順，金犯火爲逆。留守則有多少，久留爲多，暫守爲少。形見有善惡，喜澤爲善，怒燥爲惡。宿屬有勝負，二十八宿分屬十二辰次，五星所臨，有勝地有敗地。合而論之，徵應乃有吉凶之殊矣。

　　帝曰：其善惡何謂也？岐伯曰：有善有怒，有憂有喪，有澤有燥。此象之常也，必謹察之。

　　星有喜怒、憂喪、燥澤之異，喜澤爲善，憂喪怒燥爲惡。此星象形見之常，謹宜察之也。

　　帝曰：六者高下異乎？岐伯曰：象見高下，其應一也，故人亦應之。

　　帝問：喜怒憂喪燥澤六者，設星之高下不同，其應亦當異乎？蓋星象雖見高下，其應則一也，故人亦應之，無有殊也。

―――――――――――――

〔1〕形　原作“刑”，據王注本《素問·氣交變大論》及本節黃解改。

帝曰：善。其德化政令之動靜損益皆何如？岐伯曰：夫德化政令災變，不能相加也。勝復〔1〕盛衰，不能相多也。往來大小，不能相過也。用之升降，不能相無也。各從其動而復之耳。

德化、政令、災變，視乎五氣之動靜，既有動靜不同，自應有損益輕重之差，似乎不得一例而不然也。德化、政令、災變，報施均平，一毫不能相加也。勝復盛衰之數，循環有宅，一毫不能相多也。往來大小之分，往來，進退消長也。張弛有常，一毫不能相過也。上下升降之用，氣化有準，一毫不能相無也。各從其動之微甚而報復之耳。

帝曰：其病生何如？岐伯曰：德化者氣之祥，政令者氣之章，變易者復〔2〕之紀，災眚者傷之始，氣相勝者和，不相勝者病，重感於邪則甚也。

德化者氣之祥和，政令者氣之章顯，變易者招復之紀，災眚者感傷之始。勝復之氣，勢力均平，足以相敵者和，不相敵者病，重感於邪則病甚也。

帝曰：善。所謂精光之論，大聖之業，宣明大道，通於無窮，究於無極也。余聞之，善言天者，必應於人，善言古者，必驗於今，善言氣者，必彰於物，善言應者，同天地之化，善言化言變者，通神明之理，非夫子孰能言至道歟！迺擇吉日良兆而藏之靈蘭之室，每旦讀之，命曰氣交變，非齋戒不敢發，慎傳也。

五常政大論七十九〔3〕

黃帝問曰：太虛寥廓，五運迴薄，衰盛不同，損益相從，願聞平氣何如而名？何如而紀也？岐伯對曰：昭乎哉問也！木曰敷和，火曰升明，土曰備化，金曰審平，水曰靜順。

迴薄者，迴旋而薄迫也。以其衰盛不同，故有損益相殊。衰則不及，盛則太過，其非盛非衰，是謂平氣。平氣者，木曰敷和，敷宣和氣，木之德也。火曰升明，升達明顯，火之德也。土曰備化，化成豐備，土之德

----

〔1〕復　原作“負”音近之誤，據王注本《素問·氣交變大論》及本節黃解改。
〔2〕復　原作“氣”，據王注本《素問·氣交變大論》、本節黃解改。
〔3〕七十九　原脫，據目錄補。

也。金曰審平，刑殺平審，金之德也。水曰靜順。安靜柔順，水之德也。

帝曰：其不及奈何？岐伯曰：木曰委和，火曰伏明，土曰卑監，金曰從革，水曰涸流。

陽和委廢，故曰委和。光明曲伏，故曰伏明。卑微監制，故曰卑監。土氣遏陷，下爲木氣所刑，是謂卑監。如唐人命將，以閹官監軍，動則牽制，將卑權輕也。從順變革，是曰從革。金性順降，革而不降，是謂從革。源流涸竭，是曰涸流。

帝曰：太過何謂？岐伯曰：木曰發生，火曰赫曦，土曰敦阜，金曰堅成，水曰流衍。

生氣暢茂，是曰發生。陽光炎烈，是曰赫曦。氣化豐厚，是曰敦阜。收成堅實，是曰堅成。源流浩衍，是曰流衍。

帝曰：三氣之紀，願聞其候。岐伯曰：悉乎哉問也！敷和之紀，木德周行，陽舒陰布，五化宣平，其氣端，其性隨，其應春，其類木，其用曲直，其化生榮，其候溫和，其政發散，其令風，其藏肝，肝其畏清，其主目，其養筋，其病裏急支滿，其蟲毛，其畜犬，其穀麻，其果李，其實核，其物中堅，其色蒼，其味酸，其音角，其數八。

肝其畏清，木不勝金也。裏急者，肝氣不舒，支滿者，肝脈循脅也。八者，木之成數也。《河圖》數，天三生木，地八成之。

升明之紀，正陽而治，德施周布，五化均衡，其氣高，其性達，其應夏，其類火，其用燔灼，其化蕃茂，其候炎暑，其政明曜，其令熱，其藏心，心其畏寒，其主舌，其養血，其病瞤瘈，其蟲羽，其畜馬，其穀麥，其果杏，其實絡，其物脈，其色赤，其味苦，其音徵，其數七。

心其畏寒，火不勝水也。瞤者，肌肉動惕，瘈者，筋脈急攣。七者，火之成數也。地二生火，天七成之。

備化之紀，氣協天休，德流四政，五化齊修，其氣平，其性順，其應長夏，其類土，其用高下，其化豐滿，其候溽蒸，其政安靜，其令濕，其藏脾，脾其畏風，其主口，其養肉，其病否，其蟲倮，其畜牛，其穀稷，其果棗，其實肉，其物膚，其色黃，其味甘，其音宮，其數五。

土爲四象之母，故德流四政。四政，金木水火。脾其畏風，土不勝木也。否者，脾氣不運，則病否塞。五者，土之生數也。天五生土，地十成之。

審平之紀，收而無爭，殺而無犯，五化宣明，其氣潔，其性剛，其應秋，其類金，其用散落，其化堅斂，其候清切，其政勁肅，其令燥，其藏肺，肺其畏熱，其主鼻，其養皮毛，其病咳，其蟲介，其畜雞，其穀稻，其果桃，其實殼，其物外堅，其色白，其味辛，其音商，其數九。

肺其畏熱，金不勝火也。九者，金之成數。地四生金，天九成之。

靜順之紀，藏而勿害，治而善下，五化咸整，其氣明，其性下，其應冬，其類水，其用沃衍，其化凝堅，其候凝肅，其政流衍，其令寒，其藏腎，腎其畏濕，其主二陰，其養骨髓，其病厥，其蟲鱗，其畜彘，其穀豆，其果栗，其實濡，其物濡，其色黑，其味鹹，其音羽，其數六。

腎其畏濕，水不勝土也。其主二陰，當云腎主耳。腎開竅於二陰，但他藏皆上主五官，此獨云主陰，於例不倫。濡，物之津液也。六者，水之成數。天一生水，地六成之。

故生而勿殺，長而勿罰，化而勿制，收而勿害，藏而勿抑，是謂平氣。

制，即監也，有制曰卑監，無制曰備化。

委和之紀，是謂勝生，生氣不政，化氣迺揚，長氣自平，收令迺早，涼雨時降，風雲并興，草木晚榮，蒼乾凋落，物秀而實，膚肉內充。其氣斂，其用聚，其主霧露悽愴，其藏肝，其發驚駭，其動緛戾拘緩，其病搖動注恐，其蟲毛介，其畜雞犬，其穀稷稻，其果棗李，其實核殼，其色白蒼，其味酸辛，其聲角商，從金化也。少角與判商同，上角與正角同，上商與正商同，上宮與正宮同。其病支廢癰腫瘡瘍，邪傷肝也。蕭飂肅殺，則炎赫沸騰，眚於三，所謂復也，其主飛蠹蛆雉，迺爲雷霆。

勝生，金刑木也。木主生。木衰不能制土，故生氣不政，化氣迺揚。土主化。木衰不能生火刑金，故長氣自平，火主長。收令迺早。金主收。燥金司權，則涼雨時降。濕土無制，則風雲并興。肅殺兼化，則草木晚榮，蒼乾凋落。金主收成，故物秀而實，膚肉內充，土氣旺也。緛戾拘緩，筋病也。肝主筋。緛，弱。戾，強。拘，攣。緩，鬆也。搖動注恐，風飄而神怯也。肝病則風生而動搖。肝主怒，腎主恐，肝氣盛則怒，虛則下陷

於水而恐生。注者，木鬱賊土，而爲泄利也。木不及，則曰少角，金氣乘之，半
與金化相同，判，半也。故少角與判商同。化同少商。厥陰司天，則曰
上角，丁巳、丁亥年。木不及而得司天同氣之助，則以少角而同正角，
故曰少角與正角同。陽明司天，則曰上商，丁卯、丁酉年。木不及而遇
司天勝己之剋，則以上商而同正商，故曰上商與正商同。太陰司
天，則曰上宮，丁丑、丁未年。木不制土而值濕土司天之時，則以上宮
而同正宮，故曰上宮與正宮同。凡此或燥或濕，皆傷肝氣，其病支
節殘廢，癰腫瘡瘍。筋攣則支廢，關節壅阻，則生癰腫瘡瘍。金勝之極，蕭飋
肅殺，則火來復之，炎赫沸騰。眚於三者，金火勝復，皆緣木弱，故
災歸震宮，飛蠹蛆雉，悉秉火氣而生。雷霆者，陽氣之鬱發，亦伏火
之鼓宕也。春陽升動，爲重陰所閉，衝激而出，則爲雷霆。雷生於震木者，以中有火
胎故也。

　　伏明之紀，是謂勝長，長氣不宣，藏氣反[1]布，收氣自政，化令
迺衡，寒清數舉，暑令迺薄，承化物生，生而不長，成實而稚，遇化已
老，陽氣屈伏，蟄蟲早藏。其氣鬱，其用暴，其至冰雪霜寒，其藏心，
其發痛，其動彰伏變易，其病昏惑悲忘，其蟲羽鱗，其畜馬彘，其穀
豆稻，其果栗桃，其實絡濡，其色玄丹，其味苦鹹，其聲徵羽，從水化
也。少徵與少羽同，上商與正商同。邪傷心也。凝慘慄冽，則暴雨
霖霆，眚於九，其主驟[2]注雷霆震驚，沉黔淫雨。

　　勝長，水刑火也。火主長。火敗水勝，故長氣不宣，藏氣反布。
火敗不能制金生土，故收氣自政，化令迺平。衡，平也。火不敵水，
故寒清數舉，暑令迺薄。火衰土弱，則承化物生。生而不長，物承土
化而生者，雖生不長。長氣失政，則成實而稚，遇化已老。金能成而火不能
長，故成實而稚。土欲化之，而其氣非旺，易就衰竭，是遇化已老也。其發痛者，寒
水凌火，則痛作矣。顯明爲彰，屈抑爲伏。變易者，火衰不能顯達，
明暗無常也。昏惑者，火虛而神迷也。火衰金旺則悲生，金主悲。
神不蟄藏則善忘也。火不及，則曰少徵，水氣乘之，則與少羽同化，

───────────────

〔1〕反　原作“迺”，據王注本《素問·五常政大論》及本節黃解改。
〔2〕驟　原作“慘”，據王注本《素問·五常政大論》及本節黃解改。

故少徵與少羽同。火不制金，而值燥金司天之時，癸卯、癸酉年。則以上商而同正商，故曰上商與正商同。水勝之極，凝慘慄冽，則土來復之，暴雨霖霪。眚於九者，災歸離宮也。驟注沉陰淫雨者，土濕旺也。雷霆震驚者，雷復於土中也。

卑監之紀，是謂減化，化氣不令，生政獨彰，長氣整，雨迺愆，收氣平，風寒並興，草木榮美，秀而不實，成而粃也。其氣散，其用靜定，其主飄怒振發，其藏脾，其發濡滯，其動瘍涌分潰癰腫，其病留滿否塞，其蟲倮毛，其畜牛犬，其穀豆麻，其果李栗，其實濡核，其色蒼黃，其味酸甘，其聲宮角，從木化也。少宮與少角同，上宮與正宮同，上角與正角同。其病飧泄，邪傷脾也。振拉飄揚，則蒼乾散落，其眚四維，其主敗折，虎狼清氣迺用，生政乃辱。粃，音比。

減化，木勝土也。土主化。土敗木勝，故化氣不令，生政獨彰。木能生火，故長氣整。土衰，故雨愆。土不生金，故收氣平。土受木制，不能剋水，故風寒並興，草木榮美。土主成實，土虛，故秀而不實，成而粃也，粃，穅粃也。穀得秋金收成，堅老而其顆粒豐滿，全由於土。土主肌肉，肌肉壅腫，則生瘍癰潰涌。脾土不運，爲木所迫，則病留滯脹滿，否塞不通。土不及，則曰少宮，木氣乘之，則與少角同化，故少宮與少角同。土不敵木，而遇濕土司天之助，乙丑、乙未年。則以上宮而同正宮，故曰上宮與正宮同。若值風木司天之剋，己巳、己亥年。則以上角而同正角，故曰上角與正角同。脾土刑於肝木，水穀不消，故病飧泄。木勝之極，振拉飄揚，則金來復之，蒼乾散落。眚於四維者，災歸土位也。敗折者，燥金之刑殺。虎狼，秉金氣而生者也。

從革之紀，是謂折收，收氣迺後，生氣迺揚，長化合德，火政迺宣，庶類以蕃。其氣揚，其用躁切，其主明曜炎爍，其藏肺，其發咳喘，其動鏗禁瞀厥，其病嚏咳鼽，其蟲介羽，其畜雞羊，其穀麻麥，其果李杏，其實殼絡，其色白丹，其味苦辛，其聲商徵，從火化也。少商與少徵同，上商與正商同，上角與正角同。邪傷肺也。炎光赫烈，則冰雪霜雹，眚於七，其主鱗伏彘鼠，歲氣早至，迺生大寒。鏗，音坑。瞀，音茂。

折收，火刑金也。火能刑金，金不制木，故收氣迺後，生氣迺揚。火旺土生，故長化合德，火政乃宣，庶類以蕃。肺主聲，鏗者，其聲鏗然。禁者，禁慄寒戰。肺主氣，瞀厥者，氣逆而昏冒也。金不及，則曰少商，火氣乘之，則與少徵同化，故少商與少徵同。金不敵火，而遇燥金司天之助，乙卯、乙酉年。則以少商而同正商，故曰少商與正商同。金不制木，而值厥陰風木司天之時，乙巳、乙亥年。則以上角而同正角，故曰上角與正角同。火勝之極，炎光赫烈，則水[1]來復之，冰雪霜雹。眚於七者，災歸兌宮也。鱗伏彘鼠，皆秉水氣而生者也。

涸流之紀，是謂反陽，藏令不舉，化氣迺昌，長氣宣布，蟄蟲不藏，土潤水泉減，草木條茂，榮秀滿盛。其氣滯，其用滲泄，其主埃鬱昏翳，其藏腎，其發燥槁，其動堅止，其病痿厥注下，其蟲鱗倮，其畜彘牛，其穀黍稷，其果棗杏，其實濡肉，其色黅玄，其味甘鹹，其聲羽宮，從土化也。少羽與少宮同，上宮與正宮同。其病癃閟，邪傷腎也。埃昏驟雨，則振拉摧拔，眚於一，其主毛顯狐狢，變化不藏。

反陽，土刑水也。水爲陰，水敗則陰反爲陽。水敗土勝，故藏令不舉，化氣迺昌。水敗不能制火，故長氣宣布，蟄蟲不藏。土邪賊水，故土潤水減。藏氣失職，冬行夏令，故草木條茂，榮秀滿盛。堅止者，土氣痞塞而堅鞕也。痿厥者，濕傷筋骨，骸足不用也。注下者，濕盛而濡泄也。水不及，則曰少羽，土氣乘之，則與少宮同化，故少羽與少宮同。水不敵土，而遇濕土司天之時，辛丑、辛未年。則以上宮而同正宮，故曰上宮與正宮同。濕旺木鬱，疏泄不行，則便癃閟。小便不通。土濕之極，埃昏驟雨，則木來復之，振拉摧拔。眚於一者，災歸坎宮也。木盛則毛蟲顯著，狐狢變化不藏，狐狢秉木氣而生者也。

故乘危而行，不速而至，暴虐無德，災反及之。微者復微，甚者復甚，氣之常也。

五運不及，相勝者乘其孤危而行，不待召延[2]而至，暴虐無德，至於其子來復，災反及之。勝微者復微，勝甚者復甚，氣化循環

---

〔1〕水　原作"冰雪霜雹"，據文義及前後文例改。

〔2〕延　《廣韻》："進也。"《漢書·公孫宏傳》："以延賢人。"

之常也。

發生之紀,是謂啟敕,土疏泄,蒼氣達,陽和布化,陰氣迺隨,生氣淳化,萬物以榮。其化生,其象春,其氣美,其政散,其令條舒,其德鳴靡啟坼,其變振拉摧拔,其藏肝脾,其經足厥陰少陽,其動掉眩巔疾,其病怒,其蟲毛介,其畜雞犬,其穀麻稻,其果李桃,其物中堅外堅,其色青黃白,其味酸甘辛。上徵則其氣逆,其病吐利。不務其德,則收氣復,秋氣勁切,甚則肅殺,清氣大至,草木凋零,邪傷肝也。敕,古陳字。

啟敕,啟發陳布也。四氣調神論:春三月,此謂發陳,與此同義。土疏泄,蒼氣達者,木氣升達,則土氣疏泄也。陽和布化,則陰氣消退,故後隨也。生氣之化淳,故萬物以榮。其物中堅者,木也,外堅者,金也。木之心堅,金之殼堅,木齊金化,則中外皆堅也。少陰君火少陽相火司天,是謂上徵,火爲木子,子居母上,則其氣逆,其病爲吐利。壬子、壬午、壬寅、壬申。木不務德而剋土,則金來復之,故勁切肅殺,草木凋零,清邪傷肝也。

赫曦之紀,是謂蕃茂,陰氣內化,陽氣外榮,炎暑施化,物得以昌。其化長,其象夏,其氣高,其政動,其令鳴顯,其德喧暑鬱蒸,其變炎烈沸騰,其藏心肺,其經手少陰太陽,手厥陰少陽,其動炎灼妄擾,其病笑瘧瘡瘍血流狂妄目赤,其蟲羽鱗,其畜羊彘,其穀麥豆,其果杏栗,其物脈濡,其色赤白玄,其味苦辛鹹。上羽與正徵同,其收齊,其病痙,上徵而收氣後也。暴烈其政,藏氣迺復,時見凝慘,甚則雨水霜雹切寒,邪傷心也。

陰氣內化,陰退於內,陽氣外榮者,陽暢於外也。鳴顯者,陽氣之外光也。鳴顯,當作明顯。炎灼妄擾者,火炎熱盛,譫妄擾亂也。心主笑,笑瘧瘡瘍血流狂妄目赤,皆火證也。火運太過,得寒水司天以制之,則與正徵同化,故上羽與正徵同。戊辰、戊戌。火既有制,則金不受刑,收令自齊。齊,備也。若感冒風寒,鬱其火令,則爲痙病。痙,音熾,義與痓同。痙者,頭搖口噤,脊背反折之病也。若遇二火司天,運臨上徵,火旺金衰,則收氣乃後。火政暴烈而剋金,則水來復之,故凝慘寒洌,雨水霜雹,寒邪傷心也。

敦阜之紀，是謂廣化，厚德清静，順長以盈，至陰內實，物化充成，埋埃朦鬱，見於厚土〔1〕，大雨時行，濕氣迺用，燥政迺辟。其化圓，其象長夏，其氣豐，其政静，其令周備，其德柔潤重淖，其變震驚飄驟崩潰，其藏脾腎，其經足太陰陽明，其動濡積并稸，其病腹滿四支不舉，其蟲倮毛，其畜牛犬，其穀稷麻，其果棗李，其物肌核，其色黅玄蒼，其味甘鹹酸，此下闕數語。大風迅至，邪傷脾也。

廣化，土化廣大也。土旺故厚德清静，順長氣而豐盈。土爲至陰，六節藏象論：此至陰之類，通於土氣。至陰內實，故物化充滿而成就。土氣蒸騰，則化雲霧，故埋埃朦鬱，見於厚土。厚土，高山也。燥氣乃辟者，濕勝燥也。震驚飄驟者，濕勝木鬱，烈風雷雨并作也。崩潰者，堤崩水決，濕勝則土自傷也。濡積并稸〔2〕者，濕旺脾瘀，稸積壅塞也。腹滿四支不舉，土濕脾傷，中氣不運，齊腹脹滿，四支失秉也。土不務德而剋水，則木來復之，故大風迅至，風邪傷脾也。

堅成之紀，是謂收引，天氣潔，地氣明，陽氣隨，陰治化，燥行其政，物以司成，收氣繁布，化洽不終。其化成，其象秋，其氣削，其政肅，其令銳切，其德霧露蕭颭，其變蕭殺凋零，其藏肺肝，其經手太陰陽明，其動暴折瘍疰，其病喘喝胸憑仰息，其蟲介羽，其畜雞馬，其穀稻麥，其果桃杏，其物殼絡，其色白青丹，其味辛酸苦。上徵與正商同，其生齊，其病咳。政暴變則名木不榮，柔脆焦首，長氣斯救，大火流炎，爍且至，蔓將槁，邪傷肺也。

收引者，金氣收斂，引陽氣於地下也。陰氣司權而主治化，則陽氣隨之歸於水中，燥行其政，故萬物告成。收氣既盛，故土之化洽不終。其氣削者，收斂而隕落也。暴折者，金之刑傷。瘍疰者，皮膚之疾也。喘喝者，肺氣之逆。胸憑仰息者，胸膈壅滿，憑物仰身而布息也。金運太過，得二火司天以制之，則與正商同化，故上徵與正商同。庚子、庚午、庚寅、庚申。金既有制，則木不受刑，生政自齊。若感冒風寒，鬱其金氣，則病咳嗽。肺金制於二火，故病咳嗽也。金政

---

〔1〕土　原作"德"，據王注本《素問·五常政大論》及本節黄解改。

〔2〕稸(xū畜)　《集韻》："同蓄。積也，聚也。"《戰國策》："稸積腐朽而不用。"

暴變而剋木,則火來復之,故火流蔓槁,熱邪傷肺也。

流衍之紀,是謂封藏,寒司物化,天地嚴凝,藏政以布,長令不揚。其化凜,其氣堅,其政謐,其象冬,其令流注,其德凝慘寒雰,其變冰雪霜雹,其藏腎心,其經足少陰太陽,其動漂泄沃涌,其病脹,其蟲鱗倮,其畜彘牛,其穀豆稷,其果栗棗,其物濡肉,其色黑丹黅,其味鹹甘苦。上羽而長氣不化也。政過則化氣大舉,而埃昏氣交,大雨時降,邪傷腎也。

水勝火敗,故藏政以布,長令不揚。謐,靜也。霧雨飛雪,飛揚之象。漂泄沃涌,下泄利而上涌吐也。脹者,水旺土濕,脾氣不運也。水運太過,若遇寒水司天,運臨上羽,水旺火衰,則長氣不化。水政過暴而剋火,則土來復之,故埃昏大雨,濕邪傷腎也。

故曰:不恆其德,則所勝來復,政恆其理,則所勝同化,此之謂也。

恆,常也。太過之運,暴虐失常,則勝己者必來復之,政不失常,則勝己者亦同其化,不相剋也。

帝曰:善。其歲有不病,而藏氣不應者何也? 岐伯曰:天氣制之,氣有所從也。

歲運當病而不病,藏氣當應而不應者,司天之氣制之,則從乎天氣,而不從乎歲氣也。

帝曰:願卒聞之。岐伯曰:少陽司天,火氣下臨,肺氣上從,白起,金用革,木乃眚,火見燔焫,大暑以行,咳嚏鼽衄鼻窒,口瘍寒熱胕腫。風行於地,塵沙飛揚,心痛胃脘痛,厥逆鬲不通,其主暴速。

少陽相火司天,火氣下臨,而剋肺金,肺氣上從,白色應之,金用變革。金敗於火,則剋其所勝,木乃被眚,火見燔焫,大暑以行。肺金受傷,則咳嚏鼽衄鼻窒,瘡瘍寒熱胕腫。肺竅於鼻而外司皮毛,故為病如是。少陽司天,則厥陰在泉,風行於地,塵沙飛揚。足少陽與足厥陰為表裏,足厥陰下陷,則足少陽上逆,以甲木而剋戊土,故胃脘當心而痛。心下者,胃之上脘,戊土刑於甲木,胃氣逆衝,心下逼迫,故心與胃脘皆痛也。胃氣上逆,土木填塞,故胸鬲不通。少陽相火與厥陰風木,其性皆迅速,故二氣司天在泉,皆主速也。

陽明司天，燥氣下臨，肝氣上從，蒼起，木用革，土迺眚，淒滄數至，木伐草萎，脇痛目赤，掉振鼓慄，筋痿不能久立。火行於地，暴熱至，土迺暑，流水不冰，蟄蟲迺見，陽氣鬱發，小便變，寒熱如瘧，甚則心痛。

陽明燥金司天，燥氣下臨，而剋肝木，肝氣上從，蒼色應之，木用廢革。木敗於金，則剋其所勝，土乃被眚。燥金得政，淒滄數至，木伐草萎。肝氣受傷，則脇痛目赤，掉振鼓慄，筋脈痿頓，不能久立。掉振鼓慄，風木戰搖之象。陽明司天，則少陰在泉，火行於地，則暴熱忽至，土氣乃暑，流水不冰，蟄蟲迺見。陽氣鬱發於濕土之中，小便變常，黃赤不利。陽鬱不達，寒熱如瘧，甚則心痛也。

太陽司天，寒氣下臨，心氣上從，丹起，火用革，金迺眚，寒清時舉，勝則水冰，火氣高明，心熱煩，嗌乾善渴，鼽嚏，喜悲數欠。熱氣妄行，寒乃復，霜不時降，善忘，甚則心痛。土乃潤，水豐衍，寒客至，沉陰化，濕氣變物，水飲內稸，中滿不食，皮㾓[1]肉苛，筋脈不利，甚則胕腫身後癰。

太陽寒水司天，寒氣下臨，而剋心火，心氣上從，丹色應之，火用斥革。火敗於水，則剋其所勝，金乃被眚。水旺故寒清時舉。寒甚則水為之冰。火為水刑，逆而上炎，心熱煩生，嗌乾善渴。火逆肺傷，則鼽嚏喜悲。肺主悲。陰盛於下，召引陽氣，則數為呵欠。義詳《靈樞·口問》。熱氣妄行，剋傷肺藏，寒水乃復，霜不時降。寒水淩火，神失蟄藏，故心痛而善忘也。太陽司天，則太陰在泉，濕旺土潤，水氣豐衍。客寒至此，司天為客，在泉為主，太陽司天，故寒為客氣。為沉陰所化，沉陰，濕土也。不能司令，則太陰當權，濕氣變物，水飲內稸，中滿不食。水停則土濕脾鬱，故中滿不食。濕氣鬱阻，皮㾓肉苛，筋脈不利，甚則皮膚浮腫，身後癰生也。水性流濕，身後，太陽寒水之經，寒水得濕，則生癰疽。

厥陰司天，風氣下臨，脾氣上從，黃起，土用革，水迺眚，風行太虛，雲物搖動，目轉耳鳴，體重肌肉萎，食減口爽。火縱其暴，地乃

---

〔1〕㾓（wán 頑）《廣韻》：“痹也。”

暑，蟄蟲數見，流水不冰，大熱消爍，赤沃下，其發機速。

　　厥陰風木司天，風氣下臨，而剋脾土，脾氣上從，黃色應之，土用改革。土敗於木，則剋其所勝，水乃被眚。木旺則風行太虛，雲物搖動，目轉耳鳴。土爲木刑，則體重肉萎，食減口爽。口不知味曰爽。厥陰司天，則少陽在泉，相火縱暴，地氣乃暑，蟄蟲數見，流水不冰。人感其氣，大熱消爍，赤沃泄下。赤沃者，濕熱所瘀蒸也。其病機發作甚速也。

　　少陰司天，熱氣下臨，肺氣上從，白起，金用革，木迺眚，大暑流行，金爍石流，喘嘔寒熱，嚏鼽衄鼻室，甚則瘡瘍燔灼。地乃燥，淒滄數至，肅殺行，草木變，脇痛善太息。

　　少陰君火司天，熱氣下臨，而剋肺金，肺氣上從，白色應之，金用更革。金敗於火，則剋其所勝，木乃被眚。火旺則大暑流行，金爍石流。肺氣受傷，喘嘔寒熱，嚏噴鼽衄鼻室。甚則皮膚被災，瘡瘍燔灼。少陰司天，則陽明在泉，金旺地燥，淒滄數至，肅殺以行，草木胥〔1〕變。木爲金刑，肝氣受害，脇肋疼痛而善太息。肺主悲，脾主憂，悲憂鬱結，中氣不舒，故太息以出之。太息者，金旺而木衰也。

　　太陰司天，濕氣下臨，腎氣上從，黑起，水變革，火迺眚，埃昏雲雨，胸中不利，陰痿，氣大衰而不起不用，當其時反腰脽痛，厥逆，動轉〔2〕不便也。地迺藏陰，大寒且至，蟄蟲早附，地裂冰堅，心下痞痛，少腹痛，時害於食，乘金則止水增，味乃鹹，行水減也。

　　太陰濕土司天，濕氣下臨，而剋腎水，腎氣上從，黑色應之，水用變革。水敗於土，則剋其所勝，火乃被眚。土旺濕蒸，則埃昏雲雨。濕盛胃逆，胸中不利。土濕木鬱，陰痿氣衰，不起不用。若當土旺之時，長夏、四季。腎水受傷，風木下陷，反腰脽疼痛，手足厥逆，動轉不便。太陰司天，則太陽在泉，寒水封蟄，地迺藏陰，大寒且至，蟄蟲早附，地裂冰堅。寒水淩心，則心下痞滿。水寒木陷，則少腹疼痛。寒水侮土，則時害於食。若乘金運相生，乙丑、乙未。寒水

---

〔1〕胥　《集韻》：“皆也。”
〔2〕動轉　原作“轉動”，據王注本《素問·五常政大論》及本節黃節乙轉。

有助，則止水增加，味逦作鹹，止水，海水，海水味鹹。行水消減也。行水，
百川也。水曰潤下，潤下作鹹。潤下之水，莫過於海，故海水作鹹。此以太陽在泉，應在
潤下之水，故止水獨增，味乃作鹹也。

帝曰：善。氣始而生化，氣散而有形，氣布而蕃育，氣終而象
變，其致一也。然而五味所資，生化有薄厚，成熟有多少，始終不
同，其故何也？岐伯曰：地氣制之也，非天不生而地不長也。

萬物榮枯，皆由於氣，氣始而有生化，氣散而有形質，散謂發散。
氣布而物蕃育，布謂舒布。氣終而象變易，終謂氣盡。萬物秉賦，其致
一也。然而五行滋息，而生五味，百族之繁，五味盡之。五味所資，生化
則有薄厚，成熟則有多少，散布非一，始終不同，其故何也？此緣在
泉之氣制之，非天之不生而地之不長也。天地之生長，一也，而在泉之氣，
六者不同，故物有薄厚多少之殊也。

帝曰：願聞其道。岐伯曰：寒熱燥濕，不同其化也。

在泉之氣，寒熱燥濕，其化不同，故生化成熟亦殊。

故少陽在泉，寒毒不生，其味辛，其治苦酸，其穀蒼丹。

少陽相火在泉，熱甚，故寒毒不生。性之極寒者，則有毒。下文倣此。
金受火刑，則作辛味，故其味辛。少陽在下，則厥陰在上，相火味苦
而色丹，風木味酸而色蒼，故其治苦酸，治者，乘權而主治也。其穀蒼
丹。與木火同氣，是以獨旺也。

陽明在泉，濕毒不生，其味酸，其治辛苦甘，其穀丹素。

陽明燥金在泉，燥盛，故濕毒不生。木受金刑，則作酸味，故其
味酸。陽明在下，則少陰在上，燥金味辛而色素，君火味苦而色丹，
故其治辛苦，其穀丹素。土味甘，土者，火之子金之母，位居火金之
間，故兼甘味。

太陽在泉，熱毒不生，其味苦，其治淡鹹，其穀黅秬。

太陽寒水在泉，寒盛，故熱毒不生。火受水刑，則作苦味，故其
味苦。太陽在下，則太陰在上，寒水味鹹而色秬，秬，黑黍也。濕土味
淡而色黅，故其治淡鹹，其穀黅秬。

厥陰在泉，清毒不生，其味甘，其治酸苦，其穀蒼赤。

厥陰風木在泉，風盛，故清毒不生。土受木刑，則作甘味，故其
味甘。厥陰在下，則少陽在上，故其治鹹苦，其穀蒼赤。

少陰在泉,寒毒不生,其味辛,其治辛苦甘,其穀白丹。

少陰君火在泉,熱盛,故寒毒不生。金受火刑,則作辛味,故其味辛。少陰在下,則陽明在上,故其治辛苦,其義見前。其穀白丹。

太陰在泉,燥毒不生,其味鹹,其治甘鹹,其穀黅秬。

太陰濕土在泉,濕盛,故燥毒不生。水受土刑,則作鹹味,故其味鹹。太陰在下,則太陽在上,故其治甘鹹,其穀黅秬。

其氣專,其味正,化淳則鹹守,氣專則辛化而俱治。

六氣惟太陰濕土在泉,則爲得位,以土歸土故也。其氣最專,其味最正。土主五味,其味爲甘,甘得五味之中。土主化,化生五味,自得爲甘,化淳則水不侮土,鹹得其守,氣專則金有所生,與辛化俱治也。

帝曰:歲有胎孕不育,治之不全,何氣使然?岐伯曰:六氣五類,有相勝制也。同者盛之,異者衰之,此天地之道,生化之常也。

六氣化生動物有五,毛蟲之類,麟爲之長,羽蟲之類,鳳爲之長,倮蟲之類,人爲之長,介蟲之類,龜爲之長,鱗蟲之類,龍爲之長。毛蟲屬木,羽蟲屬火,倮蟲屬土,介蟲屬金,鱗蟲屬水。其於六氣,各有勝制生化之殊,同其氣則盛,異其氣則衰,此天地之道,生化之常也。

故厥陰司天,毛蟲静,羽蟲育,介蟲不成,在泉,毛蟲育,倮蟲不育。

風木司天,與毛蟲同氣,故静。相火在下,與羽蟲同氣,故育。金受火刑,故介蟲不成。風木在泉,故毛蟲育。土受木刑,故倮蟲不育。

歲半之前,天氣主之,歲半之後,地氣主之。司天主上半年,在泉主下半年。

少陰司天,羽蟲静,介蟲育,毛蟲不成,在泉,羽蟲育,介蟲不育。

君火司天,故羽蟲静。燥金在下,故介蟲育。木受金刑,故毛蟲不成。君火在泉,故羽蟲育。金受火刑,故介蟲不育。

太陰司天,倮蟲静,鱗蟲育,羽蟲不成,在泉,倮蟲育,鱗蟲不成。

濕土司天,故倮蟲静。寒水在下,故鱗蟲育。火受水刑,故羽蟲不成。濕土在泉，故倮蟲育。水受土刑，故鱗蟲不成。

少陽司天，羽蟲静，毛蟲育，倮蟲不成，在泉，羽蟲育，介蟲不育。

相火司天，故羽蟲静。風木在下，故毛蟲育。土受木刑，故倮蟲不成。相火在泉，故羽蟲育。金受火刑，故介蟲不育。

陽明司天，介蟲静，羽蟲育，在泉，介蟲育，毛蟲不成。

燥金司天，故介蟲静。君火在下，故羽蟲育。燥金在泉，故介蟲育。木受金刑，故毛蟲不成。

太陽司天，鱗蟲静，倮蟲育，在泉，鱗蟲育，羽蟲不育。

寒水司天，故鱗蟲静。濕土在下，故倮蟲育。寒水在泉，故鱗蟲育。火受水刑，故羽蟲不育。

諸乘所不成〔1〕之運，則甚也。故氣主有所制，歲立有所生，地氣制己勝，天氣制勝己。天制色，地制形，各有制，各有勝，各有生，各有成。五類盛衰，各隨其氣之所宜也。

五類爲天地之氣所制，再乘所不成之運，則更甚也。如風木主令，司天、在泉。再乘木運，則倮蟲不成，二火主令，再乘火運，則介蟲不成，濕土主令，再乘土運，則鱗蟲不成，燥金主令，再乘金運，則毛蟲不成。寒水主令，再乘水運，則羽蟲不成。以六氣而合五運，其制勝尤甚也。六氣分主有所制，歲運中立有所生，歲立，六微旨論：子甲相合，命曰歲立是也。地氣制乎己勝，天氣制乎勝己。六氣司天，乘權秉令，故不但制己勝，兼制勝己。在天成象，故天制五色。色即象也。在地成形，故地制五形。有生則盛，有制則衰，五類之盛衰，各隨其氣之所宜也。五類與六氣相宜則盛，如青色毛形與木氣相宜是也。五藏之從革，天氣制之。五味之始終，地氣制之。五類之盛衰，天氣地氣皆制之也。

故有胎孕不育，治之不全，此氣之常也，所謂中根也。根於外者亦五，故生化之別，有五氣、五味、五色、五類、五宜也。

六氣有制勝，五類有同異，氣同則盛，氣異則衰，故有胎孕不育。緣爲天地所制，治化不全，此六氣之常也，所謂根於中也。動物

---

〔1〕成 原作“勝”，音近之誤，據王注本《素問·五常政大論》及本節黃解改。

根於中,以神機爲主。根於外者,亦有五等,植物根於外,以氣立爲主。故生化之殊別,有五氣、臊、焦、香、腥、腐。五味、酸、苦、甘、辛、鹹。五色、青、赤、黃、白、黑。五類、五宜之不同,與六氣錯綜,必有盛衰也。

帝曰:何謂也?岐伯曰:根於中者,命曰神機,神去則機息,根於外者,命曰氣立,氣止則化絶。故曰:不知年之所加,氣之同異,不足以言生化,此之謂也。

根於中者,以神爲機,故有知覺,神去則機息,根於外者,由氣而化,故有枝幹,氣止則化絶。所以然者,以年運有加臨,六氣有同異,則萬物有盛衰也。若不知年之加臨,氣之同異,則不足以言生化之妙也。

帝曰:天不足西北,左寒而右涼,地不滿東南,右熱而左温,其故何也?岐伯曰:陰陽之氣,高下之理,太少之異也。

天不足西北,故乾爲天門,此天氣之所缺也。地不滿東南,故巽爲地戸,此地氣之所缺也。背乾面巽而觀之,北在左,西在右,是左寒而右涼也,南在右,東在左,是右熱而左温也。此以陰陽之象各有分位,東南爲陽,西北爲陰。高下之理,西北高,東南下。太少之異也。南爲太陽,東爲少陽,北爲太陰,西爲少陰。

東南方陽也,陽者其精降於下,故右熱而左温。西北方陰也,陰者其精奉於上,故左寒而右涼。是以地有高下,氣有温涼,高者氣寒,下者氣熱。

陽自上而下降,東南方下,故右熱而左温。陰自下而上奉,西北方高,故左寒而右涼。以地有高下,氣有温涼,高者氣寒,下者氣熱,一定之數也。

故適寒涼者脹滿,温熱者瘡,下之則脹已,汗之則瘡已。此腠理開閉之常,太少之異耳。

感冒寒涼,則腠理閉而內生脹滿,感傷温熱,則腠理開而外生瘡瘍,下之則脹內已,汗之則瘡外已。此腠理開閉,隨乎地勢之常,陰陽太少之異耳。陰主閉,陽主開。

帝曰:其於壽夭何如?岐伯曰:陰精所奉其人壽,陽精所降其人夭。

陰精所奉,表固陽密,故其人壽。陽精所降,表疏陽泄,故其人夭。

帝曰:善。一州之氣,生化壽夭不同,其故何也? 岐伯曰:高下之理,地勢使然也。崇高則陰氣治之,污下則陽氣治之,陽盛者先天,陰盛者後天。此地理之常,生化之道也。

一州地勢,亦有高下,其生化壽夭之不同者,此方域高下之理,地勢使之然也。蓋崇高之處常寒,則陰氣治之,污下之處常熱,則陽氣治之,陽盛者,氣化先天而至,陰盛者,氣化後天而至。此地理之常,生化之道也。

帝曰:其有壽夭乎? 岐伯曰:高者其氣壽,下者其氣夭,地之小大異也。小者小異,大者大異。

大凡高者則其氣壽,下者則其氣夭,一州與天下皆然,但地之小大異也。小如一州,則壽夭小異,大如天下,則壽夭大異。

帝曰:善。其病也,治之奈何? 岐伯曰:西北之氣,散而寒之,東南之氣,收而溫之,所謂同病異治也。

西北氣寒,表閉而內熱,治宜發散而寒中,東南氣熱,表泄而內寒,治宜斂表而溫裏,所謂同病而異治也。

氣寒氣涼,治以寒涼,行水漬之。氣溫氣熱,治以溫熱,強其內守。必同其氣,可使平也。假者反之。

地氣寒涼,人多內熱,治以寒涼,行水漬之,熱湯熏漬取汗。以泄其表。地氣溫熱,人多內寒,治以溫熱,強其內守,使其氣不外走。以固其裏。必同其地氣之寒熱,乃可使平也。若東南而有假熱,西北而有假寒,則宜反之,不拘此例也。

治熱以寒,溫而行之,治寒以熱,涼而行之,治溫以清,冷而行之,治清以溫,熱而行之。故消之削之,吐之下之,補之瀉之,久新同法。氣反者,病在上,取之下,病在下,取之上,病在中,傍取之。

以寒治熱,溫而行之,同其內熱也。以熱治寒,涼而行之,同其內寒也。以清治溫,冷而行之,異其裏溫也。以溫治清,熱而行之,異其裏清也。滿者消之,堅者削之,高者吐之,低者下之,虛者補之,實者瀉之,病有新久,其法則同也。氣之反者,病在上而取之下,病在下而取之上,病在中而傍取之,所謂假者反之也。

故曰:補上下者從之,治上下者異之,以所在寒熱〔1〕盛衰而調之。上取下取,內取外取,以求其過。能毒者以厚藥,不勝毒者以薄藥。此之謂也。能,音耐。

虛則宜補,補上下者從之,順其外之寒溫,以熱療寒,以寒療熱也,寒藥溫行,熱藥涼行,亦從治之法也。實則宜攻,攻上下者異之,治即攻也。反其外之寒溫,以熱治寒,以寒治熱也,清藥冷行,溫藥熱行,亦反治之法也。以其所在之寒熱盛衰而調之。因地制宜。上取下取,或取之上,或取之下,或病在上,取之下,或病在下,取之上。內取外取,或病在表,固其裏,或病在裏,泄其表,或病在中,旁取之,或病在旁,中取之。以求其過。求其有過之處。能毒者,治之以氣厚之藥,西北人多能毒。不勝毒者,治以氣薄之藥,東南人多不勝毒。此其大概也。隨其腸胃之堅脆不同也。

故治病者,必明天道地理,陰陽更勝,氣之先後,人之壽夭,生化之期,乃可以知人之形氣矣。

治病者,必明天地之道理,陰陽之更勝,西北陰盛,東南陽盛。氣化之先後,陽盛者先天,陰盛者後天。人命之壽夭,高者其氣壽,下者其氣夭。生化之期候,土地有寒溫,生化有遲早。乃可以知人氣之虛實矣。東南之形氣虛,西北之形氣實。

帝曰:病在中而不實不堅,且聚且散,奈何?岐伯曰:悉乎哉問也!無積者求其藏,虛則補之,藥以祛之,食以隨之,行水漬之,和其中外,可使畢已。

病在中,不堅不實,且聚且散,未成積聚也。無積者求其藏,氣虛則補之,無積則非實證,不可瀉也。用藥以祛之,用食以隨之,行水以漬之。表裏兼醫,令其中外調和,可使盡愈也。承病在中,旁取之二句。

帝曰:有毒無毒,服有約乎?岐伯曰:病有新久,方有大小,有毒無毒,固有常制矣。大毒治病,十去其六,常毒治病,十去其七,小毒治病,十去其八,無毒治病,十去其九。穀肉果菜,食養盡之,無使過之,傷其正也。不盡,行復如法。

---

〔1〕熱 原作"暑",據王注本《素問·五常政大論》及本節黃解改。

約，制也。病有新久不同，方有大小不一，有毒無毒之藥，服之固有常制。大毒治病，十去其六而止，常毒治病，十去其七而止，小毒治病，十去其八而止，無毒治病，十去其九而止。其未去者，以穀肉果菜，飲食調養盡之，無使毒藥過齊，傷其正氣也。若其不盡，則行復如法，用藥以祛之，用食以隨之。承能受毒者以厚藥，不勝毒者以薄藥二句。

必先歲氣，無伐天和，無盛盛，無虛虛，而遺人夭殃，無致邪，無失政，絕人長命。

用藥之法，必以歲氣爲先，法運氣之盈虛，順陰陽之消長。無伐天和。天和者，天運自然之氣數也，逆歲氣則伐傷天和矣。無盛其所盛，無虛其所虛，而遺人夭殃。無助其邪，無損其正，而絕人長命。盛盛虛虛，助邪損正，所謂逆歲氣而伐天和者也。

帝曰：婦人重身，毒之何如？岐伯曰：有故無殞，亦無殞也。帝曰：願聞其故何謂也？岐伯曰：大積大聚，其可犯也，衰其大半而止，過者死。此段舊誤在六元正紀大論。

婦人重身，懷子也。病宜毒藥，毒之恐其胎殞，若有病則病受之，不至殞傷，有故而胎不殞，故即病也。則用藥而胎亦不殞也。蓋大積大聚，雖在重身之人，亦可犯也，但須衰其大半而止，過者則死耳。

帝曰：其久病者，其氣從不康，病去而瘠奈何？岐伯曰：昭乎哉聖人之問也！化不可代，時不可違。夫經絡以通，血氣以從，復其不足，與衆齊同，養之和之，靜以待時，謹守其氣，無使傾移，其形迺彰，生氣以長，命曰聖王。故《大要》曰：無代化，無違時，必養必和，待其來復，此之謂也。帝曰：善。

久病傷損，氣從不康，病去而形體羸瘦，此非醫藥所能遽復也。蓋造化之理，盈虛消長，自有定時，化不可代，時不可違。夫經絡既通，血氣既順，復其不足，與衆相同，此須養之和之，靜以待時，謹守其氣，無使傾移，其形體已彰，其生化自長，如此命曰聖王之定法。故《大要》曰：《大要》，古書。無代化，無違時，必養必和，待其精神血肉之來復，正此義也。承病有久新句推之。

素問懸解卷十一終

歸安徐巽言校字

〔運氣〕〔1〕

至真要大論八十〔2〕

黃帝問曰:五氣交合,盈虛更作,余知之矣。六氣分治,司天地者,其化何如?願聞上合昭昭,下合冥冥奈何?岐伯再拜對曰:明乎哉問也!此天地之大紀,人神之通應,道之所生,工之所疑也。

上合昭昭謂司天,下合冥冥謂在泉。

帝曰:願聞其道也。岐伯曰:厥陰司天,其化以風,少陰司天,其化以熱,太陰司天,其化以濕,少陽司天,其化以火,陽明司天,其化以燥,太陽司天,其化以寒。

六氣司天之化。

帝曰:地化奈何?岐伯曰:司天同候,閒氣皆然。帝曰:閒氣何謂?岐伯曰:司左右者,是謂閒氣也。帝曰:何以異之?岐伯曰:主歲者紀歲,閒氣者紀步也。

司地之化,與天同候。在司天司地之左右者,謂之閒氣。地之閒氣,亦與天之閒氣相同。閒氣之異於司天司地者,司天司地是主歲者,統紀一歲,閒氣是主歲者,但紀一步也。司天主前半歲,司地主後半歲,是謂主歲者紀歲。閒氣主步〔3〕,一步六十日,是謂閒氣者紀步。

---

〔1〕運氣　原無,據目錄補。

〔2〕八十　原脫,據目錄補。

〔3〕步　原脫,據文義補。

帝曰:主歲奈何？岐伯曰:厥陰司天爲風化,在泉爲酸化,司氣爲蒼化,間氣爲動化。少陰司天爲熱化,在泉爲苦化,不司氣化,居氣爲灼化。太陰司天爲濕化,在泉爲甘化,司氣爲黅化,間氣爲柔化。少陽司天爲火化,在泉爲苦化,司氣爲丹化,間氣爲明化。陽明司天爲燥化,在泉爲辛化,司氣爲素化,間氣爲清化。太陽司天爲寒化,在泉爲鹹化,司氣爲玄化,間氣爲藏化。

司天主前半歲,在泉主後半歲,所謂主歲也。而一歲六氣,司天主三之氣,在泉主終之氣,所謂司氣也。其主初氣、二氣、四氣、五氣者,是間氣也。少陰君火,六氣之主,君主無爲,宰相代行其令,故少陰不司氣化。如北政之歲,少陰在泉,則寸口不應,南政之歲,少陰司天,則寸口不應,是不司氣化之證據也。舊注:氣有六,運有五,不司氣化者,不主運也。夫主運者五行,非六氣也,六氣皆不主運,何但少陰耶！

故治病者,必明六化分治,五味五色所生,五藏所宜,迺可以言盈虛之作,病生之緒也。

治病者,必明六化之分治,五味五色之所由生,五藏之所宜,迺可以言六氣盈虛之更作,病生衰旺之條緒也。相生者氣盈,被剋者氣虛,感而生病,盛衰不同,此條緒所由分也。

帝曰:厥陰在泉而酸化先,余知之矣。風化之行也何如？岐伯曰:風行於地,所謂本也。餘氣同法。本乎天者,天之氣也,本乎地者,地之氣也,天地合氣,六節分而萬物化生矣。

天之六氣,化生地之五行,如厥陰之風行於地而化木,所謂木之本也。餘氣與此同法。五行本乎天,本乎天者,天之氣也。六氣本乎地,本乎地者,地之氣也。天數五,地數六,天之六氣應乎十二支,原爲地數也。天地合氣,則六節分、五行列,而萬物由此化生矣。

帝曰:主歲害藏何謂？岐伯曰:以所不勝命之,則其要也。帝曰:其主病何如？岐伯曰:以所臨藏位命其病者也。故曰:謹候氣宜,無失病機,此之謂也。司歲備物,則無遺主矣。

人之藏氣,與天地相通,藏氣不勝主歲之氣,則藏氣受害,所謂主歲害藏也。觀其主歲之氣,以所不勝之歲命之,則知主歲之所害爲何藏矣。百病之生,悉由於此,欲知所主何病,但以主歲所臨之藏位命之,何藏不勝,則何病生焉。故曰:謹候氣宜,六氣之宜。無失病機,此之謂也。病機解在篇末。治法備諸司歲之物,則主歲所主之病,無有所遺矣。

帝曰:先歲物何也?岐伯曰:天地之專精也。帝曰:非司歲物何謂也?岐伯曰:散也。故質同而異等也。

主歲所生者,謂之歲物,所以先用之者,以其得天地之專精也。非司歲所生之物,則氣散矣。故物質雖同,而其等則異也。

帝曰:司氣者何也?岐伯曰:司氣者主歲同,然有餘不足也。故氣味有厚薄,性用有躁靜,治保有多少,力化有淺深,此之謂也。

司天主前半歲,在泉主後半歲,所謂主歲也。而司天又司三氣在泉,又司終氣,所謂司氣也。司氣者即主歲之氣,故其生物皆同。然但秉一氣之力,不得主歲全氣,故大同之中,則有有餘不足之殊。主歲者有餘,司氣者不足。其間氣味有厚薄,性用有躁靜,治保有多少,力化有淺深,其品不齊也。舊注以司氣為主運,運有太過有不及,何得較之歲物概屬不足?此最不通之論也。

帝曰:善。天氣之變何如?岐伯曰:厥陰司天,風淫所勝,則太虛埃昏,雲物以擾,寒消春氣,流水不冰,蟄[1]蟲不去,民病胃脘當心而痛,上支兩脅,隔咽不通,飲食不下,舌本強,食則嘔,腹脹水閉,冷瘕溏泄。病本於脾,衝陽絕,死不治。

厥陰司天,風淫所勝,則濕土受害,故民生木刑土敗之病。心痛支脇,隔咽不通,飲食不下,舌強食嘔者,膽胃之上逆。腹脹水閉,冷瘕溏泄者,肝脾之下陷。衝陽,足陽明胃脈,在足跗上,其動應手,絕則胃氣敗竭,故死也。

少陰司天,熱淫所勝,怫熱至,火行其政,民病胸中煩熱,嗌乾,右胠滿,皮膚痛,寒熱咳喘,衄衊嚏嘔,唾血泄血,溺色變,甚則瘡瘍胕腫,肩背臂臑及缺盆中痛,心痛,肺䐜腹大滿,膨膨而喘咳。病本於肺,尺澤絕,死不治。

少陰司天,熱淫所勝,則燥金受害,故民生火刑金敗之病。肺

---

〔1〕蟄 原作"熱",形近之誤,據王注本《素問·至真要大論》改。

行右脇，司皮毛，故右胠滿，皮膚痛。溺色變者，肺熱則溺黃赤也。肩背臂臑缺盆者，肺經所行也。手足太陰，兩經同氣，肺脾氣鬱，故肺䐜腹滿大也。尺澤，手太陰肺脈，在肘內廉橫文中，其動應手。

太陰司天，濕淫所勝，則沉陰旦布，雨變枯槁，胕腫骨痛，陰痹，陰痹者，按之不得，腰脊頭項痛，大便難，陰器不用，飢不欲食，欬唾則有血，心如懸，時眩。病本於腎，太谿絕，死不治。

太陰司天，濕淫所勝，則寒水受害，故民生土刑水敗之病。時雨霑潤，故枯槁變易。腰脊頭項骨痛者，腎主骨也。大便難，陰器不用者，腎竅於二陰也。土濕木鬱，不能疏泄穀道，故大便難。肝主筋，木鬱筋瘻，故陰器不用。飢不欲食，咳唾則有血者，土濕胃逆，肺金不降也。肺胃上逆，則收斂失政，君相浮升，故心懸頭眩。太谿，少陰腎脈，在足內踝後陷中，其動應手。

少陽司天，火淫所勝，則溫氣流行，金政不平，民病頭痛，發熱惡寒而瘧，皮膚痛，色變黃赤，傳而爲水，身面胕腫，腹滿仰息，泄注赤白，瘡瘍，咳唾血，煩心胸中熱，甚則鼽衄。病本於肺，天府絕，死不治。

少陽司天，火淫所勝，則燥金受害，故民生火刑金敗之病。天府，太陰肺脈，在臂臑內廉腋下三寸，其動應手。

陽明司天，燥淫所勝，則大涼革候，木迺晚榮，草迺晚生，生菀於下，名木斂，草焦上首，蟄蟲來見，民病寒清於中，筋骨內變，左胠脇[1]痛腰痛[2]，心脇暴痛，不可反側，腹中鳴，注泄鶩溏，丈夫㿉疝，婦人少腹痛，感而瘧，咳，嗌乾面塵，目昧眥瘍，瘡痤癰腫。病本於肝，太衝絕，死不治。

陽明司天，燥淫所勝，則風木受害，故民生金刑木敗之病。肝主筋，行於左脇，故筋骨變，左脇痛。木陷於水，故腰痛。腎位在腰。君火失生，故心痛。木陷而風生，下泄後竅，故腹鳴注泄。肝氣寒凝，故成㿉疝。木主色，故面塵。肝竅於目，故目昧眥瘍。太衝，厥

---

〔1〕脇　原脫，據王注本《素問·至真要大論》及本節黃解補。
〔2〕腰痛　原脫，據本節黃解補。此二字在王注本載《素問·至真要大論》："嗌乾面塵"下。

陰肝脈,在足大指本節後二寸,其動應手。

太陽司天,寒淫所勝,則寒氣反至,水且冰,運火炎烈,雨暴迺雹,民病厥心痛,心澹澹大動,胸腹滿,胸脅胃脘不安,齁衄善悲,時眩仆,嘔血泄血,血變於中,發爲癰瘍,手熱肘攣腋腫,面赤目黃,甚則色炲,嗌乾善噫,渴而欲飲。病本於心,神門絕,死不治。所謂動氣,知其藏也。

太陽司天,寒淫所勝,則君火受害,故民生水刑火敗之病。火不勝水,若遇運火炎烈,而爲寒氣所迫,則化爲冰雹。火被水剋,故心痛不寧。火衰水旺,寒濕壅阻,濁陰上填,故胸腹脹滿。甲木鬱衝,故胸脅胃脘不安。肺無降路,堙塞失斂,故齁衄善悲。君相失根,神氣飄搖,故時眩仆。濕盛土瘀,胃逆脾陷,故嘔血泄血。不經嘔泄,則積血腐敗,發爲癰瘍。手熱肘攣腋腫者,心脈所經,擁遏不運也。面赤者,火上炎也。目黃者,土濕旺也。色炲者,黑黯如煤,水勝火也。火上炎,故嗌乾善渴。胸腹滿,故噫氣不除。神門,少陰心脈,在掌後銳骨之端,其動應手。以上諸脈,所謂經絡動氣,切其動氣有無,則知藏氣存亡矣。

帝曰:善。治之奈何? 岐伯曰:司天之氣,風淫所勝,平以辛涼,佐以苦甘,以甘緩之,以酸瀉之。熱淫所勝,平以鹹寒,佐以苦甘,以酸收之。濕淫所勝,平以苦熱,佐以酸辛,以苦燥之,以淡泄之。濕上甚而熱,治以苦溫,佐以甘辛,以汗爲故而止。火淫所勝,平以酸冷,佐以苦甘,以酸收之,以苦發之,以酸復之。熱淫同。燥淫所勝,平以苦濕,佐以酸辛,以苦下之。寒淫所勝,平以辛熱,佐以苦甘,以鹹瀉之。

濕淫所勝,以淡滲濕。濕氣上逆,侵犯陽位,得君相二火蒸而爲熱,以表藥發之,泄其濕熱。火淫所勝,解表泄熱,恐脱經陽,故以酸收之。仲景桂枝湯之芍藥是也。熱去營泄,故以酸復之。仲景新加湯之芍藥是也。

帝曰:善。司地之氣,內淫而病何如? 岐伯曰:歲厥陰在泉,風淫所勝,則地氣不明,平野昧,草迺早秀,民病洒洒惡寒,善伸數欠,身體皆重,心痛支滿,兩脅裏急,膈咽不通,飲食不下,食則嘔,腹脹善噫,得後與氣,則快然如衰。

厥陰在泉,風淫所勝,則脾土被剋,故民生土敗之病。伸謂舉手撮空。欠謂開口呵氣。後謂大便。氣謂肛門泄氣。

歲少陰在泉,熱淫所勝,則焰浮川澤,蟄蟲不藏,陰處反明,民病少腹痛,腹大,腹中常鳴,氣上衝胸,喘,不能久立,惡寒發熱如瘧,皮膚痛,頷腫目瞑齒痛。

少陰在泉,熱淫所勝,則肺金被剋,故民生金敗之病。脾肺同氣,濕盛脾鬱,木氣不達,故腹大常鳴。木氣遏陷,衝擊脾土,故少腹痛。目下曰頷,足陽明脈起承泣,穴在目下,即頷也。入上齒,手陽明脈起迎香,在鼻旁。入下齒,陽明燥金受刑,故頷腫目瞑齒痛也。

歲太陰在泉,濕淫所勝,則埃昏巖谷,黃反見黑,至陰之交,民病飲積,陰病血見,少腹痛腫,不得小便,病衝頭痛,心痛,渾渾焞焞耳聾,嗌腫喉痹,目似脫,項似拔,腰似折,髀不可以回,膕如結,腨如裂。焞,音屯。

太陰在泉,濕淫所勝,則腎水被剋,故民生水敗之病。腎開竅於二陰,土濕脾陷,肝血不升,故二陰下血。頭痛心痛耳聾,嗌腫喉痹,目脫項拔,皆甲木上衝之證。腰折髀強,膕結腨裂,皆太陽經脈所行,濕土剋水之證。

歲少陽在泉,火淫所勝,則焰明郊野,寒熱更至,民病少腹痛,注泄赤白,溺赤,甚則便血。少陰同候。

少陽在泉,火淫所勝,則肺金被剋,故民生金敗之病。少腹痛,注泄赤白,溺赤便血,皆相火刑金,陽明大腸失斂之證也。

歲陽明在泉,燥淫所勝,則霧霧清暝,民病喜嘔,嘔有苦,善太息,心脅痛不能反側,甚則嗌乾面塵,身無膏澤,足外反熱。

陽明在泉,燥淫所勝,則肝木被剋,故民生木敗之病。嘔苦太息心脅痛,皆甲木受刑之證。嗌乾面塵,身無膏澤,皆乙木受刑之證。足外反熱者,膽脈行於足外也。

歲太陽在泉,寒淫所勝,則凝肅慘慄,民病少腹控睪,引腰脊,上衝心痛,血見,嗌痛頷腫。

太陽在泉,寒淫所勝,則心火受剋,故民生火敗之病。少腹控牽睾丸，陰囊也。後引腰脊，此腎與膀胱經證。上衝心痛，咳唾血見，嗌痛頷腫，此心與小腸經證。膀胱脈從腰挾脊貫臀，腎脈貫脊絡心，心脈挾咽繫目，小腸脈循咽上頰，水勝火負，則病如此。

帝曰：善。治之奈何？岐伯曰：諸氣在泉，風淫於內，治以辛涼，佐以苦甘，以甘緩之，以辛散之。熱淫於內，治以鹹寒，佐以苦甘，以酸收之，以苦發之。濕淫於內，治以苦熱，佐以酸淡，以苦燥之，以淡泄之。火淫於內，治以鹹冷，佐以苦辛，以酸收之，以苦發之。燥淫於內，治以苦溫，佐以甘辛，以苦下之，以辛潤之。寒淫於內，治以甘熱，佐以苦辛，以鹹瀉之，以苦堅之。

司地之氣，淫勝而病，治法如此。

帝曰：其司天邪勝何如？岐伯曰：風化於天，清反勝之，治以酸溫，佐以苦甘。熱化於天，寒反勝之，治以甘溫，佐以苦辛。濕化於天，風反勝之，治以苦甘，佐以辛酸。火化於天，寒反勝之，治以甘熱，佐以苦辛。燥化於天，熱反勝之，治以辛寒，佐以苦甘。寒化於天，濕反勝之，治以苦熱，佐以酸淡。

司天之氣，為邪所勝，治法如此。

帝曰：善。司地邪氣反勝，治之奈何？岐伯曰：風司於地，清反勝之，治以酸溫，佐以苦甘，以辛平之。熱司於地，寒反勝之，治以甘熱，佐以苦辛，以鹹平之。濕司於地，風反勝之，治以苦寒，佐以鹹甘，以酸平之。火司於地，寒反勝之，治以甘熱，佐以苦辛，以鹹平之。燥司於地，熱反勝之，治以鹹寒，佐以酸甘，以苦平之。寒司於地，濕反勝之，治以苦熱，佐以甘辛，以苦平之。以和為利。

司地之氣，為邪所勝，治法如此。總以和調為利也。

帝曰：善。六氣相勝奈何？岐伯曰：厥陰之勝，大風數舉，倮蟲不滋，少腹痛，腸鳴飧泄，注下赤白，小便黃赤，胃脘當心而痛，上支兩脇，胠脇氣并，化而為熱，胃脘如塞，隔咽不通，耳鳴頭眩，憒憒欲吐，甚則嘔吐。

厥陰木勝則土敗，腹痛腸鳴，泄注赤白，小便黃赤者，肝脾下陷之病，心痛支脇，隔咽不通，耳鳴頭眩，嘔吐者，膽胃上逆之病也。

少陰之勝，炎暑至，木迺津，草迺萎，介蟲乃屈，心下熱善飢，嘔逆躁煩〔1〕,氣遊三焦,齊下反痛,腹滿溏泄,傳爲赤沃。

少陰火勝則金敗,心下發熱,嘔逆躁煩者,君相上逆,肺金被剋之病,齊痛腹滿,溏泄赤沃者,相火下陷,大腸被剋之病。手少陽三焦以相火主令,病則下陷,足少陽膽從相火化氣,病則上逆。赤沃,紅痢也。

太陰之勝,雨數至,鱗蟲迺屈,火氣內鬱,病在胠脇,瘡瘍於中,流散於外,甚則心痛熱格喉痹,項強頭痛,痛留巔頂,互引眉間。獨勝則濕氣內鬱,胃滿,飲發於中,胕腫於上。寒迫下焦,腰脽重強,少腹滿,內不便,善注泄。

太陰濕勝則水敗,濕盛胃逆,則火氣內鬱。病在胠脇者,膽木化爲相火,君相合邪,病在左脇。肺金刑於二火,君相交侵,病在右脇。濕熱鬱蒸,肌肉腐爛,故中外瘡瘍。甚則君火不降,心痛〔2〕熱格,咽喉腫痹。項強頭痛,留連巔頂,牽引眉間者,太陽膀胱經絡上逆也。足太陽脈起目內眥,上額交巔下項,行身之背。此陽旺火盛者。若陽虛火衰,太陰獨勝,則但有濕氣內鬱,胃府脹滿,痰飲內發,胕腫外生。寒水下凝,腰脽〔3〕重強,少腹䐜滿。肝木抑遏,下衝後竅,注泄必生也。

少陽之勝,暴熱消爍,草萎水涸,介蟲迺屈,熱客於胃,譫妄善驚,煩心欲嘔,嘔酸善飢,目赤耳痛,心痛,少腹痛溺赤,下沃赤白。

少陽火勝則金敗,足少陽化氣相火,相火上逆,熱客於胃,神擾膽怯,故譫妄善驚。甲木刑胃,故煩心欲嘔。木鬱土歉,故嘔酸善飢。足少陽起目銳眥,循耳後下行,故目赤耳痛。膽木乘胃,上脘填塞,君火不降,故心痛。肝木下陷,鬱遏不達,故腹痛溺赤,下沃赤白。木鬱膀胱,溫化爲熱,則溺赤。木鬱於大小二腸,脂血陷泄,則便赤白。驚煩嘔飢,目赤心痛,皆膽經上逆,肺胃受刑之證。腹痛溺赤,下沃赤白,皆三焦下陷,大腸受刑之證也。

陽明之勝,大涼肅殺,華英改容,毛蟲迺殃,清發於中,左胠脇痛,胸中不便,嗌塞而咳,內爲溏泄,外發㿗疝。

---

〔1〕嘔逆躁煩 原脫,據王注本《素問·至真要大論》及本節黃解補。
〔2〕心痛 原本作"痛生",據本節經文改。
〔3〕脽 原作"腄",形近之誤,據本節經文改。

　　陽明金勝則木敗，左胠脇痛，胸悶嗌塞，咳嗽者，肺胃上逆，甲木被剋之證，溏泄癥疝者，大腸下陷，乙木受刑之證也。肝腎寒濕，內結少腹，堅鞕不消則爲疝。外發腎囊，攤腫不收則爲癩。

　　太陽之勝，凝㵫[1]且至，非時水冰，羽迺後化，寒厥入胃，則內生心痛，腹滿食減，血脈凝泣，絡滿色變，皮膚否腫，筋肉拘苛，熱反上行，胸項頭頂腦戶中痛，目如脫，瘧發，寒入下焦，傳爲濡瀉，或爲血泄，痔，陰中迺瘍，隱曲不利，互引陰股。泣與澀同。

　　太陽水勝則火敗，寒入上焦，侵淩君火，則內生心痛。水泛土濕，腹滿食減，血脈凝澀，心主脈。絡滿色變，經絡論：寒多則凝泣，凝泣則青黑。皮膚否腫，筋肉拘苛，皮膚筋肉[2]寒濕凝結，故鞭腫拘攣。火被水逼，熱反上行，胸項頭腦皆痛，目脹如脫，痎瘧發動。甲木上衝則目脹。足少陽爲寒水所閉，則痎瘧發作也。此皆寒水上逆，心膽受刑之證。君相二火被剋。寒入下焦，侵淩相火，三焦。則土陷木鬱，傳爲濡泄，或爲血泄，肛門生痔，陰中迺瘍，隱曲不利，二陰不便。五引陰股。此皆寒水下流，三焦受刑之證也。

　　帝曰：治之奈何？岐伯曰：厥陰之勝，治以甘清，佐以苦辛，以酸瀉之。少陰之勝，治以辛寒，佐以苦鹹，以甘瀉之。太陰之勝，治以鹹熱，佐以辛甘，以苦瀉之。少陽之勝，治以辛寒，佐以甘鹹，以甘瀉之。陽明之勝，治以酸溫，佐以辛甘，以苦瀉之。太陽之勝，治以甘熱，佐以辛酸，以鹹瀉之。

　　六氣相勝，治法如此。

　　帝曰：六氣之復何如？岐伯曰：悉乎哉問也！厥陰之復，僵木飛砂，倮蟲不榮，少腹堅滿，裏急暴痛，厥心痛，飲食不入，入而復出，筋骨掉眩，清厥，汗發，甚則入脾，食痹而吐，衝陽絕，死不治。

　　厥陰復則木刑土敗，肝木賊脾，故少復堅滿，裏急暴痛。肝氣衝心，故厥心痛。脾陷胃逆，故飲食不入，入而復出。風木動搖，故筋骨掉眩。陰勝則四支清厥，土敗陽虛，不能行氣四支。陽復則皮毛汗發。汗爲心液，肝木生心火，風氣疏泄則汗發。甚則土敗脾傷，食道痹塞，而

---

〔1〕㵫　原作"慄"，據王注本《素問·至真要大論》改。
〔2〕肉　原作"內"，形近之誤，據本節經文改。

作嘔吐也。

少陰之復，火見燔焫，熱氣大行，赤氣後化，流水不冰，介蟲不復，懊熱内作，煩躁鼽嚔，心痛嗌燥，膈腸不便，少腹絞痛，分注時止，氣動於左，上行於右，咳，鼽嚔，暴瘖，鬱冒不知人，洒洒洒惡寒，振慄譫妄，寒已而熱，渴而欲飲，少氣骨痿，外爲浮腫，皮膚痛，病痱疹瘡瘍，癰疽痤痔，甚則入肺，咳而鼻淵，天府絶，死不治。

少陰復則火刑金敗，膈腸不便，少腹絞痛者，肺與大腸俱傷也。二便分注，時而俱止，氣動於左，上行於右者，君火生於風木，自東而升，自西而降，相火不陷下而刑大腸，故分注時止。君火必逆上而刑肺金，故咳嗽鼽嚔，忽而瘖啞，鬱冒昏憒無知，徐而洒洒惡寒，振慄譫妄。寒退熱作，渴而欲飲。肺腎消爍，少氣骨痿，外則皮膚腫痛，痹疹瘡瘍，癰疽痤痔俱發。甚則熱蒸肺敗，咳而鼻淵。鼻淵者，肺氣熏蒸，濁涕淫泆不止也。

太陰之復，濕變迺舉，大雨時行，鱗見於陸，體重中滿，食飲不化，陰氣上厥，胸中不便，飲發於中，咳喘有聲，嘔而密默，唾吐清液，頭項痛重，掉瘛尤甚，甚則入腎，竅瀉無度，太谿絶，死不治。

太陰復則土刑水敗，濕盛飲發，中氣䐜滿。肺胃上逆，故咳喘嘔吐。濁氣衝突，上淩清道，故頭項痛重。陽氣阻格，不得下降，升浮旋轉，故掉眩瘛瘲。甚則水傷腎敗，封藏失職，後竅泄利，前竅遺精不止也。土爲水火中氣，升降陰陽，全賴乎此。濕旺氣阻，中脘不運，故腎氣陷泄也。

少陽之復，大熱將至，枯燥燔熱，介蟲迺耗，火氣内發，心熱煩躁，驚瘛咳衄，上爲口糜，嘔逆血溢，厥氣上行，面如浮埃，目乃瞤瘛，發而爲瘧，惡寒鼓慄，寒極反熱，嗌絡焦槁，渴飲水漿，少氣脈萎，色變黄赤，化而爲水，傳爲胕腫，便數憎風，甚則入肺，咳而泄血，尺澤絶，死不治。

少陽復則火刑金敗，足少陽化氣相火，逆而上行，膽木拔根，則生驚恐。相火刑肺，金不降斂，則生咳衄。甲木刑胃，容納失職，則生嘔逆。木主五色，甲木上逆，濁氣摶結，則面如浮埃。甲木飄揚，則目乃瞤瘈。瞤，動也。瘈，急也。相火上逆，癸水失溫，而生下寒，寒邪上淩，束閉少陽，相火鬱勃振盪，不得透越，則發爲痎瘧，寒戰鼓慄。及其陽氣蓄積，透出重圍，寒退熱來，壯火熏蒸，則嗌絡焦槁，渴引水漿。盛熱消爍，氣耗血敗，則少氣脈萎，色變黃赤。經絡論：陰絡之色應其經，陽絡之色應其常，熱多則淖澤，淖澤則黃赤。血少脈空，則水漿泛濫，流溢經絡，傳爲胕腫。水泛土濕，木鬱不能疏泄，則小便頻數不利。水溢經絡，不得化汗外泄者，風客皮毛，閉其孔竅也，是以憎風。甚則熱蒸肺敗，咳而泄血。泄血者，大腸不斂也。

陽明之復，清氣大舉，森木蒼乾，毛蟲迺厲，病生胠脇，氣歸於左，病在鬲中，心痛痞滿，嘔吐咳噦，煩心頭痛，善太息，腹脹而泄，甚則入肝，驚駭筋攣，太衝絕，死不治。

陽明復則金刑木敗，肺位於右，肝位於左，金承木負，故病生右脇，而氣歸左脇。肝膽同氣，肝氣下陷，則膽氣上逆，膽木刑胃，濁氣上填，則胸鬲壅塞。膽胃交迫，摶結心下，則心痛否滿。肺胃衝逆，則嘔吐咳噦，頭痛心煩。金盛木衰，則善太息。肝木鬱陷，衝突排決，下開後竅，則腹脹而泄。甚則木枯肝敗，驚駭筋攣。驚者，肝氣之怯，攣者，筋膜之燥也。

太陽之復，水凝而冰，陽光不治，地裂冰堅，羽蟲迺死，心胃生寒，腰脽反痛，屈伸不便，少腹控睪，引腰脊，上衝心，厥氣上行，心痛否滿，胸鬲不利，吐出清水，及爲噦噫，食減頭痛，時眩仆，甚則入心，善忘善悲，神門絕，死不治。

太陽復則水刑火敗，足太陽之脈挾脊抵腰，足少陰之脈貫脊上鬲，腎位於腰，睪丸者，腎氣所結，水邪上泛，則自少腹而起，前控睪丸，後引腰脊，上衝心中。厥氣上行，淩犯君火，則心痛否滿，胸鬲不利。火漸土敗，胃氣上逆，則唾出清水，及爲噦噫。濁氣上填，故食減頭痛。陽氣浮越，故時時眩仆。甚則火寒心敗，善忘善悲。善忘者，心神之失藏，善悲者，肺氣之無制也。肺主悲。

帝曰：善。治之奈何？岐伯曰：厥陰之復，治以酸寒，佐以甘辛，以甘緩之，以酸瀉之。少陰之復，治之鹹寒，佐以苦辛，以甘瀉之[1]，以鹹頓之，以酸收之，辛苦發之。太陰之復，治以苦熱，佐以酸辛，以辛燥之，以苦瀉之。少陽之復，治以鹹冷，佐以苦辛，以鹹頓之，以酸收之，辛苦發之。發不遠熱，無犯溫涼。少陰同法。陽明之復，治以辛溫，佐以苦甘，以酸補之，以辛瀉之。太陽之復，治以鹹熱，佐以甘辛，以苦堅之，以鹹瀉之。

六氣之復，治法如此。

帝曰：善。客主之勝復奈何？岐伯曰：客主之氣，勝而無復也。帝曰：其逆從何如？岐伯曰：主勝逆，客勝從，天之道也。

天爲客，地爲主，客主之氣，有勝無復[2]。主勝客爲逆，客勝主爲從，此天之道也。

帝曰：其生病何如？岐伯曰：厥陰司天，客勝則耳鳴掉眩，甚則咳，主勝則胸[3]脇痛，舌難以言。

厥陰司天則風木旺，耳鳴掉眩者，肝木升揚也。咳者，膽火刑肺也。胸脇痛者，甲木刑胃也。舌難言者，風燥筋攣也。甲乙同氣，故病如此。

少陰司天，客勝則發熱頭痛少氣，頸項強，肩背瞀熱耳鳴目瞑，鼽嚏咳喘，甚則鼽腫瘡瘍，血溢，主勝則心熱煩躁，甚則脇痛支滿。

少陰司天則君火旺，鼽嚏咳喘者，火刑金也。脇痛支滿者，肺行於右脇也。

太陰司天，客勝則首面胕腫，呼吸氣喘，主勝則胸腹滿，食已而瞀。

太陰司天則濕土旺，首面胕腫，呼吸氣喘者，肺胃上逆，濁氣不降也。胸腹脹滿，食已而瞀者，脾胃壅阻，水穀不化也。

少陽司天，客勝則頭痛耳聾，嗌腫喉痹，嘔逆血溢，內爲瘛瘲，外發丹疹，及爲丹熛瘡瘍，主勝則胸滿咳仰息，咳甚而有血，手熱。

少陽司天則相火旺，頭痛耳聾，嗌腫喉痹，嘔逆血溢，膽火上逆，雙刑肺胃也。<small>胃爲甲木所剋，肺爲相火所刑，逆而不降，則嘔逆血溢。瘛瘲</small>

---

〔1〕以甘瀉之　原脫，據王注本《素問·至真要大論》補。

〔2〕復　原作"負"，據本節經文改。

〔3〕胸　原作"心"，據王注本《素問·至真要大論》及本節黃解改。

者,血爍筋燥也。丹疹丹熛瘡瘍者,肺主皮毛也。胸滿仰息,咳而有血者,肺熱而氣逆也。手熱者,肺脈自胸走手也。

陽明司天,清復內餘,則心膈中熱,嗌塞咳衄,咳不止而白血出者死。

陽明司天則燥金旺,司天主三之氣,三之主氣爲相火,以燥金而加相火之上,客不勝主,故客主之氣有勝無復。惟陽明有復無勝,清燥來復,而終居敗地,則火邪內餘,剋傷肺金,故心膈中熱,嗌塞咳衄,咳逆不止。白血出者必死,白血者,熱蒸肺敗,血腐如膿也。

太陽司天,客勝則胸中不利,感寒則咳,出清涕;主勝則喉嗌中鳴。

太陽司天則寒水旺,胸中不利者,水寒土濕,胃逆肺壅也。感寒則皮毛斂閉,肺氣愈阻,逆行上竅,衝激而生咳嗽,熏蒸而化清涕也。喉嗌中鳴者,氣阻而喉閉也。

厥陰在泉,客勝則大關節不利,內爲痙强拘瘈,外爲不便;主勝則筋骨繇并,腰腹時痛。

厥陰在泉則風木旺,肝主筋,諸筋者皆會於節,風動血耗,筋膜攣縮,故關節不利,痙强拘急。風木振撼,則筋骨繇并。木陷於水則腰痛,木鬱剋土則腹痛也。關節拘急者,肝木之陷。筋骨繇并者,膽木之逆。

少陰在泉,客勝則腰痛,尻股膝髀腨胻足病,胕腫不能久立,瞀熱以酸,溲便變,主勝則厥氣上行,心痛發熱,膈中,衆痹皆作,發於胠脇,魄汗不藏,四逆而起。

少陰在泉則君火旺,火鬱於下,則腰尻骹足腫痛,酸熱不能久立,溲便黃赤,火逆於上,則心痛發熱,胸痹氣阻,肺金受剋,發於右脇。肺主氣而藏魄,魄者,腎精之初凝者也,火炎肺熱,收斂不行,精魄鬱蒸,化爲汗液,四面升騰,泄而不藏也。火鬱於下者,相火之陷。火氣上行者,君火之逆。

太陰在泉,客勝則濕客下焦,足痿下重,便溲不時,發而濡泄,及爲胕腫隱曲之疾,主勝則寒氣逆滿,食飲不下,甚則爲疝。

太陰在泉則濕土旺,濕氣下侵,故足痿下重,溲便不時,濡泄胕腫,隱曲不利,隱曲謂下部幽隱曲折之處,不利者,濕傷關節也。濕邪上逆,故寒水之氣侮土淩心,胸膈壅滿,飲食不下。疝者,腎肝寒濕之所結也。濕氣下浸者,脾土之陷。濕邪上行者,胃土之逆。

少陽在泉,客勝則腰腹痛而反惡寒,甚則下白溺白,主勝則熱反上行而客於心,心痛發熱,格中而嘔。少陰同候。

少陽在泉則相火旺,火氣下侵,陷於重陰之內,故腰腹痛而反惡寒。甚則熱傷大腸而下白物,熱傷腎藏而溺白濁。熱氣上行,客於宮城之中,故心痛發熱,濁氣阻格而生嘔吐也。火氣下侵者,三焦之陷。熱氣上行者,甲木之逆。

陽明在泉,客勝則清氣動下,少腹堅滿而數便泄,主勝則少腹生寒,腰重腹痛,下為鶩溏,寒厥於腸,上衝胸中,甚則喘,不能久立。

陽明在泉則燥金旺,清氣下侵,乙木被剋,肝氣鬱衝,少腹堅滿而數便泄。金旺水生,則少腹生寒。肝氣鬱陷,上下衝決,故腰重腹痛,而為鶩溏。寒在大腸,上衝胸中,肺氣阻逆,故生喘促也。清氣下侵,大腸之陷。寒氣上衝,肺氣之逆。

太陽在泉,寒復內餘,則腰尻痛,屈伸不利,股脛足膝中痛。

太陽在泉則寒水旺,在泉主終之氣,終之主氣亦為寒水,以寒水而加寒水,二氣相合,客主皆無勝復[1]。太陽在泉,則太陰司天,雖處剋賊之地,而寒水既旺,力能報復,故太陽在泉,無勝而有復。復後餘寒在內,筋骨被傷,則腰尻骶足疼痛拘強,屈伸不利也。

身半以上,天氣主之,身半以下,地氣主之。諸氣司天,皆病在身半以上,諸氣在泉,皆病在身半以下。而司天客氣,病又居上半之上,司天主氣,病又居上半之下,在泉客氣,病又自上而下,在泉主氣,病又自下而上,其大凡也。

帝曰:善。治之奈何? 岐伯曰:高者抑之,下者舉之,有餘折之,不足補之,佐以所利,和以所宜,必安其主客,適其寒溫,同者逆之,異者從之。

---

[1] 復　原作"負",據上下文義改。

高者抑之,上逆者使其降也。下者舉之,下陷者使其升也。同者逆之,客主同氣者逆其氣而治之,治寒以熱治熱以寒也。異者從之,客主異氣者從其氣而治之,客異而勝主則從其主氣,主異而勝客則從其客氣也。

帝曰:善。氣之上下何謂也?岐伯曰:身半以上,其氣三矣,天之分也,天氣主之,身半以下,其氣三矣,地之分也,地氣主。以名命氣,以氣命處,而言其病。半,所謂天樞也。

帝問:客主之氣,所以或上或下者何故?承客主之勝復一段。蓋身半以上,其氣有三,是天之分也,天氣主之,三陽是也,身半以下,其氣有三,是地之分也,地氣主之,三陰是也。以名命氣,則曰厥陰、少陰、太陰、少陽、陽明、太陽,以氣命處,則三陽升於手而降於足,三陰升於足而降於手,處所既明,而後上下攸分,病有定位可言矣。身半者,所謂天樞也,天之極樞曰斗極,臍居身半,亦人之天樞也。臍名天樞。

故上勝而下俱病者,以地名之,下勝而上俱病者,以天名之。所謂勝至,報氣屈伏而未發也,復至則不以天地異名,皆如復氣爲法也。

天降地升,自然之性,降則在下,升則在上,故上勝則天氣下降,剋所不勝,其下必病,此則以地名之,緣地氣之不足也,下勝則地氣上升,剋所不勝,其上必病,此則以天名之,緣天氣之不足也。六元正紀:天氣不足,地氣隨之,地氣不足,天氣從之,正是此義。所以客主勝復之病,有在上在下之別。所謂勝至者,報復之氣屈伏而未發也,若其復至,則不以天地而異其名,皆如復氣爲法也。以勝居其常,復居其變,變則不可以天地之常理論矣。

帝曰:勝復之動,時有常乎?氣有必乎?岐伯曰:時有常位,而氣無必也。帝曰:願聞其道也。岐伯曰:初氣終三氣,天氣主之,勝之常也,四氣盡終氣,地氣主之,復之常也。有勝則復,無勝則否。

時有常者,謂常在何時。氣有必者,謂必屬何氣。蓋勝復之氣,時有常位,而氣無必至,大概初氣至三氣,天氣主之,勝之常也,四氣至終氣,地氣主之,復之常也,此時有常位也。有何氣之勝,則有何氣之復,無勝則無復,勝復之氣無定,難可豫指此氣無必至也。

帝曰:善。復已而勝何如? 岐伯曰:勝至則復,無常數也,衰迺止耳。復已而勝,不復則害,此傷生也。

勝至而復,來復已而勝又至,勝又至則又復,無有常數也。蓋復方已而勝又至,若不又復之,則有勝無復,必成大害,此傷生殞命之由也。

帝曰:復而反病者何也? 岐伯曰:居非其位,不相得也。大復其勝,則主勝之,故反病也,所謂火燥熱也。

勝則病,復則差,此其常也,復而反病者,居非其位,不相得也。居非其位而大復,其勝己之氣則力衰之,後主氣必勝之,故反病也。如此者,所謂火燥熱之三氣也。火謂相火,燥謂燥金,熱謂君火。蓋以熱火之客氣而居寒水之主位,少陽少陰在泉則有之。以燥金之客氣而居二火之主位,陽明太陽司天則有之。身臨敗地,客主不合,客氣乘虛而肆凌虐,勢所不免也。人以神氣爲主,君火相火燥金三氣,神氣所在,敗則病生,與餘氣不同也。

帝曰:治之何如? 岐伯曰:治諸勝復,寒者熱之,熱者寒之,溫者清之,清者溫之,散者抑之,抑者散之,燥者潤之,急者緩之,堅者頓之,脆者堅之,衰者補之,强者瀉之,各安其氣,必清必靜,則病氣衰去,歸其所宗,此治之大體也。

各安其氣,必清必靜者,安其勝復之氣,平而無偏,必使之復其清和寧靜之常也。歸其所宗者,還其本原也。

夫氣之勝也,微者隨之,甚者制之,氣之復也,和者平之,暴者奪之,皆隨勝氣,安其屈伏,無問其數,以平爲期,此其道也。

治勝復之法,扶其不足,抑其太過,皆隨其勝氣而治之,安其屈伏而不勝,無問其數,總之以平爲期,此其道也。

帝曰:勝復之變,早晏何如? 岐伯曰:夫所勝者,勝至已病,病已愠愠,而復已萌也。夫所復者,勝盡而起,得位而甚,勝有微甚,復有少多,勝和而和,勝虛而虛,天之常也。

此因上文:歲半以前,勝之常也,歲半以後,復之常也,而問勝復之早晏。夫所勝者,勝至而病,病已愠愠不快,而復已萌也。夫所復者,勝方盡而復即起,得其位而氣愈甚,勝有微甚之不同,則復有少多之不同,勝和而復亦和,勝虛而復亦虛,此天道之常,似無有早晏也。

帝曰:勝復之作,動不當位,或後時而至,其故何也?岐伯曰:夫氣之生,與其化,衰盛異也。寒暑温涼盛衰之用,其在四維,故陽之動,始於温,盛於暑,陰之動,始於清,盛於寒,春夏秋冬,各差其分。故《大要》曰:彼春之煖,爲夏之暑,彼秋之忿,爲冬之怒。謹按四維,斥候皆歸,其終可見,其始可知,此之謂也。帝曰:差有數乎?岐伯曰:凡三十度也。

勝復之作[1],有動不當位,非時而來,來又後時而至者,是至之晏也,此爲何故?此因氣之生化衰盛不同也。蓋寒暑温涼盛衰之用,全在四季,四季爲土,四氣盛衰之原也。故陽之動,始於春之温,盛於夏之暑,陰之動,始於秋之清,盛於冬之寒,春夏秋冬四氣之交,早晏不同,各差其分。《大要》:有言古書。彼春之煖,蓄而積之,爲夏之暑,彼秋之忿,蓄而積之,爲冬之怒。謹按四維之月,察四氣之交,一年斥候皆可歸準於此,《漢書·李廣傳》:遠斥候。《註》:斥,度也,候,望也。其終氣之盈縮,無不可見,其始氣之盛衰,無不可知,其言正是此義。盛則至早,衰則至晏,至有早晏,則有差分,差分有數,不過三十度也。一度一日,節氣早不過十五日,晚不過十五日,合爲三十度也。

帝曰:其脈應皆何如?岐伯曰:差正同法,待時而去也。《脈要》曰:春不沉,夏不弦,秋不數,冬不澀,是謂四塞。沉甚曰病,弦甚曰病,數甚曰病,澀甚曰病,參見曰病,復見曰病,未去而去曰病,去而不去曰病,反者死。故曰:氣之相守司也,如權衡之不得相失也。夫陰陽之氣,清静則生化治,動則苛疾起,此之謂也。

氣至有差分,則脈應亦有差分,差與正同法。正者去來無差,差則未來者待時且來,未去者待時而去也。《脈要》,古書。春脈弦,夏脈數,秋脈澀,冬脈沉,氣之常也,而春自冬來,必帶沉意,夏自春來,必帶弦意,秋自夏來,必帶數意,冬自秋來,必帶澀意。若

---

[1]作　原作"位",據本節經文改。

春不沉，夏不弦，秋不數，冬不濇，則退氣既絕，根本已傷，是謂四塞。四季不相通也。若春見冬脈，沉甚，曰病，夏見春脈，弦甚，曰病，秋見夏脈，數甚，曰病，冬見秋脈，濇甚，曰病，諸脈參見曰病，氣退復見曰病，未應去而遽去曰病，已應去而不去曰病，脈與時反者死，此皆脈應之差分者。故六氣之守位而司權也，隨時代更，如權衡之不得相失，乃能輕重合宜也。夫陰陽之氣，清靜順適，進退無差，則生化平治，盛衰不作，動而偏盛偏衰，則氣差脈亂，苛疾乃起也。

帝曰：善。火熱復，惡寒發熱，有如瘧狀，或一日發，或間數日發，其故何也？岐伯曰：勝復之氣，會遇之時，有多少也。陰氣多而陽氣少，則其發日遠，陽氣多而陰氣少，則其發日近。此勝復相薄，盛衰之節。瘧亦同法。

寒熱之證，陰勝而外閉則惡寒，陽復而內發則發熱。其發之早晏者，勝復相薄，盛衰不同。瘧亦然也。

帝曰：善。願聞陰陽之三也何謂？岐伯曰：氣有多少，異用也。帝曰：陽明何謂也？岐伯曰：兩陽合明也。帝曰：厥陰何也？岐伯曰：兩陰交盡也。

此因上文：身半以上，其氣三矣，身半以下，其氣三矣，而問陰陽何以有三等之殊。此緣氣有多少，故有太少之異也。陽盛於陽明，故曰兩陽合明。手足陽明。陰盡於厥陰，故曰兩陰交盡。手足厥陰。

帝曰：幽明何如？岐伯曰：兩陰交盡故曰幽，兩陽合明故曰明，幽明之配，寒暑之異也。

陰盛而寒，是天地之幽，陽盛而暑，是天地之明，幽明之配合，即天地寒暑之異也。

帝曰：分至何如？岐伯曰：氣至之謂至，氣分之謂分，至則氣同，分則氣異，所謂天地之正紀也。

分謂春分、秋分，至謂夏至、冬至。至者，陰陽二氣之極至，分者，陰陽二氣之平分。夏至則三陽在上，三陰在下，冬至則三陰在上，三陽在下，多少俱同。春分則三陽半升，三陰半降，秋分則三陰半升，三陽半降，多少俱異。異者，二氣平分也。此所謂天地之正紀也。分至者，四時之大節，寒暑氣至之差正全準於此。

帝曰:善。六氣之勝,何以候之?岐伯曰:乘其至也。清風大來,燥之勝也,風木受邪,肝病生焉,寒氣大來,水之勝也,熱火受邪,心病生焉,風氣大來,木之勝也,濕土受邪,脾病生焉,熱氣大來,火之勝也,燥金受邪,肺病生焉,濕氣大來,土之勝也,寒水受邪,腎病生焉,所謂感邪而生病也。乘年之虛,則邪甚也,失時之和,亦邪甚也,遇月之空,亦邪甚也。重感於邪,則病危矣。有勝之氣,其必來復也。

六氣之勝,候之有法,乘其至也。是何氣之來,則知何氣之勝,其所受剋之藏必病,所謂感於六氣之淫邪而生病也。遇歲運不及,是乘年之虛,則邪甚也,值客主不諧,是失時之和,亦邪甚也,當晦朔之際,是遇月之空,亦邪甚也,此謂三虛。於此三虛被感之後,又復重感於邪,則病危矣。六氣相勝之病如此。有勝之氣,則必有復之氣,候復氣之法,可類推也。

帝曰:其脈至何如?岐伯曰:厥陰之至其脈弦,少陰之至其脈鉤,太陰之至其脈沉,少陽之至大而浮,陽明之至短而濇,太陽之至大而長。至而和則平,至而甚則病,至而不至者病,未至而至者病,至而反者病,陰陽易者危。

至而反者,脈與時反。陰陽易者,時陰而脈陽,時陽而脈陰也。

帝曰:脈從而病反者,其診何如?岐伯曰:脈至而從,按之不鼓,諸陽皆然。帝曰:諸陰之反,其脈何如?岐伯曰:脈至而從,按之鼓甚而盛也。

脈從而病反者,如春夏而得陽脈,是脈從四時,而人得陰病,是病反也。其脈雖從,當按之不鼓,諸陽脈之反病而從時者皆然。諸陰脈之反者,如秋冬而得陰脈,是脈從四時,而人得陽病,是病反也。其脈雖從,當按之鼓甚而盛也。

帝曰:治之奈何?岐伯曰:上淫於下,所勝平之,外淫於內,所勝治之,謹察陰陽所在而調之,以平爲期。正者正治,反者反治。

上下內外之淫,皆以所勝制之,謹察六氣陰陽所在而調之,所在謂在寸在尺。以平爲期。正者正治,正謂至而甚者。反者反治,反謂至而反者。此大法也。

　　帝曰:夫子言察陰陽所在而調之,論言人迎與寸口相應,若引繩,小大齊等,命曰平,陰之所在寸口何如? 岐伯曰:視歲南北,可知之矣。帝曰:願卒聞之。岐伯曰:北政之歲,少陰在泉,則寸口不應,厥陰在泉,則右不應,太陰在泉,則左不應。南政之歲,少陰司天,則寸口不應,厥陰司天,則右不應,太陰司天,則左不應。諸不應者,反其診則見矣。

　　人迎在頸,足陽明胃脈,主候三陽,寸口在手,手太陰肺脈,主候三陰。論言人迎與寸口相應,若引繩,小大齊等,命曰平,《靈樞·禁服》語。是平人陰陽之均齊也,岐伯言謹察陰陽所在而調之,則陰陽之所在不同,人氣之盈虛不一矣,故帝問陰之所在。寸口少陰之脈應何如。此視歲之南政北政,可知之矣。北政之歲,天氣上行,尺應在泉,寸應司天。六氣以少陰爲君,少陰在泉,則寸口不應,兩手寸口。厥陰在泉,則右寸不應,少陰在右。太陰在泉,則左寸不應。少陰在左。南政之歲,天氣下行,寸應在泉,尺應司天。少陰司天,則寸口不應,厥陰司天,則右寸不應,太陰司天,則左寸不應。諸不應者,反其診而察之則見矣,寸應在尺,尺應在寸也。

　　南政北政,經無明訓,舊注荒唐,以甲己爲南政,其餘八干爲北政。天地之氣,南北平分,何其北政之多而南政之少也! 此真無稽之談矣。以理推之,一日之中,天氣晝南而夜北,是一日之南北政也。一歲之中,天氣夏南而冬北,是一歲之南北政也。天氣十二年一周,則三年在北,亥、子、丑。三年在東,寅、卯、辰。三年在南,巳、午、未。三年在西。申、酉、戌。在北則南面而布北方之政,是謂北政,天氣自北而南升,故尺主在泉而寸主司天,在南則北面而布南方之政,是謂南政,天氣自南而北降,故寸主在泉而尺主司天。六氣以少陰爲君,尺主在泉,故少陰在泉則寸不應,寸主司天,故少陰司天則尺不應,寸主在泉,故少陰司天則寸不應,尺主司天,故少陰在泉則尺不應。此南政北政之義也。天氣在東,亦自東而西行,天氣在西,亦自西而東行,不曰東西政者,以純陰在九泉之下,其位爲北,純陽在九天之上,其位爲南。故六氣司天則在南,六氣在泉則居北。司天在泉,可以言政,東西者,南北之閒氣,非天地之正位,不可以言政也。則自卯而後,天氣漸南,總以南政統之,自酉而後,天氣漸北,總以北政統之矣。

帝曰:尺候何如? 岐伯曰:北政之歲,三陰在下,則寸不應,三陰在上,則尺不應。南政之歲,三陰在天,則寸不應,三陰在泉,則尺不應。左右同。故曰:知其要者,一言而終,不知其要,流散無窮,此之謂也。

尺候與寸候同法,均之反診則見矣。反其診者,與正者相反,所謂反而正也。尺寸反者,與反者相反,所謂正而反也。

帝曰:夫子言春秋氣始於前,冬夏氣始於後,余已知之矣。然六氣往復,主歲不常也,其補瀉奈何? 岐伯曰:上下所主,隨其攸利,正其五味,則其要也。左右同法。《大要》曰:厥陰之主,先酸後辛,少陰之主,先甘後鹹,太陰之主,先苦後甘,少陽之主,先甘後鹹,陽明之主,先辛後酸,太陽之主,先鹹後苦。佐以所利,資以所生,是謂得氣。

春在夏前,秋在冬前,故曰春秋氣始於前。夏在春後,冬在秋後,故曰冬夏氣始於後。承上文:陽之動,始於溫,盛於暑,陰之動,始於清,盛於寒。彼春之煖,爲夏之暑,彼秋之忿,爲冬之怒一段來。六氣往復,主歲不常,補瀉之法,隨其上下所主之攸利者,而正其五味之所宜,則其要也。其主左右四閒,與主上下二政同法。佐以所利,資以所生,補瀉當可,是謂得氣。司天主前半歲,在泉主後半歲,是謂主歲。

帝曰:善。五味陰陽之用何如? 岐伯曰:辛甘發散爲陽,酸苦涌泄爲陰,鹹味涌泄爲陰,淡味滲泄爲陽。六者或收或散,或緩或急,或燥或潤,或頓或堅,以所利而行之,調其氣,使其平也。

利用何味,則行何味以調之,使其平也。

帝曰:非調氣而得者,治之奈何? 有毒無毒,何先何後? 願聞其道。岐伯曰:有毒無毒,所治爲主,適大小爲制也。

非調氣而得者,氣不調而得者也。有毒無毒,以所治之病爲主,隨病所宜,適其大小以爲制也。

帝曰:請言其制。岐伯曰:君一臣二,制之小也,君一臣三佐五,制之中也,君一臣三佐九,制之大也。寒者熱之,熱者寒之,微者逆之,甚者從之,堅者削之,留者攻之,結者散之,散者收之,燥者濡之,急者緩之,勞者溫之,逸者行之,損者益之,驚者平之,客者除之,上之下之,摩之浴之,薄之劫之,開之發之,適事爲故。

邪微者,逆而治之,藥能勝邪,無有不受。邪甚者,藥不勝邪,必不受也,故從治之。勞者溫之,勞傷虛寒,故用溫補。逸者行之,要道凝塞,故用行散。客者除之,謂非本有,或風寒外感,或飲食內傷,故除之也。摩謂按摩。浴謂洗浴。薄之,逼迫之也。劫之,劫奪之也。開之,瀉其表也。發之,發其汗也。要以適事爲故,不可太過不及也。

帝曰:何謂逆從? 岐伯曰:逆者正治,從者反治,從少從多,觀其事也。帝曰:反治何謂? 岐伯曰:熱因寒用,寒因熱用,塞因塞用,通因通用。必伏其所主〔1〕,而先其所因,其始則同,其終則異。可使破積,可使潰堅,可使氣和,可使必已。

逆者,逆其病氣,卻是正治。從者,從其病氣,實是反治。正治者,以熱治寒,以寒治熱。反治者,寒不受熱,則熱因寒用,熱不受寒,則寒因熱用,塞不受通,則塞因塞用,通不受塞〔2〕,則通因通用。必伏其所主之品,而先其所因之味。所因在前,其始則同,同則病無不受也。所主在後,其終則異,異則病無不瘳也。如此則無積不破,無堅不潰,可使正氣和平,而邪氣必消也。

帝曰:善。氣調而得者何如? 岐伯曰:逆之從之,逆而從之,從而逆之,疏氣令調,則其道也。

其有氣調而得者,則全是六氣之外淫,亦用逆治從治之法,疏通其氣,令之調和也。

帝曰:善。病之中外何如? 岐伯曰:從內之外者,調其內,從外之內者,治其外,從內之外而盛於外者,先調其內而復治其外,從外之內而盛於內者,先治其外而復調其內,中外不相及,則治主病。

病中外不相及者,以其在外而不由內來,在內而不由外來,故

---

〔1〕主 原作“生”,形近之誤。據王注本《素問·至真要大論》及本節黃解改。
〔2〕塞 原作“通”,據文義改。

但治主病，不復兼治別處也。

調氣之方，必別陰陽，定其中外，各守其鄉。內者內治，外者外治，微者調之，其次平之，盛者奪之，汗者發之。寒熱溫涼，衰之以屬，隨其攸利，謹道如法，萬舉萬全，氣血正平，長有天命。

衰之以屬，衰之以其屬也。

帝曰：論言治寒以熱，治熱以寒，而方士不能廢繩墨而更其道也。有病熱者寒之而熱，有病寒者熱之而寒，二者皆在，新病復起，奈何治？岐伯曰：諸寒之而熱者取之陰，熱之而寒者取之陽，所謂求其屬也。

寒之而愈熱者，陰根上虛也，當取之陰，熱之而愈寒者，陽根下虛也，當取之陽，所謂求其屬也。求其屬者，審屬何病，則用何藥以治之也。

帝曰：善。服寒而反熱，服熱而反寒，其故何也？岐伯曰：治其王氣，是以反也。帝曰：不治王而然者何也？岐伯曰：悉乎哉問也！不治五味屬也。夫五味入胃，各歸所喜，故酸先入肝，苦先入心，甘先入脾，辛先入肺，鹹先入腎，久而增氣，物化之常也。氣增而久，夭之由也。

不治其本，而治其標，愈治愈盛，是謂治其王氣。不治五味屬者，不審五味的屬何證之所宜也。五味入胃，各歸所喜，不審其宜，偏服此味，久而此氣偏增，物化之常也。此氣偏增，而久之不已，是年壽夭折所由來也。

帝曰：治寒以熱，治熱以寒，氣相得者逆之，不相得者從之，余已知之矣，其於正味何如？岐伯曰：木位之主，其瀉以酸，其補以辛，火位之主，其瀉以甘，其補以鹹，土位之主，其瀉以苦，其補以甘，金位之主，其瀉以辛，其補以酸，水位之主，其瀉以鹹，其補以苦。

氣相得者逆之，不相得者從之，即微者逆之，甚者從之也。微者得藥而安，則逆治之，甚者得藥而劇，故從治之。正味，上文所謂正其五味也，此因不治五味屬而詳求之。

厥陰之客，以辛補之，以酸瀉之，以甘緩之，少陰之客，以鹹補之，以甘瀉之，以酸收之，太陰之客，以甘補之，以苦瀉之，以甘緩之，少陽之客，以鹹補之，以甘瀉之，以鹹頓之，陽明之客，以酸補之，以辛瀉之，以苦泄之，太陽之客，以苦補之，以鹹瀉之，以苦堅之，以辛潤之，開發腠理，致津液通氣也。

以苦瀉之，即以苦下之也。六氣病人，皆外感皮毛，鬱其裏氣而成，悉宜發表出汗，以通裏氣之鬱，開發腠理謂發表，致津液謂出汗也。

帝曰：氣有多少，病有盛衰，治有緩急，方有大小，願聞其約奈何？岐伯曰：氣有高下，病有遠近，證有中外，治有輕重，適其至所爲[1]故也。《大要》曰：君一臣二，奇之制也，君二臣四，偶之制也，君二臣三，奇之制也，君二臣六，偶之制也。

約即制也。適其至所爲故，謂節適其宜，取其至於病所而止也。

故曰：近者奇之，遠者偶之，汗者不以偶，下者不以奇。補上治上制以緩，補下治下制以急，急則氣味厚緩則氣味薄。適其至所，此之謂也。

近者易至故用奇，遠者難至故用偶。

病所遠而中道氣味乏者，食而過之，無越其制度也。是故平氣之道，近而奇偶，制小其服也，遠而奇偶，制大其服也。大則數少，小則數多，多則九之，少則二之。奇之不去則偶之，是謂重方，偶之不去則反佐以取之，所謂寒熱溫涼，反從其病也。

病所甚遠，藥至中道而氣味消乏者，空腹餌之，催之以食，令其速過中焦也。反佐以取之者，以寒治熱，以熱治寒，恐病藥捍格，不得下達，故用反佐之法。寒熱溫涼，反從其病，使之同類相投，而易下也。

帝曰：善。方制君臣何謂也？岐伯曰：主病之謂君，佐君之謂臣，應臣之謂使，非上下三品之謂也。帝曰：三品何謂？岐伯曰：所以明善惡之殊貫也。

---

〔1〕爲　原作“謂”，音近之誤，據王注本《素問·至真要大論》、本節黃解改。

應臣,謂與臣藥相應者。

帝曰:善。夫百病之始生也,皆生於風寒暑濕燥火,以六化六變也。經言盛者瀉之,虛者補之,余錫〔1〕以方士,而方士用之,尚未能十全。余欲令要道必行,桴鼓相應,猶拔刺雪汙〔2〕,工巧神聖,可得聞乎?

桴,鼓搥也。拔刺雪汙,謂拔鍼刺、洗汙染,至易之事也。

岐伯曰:審察病機,無失氣宜,此之謂也。帝曰:願聞病機何如? 岐伯曰:諸風掉眩,皆屬於肝。諸痛癢瘡,皆屬於心。諸濕腫滿,皆屬於脾。諸熱瞀瘛,皆屬於火。諸氣膹鬱,皆屬於肺。諸寒收引,皆屬於腎。諸暴強直,皆屬於風。諸脹腹大,皆屬於熱。諸病有聲,鼓之如鼓,皆屬於熱。諸嘔吐酸,暴注下迫,皆屬於熱。諸轉反戾,水液渾濁,皆屬於熱。諸痙項強,皆屬於濕。諸躁狂越,皆屬於火。諸逆衝上,皆屬於火。諸病胕腫,疼酸驚駭,皆屬於火。諸禁鼓慄,如喪神守,皆屬於火。諸痿喘嘔,皆屬於上。諸厥固泄,皆屬於下。諸病水液,澄澈清冷,皆屬於寒。故《大要》曰:謹守病機,各司其屬,有者求之,無者求之,盛者責之,虛者責之,必先五勝,疏其地氣,令其調達,而致和平,此之謂也。帝曰:善。

肝爲風木,故諸風掉眩,皆屬於肝。心爲君火,其主脈,諸痛癢瘡瘍,皆經絡營衛之鬱,故屬於心。脾爲濕土,故諸濕腫滿,皆屬於脾。三焦爲相火,膽與三焦同經,化氣相火,膽火上逆,則神氣昏瞀,故諸熱瞀瘛,皆屬於火。大腸爲燥金,肺與大腸表裏,其六氣,故諸氣膹鬱,皆屬於肺。膀胱爲寒水,腎與膀胱表裏,故諸寒收引,皆屬於腎。肝主筋,諸暴強直,筋脈不柔,皆厥陰風木之證也。濕土生於君火,火敗濕滋,齊腹脹大,皆少陰君火之證也。腹脹氣阻,捫之如鼓,亦少陰君火之證也。陽虛陰旺,土濕木鬱,上爲吐酸,下爲注泄,亦少陰君火之證也。寒侵骸足,轉側反戾,謂轉筋病。濕入膀胱,水液渾濁,亦少陰君火之證也。以上皆君火之虛者。筋脈寒濕,

〔1〕錫　《爾雅·釋詁》:"賜也。"
〔2〕汙(wū 誣)　通"污"。《玉篇》:"從亏者古文,從于者今文。"

身瘈項強,皆太陰濕土之證也。甲木化氣相火,諸煩躁狂越,皆少陽相火之證也。甲木隨胃土下降,諸逆氣上衝,皆少陽相火之證也。土濕胃逆,甲木不降,濁氣壅阻,肌肉胕腫,經絡鬱硋,而生疼酸,膽木拔根,而生驚駭,皆少陽相火之證也。甲木為陰邪所閉,陽氣振動,不得透發,則生寒戰,諸寒禁鼓慄,如喪神守,皆少陽相火之證也。肺隨胃土下降,肺逆則喘,胃逆則嘔,諸痿廢喘嘔,皆屬於上,上者,肺胃之證也。脾主四肢,大腸主收斂魄門,諸四肢厥冷,痕塊堅固,而生溏泄,皆屬於下,下者,脾與大腸之證也,是皆陽明燥金之病也。諸病二便水液,澄澈清冷,皆太陽寒水之證也。大凡病機之分屬六氣者如此。《大要》,古書。各司其屬,謂六氣各主司其所屬之病。有者求之,即上文所謂求其屬也。必先五勝,所以制伏五邪也。疏其地氣,疏通脾胃之鬱也。

　　病機分屬六氣,而其寒熱燥濕,則視乎六氣之虛實。所謂熱者,少陰君火,所謂火者,少陽相火,言其屬二氣所生之病,非言此病之是熱是火,以二火有虛實也。諸氣皆然。後世庸愚,乃引此以定百病之寒熱。無知妄作,遂開殺運,最可痛恨也! 劉河閒病機十九條。

　　素問懸解卷十二終

陽湖錢增祺校字

〔運氣〕〔1〕

六元正紀大論八十一〔2〕

黃帝問曰:六化六變,勝復淫治,甘苦辛鹹酸淡先後,余知之矣。夫五運之化,或從天氣,或逆天氣,或從天氣而逆地氣,或從地氣而逆天氣,或相得,或不相得,余未能明其事。欲通天之紀,從地之理,和其運,調其化,使上下合德,無相奪倫,天地升降,不失其宜,五運宣行,勿乖其政,調之正味從逆奈何?

六化六氣之正化,六變六氣之災變,勝復淫治,五味補瀉先後之宜,詳至真要論中。五運之化,或從司天之氣,或逆司天之氣,或從司天之氣而逆司地之氣,或從司地之氣而逆司天之氣,或與六氣相得,或不相得,言運氣之錯綜不一也。通天之紀,從地之理,陰陽應象論:天有八紀,地有五理,治不法天之紀,不用地之理,則災害至矣。明天紀而順地理也。調〔3〕之正味,適其從逆,即下文所謂藥食之宜也。

岐伯稽首再拜對曰:昭乎哉問也!此天地之綱紀,變化之淵源,非聖帝孰能窮其至理歟!臣雖不敏,請陳其道,令終不滅,久而不易。

---

〔1〕運氣 原無,據目錄補。
〔2〕八十一 原脫,據目錄補。
〔3〕調 原作"謂",形近之誤,據本節經文改。

六氣升降,五運往來,此天地之綱紀,變化之淵源,德化政令,勝復淫治,所由生也。

帝曰:願夫子推而次之,從其類序,分其部主,別其宗司,昭其氣數,明其正化,可得聞乎?

類序者,六氣以類相序,如辰戌之年,上見太陽是也。部主者,六氣上下,各有分部,以主時令也。宗司者,總統爲宗,分主爲司也。氣數者,六氣迭用,各有其數也。正化者,非位爲邪氣,當位爲正化也。

岐伯曰:先立其年,以明其氣,金木水火土,運行之數,寒暑燥濕風火,臨御之化,則天道可見,民氣可調,陰陽卷舒,近而無惑,數之可數者,請遂言之。

帝曰:太陽之政奈何? 岐伯曰:辰戌之紀也。

先立其年者,先立其年歲之干支也。干支立則知五運運行之數,六氣臨御之化,天道可見,民氣可調,陰陽之卷舒,近在目前而無惑,此數之可數者也。

太陽　太角　太陰

壬辰　壬戌

其運風,其化鳴條啟坼,其變振拉摧拔,其病眩掉目瞑。

太角初正　少徵　太宮　少商　太羽終

壬爲陽木,故曰太角。壬辰、壬戌,太陽寒水司天,太陰濕土在泉,中爲太角木運。後文倣此。中運統主一歲,一歲之中,又分五運。應地者靜,是爲主運。主運則初運起角,陽年爲太,陰年爲少。二運爲徵,三運爲宮,四運爲商,五運爲羽,歲歲相同。應天者動,是爲客運。客運則壬年陽木起太角,丁年陰木起少角,戊年陽火起太徵,癸年陰火起少徵,歲歲不同。注初終者,記主運也。丁壬木運之年,主客皆起於角,氣得四時之正,故曰初正也。

太陽　太徵　太陰

戊辰　戊戌　同正徵五常政大論:赫曦之紀,上羽與正徵同。

其運熱,其化暄暑鬱燠,其變炎烈沸騰,其病熱鬱。

太徵　少宮　太商　少羽終　少角初

太陽　太宮　太陰

甲辰歲會同天符　甲戌歲會同天符

其運陰埃,其化柔潤重澤,其變振驚飄驟,其病濕下重。

太宮　少商　太羽終　太角初　少徵

太陽　太商　太陰

庚辰　庚戌〔1〕

其運涼,其化霧露蕭飅,其變肅殺凋零,其病燥背瞀胸滿。

太商　少羽終　少角初　太徵　少宮

太陽　太羽　太陰

丙辰天符　丙戌天符

其運寒,其化凝慘慄冽,其變冰雪霜雹,其病大寒流於谿谷。

太羽終　太角初　少徵　太宮　少商

凡此太陽司天之政,氣化運行先天,天氣肅,地氣靜,寒臨太虛,陽氣不令,寒政大舉,澤無陽燄,則火發待時,少陽中治,時雨迺涯,止極雨散,還於太陰,雲朝北極,澤流萬物,濕化迺布,水土合德,上應辰星鎮星,其政肅,其令徐,其穀玄黅,寒敷於上,雷動於下,寒濕之氣,持於氣交,民病寒濕,發肌肉萎,足痿不收,濡泄血溢。

太陽寒水司天,故天氣肅。太陰濕土在泉,故地氣靜。寒水勝火,故火發待時。至三之主氣相火當令,故時雨迺涯,涯,盡也。水岸曰涯。止極雨散。四氣以後,太陰濕土司權,故雲朝北極,澤流萬物,濕化迺布。

其穀玄黅,玄,水色,黅,土色也。雷動者,陽鬱於濕土也。

初之氣,地氣遷,氣迺大溫,草迺早榮,民迺厲,溫病迺作,身熱頭痛,嘔吐,肌腠瘡瘍。

初之氣,少陽相火司令,上年在泉之地氣至此而遷,氣大溫,草早榮,民生溫熱之病。

二之氣,大涼反至,寒迺始,火氣遂抑,草迺遇寒,民迺慘,民病

---

〔1〕庚辰　庚戌　原作"庚戌　庚辰"。據王注本《素問·六元正紀大論》乙轉。

氣鬱中滿。

二之氣,陽明燥金司令,寒水將生,故寒始火抑。

三之氣,天政布,寒氣行,雨迺降,民病寒,反熱中,心熱瞀悶,癃疿注下,不治者死。

三之氣司天,太陽寒水用事,故天政布,寒氣行。寒閉皮毛,鬱其內熱,反生熱中之病。

四之氣,風濕交爭,風化爲雨,迺長迺化迺成,民病大熱少氣,肌肉萎,足痿,注下赤白。

四之氣,厥陰風木司令,不勝主氣之太陰濕土,故病如此。

五之氣,陽復化,草迺長迺化迺成,民迺舒。

五之氣,少陰君火司令,故草長民舒。

終之氣,地氣正,濕令行,陰凝太虛,埃昏郊野,民迺慘悽,寒風以至,反者孕迺死。

終之氣,太陰濕土司令,故濕令行。反者土被木賊,故孕死。民慘悽,寒風至者,終之主氣也。

故歲宜苦以燥之溫之,必折其鬱氣,先資其化源,抑其運氣,扶其不勝,無使暴過而生其疾,適氣同異,多少制之,同寒濕者燥熱化,異寒濕者燥濕化,故同者多之,異者少之,用寒遠寒,用涼遠涼,用溫遠溫,用熱遠熱,食宜同法,食歲穀以全其真,避虛邪以安其正,有假者反常,反是者病,所謂時也。

帝曰:善。陽明之政奈何? 岐伯曰:卯酉之紀也。

太陽寒水司天,寒則宜溫。太陰濕土在泉,濕則宜燥。折其鬱氣,抑寒水之太過也。折其鬱氣,解見篇末。資其化源,扶二火之不及也。木爲火之化源。適其司天在泉之氣同異,多少而節制之。運同天地之寒濕者,如太角、太徵、太商。則酌其燥濕所宜而用之,同者多用以勝之,異者少用以調之。有假者則反其常用之法,若反是者則益其病,所謂因時而制宜也。

陽明　少角　少陰

丁卯歲會　丁酉　同正商委和之紀,上商與正商同。

其運風清熱。

少角初正　太徵　少宮　太商　少羽終

丁年歲木不及，爲司天燥金所勝，則金兼木化，以少角而同正商，所謂委和之紀，上商與正商同也。凡不及之年，皆兼勝復之氣，風者運氣也，清者勝氣也，熱者復氣也。餘少運倣此。

陽明　少徵　少陰

癸卯同歲會　癸酉同歲會　同正商伏明之紀，上商與正商同。

其運熱寒雨。

少徵　太宮　少商　太羽終　太角初

陽明　少宮　少陰

己卯　己酉

其運雨風涼。

少宮　太商　少羽終　少角初　太徵

陽明　少商　少陰

乙卯天符　乙酉歲會太一天符　同正商從革之紀，上商與正商同。

其運涼熱寒。

少商　太羽終　太角初　少徵　太宮

陽明　少羽　少陰

辛卯　辛酉〔1〕

其運寒雨風。

少羽終　少角初　太徵　少宮　太商

凡此陽明司天之政，氣化運行後天，天氣急，地氣明，陽專其令，炎暑大行，物燥以堅，淳風迺治，風燥橫逆，流於氣交，多陽少陰，燥極而澤，雲趨雨府，濕化迺敷，金火合德，上應太白熒惑，其政切，其令暴，其發躁，其穀白丹，間穀命太者，其耗白甲品羽，清先而勁，毛蟲迺死，熱後而暴，介蟲迺殃，勝復之作，擾而大亂，清熱之氣，持於氣交，蟄蟲迺見，流水不冰，民病咳嗌塞，瘡閟，寒熱發暴振慄。

陽明燥金司天，故天氣急。少陰君火在泉，故地氣明。燥金爲

---

〔1〕辛卯　辛酉　原作"辛酉　辛卯"，據王注本《素問·六元正紀大論》乙轉。

君火所制，故陽專其令，炎暑大行。金爲火制，故物燥以堅。木無所畏，故淳風迺治。金木兼見，故風燥橫逆，流於氣交。陽多陰少，火旺濕生，故燥極而澤，濕化迺敷。雨府，濕盛之所，故雲趨之。其穀白丹者，白爲金色，丹爲火色，化於天地之正氣，所謂歲穀也。閒穀命太者，左右四閒之氣，太者氣厚，故能生成也。白甲屬金，金爲火勝，故色白而有甲者耗減。品羽屬火，火勝水復，故上品之羽亦耗。歲半以前，天氣主之，燥金在前，故清先而勁。木受金刑，毛蟲迺死。歲半以後，地氣主之，君火在後，故熱後而暴。金受火刑，介蟲迺秧。火既勝金，水又復火，故勝復之作，擾而大亂，清熱之氣，持於氣交。君火司地，故蟄蟲迺見，流水不冰。金被火刑，故咳逆嗌塞。君火在泉，故瘡閟。火被金斂，故寒熱振慄。

初之氣，地氣遷，陰始凝，氣始肅，水迺冰，寒雨化，其病中熱脹嘔，鼽衄嚏欠，面目浮腫，善眠，小便黃赤，甚則淋。

初之氣，太陰濕土司令，濕旺木鬱，生氣不達，故陰凝氣肅，水冰雨寒不改。去冬寒水之化，濕盛胃逆，甲木不降，戊土被剋，故中熱而生脹嘔。相火刑金，故鼽衄嚏欠。甲木化氣相火。肺金上逆，故面目浮腫。膽熱，故善眠。土濕木鬱，不能泄水，故小便黃赤淋澀也。

二之氣，陽迺布，物迺生榮，民迺舒，屬大至，民善暴死。

二之氣，少陽相火司令，故陽布物榮，民舒屬至。

三之氣，天政布，涼迺行，燥熱交合，燥極而澤，民病寒熱。

三之氣司天，陽明燥金主令，故涼迺行。三氣以後，在泉之君火司氣，故燥熱交合。四之客氣爲太陽寒水，主氣爲太陰濕土，故燥極而澤。三之主氣以相火當令，爲三之客氣清涼所閉，故民病寒熱。

四之氣，寒雨降，病暴仆，振慄譫妄，少氣嗌乾引飲，骨痿便血，癰腫瘡瘍，及爲心痛瘧寒之疾。

四之氣，太陽寒水司令，四氣以後，在泉之君火司氣，寒閉皮毛，鬱其内熱，故爲病如此。

五之氣，春令反行，草迺生榮，民氣和。

五之氣，厥陰風木司令，合在泉君火之化，勝主氣之燥金，故草榮民和，秋行春令。

終之氣，陽氣布，候反溫，蟄蟲來見，流水不冰，民迺康平，其病溫。

終之氣，少陰君火司令，又合君火在泉之化，主不勝客，<small>終之主氣，太陽寒水。</small>故氣候如此。

歲宜以鹹以苦以辛，汗之清之散之，折其鬱氣，資其化源，安其運氣，無使受邪，以寒熱輕重，少多其制，同熱者多天化，同清者多地化，用涼遠涼，用熱遠熱，用寒遠寒，用溫遠溫，食宜同法，食歲穀以安其氣，食間穀以去其邪，有假者反之，此其道也。反是者，亂天地之經，擾陰陽之紀也。

帝曰：善。少陽之政奈何？岐伯曰：寅申之紀也。

陽明燥金司天，天氣收斂，故宜辛苦汗散。少陰君火在泉，地氣溫熱，故宜鹹苦清瀉。歲運不及，故安其運氣，無使受邪。是年上清下溫，以寒熱之輕重而少多其制，寒重則多用溫熱，熱重則多用清涼，輕者則少之。運同在泉之熱者，則多用司天清涼之化。<small>如少徵。</small>運同司天之清者，則多用在泉溫熱之化。<small>如少商。</small>有假者，則反其法也。

少陽　太角　厥陰

壬寅<small>同天符</small>　壬申<small>同天符</small>

其運風鼓，其化鳴條啟坼，其變振拉摧拔，其病掉眩支脇驚駭。

太角<small>初正</small>　少徵　太宮　少商　太羽<small>終</small>

少陽　太徵　厥陰

戊寅天符　戊申天符

其運暑，其化暄[1]囂鬱燠，其變炎烈沸騰，其病上，熱鬱血溢血泄心痛。

太徵　少宮　太商　少羽<small>終</small>　少角<small>初</small>

少陽　太宮　厥陰

---

〔1〕暄　原作"宣"，據王注本《素問·六元正紀大論》改。

甲寅 甲申

其運陰雨，其化柔潤重澤，其變振驚飄驟，其病體重胕腫痞飲。

太宮 少商 太羽終 太角初 少徵

少陽 太商 厥陰

庚寅 庚申 同正商堅成之紀，上徵與正商同。

其運涼，其化霧露清涼，其變肅殺凋零，其病肩背胸中。

太商 少羽終 少角初 太徵 少宮

少陽 太羽 厥陰

丙寅 丙申

其運寒肅，其化凝慘慄冽，其變冰雪霜雹，其病寒，浮腫。

太羽終 太角初 少徵 太宮 少商

凡此少陽司天之政，氣化運行先天，天氣正，地氣擾，炎火迺流，陰行陽化，太陰橫流，雨迺時應，風迺暴舉，木偃沙飛，木火同德，上應熒惑歲星，其政嚴，其令擾，其穀丹蒼，風熱參布，雲物沸騰，寒迺時至，涼雨並起，往復之作，民病寒熱瘧泄，聾瞑嘔吐，上怫腫色變，外發瘡瘍，內爲泄滿。故聖人遇之，和而不爭。

少陽相火司天，故天氣正。厥陰風木在泉，故地氣擾。少陽當令，故炎火迺流，陰行陽化。二之客氣與四之主氣爲太陰濕土，火旺土生，熱蒸濕作，故太陰橫流，雨迺時應。以太陰而得相火，濕熱鬱蒸，降爲雨水，是謂陰行陽化也。四氣以後，厥陰司權，故風迺暴舉，木偃沙飛。其穀丹蒼，丹，火色，蒼，木色也。上下相交，木火同德，風熱參布，雲物沸騰。火騰則水復，故寒迺時至。木勝則金復，故涼雨並起。勝復不已，風閉皮毛，相火內鬱，則病寒熱。甲木鬱發，則病痎瘧。乙木鬱衝，則病泄利。甲木上逆，則病聾瞑。甲木刑胃，則病嘔吐。足少陽化氣相火，其經起目銳眥，循耳後，下頸項。甲木上逆，相火不降，濁氣衝塞，則耳聾目瞑。甲木刑胃，胃氣鬱遏，不能容納水穀，故作嘔吐。皮毛閉斂，鬱熱在經，則外發瘡瘍。肝膽俱病，脾胃被刑，則內生脹滿也。

初之氣，地氣遷，風勝迺搖，寒迺去，候迺大溫，草木早[1]榮，

寒來不殺,溫病迺起,其病氣怫於上,血溢目赤,咳逆頭痛,血崩脇
滿,膚腠中瘡。

初之氣,少陰君火司令,故寒去溫來,草木早榮,溫病迺起。金
受火刑,故血溢目赤,咳嗽頭痛。木火合邪,疏泄失職,故血崩。乙
木鬱塞,故脇滿。火炎血熱,皮毛蒸腐,故膚腠生瘡。

二之氣,火反鬱,白埃四起,雲趨雨府,風不勝濕,雨迺零,民迺
康,其病熱鬱於上,咳逆嘔吐,瘡發於中,胸嗌不利,頭痛身熱,昏憒
膿瘡。

二之氣,太陰濕土司令,故白埃四起,雲趨雨府。風木不勝濕
土,雨迺下零。濕盛胃逆,甲木不降,甲木化氣相火,逆而上炎,故
上病熱鬱。相火刑肺,則生咳逆。甲木刑胃,則生嘔吐。濕熱蒸
腐,故瘡發於中,胸嗌不利,頭痛身熱,昏憒膿瘡。

三之氣,天政布,炎暑至,少陽臨上,雨迺涯,民病熱中聾瞑,血
溢膿瘡,咳嘔衄衄,渴嚏欠,喉痹目赤,善暴死。

三之氣司天,少陽相火主令,故天政布,炎暑至。少陽司氣,又
復上司天政,濕氣消,故雨乃涯。涯,止也。足少陽甲木化氣相火,逆
而上行,雙剋肺胃,故熱中聾瞑、血溢膿瘡、咳嘔衄衄、燥渴嚏欠、喉
痹目赤諸病生焉。相火性烈,故主暴死。

四之氣,涼迺至,炎暑間化,白露降,民氣和平,其病腹滿身重。

四之氣,陽明燥金司令,故涼乃至。炎暑間化,言相火之化,得
金氣之清涼而少間也。太陰濕土為四之主氣,以燥金客氣而當濕
旺之時,客不勝主,故腹滿身重。

五之氣,陽迺去,寒迺來,雨迺降,氣門迺閉,剛木早凋,民避寒
邪,君子周密。

五之氣,太陽寒水司令,故寒來雨降,氣門汗孔。閉,剛木凋,民
避寒邪,君子周密不出也。

終之氣,地氣正,風迺至,萬物反生,霿霧以行,其病關閉不禁,
心痛,陽氣不藏而咳。霿,音蒙、茂。

終之氣在泉,厥陰風木司令,故地氣正,風迺至,萬物反生。風
木鼓動,地氣升發,故霿霧以行。霿,晦也。風木疏泄,下竅失斂,故

病關閉不禁。風木衝擊，故心痛。肝膽同氣，乙木疏泄，則甲木動搖，相火失藏，上刑肺金，是以咳也。

歲宜鹹宜辛宜酸，滲之瀉之，漬之發之，折其鬱氣，先取化源，抑其運氣，贊所不勝，暴過不生，苛疾不起，觀氣寒溫，以調其過，同風熱者多寒化，異風熱者少寒化，用熱遠熱，用溫遠溫，用寒遠寒，用涼遠涼，食宜同法，此其道也，有假者反之，反是者，病之階也。

帝曰：善。太陰之政奈何？岐伯曰：丑未之紀也。

抑其運氣者，損其太過。贊所不勝者，助其被剋者也。暴過不生，故苛疾不起。觀運氣之寒溫，以調其過，運同天地之風熱者，多用寒化之品，如太徵、太角。運異天地之風熱者，少用寒化之品。如太商、太羽。餘義如前。

太陰　少角　太陽
丁丑　丁未　同正宮委和之紀，上宮與正宮同。
其運風清熱。
少角初正　太徵　少宮　太商　少羽終
太陰　少徵　太陽
癸丑　癸未
其運熱寒雨。
少徵　太宮　少商　太羽終　太角初
太陰　少宮　太陽
己丑太一天符　己未太一天符　同正宮卑監之紀，上宮與正宮同。
共運雨風清。
少宮　太商　少羽終　少角初　太徵
太陰　少商　太陽
乙丑　乙未
其運涼熱寒。
少商　太羽終　太角初　少徵　太宮
太陰　少羽　太陽
辛丑同歲會　辛未同歲會
共運寒雨風。

少羽終　少角初　太徵　少宮　太商

凡此太陰司天之政，氣化運行後天，陰專其政，陽氣退辟，大風時起，天氣下降，地氣上騰，原野昏霧，白埃四起，雲奔南極，寒雨數至，上應鎮星辰星，其政肅，其令寂，其穀黅玄，間穀命其太也，陰凝於上，寒積於下，寒水勝火，則爲冰雹，陽光不治，殺氣迺行，有餘宜高，不及宜下，有餘宜晚，不及宜早，土之利，氣之化也，濕寒合德，黃黑埃昏，流行氣交，物成於差夏，民氣亦從之，民病寒濕，腹滿身䐜憤胕腫，痞逆，寒厥拘急。

太陰濕土司天，太陽寒水在泉，故陰專其政，陽氣退辟。土不及則木勝，故大風時起。天之濕氣下降，地之寒氣上騰，故原野昏霧，白埃四起。雲奔南極者，司天之化，寒雨數至者，在泉之令也。太陰之陰凝於下，太陽之寒積於上，寒水勝火，則爲冰雹。火敗而陽光不治，水勝則殺氣迺行，故穀之有餘者宜高，不及者宜下，高涼而下熱也。有餘者宜晚，不及者宜早，晚寒而早煖也。此雖地利不同，而實氣化使之然也。差夏謂夏盡秋初之候，正濕寒交會之間，濕盛於夏，寒盛於冬，秋在濕寒之間。人物同在氣交之中，故物成於此。民亦從之，而生濕寒之病也。

初之氣，地氣遷，寒迺去，春氣至，風迺來，生氣布，萬物以榮，民氣條舒，風濕相薄，雨迺後，民病血溢，經絡拘強，關節不利，身重筋痿。

初之氣，客主皆厥陰風木司令，故風來而物榮。初氣之風與司天之濕二氣相薄，濕不勝風，故雨迺後。風木疏泄，故民病血溢。風燥筋攣，故拘強不利。土病濕作，故身重筋痿。

二之氣，大火正，物承化，民迺和，其病溫屬大行，遠近咸若，濕蒸相薄，雨迺時降。

二之氣，客主皆少陰君火司令，故大火正。物承火化，民迺和舒。火烈災生，故民病溫屬大行，遠近咸若。遠近皆然。二氣之火與司天之濕兩氣相薄，濕熱鬱蒸，雨迺時降也。

三之氣，天政布，濕氣降，地氣騰，雨迺時降，寒迺隨之，感於寒濕，則民病身重胕腫，胸腹滿。

　　三之氣,太陰濕土司令,天之濕氣下降,地之火氣上騰,故雨迺時降。三氣之後,太陽在泉,故寒迺隨之。感於天地之寒濕,則民病身重胕腫,胸腹脹滿也。

　　四之氣,畏火臨,溽蒸化,地氣騰,天氣否隔,寒風曉暮,蒸熱相薄,草木凝煙,濕化不流,則白露陰布,以成秋令,民病腠理熱,血暴溢,瘧,心腹滿熱,臚脹,甚則胕腫。

　　四之氣,少陽相火司令,其氣暴烈,故曰畏火。客氣之相火主氣之濕土兩氣相薄,故溽蒸化。太陽在泉,地氣上騰,寒水勝火,故天氣否隔,寒風曉暮。而其濕熱相臨,火旺濕消,故草木凝煙,濕化不流,白露夜降,以成秋令。民感濕熱之氣,故腠理鬱熱。火旺金燔,收氣失政,故血病暴溢。外爲寒氣所束,故發爲痎瘧,心腹滿熱,臚脹,臚,皮也。甚則胕腫也。

　　五之氣,慘令已行,寒露下,霜迺早降,草木黃落,寒氣及體,君子周密,民病皮腠。

　　五之氣,客主皆陽明燥金司令,合於在泉之寒,故慘令已行,寒露下,霜早降,草木黃落。寒氣及體,君子周密不出,民病寒傷皮腠也。

　　終之氣,寒大舉,濕大化,霜迺積,陰迺凝,水堅冰,陽光不治,感於寒,則病人關節禁固,腰脽痛,寒濕持於氣交,而爲疾也。

　　終之氣,客主皆太陽寒水司令,故寒大舉。上合司天之氣,故濕大化。寒甚,故霜冰堅。陰凝陽退,感於寒,則關節禁固,腰脽腫痛。寒濕之氣持於氣交,故爲病如是。

　　歲宜以苦燥之溫之,甚者發之泄之,不發不泄,則濕氣外溢,肉潰皮拆,而水血交流,必贊其陽火,令禦甚寒,折其鬱氣,而取化源,益其歲氣,無使邪勝,從氣異同,少多其制,同濕者以燥化,同寒者以熱化,異者少之,同者多之,用涼遠涼,用寒遠寒,用溫遠溫,用熱遠熱,食宜同法,食歲穀以全其真,食間穀以保其精,假者反之,此其道也,反是者病也。

　　帝曰:善。少陰之政奈何?岐伯曰:子午之紀也。

　　太陰濕土司天,故宜苦燥。太陽寒水在泉,故宜苦溫。濕甚者,發之泄之,以去其濕。不發不泄,則濕氣外溢,皮肉潰爛,水血交流。寒甚者,助其陽火,以禦其寒。歲運不及,故益其歲氣,無使邪勝。從運氣之異同,少多其制,運同司天之濕者,則以燥化之物治之,如少宮歲。運同在泉之寒者,則以熱化之物治之。如少羽歲。

少陰　太角　陽明

壬子　壬午

其運風鼓,其化鳴條啓坼〔1〕,其變振拉摧拔,其病支滿。

太角初正　少徵　太宮　少商　太羽終

少陰　太徵　陽明

戊子天符　戊午太乙天符

其運炎暑,其化暄曜鬱燠,其變炎烈沸騰,其病上熱血溢。

太徵　少宮　太商　少羽終　少角初

少陰　太宮　陽明

甲子　甲午

其運陰雨,其化柔潤時雨,其變振驚飄驟,其病中滿身重。

太宮　少商　太羽終　太角初　少徵

少陰　太商　陽明

庚子同天符　庚午同天符　同正商堅成之紀,上徵與正商同。

其運涼勁,其化霧露蕭飋,其變肅殺凋零,其病下清。

太商　少羽終　少角初　太徵　少宮

少陰　太羽　陽明

丙子歲會　丙午

其運寒,其化凝慘慄冽,其變冰雪霜雹,其病寒下。

太羽終　太角初　少徵　太宮　少商

凡此少陰司天之政,氣化運行先天,地氣肅,天氣明,寒交暑,熱加燥,雲馳雨府,濕化迺行,時雨迺降,金火合德,上應熒惑太白,其政明,其令切,其穀丹白,水火寒熱持於氣交,而爲病始也。熱病生於上,清病生於下,寒熱凌犯而爭於中,民病咳喘尬嚏,血溢血

---

〔1〕坼　原作"拆",據王注本《素問·六元正紀大論》改。

泄,目赤眥瘍,寒厥入胃,心痛腰痛,腹大,嗌乾腫上。

少陰君火司天,故天氣明。陽明燥金在泉,故地氣肅。寒交暑者,以地氣而交天氣,熱加燥者,以天氣而加地氣也。土生於火,金生於土,土者火金之中氣,故濕化行而雲雨作也。金之氣涼,涼者寒之初氣,燥金在泉,寒水必旺,故水火寒熱持於氣交,而爲諸病之始也。君火在天,故熱病生於上。燥金在泉,故清病生於下。水火寒熱持於氣交,故寒熱淩犯而爭於中。心火刑傷肺金,故病咳喘衄嚏,血溢血泄,目赤眥瘍。寒厥入胃者,火勝而水復也。水刑火傷,故心痛。水鬱土濕,木陷而賊脾,故腰痛腹大。君火不降,故嗌乾上腫。

初之氣,地氣遷,熱將去,寒迺始,蟄復藏,水迺冰,霜復降,風迺至,陽氣鬱,民反周密,關節禁固,腰脽痛,炎暑將起,中外瘡瘍。

初之氣,太陽寒水司令,上年己亥終氣之少陽已盡,故熱去寒來,蟄藏水冰,霜降風至。寒閉於外,故陽鬱不達。民當春令而反周密,關節禁固,腰脽疼痛。時臨二氣,君火當權,二之主氣。上合司天之氣,盛熱將作,而爲寒氣所束,瘀蒸腐爛,故中外發爲瘡瘍也。

二之氣,陽氣布,風迺行,民迺和,春氣以正,萬物應榮,寒氣時至,其病淋,目瞑目赤,氣鬱於上而熱。

二之氣,厥陰風木司令,陽布風行,民和物榮。二之主氣君火當權,上合司天之政,雖三氣未交,而火令已旺。若寒氣時至,束閉皮毛,風木遏陷,不能疏泄水道,則生淋澀之病。君火漸逆,刑傷肺金,則目瞑目赤,氣鬱於上而爲熱也。

三之氣,天政布,大火行,庶類蕃鮮,寒氣時至,民病氣厥心痛,寒熱更作,咳喘目赤。

三之氣司天,少陰君火司令,故天政布,大火行,庶類蕃鮮。若寒氣時至,束閉君火,不得外達,則氣厥心痛。寒熱更作,火逆傷肺,故咳喘目赤。

四之氣,溽暑至,大雨時行,寒熱互至,民病寒熱嗌乾,黃癉,衄衄飲發。

四之氣,客主皆太陰濕土司令,故溽暑至,大雨零。若熱氣盛作,而寒氣忽至,熱蒸竅泄,而寒來襲之,濕熱鬱發,則民病寒熱嗌乾,鼻塞血衄,黃癉飲發也。

五之氣,畏火臨,暑反至,陽迺化,萬物迺生迺長迺榮,民迺康,其病溫。

五之氣,少陽相火司令,故火臨暑至,物榮民康,其病溫熱。

終之氣,燥令行,寒氣數舉,則霧霧昏翳,病生皮腠,餘火內格,腫於上,咳喘,甚則血溢,內舍於脇,下連少腹,而作寒中,地將易也。

終之氣,陽明燥金司令,故燥令行。主令爲太陽寒水,故寒氣數舉,霧霧昏翳。寒閉竅合,故病生皮腠。寒氣外束,君相之餘火內格,擁腫於上。火鬱金刑,咳喘并作,甚則血溢而生吐衄。金火上逆而生熱,則水木下陷而生寒,其病內舍脇,下連少腹,而作寒中。肝脈自少腹行脇肋。時臨終氣,故在泉之氣將易也。

歲宜以鹹軟之而調其上,甚則以苦發之,以酸收之而安其下,甚則以苦瀉之,折其鬱氣,先取化源,抑其運氣,資其歲勝,無使暴過而生其病也,適氣同異,而多少之,同天氣者以寒清化,同地氣者以溫熱化,用熱遠熱,用涼遠涼,用溫遠溫,用寒遠寒,食宜同法,食歲穀以全真氣,食閒穀以辟虛邪。有假則反,此其道也,反是者病作矣。

帝曰:善。厥陰之政奈何? 岐伯曰:巳亥之紀也。

少陰君火司天,故宜以鹹軟之而調其上,甚則以苦發之。陽明燥金在泉,故宜以酸收之而安其下,甚則以苦瀉之。資其歲勝者,助其歲運之所剋也。少陰司天,皆太過之運也。

厥陰　少角　少陽

丁巳天符　丁亥天符　同正角委和之紀,上角與正角同。

其運風清熱。

少角初正　太徵　少宮　太商　少羽終

厥陰　少徵　少陽

癸巳同歲會　癸亥同歲會

其運熱寒雨。

少徵　太宮　少商　太羽終　太角初

厥陰　少宮　少陽

己巳　己亥　同正角卑監之紀，上角與正角同。

其運雨風清。

少宮　太商　少羽終　少角初　太徵

厥陰　少商　少陽

乙巳　乙亥　同正角從革之紀，上角與正角同。

其運涼熱寒。

少商　太羽終　太角初　少徵　太宮

厥陰　少羽　少陽

辛巳　辛亥

其運寒雨風。

少羽終　少角初　太徵　少宮　太商

凡此厥陰司天之政，氣化運行後天，諸同正歲，氣化運行同天，天氣擾，地氣正，風生高遠，炎熱從之，雲趨雨府，濕化迺行，風火同德，上應歲星熒惑，其政撓，其令速，其穀蒼丹，閒穀言太者，其耗文角品羽，風燥火熱，勝復更作，蟄蟲來見，流水不冰，熱病行於下，風病行於上，風熱勝復行於中。

諸同正歲，氣化運行同天，如委和之紀、卑監之紀、從革之紀，皆上角與正角同是也。此雖丁巳、丁亥、己巳、己亥、乙巳、乙亥六年如此，而六十歲中，莫不皆然。厥陰風木司天，故天氣擾。少陽相火在泉，故地氣正。土得火生故也。風生高遠者，司天之氣也。炎熱從之者，司地之氣也。熱則化濕，所謂火生土也。少陽司地，水土溫煖，故雲趨雨府，濕化迺行。風飄於上，故其政撓。火炎於下，故其令速。肝主筋而屬木，角者肝之所結，木主五色，故曰文角。品羽者，羽毛之美麗者也。其品貴重，故曰品羽。羽蟲屬火，厥陰司天、少陽在泉之政，氣化運行後天，歲運皆不及也。木火不及，故文角品羽屬火屬木之美者，悉爲耗減也。風木剋土則燥勝之，燥勝則火復而生熱，寒水淩火，則濕勝之，濕勝則風復而生燥，故風燥火熱，勝復更作。其應爲蟄蟲來見，流水不冰。相火在地，故熱病行於下。風木在天,故風病行於上。風火之氣持於氣交,故風熱勝復行於中也。

初之氣,寒始肅,殺氣方至,民病寒於右之下。

初之氣,陽明燥金司令,故肅殺之政行。金位西方,自右下降,故民病寒於右之下。

二之氣,寒不去,殺氣施化,霜迺降,名草上焦,寒雨數至,華雪水冰,陽復化,民病熱於中。

二之氣,太陽寒水司令,當君火主氣之時而寒不去,殺氣施化,霜降草焦,雨雪飄零。客寒外襲,閉其君火主氣,故陽氣復化,病熱於中。陽復化者,陽化在內,不得外達也。

三之氣,天政布,風迺時舉,民病泣出耳鳴掉眩。

三之氣司天,厥陰風木司令,故天政布,風迺時舉。腎主五液,入肝爲淚,泣出耳鳴掉眩者,皆風木之病也。

四之氣,溽暑至,濕熱相薄,爭於左之上,民病黃癉而爲胕腫。

四之氣,少陰君火司令,四之主氣爲太陰濕土,故溽暑至。火位南方,自左上升,故濕熱相薄,爭於左之上。濕土亦自左升。濕熱鬱蒸,故病黃癉胕腫。

五之氣,燥濕更勝,沉陰迺布,寒氣及體,風雨迺行。

五之氣,太陰濕土司令,五之主氣爲陽明燥金,故燥濕更勝。客主更相勝也。濕勝則沉陰迺布,燥勝則寒氣及體。金旺則生水也。風雨迺行者,濕旺而木復也。

終之氣,畏火司令,陽迺大化,蟄蟲出見,流水不冰,地氣大發,草迺生,人迺舒,其病溫厲。

終之氣,少陽相火司令,故蟲見水流,草生人舒,其病溫厲。

歲宜以辛調上,以鹹調下,畏火之氣,無妄犯之,折其鬱氣,資其化源,贊其運氣,無使邪勝,用溫遠溫,用熱遠熱,用涼遠涼,用寒遠寒,食宜同法,有假反常,此其道也,反是者病。

帝曰:善。五運氣行主歲之紀,其有常數乎? 岐伯曰:臣請次之。

甲子　甲午歲

上少陰火　中太宮土運　下陽明金

熱化二,少陰君火司天。雨化五,中運太宮濕土。燥化四,陽明燥金在泉。所謂正化日也。正氣所化也。其化上鹹寒,治君火司天。中苦熱,治中運濕土。下酸熱,治燥金在泉。所謂藥食宜也。藥食補泄之宜。

乙丑　乙未歲

上太陰土　中少商金運　下太陽水

熱化寒化[1]勝復同,所謂邪氣化日也。乙年少商金運不及,故有火勝之熱化,火勝則有水復之寒化,此非本年正化,故曰邪氣化日。同謂丑未二年相同。陰年不及,乃有勝復邪化,陽年則無。後皆傲此。災七宮。兌金數七,金運不及,故熱勝而災及之。濕化五,司天。清化四,中運。寒化六,在泉。所謂正化日也。《河圖》數:天一生水,地六成之,地二生火,天七成之,天三生木,地八成之,地四生金,天九成之,天五生土,地十成之。後文:太過者其數成,不及者其數生,土常以生也。生數少,成數多,太過故其數多,不及故其數少。濕化五,清化四,是土金生數。寒化六,是水之成數。以水得金生,土不能剋,則寒水必勝,故言成數,此亦太過之例也。其化上苦熱,治司天。中酸和,治中運。下甘熱,治在泉。所謂藥食宜也。藥食之宜,義詳至真要論。

丙寅　丙申歲

上少陽火　中太羽水運　下厥陰木

火化二,水勝火,故熱化減。寒化六,風化三,寒水勝火,陽根亦敗,木失所生,故風化亦減。所謂正化日也。其化上鹹寒,中鹹溫,下辛溫,所謂藥食宜也。

丁卯歲會　丁酉歲

上陽明金　中少角木運　下少陰火

清化熱化勝復同,所謂邪氣化日也。災三宮。震木數三。燥化九,木不及則金勝,故燥化多。風化三,熱化七,火得木生,故熱化多。所謂正化日也。其化上苦溫,中辛和,下鹹寒,所謂藥食宜也。

戊辰　戊戌歲

上太陽水　中太徵火運　下太陰土

寒化六,熱化七,濕化五,所謂正化日也。其化上苦溫,中甘

―――――――――――――

〔1〕化　原作"水",據王注本《素問·六元正紀大論》及本節黃解改。

寒,下甘温,所謂藥食宜也。

己巳　己亥歲

上厥陰木　中少宮土運　下少陽火

風化清化勝復同,所謂邪氣化日也。災五宮。_{土數五。}風化三,濕化五,火化七,_{火得木生,故熱化多。}所謂正化日也。其化上辛涼,中甘和,下鹹寒,所謂藥食宜也。

庚午_{同天符}　庚子歲_{同天符}

上少陰火　中太商金運　下陽明金

熱化七,清化九,燥化九,所謂正化日也。其化上鹹寒,中辛温,下酸温,所謂藥食宜也。

辛未_{同歲會}　辛丑歲_{同歲會}

上太陰土　中少羽水運　下太陽水

雨化風化勝復同,所謂邪氣化日也。災一宮。_{坎水數一。}雨化五,寒化一,所謂正化日也。其化上苦熱,中苦和,下苦熱,所謂藥食宜也。

壬申_{同天符}　壬寅歲_{同天符}

上少陽火　中太角木運　下厥陰木

火化二,風化八,_{中運在泉,二木相合,故風化多。}所謂正化日也。其化上鹹寒,中酸和,下辛涼,所謂藥食宜也。

癸酉_{同歲會}　癸卯歲〔1〕_{同歲會}

上陽明金　中少徵火運　下少陰火

寒化雨化勝復同,所謂邪氣化日也。災九宮。_{離火數九。}燥化九,_{火不及則金無制,故燥化多。}熱化二,所謂正化日也。其化上苦温,中鹹温,下鹹寒,所謂藥食宜也。

甲戌_{歲會同天符}　甲辰歲_{歲會同天符}

上太陽水　中太宮土運　下太陰土

寒化六,濕化五,正化日也。其化上苦熱,中苦温,下苦温,藥食宜也。

---

〔1〕歲　原脱,據王冰注本《素問·六元正紀大論》及前後文例補。

乙亥　乙巳歲

上厥陰木　中少商金運　下少陽火

熱化寒化勝復同，邪氣化日也。災七宮。風化八，金運不及，又被火剋，風木無制，故風化多。清化四，火化二，正化度也。度即日也。其化上辛涼，中酸和，下鹹寒，藥食宜也。

丙子歲會　丙午歲

上少陰火　中太羽水運　下陽明金

熱化二，火被水剋，故熱火減。寒化六，清化四，金被火剋，故清化減。正化度也。其化上鹹寒，中鹹熱，下酸溫，藥食宜也。

丁丑　丁未歲

上太陰土　中少角木運　下太陽水

清化熱化勝復同，邪氣化度也。災三宮。雨化五，風化三，寒化一，正化度也。其化上苦溫，中辛溫，下甘熱，藥食宜也。

戊寅　戊申歲天符

上少陽火　中太徵火運　下厥陰木

火化七，風化三，子氣盛則母氣衰，故風化減。正化度也。其化上鹹寒，中甘和，下辛涼，藥食宜也。

己卯　己酉歲

上陽明金　中少宮土運　下少陰火

風化清化勝復同，邪氣化度也。災五宮。清化九，金得土生，散清化多。雨化五，熱化七，土能勝水，火無剋制，故熱化多。正化度也。其化上苦溫，中甘和，下鹹寒，藥食宜也。

庚辰　庚戌歲

上太陽水　中太商金運　下太陰土

寒化一，水被土刑，故寒化減。清化九，雨化五，正化度也。其化上苦熱，中辛溫，下甘熱，藥食宜也。

辛巳　辛亥歲

上厥陰木　中少羽水運　下少陽火

雨化風化勝復同，邪氣化度也。災一宮。風化三，寒化一，火化七，火得木生，水又不及，故火化多。正化度也。

其化上辛涼,中苦和,下鹹寒,藥食宜也。

壬午　壬子歲

上少陰火　中太角木運　下陽明金

熱化二,風化八,清化四,中運盛,則司天在泉之氣皆減。正化度也。其化上鹹寒,中酸涼,下酸溫,藥食宜也。

癸未　癸丑歲

上太陰土　中少徵火運　下太陽水

寒化雨化勝復同,邪氣化度也。災九宮。雨化五,火化二,寒化一,正化度也。其化上苦溫,中鹹溫,下甘熱,藥食宜也。

甲申　甲寅歲

上少陽火　中太宮土運　下厥陰木

火化二,雨化五,風化八,土爲火子,木爲火母,子母俱盛,故火化減。正化度也。其化上鹹寒,中鹹和,下辛涼,藥食宜也。

乙酉太一天符　乙卯歲天符

上陽明金　中少商金運　下少陰火

熱化寒化勝復同,邪氣化度也。災七宮。燥化四,清化四,熱化二,正化度也。其化上苦溫,中苦和,下鹹寒,藥食宜也。

丙戌天符　丙辰歲天符

上太陽水　中太羽水運　下太陰土

寒化六,雨化五,正化度也。其化上苦熱,中鹹溫,下甘熱,藥食宜也。

丁亥天符　丁巳歲天符

上厥陰木　中少角木運　下少陽火

清化熱化勝復同,邪氣化度也。災三宮。風化三,火化七,火得乙木相生,火旺則木虛,故風化少,火化多。正化度也。其化上辛涼,中辛和,下鹹寒,藥食宜也。

戊子天符　戊午歲太乙天符

上少陰火　中太徵火運　下陽明金

熱化七,清化九,正化度也。其化上鹹寒,中甘寒,下酸溫,藥食宜也。

己丑太乙天符 己未歲太乙天符

上太陰土 中少宮土運 下太陽水

風化清化勝復同,邪氣化度也。災五宮。雨化五,寒化一,正化度也。其化上苦熱,中甘和,下甘熱,藥食宜也。

庚寅 庚申歲

上少陽火 中太商金運 下厥陰木

火化七,清化九,風化三,木被金刑,故風化減。正化度也。其化上鹹寒,中辛溫,下辛涼,藥食宜也。

辛卯 辛酉歲

上陽明金 中少羽水運 下少陰火

雨化風化勝復同,邪氣化度也。災一宮。清化九,寒化一,熱化七,水運不及,故熱化多。金得水救,則火不能剋,故清化亦多。正化度也。其化上苦溫,中苦和,下鹹寒,藥食宜也。

壬辰 壬戌歲

上太陽水 中太角木運 下太陰土

寒化六,風化八,雨化五,正化度也。其化上苦溫,中酸和,下甘溫,藥食宜也。

癸巳同歲會 癸亥歲同歲會

上厥陰木 中少徵火運 下少陽火

寒化雨化勝復同,邪氣化度也。災九宮。風化八,火化二,火運不及,木氣未泄,故風化多。正化度也。其化上辛涼,中鹹和,下鹹寒,藥食宜也。

凡此定期之紀,勝復正化,皆有常數,不可不察。故知其要者,一言而終,不知其要,流散無窮,此之謂也。

五運不及,則有勝復,是謂邪化,五運太過,則無勝復邪化,但有正化,是皆有一定之常數也。

黃帝問曰:六氣之應見,六化之正,六變之紀何如?岐伯對曰:夫六氣正紀,有化有變,有勝有復,有用有病,不同其候,帝欲何問乎?帝曰:願盡聞之。岐伯曰:請遂言之。

化謂正化,變謂變異。

夫氣之所至也，厥陰所至爲和平，少陰所至爲暄，太陰所至爲埃溽，少陽所至爲炎暑，陽明所至爲清勁，太陽所至爲寒雰，此時化之常也。

此六氣分主四時之正化。

厥陰所至爲風府爲璺啟，少陰所至爲火府爲舒榮，太陰所至爲雨府爲員盈，少陽所至爲熱府爲行出，陽明所至爲司殺府爲庚蒼，太陽所至爲寒府爲歸藏，司化之常也。璺，音問。

璺，裂也。啟，開也。員與圓同，員盈者，土化豐備也。行出，火力長育而物形充足也。行當作形。庚，更也，庚與更同。檀弓：季子皋葬妻，犯人之禾，申詳以告曰：請庚之。蒼，老也，金氣肅殺，萬物更變而蒼老也。歸藏，歸宿而蟄藏也。

厥陰所至爲生爲風搖，少陰所至爲榮爲形見，太陰所至爲化爲雲雨，少陽所至爲長爲蕃鮮，陽明所至爲收爲霧露，太陽所至爲藏爲周密，氣化之常也。

形見，即形出之變文也。周密，蟄封而不泄也。

厥陰所至爲風生，終爲肅，少陰所至爲熱生，中爲寒，太陰所至爲濕生，終爲注雨，少陽所至爲火生，終爲蒸溽，陽明所至爲燥生，終爲涼，太陽所至爲寒生，中爲溫，德化之常也。

六微旨論：風位之下，金氣承之，故厥陰風生，終爲肅。土位之下，風氣承之，故太陰濕生，終爲注雨。注雨，雨之得風而飄驟者。相火生濕土，故少陽火生，終爲蒸溽。燥金生寒水，故陽明燥生，終爲涼。水火同宮，丁火癸水統於少陰，丙火壬水統於太陽，六微旨論：少陰之上，熱氣治之，中見太陽，太陽之上，寒氣治之，中見少陰，故少陰熱生，中爲寒，太陽寒生，中爲溫也。

厥陰所至爲毛化，少陰所至爲羽化，太陰所至爲倮化，少陽所至爲羽化，陽明所至爲介化，太陽所至爲鱗化，德化之常也。

五蟲秉六氣而化也。

厥陰所至爲生化，少陰所至爲榮化，太陰所至爲濡化，少陽所至爲茂化，陽明所至爲堅化，太陽所至爲藏化，布政之常也。

六氣司令，五化行焉，是謂之政。

　　厥陰所至爲飄怒大涼，少陰所至爲大暄寒，太陰所至爲雷霆驟注烈風，少陽所至爲飄風燔燎霜凝，陽明所至爲散落溫，太陽所至爲寒雪冰雹白埃，氣變之常也。

　　勝極則復，木勝而飄怒，則金復而爲涼，火勝而大暄，則水復而爲寒，土勝而驟注，則木復而爲風，火勝而燔燎，則水復而爲霜，金勝而散落，則火復而爲溫，水勝而冰雪，則土復而爲濕，此氣變之常也。

　　厥陰所至爲撓動爲迎隨，少陰所至爲高明焰爲曛，太陰所至爲沉陰爲白埃爲晦暝，少陽所至爲光顯爲彤雲爲曛，陽明所至爲煙埃爲霜爲勁切爲悽鳴，太陽所至爲剛固爲堅芒爲立，令行之常也。

　　氣至而物從之，是謂之令。

　　厥陰所至爲裏急，少陰所至爲瘍疹身熱，太陰所至爲積飲痞隔，少陽所至爲嚏嘔爲瘡瘍，陽明所至爲浮虛，太陽所至爲屈伸不利，病之常也。

　　裏急，風盛之病。瘍疹身熱，熱盛之病。積飲痞隔，濕盛之病。嚏嘔瘡瘍，火盛之病。浮虛，燥盛之病。肺主皮毛，肺氣外鬱，則皮毛浮虛。屈伸不利，寒盛之病。

　　厥陰所至爲支痛，少陰所至爲驚惑譫妄戰慄惡寒，太陰所至爲稸滿，少陽所至爲驚躁瞀昧暴病，陽明所至爲鼽尻陰股膝髀腨胻足病，太陽所至爲腰痛，病之常也。瞀，音茂。

　　肝脈行於兩脇，故爲支痛。心藏神，其屬火，驚惑譫妄者，神明亂也，戰慄惡寒者，水勝火也。脾爲濕土，濕勝氣阻，故稸積壅滿。膽主驚，膽木上逆，相火失根，故驚躁瞀昧而生暴病。膽木化氣相火，此言足少陽病。陽明大腸與肺爲表裏，鼽者，手陽明之病，陽明胃自頭走足，尻陰股膝髀腨胻足痛者，足陽明之病也。足太陽之脈挾脊抵腰，腰痛者，水寒而木陷也。

　　厥陰所至爲緛戾，少陰所至爲悲妄衄衊，太陰所至爲中滿霍亂吐下，少陽所至爲喉痹耳鳴嘔湧，陽明所至爲脇痛皺揭，太陽所至爲寢汗痓，病之常也。衊，音滅。皺，取鈎切。

　　肝主筋，緛戾者，筋脈痿緛而乖戾也。緛與輭同。肺燥則悲，神亂則妄，肺氣上逆，收斂失政，則血升而爲衄衊，此君火刑肺之病也。中滿者，土濕而不運，霍亂吐下者，飲食寒冷，水穀不消，風寒外束，胃不能容也。足少陽之脈行耳後，循頸而下胸膈，相火上逆則喉痹，甲木上衝則耳鳴，甲木刑胃，胃土不降則嘔湧也。燥金刑木則脅痛，皮膚不榮則皴揭。太陽不藏則寢汗出，水寒筋縮則爲痙也。

厥陰所至爲脅痛嘔泄，少陰所至爲笑語，太陰所至爲身重胕腫，少陽所至爲暴注瞤瘛暴死，陽明所至爲鼽嚏，太陽所至爲流泄禁止，病之常也。瞤，音純。瘛，音熾。

木鬱賊土，故脅痛而嘔泄。心主喜，其聲笑，心神亂則笑語。土濕不運，則身重胕腫。甲木刑胃，水穀莫容，則暴生注泄。瞤，肉動也。瘛，筋急也。肺氣上逆，則生鼽嚏。寒水侮土，則爲流泄，水道不通，則爲禁止，流泄即下利，禁止即閉癃也。

凡此十二變者，報德以德，報化以化，報政以政，報令以令，氣高則高，氣下則下，氣後則後，氣前則前，氣中則中，氣外則外，位之常也。

凡此十二變者，因六氣之所至不一，而爲之報，故有化有變，有勝有復，有用有病，其候不同。氣至有德化政令之殊，則有德化政令之報，氣至有高下前後中外之殊，則有高下前後中外之報。人秉天之六氣而生六經，手之六經其氣高，足之六經其氣下，足太陽行身之後，足陽明行身之前，三陰在中，三陽在外，此高下前後中外之位也。

故風勝則動，熱勝則腫，燥勝則乾，寒勝則浮，濕勝則濡泄，甚則水閉胕腫，隨氣所在，以言其變耳。

六氣偏勝，則有偏勝之病。隨其氣之上下前後中外所在以言其變，凡偏勝之所在，則變生而病來矣。

帝曰：願聞其用也。岐伯曰：夫六氣之用，各歸不勝而爲化。故太陰雨化，施於太陽，太陽寒化，施於少陰，少陰熱化，施於陽明，陽明燥化，施於厥陰，厥陰風化，施於太陰。各命其所在以徵之也。

六氣有用有病，上言其病矣，此復問其用。六氣之用，各歸其不勝我者而爲之化,如此氣偏勝,則此氣所剋者必病。其所剋者在於何方,各命其所在之處以徵之也。

帝曰:自得其位何如?岐伯曰:自得其位,常化也。帝曰:願聞所在也。岐伯曰:命其位而方月可知也。

六氣各有其位,自得其位者,自安其本位,而無淩犯他氣之變也,此爲氣化之常。欲知其氣化之所在,但命其六氣之位,而化行之方月自可知也。客氣有客氣之方、客氣之月,主氣有主氣之方、主氣之月。

帝曰:六位之氣,盈虛何如?岐伯曰:太少異也。太者之至徐而常,少者暴而亡。

太氣盈,少氣虛,盈則徐而常,虛則暴而亡。亡,無常也。

帝曰:天地之氣,盈虛何如?岐伯曰:天氣不足,地氣隨之,地氣不足,天氣從之,運居其中,而常先也。惡所不勝,歸所同和,隨運歸從,而生其病也。

司天之氣不足,則地氣隨之而升,司地之氣不足,則天氣從之而降,運居天地之中,常先天地而爲升降。惡其所不勝,歸其所同和,如木不勝金,則惡之,而與水木火相同和,則歸之。隨運歸從,助所同和。以成偏勝,而生其病也。

故上勝則天氣降而下,下勝則地氣遷而上,勝多少而差其分。微者小差,甚者大差,甚則位易氣交,易則大變生而病作矣。《大要》曰:甚紀五分,微紀七分,其差可見,此之謂也。

上勝則司天之氣降而下,下勝則司地之氣遷而上,以勝之多少而差其分。勝微者小差,勝甚者大差,甚則位移易而氣交互位,易則大變生而病作矣。《大要》曰:古書。甚者紀五分,微者紀七分,五分者,勝居十之五,七分者,勝居十之三。而其差可見,即此之謂也。

帝曰:天地之數,終始奈何?岐伯曰:悉乎哉問也!是明道也。數之始,起於上而終於下,歲半之前,天氣主之,歲半之後,地氣主之,上下交互,氣交主之,歲紀畢矣。故曰:位明氣月可知,所謂氣也。

司天在上,司地在下,天地一年之數,起於上而終於下。歲半之前,天氣主之,歲半之後,地氣主之,上下交互之中,氣交主之。

氣交者,三氣四氣交際之閒也。一歲之紀,畢於此矣。六氣之位既明,則氣月可知,三候一氣[1],兩氣一月。一年六氣,一氣兩月。所謂天地之氣數也。

帝曰:余司其事,則而行之,不合其數何也？岐伯曰:氣用有多少,化洽[2]有盛衰,盛衰多少,同其化也。

六氣有主客,主氣者,初氣風木,二氣君火,三氣相火,四氣濕土,五氣燥金,六氣寒水,一氣兩月,萬古不易,客氣則逐年遷變,恒與四時相反。歲半之前,天氣主之,歲半之後,地氣主之,是司天之客氣也。其閒燥金在春,風木在秋,寒水在夏,二火在冬,應與主氣相反,而往往與主氣不反,與客氣不符,較之天地終始乏數,未盡相合。此以氣之爲用有多少,化之相洽有盛衰,盛衰多少,同其化也。蓋六氣與五運相值[3]。有生有剋。生則其用多,剋則其用少,多則其化盛,少則其化衰,以多遇多則愈盛,以少遇少則愈衰。衰盛多少,氣化合同,盛則應,衰則不應,是以其數不合也。

帝曰:願聞同化何如？岐伯曰:風溫春化同,熱曛昏火夏化同,雲雨昏暝埃長夏化同,燥清煙露秋化同,寒氣霜雪冰冬化同,勝與復同。此天地五運六氣之化,更用盛衰之常也。

凡四時之內,一見風溫,是爲木氣,故與春化相同,一見熱曛昏火,是爲火氣,故與夏化相同,一見雲雨昏暝埃,是爲土氣,故與長夏相同,一見燥清煙露,是爲金氣,故與秋化相同,一見寒氣霜雪冰,是爲水氣,故與冬化相同。初氣終三氣,勝之常也,四氣盡終氣,復之常也,其於勝復之中,而見五行之氣,亦與此同。此天地五運六氣之化,更相盛衰之常也,遇盛氣之同化則其數合,遇衰氣之同化則其數不合矣。

帝曰:善。夫子之言可謂悉矣,然何以明其應乎？岐伯曰:昭乎哉問也！夫六氣者,行有次,止有位,故常以正月朔日平旦視之,

---

〔1〕三候一氣　《素問·六節藏象論》:"五日謂之候,三候謂之氣。"
〔2〕洽　《正韻》:"洽,合也。"
〔3〕值　《説文》:"值,遇也。"《史紀·寧成傳》:"寧見乳虎,無值寧成之怒。"

睹其位而知其所在矣。運有餘,其至先,運不及〔1〕,其至後,此天之道,氣之常也。運非有餘,非不足,是謂正歲,其至當其時也。

六氣之行有恒次止有定位,常以正月朔日平旦視之,初氣方交,初氣以上年十二月大寒日交。月令更變,自此六氣遞遷,六位迭易,睹其所止之位,而知其各氣之所在矣。運有餘,其至先,六氣至先。其位未交,而其氣已在。運不及,其至後,其位已交,而其氣未在。運非有餘,非不足,是謂正歲,其至當其時,不後不先也。

帝曰:善。五運之氣,亦復歲乎? 岐伯曰:鬱極迺發,待時而作也。帝曰:請問其所謂也。岐伯曰:五常之氣,太過不及,其發異也。帝曰:願卒聞之。岐伯曰:太過者暴,不及者徐,暴者為病甚,徐者為病持。帝曰:太過不及,其數何如? 岐伯曰:太過者其數成,不及者其數生,土常以生也。

帝問:六氣既有勝復,五運之氣,亦有報復於歲中者否也? 凡五行之理,有勝必復,鬱極迺發,待時而作也。蓋五常之氣,各有太過不及,其勝復之發,因而不同。太過者發之暴,不及者發之徐,暴者為病甚,徐者為病持。持久、遲延也。太過者其化多,得五行之成數,不及者其化少,得五行之生數。義見前文。

帝曰:其發也何如? 岐伯曰:土鬱之發,埃昏黃黑,化為白氣,雷殷氣交,巖谷振驚,擊石飛空,飄驟高深,洪水迺從,川流漫衍,田牧土駒,化氣迺敷,善為時雨,始生始長,始化始成。故民病心腹脹,腸鳴而為數後,甚則心痛脇䐜,嘔吐霍亂,飲發注下,胕腫身重。雲奔雨府,霞擁朝陽,山澤埃昏,而迺發也。其氣四,雲橫天山,浮游生滅,怫之先兆也。

水勝火敗,不能生土,則土鬱發作。發則濕氣熏蒸,化為雲霧。陽遏濕內,激為雷霆,鼓岩衝裂,殷於氣交,山谷震動,擊石飛空,風雨飄驟,自高及深,洪水從生,川流漫衍,瘀汛壘起,田野之間,如羣駒散牧。化氣敷布,善為時雨,萬物得之,生長化成之力,於是始旺。濕氣淫泆,傳之於人,民病心腹脹滿,腸鳴數後。甚則心痛脇

---

〔1〕及　原作"足",據王注本《素問·六元正紀大論》及本節黃解改。

膜，嘔吐霍亂，飲發注下，胕腫身重。土鬱將發，濕氣先動，雲奔雨府，霞擁朝陽，山澤埃昏，而乃發也。土主四氣，凡三氣之後，雲橫天山，浮游生滅，蜉蝣朝生暮死，濕氣所化。便是濕土怫鬱之先兆也。

金鬱之發，天潔地明，風清氣切[1]，大涼迺舉，草樹浮煙，燥氣以行，霧霧數起，殺氣來至，草木蒼乾，金迺有聲。故民病咳逆，心脇痛引少腹，善暴痛，不可反側，嗌乾面塵色惡。山澤焦枯，土凝霜鹵，而迺發也。其氣五，夜零白露，林莽聲悽，怫之先兆也。

木勝土敗，不能生金，則金鬱發作。發則天地淨明，風氣清切，大涼變序，草樹浮煙，燥氣以行，霧霧數起，霧霧即煙靄也。殺氣來至，草木蒼乾，收令當權，秋聲迺作。燥氣淫泆，傳之於人，肺氣受傷，民病咳嗽氣逆，心脇脹滿，下引少腹，善於暴痛，不可反側，肺與大腸表裏，肺氣上逆則心脇滿，大腸下陷則少腹滿。肺氣右降，逆而不降則右脇暴痛，不可反側也。咽喉乾燥，面色塵惡。肺氣[2]通於喉，外主皮毛故。金鬱將發，燥氣先動，山澤焦枯，土凝霜鹵，露凝為霜，鹵凝為硝。而迺發也。金主五氣，凡三氣之後[3]，夜零白露，林莽聲悽，便是燥金怫鬱之先兆也。

水鬱之發，陽氣迺辟，陰氣暴舉，大寒迺至，川澤嚴凝，寒雰結為霜雪，甚則黃黑昏翳，流行氣交，霜迺為殺，水迺見祥。故民病寒客心痛，腰脽痛，大關節不利，屈伸不便，善厥逆，腹滿痞堅。陽光不治，空積沉陰，白埃昏暝，而迺發也。其氣二火前後，太虛深玄，氣猶麻散，微見而隱，色黑微黃，怫之先兆也。

火勝金敗，不能生水，則水鬱發作。發則陽氣退辟，陰氣暴舉，大寒迺至，川澤凍合，寒雰凝肅，結為霜雪。寒雰，白氣如霧，結為霜雪，降於晴天。甚則水土合氣，黃黑昏翳，流行氣交之際，霜迺為之刑殺，水迺見其妖祥。水災凶兆。寒氣淫泆，傳之於人，水邪滅火，民病寒客心痛，腰脽疼痛，關節不利，屈伸不便，善手足厥冷，腹滿痞堅。

---

〔1〕切　原作"勁"，據王注本《素問·六元正紀大論》及本節黃解改。
〔2〕氣　原作"脘"，據文義改。
〔3〕後　原作"候"音近而誤，據其前後文義改。

水鬱將發，寒氣先動，陽光不治，空積沉陰，白埃昏暝，而迺發也。其氣在君相二火前後，火勝則水復，凡二火前後，太虛玄深，氣猶麻散，天象深黑，氣若亂麻。若見而隱，色黑微黃，便是寒水怫鬱之先兆也。

　　木鬱之發，太虛埃昏，雲物以擾，大風迺至，發屋折木，木有變。故民病胃脘當心而痛，上支兩脇，膈咽不通，食飲不下，甚則耳鳴眩轉，目不識人，善暴僵仆。太虛蒼埃，天山一色，或爲濁色黃黑，鬱若橫雲不雨，而迺發也。其氣無常，長川草偃，柔葉呈陰，松吟高山，虎嘯巖岫，怫之先兆也。

　　土勝水敗，不能生木，則木鬱發作。發則太虛塵揚，雲物擾動，大風迺至，發屋折木，木有災變，搖蕩不寧。風氣淫泆，傳之於人，甲木刑胃，民病胃脘當心而痛，上支兩脇，胸膈咽喉壅塞不通，飲食難下，甚則耳鳴目眩，昏憒無識，善暴僵仆。甲乙同氣，此皆甲木上逆之病。木鬱將發，風氣先動，太虛蒼埃，天山一色，塵氣蒼茫，迷漫天山。或爲濁色黃黑，鬱若橫雲不雨，天際黃黑，若雲不雨，此大風將來也。土無專位，木氣之鬱發無常，凡四時之內，長川草偃，柔葉呈陰，樹木遇風，蒼葉搖落，柔葉翻騰，裏面在上，是謂呈陰。松吟高山，虎嘯巖岫，虎嘯風生。便是風木怫鬱之先兆也。

　　火鬱之發，太虛昏翳，大明不彰，炎火行，大暑至，山澤燔燎，材木流津，廣廈騰煙，土浮霜鹵，止水迺減，蔓草焦黃，風行惑言，濕化迺後，動復則靜，陽極反陰，濕令迺化迺成。故民病少氣，脇腹胸背面首四支䐜憤，臚脹，瘡瘍癰腫，瘍痱流注，瘈瘲骨痛，節迺有動，腹中暴痛，嘔逆注下，溫瘧，血溢，精液迺少，目赤心熱，甚則瞀悶懊憹，善暴死。刻終大溫，汗濡玄府，而迺發也。其氣四，華發水凝，山川冰雪，焰陽午澤，怫之先兆也。

　　金勝木敗，不能生火，則火鬱發作。發則天地曛赫，三光不明，炎火盛行，大暑來至，山澤燔燎，材木流津，廣廈騰煙，土浮霜鹵，地經日曛，色白如霜，乃鹵氣所結，如海水曬爲鹽也。止水迺減，止水無源，故乾涸也。蔓草焦黃。蔓草延芊，津液不能灌注，故焦黃也。炎風災物，訛言大起。地乾土燥，濕化迺後。動極生靜，陽衰陰長，濕令續起，迺化迺成。火生土也。熱氣淫洗，傳之於人，壯火刑金，民病少氣，脇腹胸背面首四支鬱熱，搏結膜憤，臚脹，瘡瘍癰腫，瘍痱流注，筋攣骨痛，筋急爲瘲，筋緩爲瘓。關節動搖，熱極風生。腹中暴痛，嘔逆注泄，溫瘧發生，經血流溢，精液枯槁，目赤心熱，甚則瞀悶懊憹，善於暴死。火鬱將發，熱氣先動，百刻既終，大溫不減，汗孔夜開，皮毛不闔，玄府，汗孔。而洒發也。君火主二氣，相火主三氣，鬱極而發，後時而動，故在四氣。凡二三氣時，草木華發，而水猶凝冱，山川之陰，冰雪未消，大澤之南，焰陽已動，便是二火怫鬱之先兆也。

有怫之應，而後報也，皆觀其極，而洒發也。木發無時，水隨火也。謹候其時，病可與期，失時反歲，五氣不行，生化收藏政無恆也。

有怫鬱之徵應，而後能報復，物極則反，皆至其極，而洒發也。鬱極而發，迺能報復。土無專位，木發無時，其氣無常。水隨火發，陽亢則動，其氣二火前後。土金火之鬱發，各有其時。謹候其時，病可與期，失其時而反其歲，則五氣紊亂，生長化收藏之政皆昧其恆。不知何氣之來，安知何病之作也？

帝曰：水發而雹雪，土發而飄驟，木發而毀折，金發而清明，火發而曛昧，何氣使然？岐伯曰：氣有多少，發有微甚，微者當其氣，甚者兼其下。徵其下氣，而見可知也。

水發而雹雪，是兼土氣，陰氣上際，陽氣下降，天地氤氳，則爲雲雨，是全由濕動，非土不能。而陽爲陰閉，寒氣漸凝，則雨變而爲雹雪，緣濕旺陰盛故也。土發而飄驟，是兼木氣，木發而毀折，是兼金氣，金發而清明，是兼火氣，火發曛昧，是兼水氣，此何氣使然？因氣有多少，發有微甚，多謂太過，少謂不及，不及發微，太過發甚。微者僅當其氣，止於本氣自見。甚者則兼其下氣。水位之下，土氣承之，土位之下，木氣承之，木位之下，金氣承之，金位之下，火氣承之，火位之下，水氣承之，是五行之下氣也。徵其下氣爲何，而本氣之所兼見者可知矣。

帝曰：善。五氣之發，不當位者何也？岐伯曰：命其差。帝曰：差有數乎？岐伯曰：後皆三十度而有奇也。

發不當位者，不應其時也。此緣氣有盛衰，至有遲早，是以差錯不準也。一日一度,三十度者,一月之數,奇謂四十三刻零七分半,其至之先期後期,不過三十度有奇。如一年節氣,或早至於前十五日之先,或晚至於後十五日之餘,合而計之,亦止三十度而有奇也。

帝曰:氣至而先後者何? 岐伯曰:運太過則其至先,運不及則其至後,此候之常也。

帝問:氣至而先後相差者何故? 蓋運太過則其至先,運不及則其至後,此氣候之常也。

帝曰:當時而至者何也? 岐伯曰:非太過,非不及,則至當時,非是者,眚也。

當時而至,是謂平運,非是者,則爲災眚也。

帝曰:勝復之氣,其常在也,災眚時至,候也奈何? 岐伯曰:非氣化者,是謂災也。

勝復之氣,常在不差,其偶然差錯,而災眚時至,候之奈何? 蓋非氣化之正者,是即爲災也。

帝曰:善。氣有非時而化者何也? 岐伯曰:太過者當其時,不及者歸其己勝也。

氣有非時而至,不失爲正化者,以太過者當其有制之時,不及者歸於己勝之候也。太過而人制己,不及而己勝人,則亦爲平氣也。

帝曰:四時之氣,至有早晏高下左右,其候何如? 岐伯曰:行有逆順,至有遲速,故太過者化先天,不及者化後天。

四時之候,至有早晏,若夫高下左右,地勢不同,其氣至之候,亦當有殊。蓋氣行有逆順,氣至有遲速,故太過者化常先天,不及者化常後天,此其大凡也。至行於高下左右之閒,則不能無異矣。義詳下文。

帝曰:願聞其行何謂也? 岐伯曰:春氣西行,夏氣北行,秋氣東行,冬氣南行。故春氣始於下,秋氣始於上,夏氣始於中,冬氣始於標,春氣始於左,秋氣始於右,冬氣始於後,夏氣始於前,此四時政化之常。故至高之地,冬氣常在,至下之地,春氣常在,必謹察之。

帝問〔1〕:行有逆順,願聞其行何謂? 蓋春氣自東而西行,夏氣自南而北行,秋氣自西而東行,冬氣自北而南行。故春木自北而東升,是始於下也。秋金自南而西降,是始於上也。夏當午正,是始於中也。冬居亥未,是始於標也。春自東來,是始於左也。秋自西往,是始於右也。夏自南來,是始於前也。冬自北往,是始於後也。天地之位,左東右西,南前北後。陽有餘於東南,其地常下,是以溫煖,陰有餘於西北,其地常高,是以清涼,故至高之地,冬氣常在,陰有餘也,至下之地,春氣常在,陽有餘也。然則地高而在右者,陰來爲順,其至恆早,陽來爲逆,其至恆晏,地下而在左者,陰來爲逆,其至恆晏,陽來爲順,其至恆早。設以太過而值逆行,則先天者亦當來遲,不及而遭順行,則後天者亦當來速,高下左右之勢,固自不侔〔2〕也。

帝曰:善。夫子言用寒遠寒,用熱遠熱,余未知其然也,願聞何謂遠? 岐伯曰:熱無犯熱,寒無犯寒,從者和,逆者病,不可不敬畏而遠之,所謂時與六位也。

火盛爲熱,則無以藥食犯其熱,水盛爲寒,則無以藥食犯其寒,從之者和,逆之者病,不可不敬畏而遠之,所謂四時之主氣與六位之客氣,皆當順其自然之候也。

帝曰:溫涼何如? 岐伯曰:司氣以熱,用熱無犯,司氣以寒,用寒無犯,司氣以涼,用涼無犯,司氣以溫,用溫無犯。間氣同其主無犯,異其主則小犯之。是謂四畏,必謹察之。

司天司地之氣,寒熱溫涼皆不可犯,是謂四畏,故當遠之。左右四間之氣,同其主令者亦無犯焉,異其主令者則小犯之,不在四畏之例也。

帝曰:善。其犯者何如? 岐伯曰:天氣反時,則可依時,及勝其主則可犯,以平爲期,而不可過,是謂邪氣反勝者。故曰:無失天信,無逆氣宜,無翼其勝,無贊其復,是謂至治。

----

〔1〕間 原作"以",據本節經文改。
〔2〕侔 《説文》:"侔,齊等也。"

其可犯者,天之客氣與主氣之時令相反,則可依四時之主氣,及客氣之勝其主氣者,則扶其主氣,抑其客氣以犯之。如夏熱冬寒,時令也,而客寒夏至,客熱冬來,則用熱於夏,是以熱而犯熱,用寒於冬,是以寒而犯寒也。客不勝主,未可犯也,客勝其主,則可犯矣。但雖犯之,要當以平爲期,而不可太過,是謂邪氣非時而反勝者,故法當如是,非謂凡治皆然也。故曰:無失天時之信,無逆氣候之宜,無翼其得勝之會,無贊其来復之期,是謂治法之至者也。

帝曰:善。論言熱無犯熱,寒無犯寒,余欲不遠寒,不遠熱奈何? 岐伯曰:悉乎哉問也! 發表不遠熱,攻裏不遠寒。

論言熱無犯熱,寒無犯寒,是用熱遠熱,用寒遠寒也,今欲不遠熱,不遠寒,則當何如? 惟發表則不遠熱,攻裏則不遠寒也。

帝曰:不發不攻而犯寒犯熱者何如? 岐伯曰:寒熱内賊,其病益甚。帝曰:願聞無病者何如? 岐伯曰:無者生之,有者甚之。

發表者,時熱而不遠熱,以其表解而熱泄,攻裏者,時寒而不遠寒,以其裏清而寒去也。若不發不攻而犯寒犯熱,則寒者愈寒,熱者愈熱,寒熱内賊,其病益甚。無病者,當之則新病生,有病者,當之則舊病甚也。

帝曰:生者何如? 岐伯曰:不遠熱則熱至,不遠寒則寒至。寒至則腹滿否堅,痛急下利之病生矣,熱至則身熱頭痛,瞀鬱衄衊,瞤瘛腫脹,骨節變肉痛,癰疽瘡瘍,霍亂嘔吐注下,血溢血泄淋閟之病生矣。帝曰:治之奈何? 岐伯曰:時必順之,犯者治以勝也。

無則生之者,熱不遠熱則熱至,寒不遠寒則寒至,寒至則生諸寒病,熱至則生諸熱病。治法時令,必當順之,按其所犯者,治以相勝之物也。熱至以寒,寒至以熱。

帝曰:善。鬱之甚者,治之奈何? 岐伯曰:木鬱達之,火鬱發之,土鬱奪之,金鬱泄之,水鬱折之,然調其氣。過者折之,以其畏也,所謂瀉之。

木喜升散,鬱則達之,火喜宣揚,鬱則發之,土喜沖虛〔1〕,鬱則奪之,金喜清肅,鬱則泄之,水喜靜順,鬱則折之,治五鬱之法如此。然皆以調氣爲主,氣調則鬱自開。鬱緣於不及,而發則太過,過者折之,以其所畏,皆所謂寫之,無補法也。釋前折其鬱氣之義。

帝曰:假者何如? 岐伯曰:有假其氣,則無禁也。所謂主氣不足,客氣勝也。

假者則用藥可犯,不在禁例。所謂假者,皆緣主氣不足,客氣反勝,盛夏而寒生,隆冬而熱至。假則反之,無用疑也。

帝曰:至哉聖人之道! 天地大化,運行之節,臨御之紀,陰陽之政,寒暑之令,非夫子孰能通之! 請藏之靈蘭之室,署曰《六元正紀》,非齋戒不敢示,慎傳也。

素問懸解卷十三終

陽湖錢增祺校字

---

〔1〕沖虛 淡泊虛靜,無所拘繫之謂。《晉書·夏候湛傳·抵疑》:"方將保重澀神,獨善其身,玄白沖虛,仡爾養真。"

清·馮承熙 撰

[附]

校餘偶識

《素問》

林億新校正云:按,王冰不解所以名《素問》之義及《素問》之名起於何代。按,《隋書·經籍志》始有《素問》之名。《甲乙經》序,晋·皇甫謐之文已云:《素問》論病精辯。王叔和,西晋人,撰《脈經》云:出《素問》、《鍼經》。漢·張仲景撰《傷寒卒病論集》云:撰用《素問》。是則《素問》之名,著於《隋志》,上見於漢代也。自仲景以前,無文可見,莫得而知。據今世所有之書,則《素問》之名,起漢世也。所以名《素問》之義,全元起有説云:素者,本也,問者,黄帝問岐伯也,方陳性情之源,五行之本,故曰《素問》。元起雖有此解,義未甚明。按:《乾鑿度》〔1〕云:夫有形者,生於無形,故有太易、有太初、有太始、有太素。太易者,未見氣也。太初者,氣之始也。太始者,形之始也。太素者,質之始也。氣形質具,而疴瘵由是萌生,故黄帝問此太素,質之始也。《素問》之名,義或由此。

上古天真論

飲食有節,起居有常,不妄作勞。

新校正云:按全元起注本云:飲食有常節,起居有常度,不妄不作。《太素》同。楊上善云:以理而取聲色芳味,不妄視聽也。循理而動,不爲分外之事。

---

〔1〕《乾鑿度》 書名,爲《易緯》八種之一,凡二卷。舊本稱鄭玄注,在緯書中,特爲醇正。

視聽八達之外。

宋本八達作八遠。王冰注云：雖遠際八荒之外，近在眉睫之
內，來干我者，吾必盡知之。

四氣調神論

故身無苛病。

苛，宋本作奇。

金匱真言論

入通於心，開竅於舌。

宋本及他本皆作開竅於耳。王冰注云：舌爲心之官，當言於
舌，舌用非竅，故云耳也。繆[1]刺論曰：手少陰之絡，會於耳中，義
取此也。按，《靈樞·脈度》：五藏常內閱於上七竅也，下云：心氣
通於舌，心和則舌能知五味矣，則正當作舌。

生氣通天論

陰者，藏精而起亟也。

王冰注云：亟，數也。

陰陽應象論

燥傷皮毛，熱勝燥。

宋本及他本皆作熱傷皮毛，寒勝熱。新校正云：按，《太素》作
燥傷皮毛，熱勝燥。黄氏本此。

---

[1] 繆　原作"謬"，形近之誤，據王注本《素問》篇名改。

藏氣法時論

氣味合而服之，以補益精氣。

新校正云：按，孫思邈云：精以食氣，氣養精以榮色，形以食味，味養形以生力。精順五氣以爲靈也，若食氣相惡，則傷精也，形受五味以成也，若食味不調，則損形也。是以聖人先用食禁以存性，後制藥以防命，氣味溫補以存精形，此之謂氣味合而服之，以補精益氣也。

宣明五氣

下焦溢爲水。

黄氏作下焦爲嗌爲水。宋本作下焦溢爲水。王冰注云：下焦爲分注之所，氣窒不瀉，則溢而爲水。按，《説文》：溢，器滿也，嗌，咽也，爲嗌與下焦不合。溢爲水，猶言滿而爲水也，與下文膀胱不利爲癃，不約爲遺溺，文義亦正相屬。此必傳寫時因上文爲噦爲泄，皆連疊成文，遂誤多爲字，而又譌溢爲嗌也。今依宋本改之。

三部九候論

下部天，足厥陰也。

王冰注云：謂肝脈也，在毛際外，羊矢下一寸半陷中，五里之分，卧而取之。女子取太衝，在大指本節後二寸陷中是。視黄注爲詳。

389

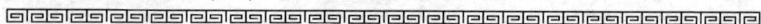

脈要精微論

渾渾革革,至如涌泉,弊弊綿綿,其去如弦絶者死。

此蓋從《甲乙經》而正之。舊本皆作渾渾革至如涌泉,病進而色弊,綿綿其去如弦絶,死。又如三部九候論:以通其氣,舊作以見通之,亦從《甲乙經》而正之也。

玉機真藏論

太過則令人善怒。

怒，舊本皆作忘。新校正云：按，氣交變大論云：木太過，甚則忽忽善怒，眩冒巔疾，則忘當作怒。

如鳥之喙者。

新校正云：平人氣象論云：如鳥之喙。又別本喙作啄。

十日之內死。

日，舊本皆作月。王冰注云：期三百日內死。按，日當作月。

真藏來見。

舊本皆作來見。新校正云：按，全元起本及《甲乙經》真藏未見，來字當作未字之誤也。

若人一呼五六至。

呼，舊本皆作息。新校正云：按，人一息脈五六至，何得爲死？必息字誤，息當作呼。

通評虛實論

脈氣上虛尺虛，是謂重虛。

新校正云：按，《甲乙經》作脈虛氣虛尺虛，是謂重虛，此少一氣字，多一上字。王注言尺寸脈俱虛，則不兼氣虛也。詳前熱病氣熱脈滿爲重實，此脈虛氣虛爲重虛，是脈與氣俱實爲重實，俱虛爲重虛，不但尺寸俱虛爲重虛也。

實而澀則死。

澀，舊本皆作逆。王冰注云：逆謂澀也。

手足溫則生,寒則死。

新校正云:按,《太素》無手字。楊上善云:足溫氣下,故生,足[1]寒氣不下者,逆而致死。

診要經終論

足太陽氣絕一段。

舊誤在三部九候論。新校正云:按,診要經終論載三陽三陰脈終之證,此獨紀[2]足太陽氣絕一證,餘應闕文也。

玉版論要

陰陽反作。

舊本作陰陽反他。新校正云:按,陰陽應象大論云:陰陽反作。王冰注云:反謂反復,作謂作務,反復作務,則病如是。

陰陽別論

生陽之屬,不過四日而死。

林億以別本作四日而生,全元起作四日而已,疑原本作死爲非。按,下文云:死不治,是統舉上文而言,林誤。

爲偏枯痿易。

王冰注云:三陰不足,則爲偏枯,三陽有餘,則爲痿易。易,謂變易常用,而痿弱無力也。

二陽俱搏,其病溫。

按,宋本作其氣溢。

大奇論

肺雍肝雍腎雍。

新校正云:詳肺雍肝雍腎雍,《甲乙經》皆作癰。按,癰作雍,

---

〔1〕足 原作"脈",據王注本《素問·通評虛實論》載新校正引楊上善注文改。

〔2〕紀 原作"犯",據王注本《素問·三部九候論》載新校正改。"紀",通"記"。《史記·本紀·索引》:"紀者,記也,本其事而記之也。"

古假借字也。

腎雍,胕下至少腹滿。

胕下,舊本作脚下。按,《甲乙經》脚下作胕下。脚當作胕,不得言脚下至少腹也。

脈至如懸雍。

新校正云:按,全元起本懸雍作懸離。元起注云:懸離者,言脈與肉不相得也。

脈至如頹土之狀。

新校正云:按,《甲乙經》頹土作委土。

脈澀而鼓。

林億本澀作塞。脈塞而鼓,謂纔見不行,旋復去也。

行立常聽。

王冰注云:小腸之脈,上入耳中,故常聽也。

陰陽離合論

太陽根起於至陰。

王冰注云：至陰，穴名，在足小指。黃注謂足大指。考至陰之穴，實在足小指外側，黃注當是傳寫之誤。

太陽爲開，陽明爲闔，少陽爲樞。

新校正云：按，《九墟》：太陽爲關，陽明爲闔，少陽爲樞。故關折則肉節瀆緩，而暴病起矣，故候暴病者，取之太陽。闔折則氣無所止息，悸病起，故悸者，皆取之陽明。樞折則骨搖而不能安於地，故骨搖者，取之少陽。《甲乙經》同。

太陰〔1〕爲開，厥陰爲闔，少陰爲樞。

新校正云：按，《九墟》：關折則倉廩無所輸，隔洞〔2〕，隔洞者，取之太陰。闔折則氣施〔3〕而善悲，悲者，取之厥陰。樞折則脈有所結而不通，不通者，取之少陰。《甲乙經》同。

血氣形志

病生於咽嗌，治之以甘藥。

---

〔1〕陰　原作“陽”，據王注本《素問·陰陽離合論》、素馮本《陰陽離合論》改。

〔2〕隔洞　原脫，據王注本《素問·陰陽離合論》（守山閣本）載新校正補。

〔3〕施　通“弛”。《後漢書·光武紀》：“將衆部施刑屯北邊。”《注》：“施，讀曰弛，弛，解也。”

舊本甘作百。新校正云:按,《甲乙經》咽嗌作困竭〔1〕,百藥
作甘藥。

太陰陽明論

脾與胃,以膜相連耳。

新校正云:按,《太素》作以募相逆。楊上善云:脾陰胃陽,脾
内胃外,其性各異,故相逆也。

脈解

所謂甚則狂巔疾者。

巔,舊本作巓。王冰注云:以其脈上額交巔上,入絡腦還出,其
支別者,從巔至耳上角,故狂巓疾也。按,下文:陽盡在上,則巓疾
之説較長。黃氏蓋因《靈樞·經脈》文而改之,亦確有所據。

陽明脈解

其脈血氣盛。

新校正云:按,《甲乙經》脈作肌。

皮部論

陽明之陽,名曰害蜚。

王冰注云:蜚,生化也,害,殺氣也,殺氣行則生化弭〔2〕,故曰
害蜚。

少陽之陽,名曰樞持。

王冰注云:樞謂樞要,持謂執持。

太陽之陽,名曰關樞。

王冰注云:關司外動,以靜鎮爲事,如樞之運,則氣和平也。

少陰之陰,名曰樞儒。

---

〔1〕竭 原作"渴",形近之誤,據王注本《素問·血氣形志》載新校正改。
〔2〕弭 《廣韻》:"弭,息也。"《左傳》襄二十五年:"自今以往,兵其少弭矣。"

王冰注云:儒,順也,守要而順陰陽開闔之用也。新校正云:《甲乙經》儒作㐬〔1〕。

心主之陰,名曰害肩。

王冰注云:心主脈,入腋下,氣不和則妨害肩腋之動運。

太陰之陰,名曰關蟄。

王冰注云:關閉蟄類,使順行藏。新校正云:按,《甲乙經》蟄作執。

氣府論

胃脘以下至橫骨六寸半一。

黃注:神闕、氣海二穴。王冰注:神闕作臍中,氣海作胂胦。按,神闕,一名氣舍,當臍中;氣海,一名胂胦。

挾齊下傍各五分至橫骨寸一。

黃注:中注、四滿、氣穴、大赫、橫骨五穴。王冰注:中注同,下四穴作髓府、胞門、陰關、下極。按,四滿,一名髓府,氣穴,一名胞門,大赫,一名陰關,橫骨,一名下極。

水熱穴論

腎街十穴。

黃注作氣衝、歸來、水道、大巨、五陵。王冰注:氣衝作氣街,五陵作外陵。按,氣街亦名氣衝,外陵作五陵未詳。

---

〔1〕㐬　原作"擩",據王注本《素問·皮部論》載新校正改。

風論

使人怢㦚而不能食。

新校正云：詳怢㦚，全元起本作失味，《甲乙經》作解㑊。

痹論

陽遭陰，故爲熱。

王〔1〕本作故爲痹熱。新校正云：遭，《甲乙經》作乘。

寒則急。

舊本急皆作蟲。王冰注云：謂皮中如蟲行。新校正云：按，《甲乙經》蟲作急。

痿論

各以其時受氣。

舊本作各以其時受月。王冰注云：謂受氣時月也。如肝王甲乙，心王丙丁，脾王戊己，肺王庚辛，腎王壬癸，皆王氣法也。時受月，則正謂五常受氣月也。

厥論

前陰者，宗筋之所聚。

王冰注云：宗筋挾齊，下合於陰器，故云：前陰者，宗筋之所聚也。新校正云：按，《甲乙經》作厥陰者，衆筋之所聚。全元起云：前陰者，厥陰也，與王注義異，亦是一說。

---

〔1〕王　原作“林”，據王注本《素問·痹論》經文改。

瘧論

夫痎瘧皆生於風。

按,《説文》:痎,二日一發瘧也。顔之推云:兩日一發之瘧,今北方猶呼痎瘧。

二十五日下至骶骨,二十六日入於脊內。

新校正云:按,全元起本二十五日作二十一日,二十六日作二十二日。《甲乙經》、《太素》並同。按,王冰注云:項以下至尾骶,凡二十四節,故〔1〕日下一節、二十五日下至骶骨,二十六日入於脊內,注於伏脊之脈也。與全元起本及《甲乙經》、《太素》不同,當從王冰本爲是。按,《靈樞·賊風》作二十一日下至尾骶,二十二日入脊內。全、楊、皇甫諸家其説本此,然王説爲長。

---

〔1〕故 其下原衍"曰"字,據王注本《素問·瘧論》載王冰注删。

氣厥論

寒則腠理閉，氣不行。

新校正云：按，《甲乙經》氣不行作營衛不行。

驚則心無所依。

依，宋本及他本皆作倚。

腎移寒於脾，癰腫少氣。

脾，舊本作肝。王冰注云：肝藏血，然寒入則陽氣不散，陽氣不散則血聚氣濇，故爲癰腫，又爲少氣也。新校正云：按，全元起本云：腎移寒於脾。元起注云：腎傷於寒而傳於脾，脾主肉，寒生於肉則結爲堅，堅化爲膿，故爲癰也。血傷氣少，故曰少氣。《甲乙經》亦作移寒於脾。王因誤本，遂解爲肝，亦智者之一失也。

水之狀也。

宋体狀作病。新校正云：按，《甲乙經》水之病也作治主肺者。

脾移熱於膀胱，則癃溺血。

宋本作胞移熱於膀胱。王注云：膀胱爲津液之府，胞爲受納之司，故熱入膀胱，胞中外熱，陰絡內溢，故不得小便而溺血也。《正理論》曰：熱在下焦則溺血，此之謂也。

腹中論

無治也，當十月復。《刺法》曰：無損不足，益有餘，以成其疹，然後調之。

---

〔1〕液　原作"藥"，據目錄改。

新校正云:按,《甲乙經》及《太素》無然後調之四字。按,全元起注云:所謂不治者,其身九月而瘖,身重不得爲治,須十月滿,生後復如常也,然後調之。則此四字本全元起注文誤書於此,當刪去之。

藏有所傷及精有所寄,則臥不安。

舊本作精有所之寄則安。新校正云:按,《甲乙經》作情有所倚則臥不安。《太素》作精有所倚則不安。按,精當作情,於義方協。

病能論

名爲鼓脹。

新校正云:按,《太素》鼓作穀字。

奇病論

使之服以生鐵落爲飲。

鐵落爲飲,宋本作鐵洛。新校正云:按,《甲乙經》鐵洛作鐵落,爲飲作後飲[1]。

石藥發癲。

宋本癲作瞋。按,《說文》:瞋,病也,一曰腹脹。蓋瞋、膜,古或假借通用,石性重墜而慓悍,熱中消中之人,脾胃先傷,更投以石藥而重傷之,亦能致膜脹之疾也。

本病論

法當三日死。

三日,宋本作三歲。王注云:三歲者,肺至腎一歲,腎至肝一歲,肝至心一歲,火又乘肺,故云三歲死也。按,上文腎傳之心,弗治,滿十日,法當死。今腎傳之心,心即反傳而行之肺,一藏再傷,其死極速,固當作三日也。

---

[1] 後飲　王注本《素問·病能論》載新校正作"爲後飯"。

寶命全形論

木敷者,其葉發。

按,《太素》作木陳者,其葉落。楊上善云:葉落者,知陳木之已盡,以比衰壞之徵,於義較協。

一曰治神,二曰知〔1〕養身,三曰知毒藥爲真,四曰制砭石小大〔2〕,五曰知府藏血氣之診。

楊上善云:存身之道,知此五者,以爲攝養,可得長生也。魂、神、意、魄、志,以神爲主,故皆名神,欲爲鍼者,先須治神。故人無悲哀動中,則魂不傷,肝得無病,秋無難也。無怵惕思慮,則神不傷,心得無病,冬無難也。無憂愁不解,則意不傷,脾得無病,春無難也。無喜樂不極,則魄不傷,肺得無病,夏無難也。無盛怒者,則志不傷,腎得無病,季夏無難也。是以五過不起於心,則神清性明,五神各安其藏,則壽延遐算也。養身,《太素》作養形。楊上善云:飲食男女,節之以限,風寒暑濕,攝之以時,有異單豹〔3〕外凋之害,即內養形也。寔慈恕以愛人,和塵勞而不迹,有殊張毅高門之傷,即〔4〕外養形也。內外之養兼備,則不求生而久生,無期壽而長壽,此則鍼布養形之極也。治神養身,不專主用鍼而言,其說甚精。

───────────────

〔1〕知 原脫,據素馮本《寶命全形論》補。

〔2〕小大 原作“大小”,據素馮本《寶命全形論》乙轉。

〔3〕單(shàn 擅)豹 人名。《莊子·達生》:“魯有單豹者,岩居而水飲,不與民共利,行年七十而猶有嬰兒之色,不幸遇餓虎,餓虎殺而食之。豹養其內,而虎食其外。”

〔4〕即 原作“則”,據王注本《素問·寶命全形論》載新校正改。

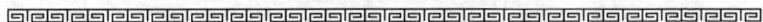

長刺節論

　　氣虛宜掣引之。

　　王注：掣[1]讀爲導，導引則氣行條暢。新校正云：按，《甲乙經》掣作掣。

---

〔1〕掣　其下原衍"宜"字，據王注本《素問·陰陽應象大論》載王冰注删。

調經論

皮膚不收。

按,全元起云:不收,不仁也。《甲乙經》及《太素》云:皮膚收,無不字。

腠理閉塞,玄府不通。

新校正云:按,《甲乙經》及《太素》無玄府二字。

凝則脈不通。

新校正云:按,《甲乙經》作腠理不通。

繆刺論

韭葉。

原本〔1〕皆作薤葉,今依宋本改正。

以竹管吹其兩耳。

新校正云:按,陶隱居云:吹其左耳極〔2〕三度,復吹其右耳三度也。

刺瘧

熱止汗出,其病難已。

宋本作熱止汗出,難已。新校正云:按,全元起本并《甲乙經》、《太素》、巢元方,竝作先寒後熱渴,渴止汗出。

---

〔1〕原本 指《素問懸解》抄本。
〔2〕極 原脱,據王注本《素問·繆刺論》載新校正補。

疏五過論

凡欲診病者,必問飲食居處。

王冰注云:飲食居處,其有不同,故問之也。異法方宜論曰:東方之域,天地之所始生,魚鹽之地,海濱傍水,其民食魚而嗜鹹,皆安其處,美其食。西方者,金玉之域,沙石之處,天地之所收引,其民陵居而多風,水土剛強,其民不衣而褐薦,華食而脂肥。北方者,天地所閉藏之域,其地高陵居,風寒冰冽,其民樂野處而乳食。南方者,天地所長養,陽之所盛處,其地下,水土弱,霧露之所聚,其民嗜酸而食胕。中央者,其地平以濕,天地所以生萬物也眾,其民食雜而不勞。由此則診病之道,當先問焉。故聖人雜合以法,各得其所宜,此之謂矣。

離絕菀結,憂恐喜怒,五藏空虛,血氣離守,工不能知,何術之有!

王冰注云:離謂離間親愛,絕謂絕念所懷,菀謂菀積思慮,結謂結固餘怨。夫間親愛〔1〕者魂遊,絕所懷者意喪,積所慮者神勞,結餘怨者志苦,憂愁者閉塞而不行,恐懼者蕩憚〔2〕而失守,盛怨者迷惑而不治,喜樂者憚〔3〕散而不藏。由是八者,故五藏空虛,血氣離守,工不思曉,又何言哉!

---

〔1〕愛 原作"疏",據王注本《素問·疏五過論》載王冰注改。
〔2〕蕩憚 原作"憚蕩",據王注本《素問·疏五過論》載王冰注乙轉。
〔3〕憚 原作"嘽",據王注本《素問·疏五過論》載王冰注改。

徵四失論

精神不專,志意不理,外内相失,故時疑殆。

王冰注云:外謂色,内謂脈。然精神不專於循用,志意不從於條理,所謂粗略,揆度失常,故色脈相失,而時自疑殆也。

解精微論

夫疾風生,乃能雨,此之類〔1〕也。

舊本作夫火疾風生。新校正云:按,《甲乙經》無火字,此蓋本《甲乙經》而正之也。

---

〔1〕類 原作"謂",音近之誤,據素馮本《解精微論》、王注本《素問·解精微論》改。

林億曰：詳《素問》第七卷，亡已久矣。按[1]，皇甫士安，晋人也，序《甲乙經》云：亦有亡失。《隋書·經籍志》載梁《七錄》亦云：止存八卷。全元起，隋人，所注本乃無第七。王冰，唐寶應中人，上至晋·皇甫謐甘露中，已六百餘年，而冰自謂得舊藏之卷，今竊疑乏。仍觀天元紀大論、五運行論、六微旨論、氣交變論、五常政論、六元正紀論、至真要論七篇，居今《素問》四卷，篇卷浩大，不與《素問》前後篇卷等，又且所載之事，與《素問》餘篇略不相通，竊疑此七篇乃《陰陽大論》之文。王氏取以補所亡之卷，猶《周官》[2]無冬官，以攷工記補之之類也。又按，漢·張仲景《傷寒論序》云：撰用《素問》、《九卷》、《八十一難經》、《陰陽大論》，是《素問》與《陰陽大論》兩書甚明，乃王氏并《陰陽大論》於《素問》中也。要之，《陰陽大論》亦古醫經，終非《素問》第七矣。

人有五藏化五氣，以生喜怒悲憂恐。

舊本作喜怒思憂恐。按，思與憂，皆脾之志也，與五氣未合。新校正謂四藏皆受成於脾，亦屬曲爲之解，不若即據陰陽應象大論作喜怒悲憂恐爲得也。

---

[1] 按 原脱，據王注本《素問·重廣補注黃帝內經素問序》載新校正補。

[2] 周官 《周禮》之本名，亦稱《周禮經》，至劉歆始改稱《周禮》。

五運行大論

帝曰:地之爲下否乎?岐伯曰:地爲人之下,太虛之中也。帝曰:馮乎?岐伯曰:大氣舉之也。

王冰注云:大氣,造化之氣,任持太虛者也,所以太虛不息,地久天長者,蓋由造化之氣任持之也。氣化而變,不任持之,則太虛之器〔1〕,亦敗壞矣。夫落葉飛空,不疾而下,爲其任氣,故勢不得速焉。凡諸有形,處地之上者,皆有生化之氣任持之也。然器有大小不同,壞有遲速之異,及至氣不任持,則大小之壞一也。

東方生風。

王云:東者日之初,風者教之始,天之使〔2〕也,所以發號施令,故生自東方也。景霽山昏,蒼埃際合,崖谷若一,巖岫之風也。黃白昏埃,晚空如堵,獨見天垂,川澤之風也。加以黃黑,白埃承下,山澤之猛風也。

南方生熱。

王云:陽盛所生,相火、君火之政也。太虛昏翳,其若輕塵,山川悉然,熱之氣也。大明不彰,其色如丹,鬱熱之氣也。若行雲暴升,葔然葉積,乍盈乍縮,崖谷之熱也。

中央生濕。

王云:中央,土也。高山土濕,泉出地中,水源山隈,雲生巖谷,則其象也。夫濕性內蘊,動而爲用,則雨降雲騰,中央生濕,不遠信矣。故《曆候記》〔3〕:土潤溽暑於六月,謂是也。

西方生燥。

王云:陽氣已降,陰氣復升,氣爽風勁,故生燥也。夫巖谷青埃,川源蒼翠,煙浮草木,遠望氤氳,此金氣所生,燥之化也。夜起白朦,輕如微霧,迢遞一色,星月皎如,此萬物陰成,亦金氣所生,白露之氣也。太虛埃昏,氣鬱黃黑,視不見遠,無風自行,從陰之陽,

---

〔1〕器 原作"氣",音同而誤,據王注本《素問·五運行大論》載新校正改。
〔2〕使 原作"始",音同之誤,據王注本《素問·五運行大論》載王冰注改。
〔3〕曆候記 原作"物候記",據王注本《素問·五運行大論》載王冰注改。

如雲如霧,此殺氣也,亦金氣[1]所生,霜之氣也。山谷川澤,濁昏如霧,氣鬱蓬勃,慘然戚然,咫尺不分,此殺氣將用,亦金氣所生,運之氣也。天雨大霖,和氣西起,雲卷陽曜,太虛廓清,燥生西方,義可徵也。若西風大起,木偃雲騰,是爲燥與濕爭,氣不勝也,故當復雨。然西風雨晴,天之常氣,假有東風雨止,必有西風復雨,而乃自晴。觀是之爲,則氣有往復,動有燥濕,變化之象,不同其用矣。由此則天地之氣,以和爲勝,暴發奔驟,氣所不勝,則多爲復也。

北方生寒。

王云:陽氣伏,陰氣升,政布而大行,故寒生也。太虛澄淨,黑氣浮空,天色黯然,高空之寒氣也。若氣似散麻,本末皆黑,遐邇微見,川澤之寒氣也。太虛清白,空猶雪映,遐邇一色,山谷之寒氣也。太虛白昏,火明不翳,如霧雨氣,遐邇肅然,北望色玄,凝霧夜落,此水氣所生,寒之化也。太虛凝陰,白埃昏翳,天地一色,遠視不分,此寒濕凝結,雪之將至也。地裂水冰,河渠乾涸,枯澤浮鹹,水斂土堅,是土勝水,水不得自清,水[2]所生,寒之用之。

六微旨大論

出入廢則神機化滅,升降息則氣立孤危。

王冰注云:出入,謂喘息。升降,謂化氣。夫毛羽倮鱗介,及飛走蚑行,皆生氣根於身中,以神爲動靜之主,故曰神機也。然金玉土石,鎔埏草木,皆生氣根於外,假氣以成立主持,故曰氣立也。五常政大論曰:根於中者,命曰神機,神去則機息,根於外者,命曰氣立,氣止則化絕,此之謂也。故無是四者,則神機氣立者,生死皆絕。新校正云:按,《易》云:本乎天者親上,本乎地者親下。《周禮·大宗伯》有天產地產,大司徒云動物、植物,即此神機、氣立之謂也。

---

[1] 氣　原作"之",據王注本《素問·五運行大論》載王冰注改。
[2] 水　原作"氣",據王注本《素問·五運行大論》載王冰注改。

甚則忽忽善怒,眩冒巔疾。

王冰注云:凌犯太甚,則遇於金,故自〔1〕病。新校正云:按,玉機真藏論云:肝脈〔2〕太過,則令人善怒,忽忽眩冒巔疾,爲肝實而然,則此病不獨木太過,遇金而病,肝實亦自病也。

歲火太過,炎暑流行,肺金受邪,民病瘧。

新校正云:火盛而剋金,寒熱交爭,故爲瘧。

身熱骨痛,而爲浸淫。

新校正云:按,玉機真藏論云:心脈太過,則令人身熱而膚痛,爲浸淫。此云骨痛者,誤也。

上臨太陽,則雨雪冰霜不時降。

原本在歲水太過段內,今黃氏列於歲火不及之中。按,太陽寒水司天,火運二歲爲戊辰、戊戌,中運皆太徵,實非歲火不及之年。而太陽寒水司天,水運二歲,中運爲太羽,實歲水太過之年。以太少而言過與不及,則此二句自當列於歲水太過之下,惟火不及則水自淩之,與亢害承制之理,仍不相背耳。

上臨少陰少陽,火燔焫,水泉涸,物焦槁。

原本在歲火太過段內,今黃氏列於歲金不及之中。按,少陰心火司天,金運二歲爲庚子、庚午,少陽相火司天,金運二歲爲庚寅、庚申,中運皆太商,實非歲金不及之年。而少陰心火司天,火運二歲爲戊子、戊

---

〔1〕自 原作"目",形近之誤,據王注本《素問·氣交變大論》載王冰注改。
〔2〕脈 原作"木",據王注本《素問·氣交變大論》載王冰注改。

午,少陽相火司天,火運二歲爲戊寅、戊申,中運皆太徵,實歲火太過之年。以太少而言過與不及,則此四句自當列於歲火太過之下,惟金不及則火自犯之,與亢害承制之理,亦仍不相背耳。

帝曰:其災應何如? 岐伯曰:亦各從其化也。故時至有盛衰,凌犯有逆順,留守有多少,形見有善惡,宿屬有勝負,徵應有吉凶矣。

王注云:五星之至,相王爲盛〔1〕,囚死爲衰。東行凌犯爲順,災輕,西行凌犯爲逆,災重。留守日多則災深,留守日少則災淺。星喜潤,則爲見善,星怒燥憂喪〔2〕,則爲見惡。宿屬,謂所生月之屬二十八宿,及十二辰相分所屬之位也。命勝星不災不害,不勝星爲災小重,命與星相得,雖災無害。災者,獄訟疾病之謂也,雖五星凌犯之事,遇星之囚死時月,雖災不成。然火犯留守逆臨,則有誣譖獄訟之憂,金犯則有刑殺氣鬱之憂,木犯則有震驚風鼓之憂,土犯則有中滿下利跗腫之憂,水犯則有寒氣衝稸之憂,故曰徵應有吉凶也。

帝曰:其善惡何謂也? 岐伯曰:有喜有怒,有憂有喪,有澤有燥,此象之常也。

王注云:夫五星之見也,從深夜見之。人見之喜,星之喜也。見之畏,星之怒也。光色微曜,乍明乍暗,星之憂也。光色迴然,不彰不瑩,不與衆同,星之喪也。光色圓明,不盈不縮,怡然瑩然,星之喜也。光色勃然臨人,茫彩滿溢,其象懍然,星之怒也。澤,洪潤也。燥,乾枯也。

---

〔1〕 盛 原作"順",據王注本《素問·氣交變大論》載王冰注改。
〔2〕 喪 原作"傷",音近之誤,據王注本《素問·氣交變大論》載王冰注改。

至真要大論

盛者奪之,汗者發之。

舊本作汗之下之,蓋皆主盛者而言,今作汗者發之,於義無取,當是傳寫之誤。

燥淫所勝,平以苦濕。

新校正云:濕當作溫。

補上治上制以緩,補下治下制以急,急則氣味厚,緩則氣味薄。

王冰注云:治上補上,方迅急則止不住而迫下,治下補下,方緩慢則滋道路而力又微。制急方而氣味薄,則力與緩等,制緩方而氣味厚,則勢與急同。

六元正紀大論

太陽所至爲寢汗。

王冰注云：寢汗，謂睡中汗發於胸嗌頸腋之間也，俗誤呼爲盗汗。

時必順之，治以勝也。

王云：春宜涼，夏宜寒，秋宜温，冬宜熱，此時之宜，不可不順。然犯熱治以寒，犯寒治以熱，犯春宜用涼，犯秋宜用温，是以勝也。犯熱治以鹹寒〔1〕，犯寒治以甘熱，犯涼治以苦温，犯温治以辛涼，亦勝之道也。

木鬱達之，火鬱發之，土鬱奪之，金鬱泄之，水鬱折之，然調其氣。

王云：達謂吐之，令其條達也。發謂汗之，令其疏散也。奪謂下之，令無擁礙也。泄謂滲泄之，解表利小便也。折謂抑之，制其衝逆也。通是五法，乃氣可平調，後乃觀其虚盛而調理之也。

右所識各條，有與本書相發明者，有詳本書所自出者，有補本書所未及者，有證本書之譌誤者，故悉録之，以備參考。

　　　　　　　　校餘偶識終　　陽湖錢增祺校字

---

〔1〕寒　原作“涼”，據王注本《素問·六元紀大論》載王冰注改。

素靈微蘊

清·黄元御 撰

胎化解

兩精相搏,合而成形,未形之先,爰有祖氣,人以氣化而不以精化也。精如果中之仁,氣如仁中之生意,仁得土氣,生意爲芽,芽生而仁腐,故精不能生,所以生人者,精中之氣也。

天地之理,動極則靜,靜極則動,靜則陰生,動則陽化,陰生則降,陽化則升。《關尹子》:無有升而不降,無有降而不升。降者爲水,升者爲火。《河圖》之數:天一生水,地六成之。此陽之動極而靜,一陰生於午也,陰盛則下沉九地而爲水,而其生水之根,則在於天。地二生火,天七成之。此陰之靜極而動,一陽生於子也,陽盛則上浮九天而爲火,而其生火之根,則在於地。天三生木,地八成之。陽自地生,未浮於天而爲火,先升於左而爲木,得乎天者親上,陽動而左升,故曰天生。地四生金,天九成之。陰自天生,未沉於地而爲水,先降於右而爲金,得乎地者親下,陰靜而右降,故曰地生。凡物先生而後成,故以初氣生而終氣成。天與地旋,相生成者,獨陽不能生,獨陰不能成也。

知天道則知人道矣。男子應坎,外陰而內陽,女子象離,外陽而內陰。男以坎交,女以離應。離中之陰,是爲丁火,坎中之陽,是爲壬水。陽奇而施,陰偶而承,丁壬妙合,凝寨而成。陰楊未判,是謂祖氣。氣含陰陽,則有清濁。清者浮輕而善動,濁者沉重而善靜。動靜之交,是曰中皇。中皇運轉,陽中之陰,沉靜而降,陰中之陽,浮動而升。升則成火,降則成水。水旺則精凝,火旺則神發。火位於南,水位於北。陽之升也,自東而南,在東爲木。陽之在東,神未發也,而神之陽魂已具。魂藏於血,升則化神。陰之降也,自西而北,在西爲金。陰之在西,精未凝也,而精之陰魄已成。魄藏於氣,降而生精。升降之閒,黃庭四運,土中之意在焉,是曰五神。五神既化,爰生五氣,以爲外衛,產五精,以爲内守,結五藏,以爲宮城,開五官,以爲門户。腎以藏精,開竅於耳,生骨而榮髮。心以藏神,開竅於舌,生脈而榮色。肝以藏魂,開竅於目,生筋而榮爪。肺以藏魄,開竅於鼻,生皮而榮毛。脾以藏意,開竅於口,生肉而榮脣。氣以煦之,血以濡之。日遷月化,潛滋默長,形完氣足,十月而生,乃成爲人。

其或男或女者,水火感應先後之不齊也。壬水先來,丁火後至,則陽包陰而爲女,丁火先來,壬水後至,則陰包陽而爲男。《易》謂乾道成男,坤道成女者,以坤體而得乾爻則成男,以乾體而得坤爻則成女,非秉父氣則爲男,秉母氣則爲女也。

生理皆同,而情狀殊絶者,氣秉之不均也。《靈樞·通天》分言五態之人:太陰之人,秉水氣也,太陽之人,秉火氣也,少陰之人,秉金氣也,少陽之人,秉木氣也,陰陽和平之人,秉土氣也。陰陽二十五人,備言五形之人,是秉五氣之全者。一氣又分左右,左右又分上下,五行各五,是爲二十五人。生人之大凡也。

五行異氣,情貌爰別,而人之受氣,又有偏完偏實之不一,清濁厚薄之迥異,因而性質運命,高下霄壤。推其原始,總由祖氣而分,祖氣不同,故精神異其昏明,氣血殊其滑澀,五藏五官,以及筋脈骨肉,皮毛爪髮,胥有美惡之辨,靈蠢壽夭,富貴貧賤,於此懸別,所謂命稟於生初也。人與天地同氣,秉賦既異,乃與天運之否泰[1],無心而合,此氣化自然之妙也。

祖氣秉於先天,沖漠[2]無形,其通塞從違,顯而可見者,後天之氣也。凡氣數之乖蹇,雖機兆未形,而其精神渫越,見之夢寐,氣

---

〔1〕否(pǐ 痞)泰　逆順也。《玉臺新詠》　古詩爲焦仲卿妻作:"否泰如天地。"
〔2〕沖漠　恬静虚寂。《韋江州集·登樂遊廟作》詩:"歸當守沖漠,跡寓心自忘。"

血鬱濁,蒸爲蟣蝨蟲虬,甚至色已明徵,神且先告,第[1]昧者不知耳。及其否極病生,疾痛切身,然後能覺,此愚夫之恒情也。《太素》以脈而談祿命,深有至理,而拘士非之,以爲窮通身外之事,與血氣無關,智淺鮮矣。叔皮之論王命,蕭遠之論運命,及孝標辨命之作,皆言天運而不言人理,則亦知其略而未睹其原也。

藏象解

太真[2]剖判,離而爲兩,各有專精,是名陰陽。清陽升天,濁陰歸地,升天成象,降地成形,清則氣化,濁則質生。《素問·陰陽應象論》:在天爲玄,在地爲化,玄生五神,化生五味。神在天爲風,在地爲木,在天爲熱,在地爲火,在天爲濕,在地爲土,在天爲燥,在地爲金,在天爲寒,在地爲水。五氣分治,是爲五行。

人與天地相參也,感五行之氣,而生藏府焉。五藏者,肝、心、脾、肺、腎也,六府者,膽、胃、大腸、小腸、三焦、膀胱也。藏五而府六,《靈樞·脹論》:膻中者,心主之宮城也,是爲心包,合爲六藏。藏爲陰,府爲陽,陰陽相合,則爲表裏。肝者,將軍之官,謀慮出焉。肝合膽,膽者,中正之府,木也。心者,君主之官,神明出焉。心合小腸,小腸者,受盛之府,火也。脾者,倉廩之官,五味出焉。脾合胃,胃者,五穀之府,土也。肺者,相傅之官,治節出焉。肺合大腸,大腸者,傳道之府,金也。腎者,作强之官,伎巧出焉。腎合膀胱,膀胱者,津液之府,水也。膻中者,臣使之官,喜樂出焉。膻中合三焦,三焦者,決瀆之府,相火也。三焦亦合於腎,而別爲孤府,以三焦水道所出,腎爲水藏,故并領之。《靈樞·本輸》:少陽屬腎,腎上連肺,故將兩藏,三焦者,中瀆之府也,水道出焉,屬膀胱,是孤之府也。

肝位於東,其氣風,其志怒,其音角,其液泣,其聲呼,其色青,

---

〔1〕第 但也。《史記·陳丞相世家》:"陛下第出僞遊雲夢,會諸侯於陳。"

〔2〕太真 原質也。《子華子·陽城胥渠問》:"夫混茫之中,是名太初,實生三氣。上氣曰始,中氣曰元,下氣曰玄……太真剖割,通三而爲一,離之而爲兩,各有專精,是名陰陽。"

其臭臊，其味酸。心位於南，其氣熱，其志喜，其音徵，其液汗，其聲笑，其色赤，其臭焦，其味苦。脾位於中，其氣濕，其志思，其音宮，其液涎，其聲歌，其色黄，其臭香，其味甘。肺位於西，其氣燥，其志悲，其音商，其液涕，其聲哭，其色白，其臭腥，其味辛。腎位於北，其氣寒，其志恐，其音羽，其液唾，其聲呻，其色黑，其臭腐，其味鹹。四十九難：肝主色，自入爲青，入心爲赤，入脾爲黄，入肺爲白，入腎爲黑。心主臭，自入爲焦，入脾爲香，入肺爲腥，入腎爲腐，入肝爲臊。脾主味，自入爲甘，入肺爲辛，入腎爲鹹，入肝爲酸，入心爲苦。肺主聲，自入爲哭，入腎爲呻，入肝爲呼，入心爲笑，入脾爲歌。腎主液，自入爲唾，入肝爲泣，入心爲汗，入脾爲涎，入肺爲涕。《關尹子》：木茂故華爲五色，火飛故達爲五臭，土和故滋爲五味，金堅故實爲五聲，水潛故蘊爲五精也。

　　肝氣司生，其時應春，其性爲喧，其化爲榮，其政爲散，其令宣發，其變摧拉，其合筋，其榮爪也。心氣司長，其時應夏，其性爲暑，其化爲茂，其政爲明，其令鬱蒸，其變炎鑠，其合脈，其榮色也。脾氣司化，其時應長夏，其性静兼，其化爲盈，其政爲謐，其令雲雨，其變動注，其合肉，其榮脣也。肺氣司[1]收，其時應秋，其性爲涼，其化爲斂，其政爲勁，其令霧露，其變肅殺，其合皮，其榮毛也。腎氣司藏，其時應冬，其性爲凜，其化爲肅，其政爲静，其令閉塞，其變凝烈，其合骨，其榮髮也。

　　五藏者，所以藏精神魂魄者也。《靈樞·本神》：肝藏血，血舍魂，心藏脈，脈舍神，脾藏營，營舍意，肺藏氣，氣舍魄，腎藏精，精舍志。五藏皆有神而藏之於心，五藏皆有精而藏之於腎。神爲陽而精爲陰，土居陰陽之交，魂者自陰而之陽，陽盛則生神，魄者自陽而之陰，陰盛則生精。血，陰也，而其中有陽，得木氣之散，則陽升而氣化。氣，陽也，而其中有陰，得金氣之收，則陰降而質結。蓋陰濁則有質，陽清則有氣，將結此質而質之魄先生，將化此氣而氣之魂先見。氣之虛靈者，則爲神，質之静凝者，則爲精，神清而明，精濁

─────────────

〔1〕司　原作“主”，據閩本、蜀本、集成本改。

而暗。古人以升魂爲貴,降魄爲賤,緣魂向陽而魄向陰也。物生於春夏而死於秋冬,人之大凡,陽盛則壯,陰盛則老,及其死也,神魂去而精魄存,氣雖亡而質仍在也。於此可悟陰陽之貴賤矣。

五行之理,相生以氣,非相生以質,《譚子》所謂形不靈而氣靈也。地之木火土金水者,五行之質也,天之風熱濕燥寒者[1],五行之氣也。天氣盛於東南,地氣盛於西北,東南者,生長之位,西北者,收藏之位。陽主生長,陰主收藏,陽生於東而長於南,陰收於西而藏於北。陽之方生則爲春,三陽在上,故春之氣溫,既長則爲夏,六陽在上,故夏之氣熱,陰之方收則爲秋,三陰在上,故秋之氣涼,既藏則爲冬,六陰在上,故冬之氣寒。天氣一日而四周,將寒則涼,將熱則溫,故寒生東方之溫,溫生南方之熱,熱生中央之濕,濕生西方之涼,涼生北方之寒。其相生全是氣化,非木之質生火,火之質生土,土之質生金,金之質生水,水之質生木也,成質則不能生矣。相剋者,制其太過也,木氣過散,則土不堅,故斂之以收氣,火氣過炎,則金不肅,故聚之以藏氣,土氣過濕,則水不升,故散之以風氣,金氣過收,則木不達,故溫之以熱氣,水氣過潤,則火不降,故燥之以土氣。水升則火降,火降則金肅,金肅則木榮,木榮則土燥,土燥則水升。相生則無不及,相剋則無太過,生則見變化之妙,剋則見制伏之巧,亦剋以氣而不剋以質也。前人據五行形質而論生剋,逝其遠矣。

《尚書·洪範》:木曰曲直,金曰從革,火曰炎上,水曰潤下,土爰稼穡,此五行之性也。曲直作酸,炎上作苦,從革作辛,稼穡作甘,潤下作鹹,此五行之味也。蓋水宜浮而火宜沉,木宜升而金宜降,土居中皇,是爲四象轉運之機。潤下者,水氣之不浮也。炎上者,火氣之不沉也。直則木升,曲者,木氣之不升也。從則金降,革者,金氣之不降也。甘者,稼穡之正位,平則不見,不平則見,甘味之見者,土氣之不運也。五氣堙鬱,而後五味以生,五藏乃病。升

---

[1] 天之風熱濕燥寒者　原作"天之風火燥濕寒者",諸本均同,據前文"心位於南,其氣熱"、"脾位於中,其氣濕"、"肺位於西,其氣燥"改。

水木而降火金,其權在上,土氣不運,則四維莫轉,此五味鬱生之原也。善乎! 庚桑子[1]之言:草鬱則爲腐,樹鬱則爲蠧,人鬱則爲病。陽性動而陰性止,動則運而止則鬱,陽盛而生病者,千百之一,陰盛而生病者,盡人皆是,此凡物之大情也。

五藏開竅於五官,《子華子》:心之氣爲離,其神爲朱鳥,其竅通於舌。腎之氣爲坎,其神爲玄龜,其竅通於耳。肝之氣爲震,其神爲蒼龍,其竅通於目。肺之氣爲兑,其神爲伏虎,其竅通於鼻。脾之氣爲戊己,其神爲鳳皇,其竅通於口。故肝心脾肺腎[2]五藏[3]之司目舌口鼻耳[4]五官之候。《靈樞·脈度》:五藏常内閲於上七竅也,肝氣通於目,肝和則目能辨五色矣,心氣通於舌,心和則舌能知五味矣,脾氣通於口,脾和則口能知五穀矣,肺氣通於鼻,肺和則鼻能知香臭[5]矣,腎氣通於耳,腎和則耳能聞五音矣。

五藏,陰也,五官,陽也,陽升於陰,陰降於陽。頭上七竅,位爲純陽,陰性重濁,陽性清虚,清虚之極,神明出焉。五神發露,則開七竅,七竅者,神氣之所游行而出入也。壯則陽旺而神清,濁陰沉降,故七竅靈通,老則陽衰而神散,濁陰填湊,故七竅晦塞。

六府者,所以受水穀而行化物者也。水穀入胃,脾氣消磨,渣滓下傳,精微上奉,化爲霧氣,歸之於肺。肺司氣而主皮毛,將此霧氣,由藏而經,由經而絡,由絡而播宣皮腠,熏膚充身澤毛,是謂六經之氣。霧氣降灑,化而爲水,津液精血,於是生焉。陰性親内,自皮而絡,自絡而經,自經而歸趨藏府。津入於肺,液入於心,血入於肝,精入於腎,是謂五藏之精。陽根於陰,故生於内而盛於外,陰根於陽,故生於外而盛於内。五藏之部,心位於上,腎位於下,肝位於

[1] 庚桑子　老聃弟子,戰國楚人,老莊學派之至人。亦作“亢桑子”。《莊子·庚桑楚》:“老聃之後,有庚桑楚者,偏得老聃之道,以北居畏壘之山。”

[2] 肝心脾肺腎　原作“脾腎心肝肺”,諸本均同,據下文“肝氣通於目……腎和則耳能聞五音矣”改。

[3] 藏　原作“官”,諸本均同,據下文“司目舌口鼻耳五官之候”改。

[4] 目舌口鼻耳　原作“口舌鼻耳目”,諸本均同,據下文“肝氣通於目……腎和則耳能聞五音矣”改。

[5] 香臭　原作“臭香”,據閩本、蜀本、集成本、《靈樞·脈度》乙轉。

左,肺位於右,脾位於中。穀氣爲陽,升於心肺,穀精爲陰,入於腎肝,腎爲純陰,陰極則陽生,心爲純陽,陽極則陰生,故上亦有精而下亦有氣。下之氣,陽之根也,上之精,陰之根也。

飲入於胃,脾陽蒸動,化爲雲霧,而上升於肺,是爲肺氣。肺氣清降,化而爲水,游溢經絡,表裏皆周。天暑衣厚,腠理開發,則外泄而爲汗,天寒衣薄,腠理閉塞,則下行而爲溺。膀胱者,水之壑也。三焦之火,隨膀胱太陽之經下行,而司水道,下焦之火秘,則膀胱清利而水道通,下焦之火泄,則膀胱熱澀而水道閉。火泄脾虛,不能蒸水化氣,則水穀并趨二腸,而成泄利。泄利之家,膀胱熱澀而脾腎寒滑,全因相火之泄陷也。《靈樞·營衛生會》:上焦如霧,中焦如漚,下焦如瀆。水性流下,下焦之水獨盛,故如瀆,氣性親上,上焦之氣獨盛,故如霧,中焦,氣水之交,故如漚。譬之如釜,火炎水沸,上則熱氣之升騰,霧也,中則泡波之起滅,漚也,下則釜底之水,瀆也。

《列子》:屬天者,清而散,屬地者,濁而聚。府稟天氣,故泄而不藏,藏稟地氣,故藏而不泄。五藏別論:五藏者,藏精氣而不泄也,故滿而不能實,六府者,傳化物而不藏也,故實而不能滿。陰陽互根,五藏陰也,而陽神藏焉,非五藏之藏,則陽神飛矣,六府陽也,而陰精化焉,非六府之化,則陰精竭矣。蓋陰以吸陽,故神不上脱,陽以煦陰,故精不下流。陽盛之處,而一陰已生,陰盛之處,而一陽已化,故陽自至陰之位而升之,使陰不下走,陰自至陽之位而降之,使陽不上越。上下相包,陰平陽秘,是以難老。陰在内,陽之守也,陽在外,陰之衛也,陰能守則陽秘於内,陽能衛則陰固於外。陽如珠玉,陰如蚌璞,含珠於蚌,完玉以璞,而昧者不知,棄珠玉而珍蚌璞,是之謂倒置之民矣。

經脈解

六藏六府,是生十二經。經氣内根於藏府,外絡於肢節。其浮氣之不循經者,爲衛氣。其精氣行於經者,爲營氣。《靈樞·決氣》:壅遏營氣,令無所避,是謂脈。藏脈爲陰,府脈爲陽。脾、腎、肝、膽、胃、膀胱經行於足，是謂足之三陰三陽，肺、心、心包、三焦、大腸、小腸經行於手，是謂手之三陰三陽。脾肺之經，太陰，心腎之經，少陰，肝與心包之經，厥陰，膽與三焦之經，少陽，胃與大腸之經，陽明，膀胱小腸之經，太陽。太陽與少陰爲表裏，陽明與太陰爲表裏，少陽與厥陰爲表裏。手經與手配，足經與足配。經絡迴環，運行不息也。

《靈樞·經脈》：肺手太陰之脈，起於中焦，下絡大腸，還循胃口，上膈，屬肺，從肺系橫出腋下，下行臑內，行少陰心主之前，下肘中[1]，循臂內，上骨下廉，入寸口，上魚，循魚際，出大指之端。其支者，從腕後循次指內廉，出其端。大腸手陽明之脈，起於次指之端，循指上廉，出合谷兩骨之間，上入兩筋之間，循臂上廉，入肘外廉，上臑外前廉，上肩，出髃骨之前廉，上出於柱骨之會上，下入缺盆，絡肺，下膈，屬大腸。其支者，從缺盆上頸，貫頰，下入齒中，還出挾口，交人中，左之右，右之左，上挾鼻孔。胃足陽明之脈，起於鼻之交頞[2]中，旁納太陽之脈，下循鼻外，入上[3]齒中，還出挾口，環脣，下交承漿，却從頤後下廉出大迎，循頰車，上耳前，過客主人，循髮際，至額顱。其支者，從大迎前下人迎，循喉嚨，入缺盆，下膈，屬胃，絡脾。其直者，從缺盆下乳內廉，下挾臍，入氣街中。其支者，起於胃口，下循腹裏，下至氣街中而合，以下髀關，抵伏兔，下膝髕中，下循脛外廉，入足跗，入中指內間。其支者，下廉三寸而別，下入中指外間。其支者，別跗上，入大指間，出其端。脾足太陰之脈，起於大指之端，循指內側白肉際，過核骨後，上內踝前廉，上腨內，循脛骨後，交出厥陰之前，上膝骨內前廉，入腹，屬脾，絡胃，上膈，挾咽，連舌本，散舌下。其支者，復從胃別上膈，注心中。心手少陰之脈，起於心中，出屬心系，下膈，絡小腸。其支者，從心系上挾咽，繫目系。其直者，復從心系却上肺，下出腋下，下循臑內後

---

〔1〕中　原作“下”，諸本均同，據《靈樞·經脈》《傷寒說意·卷首·六經解》改。
〔2〕頞　原作“額”，諸本均同，形近之誤，據《靈樞·經脈》《靈樞懸解·經脈》改。
〔3〕上　原作“下”，諸本均同，據《靈樞·經脈》《傷寒說意·卷首·六經解》改。

廉,行太陰心主之後,下肘內,循臂內[1]後廉,抵掌後銳骨之端,入掌內後廉,循小指之內,出其端。小腸手太陽之脈,起於小指之端,循手外側,上腕,出踝中,直上循臂骨下[2]廉,出肘內側兩筋之間,上循臑外後廉,出肩解,繞肩胛,交肩上,入缺盆,絡心,循咽,下膈,抵胃,屬小腸。其支者,從缺盆循頸,上頰,至目銳眥,却入耳中。其支者,別頰,上頔,抵鼻,至目內眥,斜絡於顴。膀胱足太陽之脈,起於目內眥,上額,交巔。其支者,從巔至耳上角。其直者,從巔入[3]絡腦,還出別下項,循肩髆內,挾脊,抵腰中,入循膂,絡腎,屬膀胱。其支者,從腰中下挾脊,貫臀,入膕中。其支者,從髆內左右別,下貫胛,挾脊,內過髀樞,循髀外,從後廉下合膕中,以下貫腨內,出外踝之後,循京骨,至小指外側。腎足少陰之脈,起於小指之下,斜趨足心,出於然谷[4]之下,循內踝之後,別入跟中,以上腨內,出膕內廉,上股內後廉,貫脊,屬腎,絡膀胱。其直者,從腎上,貫肝膈,入肺中,循喉嚨,挾舌本。其支者,從肺出絡心,注胸中。心主手厥陰心包絡之脈,起於胸中,出屬心包絡,下膈,歷絡三焦。其支者,循胸,出脇,下腋三寸,上抵腋下,循臑內,行太陰少陰之間,入肘中,下臂,行兩筋之間,入掌中,循中指,出其端。其支者,別掌中,出名指[5]之端。三焦手少陽之脈,起於名指之端,上出兩指之間,循手表腕,出臂外兩骨之間,上貫肘,循臑外,上肩,交出足少陽之後,入缺盆,布膻中,散絡心包,下膈,屬三焦。其支者,從膻中上出缺盆,上項,繫[6]耳後,直上出耳上角,以屈下頰,至頔。其支者,從耳後入耳中,出走耳前,過客主人前,交頰,至目銳眥。膽足少陽之脈,起於目銳眥,上抵頭角,下耳後,循頸,行手少陽之前,至肩上,却交出手少陽之後,入缺盆。其支者,從耳後入耳中,出走

---

〔1〕內 原脫,據蜀本、《靈樞·經脈》《傷寒說意·卷首·六經解》補。
〔2〕下 原作“外”,諸本均同,據《靈樞·經脈》《靈樞懸解·經脈》改。
〔3〕入 原作“別”,諸本均同,據《靈樞·經脈》《靈樞懸解·經脈》改。
〔4〕谷 原作“骨”,諸本均同,據《靈樞·經脈》《靈樞懸解·經脈》改。
〔5〕名指 即無名指。
〔6〕繫 原作“挾”,諸本均同,據《靈樞·經脈》《靈樞懸解·經脈》改。

耳前,至目銳眥後。其支者,別銳眥,下大迎,合於手少陽,抵於䪼,下加頰車,下頸,合缺盆,以下胸中,貫膈,絡肝,屬膽,循脅裏,出氣街,繞毛際,橫入髀厭中。其直者,從缺盆下腋,循胸,過季脅,下合髀厭中,以下循髀陽,出膝外廉,下外輔骨之前,直下抵絕骨之端,下出外踝之前,循足跗上,入名指之間。其支者,別跗上,循大指岐骨內,出其端〔1〕,還貫爪甲,出三毛。肝足厥陰之脈,起於大指叢毛之際,上循足跗上廉,去內踝一寸,上踝八寸,交出太陰之後,上膕內廉,循股陰,入毛中,過陰器,抵少腹,挾胃,屬肝,絡膽,上貫膈,布脅肋,循喉嚨之後,上入頏顙,連目系,上出額,與督脈會於巔。其支者,從目系下頰裏,環唇內。其支者,復從肝別貫膈,上注肺〔2〕。此經脈之起止,即營氣之行次也。

陽經在表,陰經在裏。太陽居外,皮毛之分也,次則陽明,次則少陽,次則太陰,次則少陰,次則厥陰,近於骨矣。陽經則屬府絡藏,陰經則屬藏絡府。足之陰經,行於股裏,陽經行於股外,手之陰經,行於臂裏,陽經行於臂外。陰經之次,太陰在前,厥陰在中,少陰在後,陽經之次,陽明在前,少陽在中,太陽在後。手之陰經,自胸走手,陽經自手走頭,足之陽經,自頭走足,陰經自足走胸。手三陽自手走頭,足三陽自頭走足,皆行於頸項而會於督之大椎。

頸脈之次,任行於前,督行於後,俱在中央,足陽明在任脈之次,二次手陽明,三次手太陽,四次足少陽,五次手少陽,六次足太陽,七次則項之中央,下連脊骨,督脈之部也。

在項之脈,任督各一,其餘左右各二,合二十四經。

足經之部,太陽少陰,行身之背,陽明太陰,行身之前,少陽厥陰,行身之側。除足太陽外,陰陽皆會於宗筋。

手經悉行於手,惟手少陽并足太陽而下行,出膕中,貫踹腸,而入外踝。

---

〔1〕端　原作"間",諸本均同,音近之誤,據《靈樞·經脈》《靈樞懸解·經脈》改。

〔2〕從目系下頰裏……上注肺　原作"復從肝別貫膈,上注肺,其支者,從目系下頰裏,環唇內",諸本均同,據《靈樞·經脈》《靈樞懸解·經脈》改。

藏府之募皆在前，散見諸脈，而俞則在後，發於太陽之一經。以人身前陰而後陽，故太陽爲諸陽之主，藏府之陽，以類相從，而發見於背脊也。

手之陽經則升，陰經則降，足之陽經則降，陰經則升。手之三陽，陽中之太陽也，皆升。手之三陰，陽中之少陰也，皆降。足之三陽，陰中之少陽也，皆降。足之三陰，陰中之太陰也，皆升。蓋手足陰陽，濁中之清者，則從下而升，清中之濁者，則從上而降。太陰陽明論：陰氣從足上行至頭，而下行循臂至指端，陽氣從手上行至頭，而下行至足。陽病者，上行極而下，陰病者，下行極而上。以陰極則陽生，陽極則陰生，凡物之理，窮則反，終則始也。

陽受氣於四末，故四肢爲諸陽之本，然陽升於手而降於足，陰升於足而降於手。升爲初氣，降爲終氣，則陽盛於手而陰盛於足，故手巧而足拙，以陽性輕捷而陰性遲重故也。

五藏開竅於五官，清陽由經脈而升也。經脈之中，清者升而濁者降。《靈樞·陰陽清濁》：其清者上走空竅，濁者下行諸經。清氣升則孔竅靈，故能辨聲色，別臭味。陽性熱，陰性寒，陰陽平者，下反溫而上反清。以陽降而化濁陰，陰升而化清陽故也。

手足之經，陰陽各三，是謂六氣。手少陰以君火主令，足少陰水也，從妻〔1〕化氣而爲熱。足太陽以寒水主令，手太陽火也，從夫〔2〕化氣而爲寒。足厥陰以風木主令，手厥陰火也，從母化氣而爲風。手少陽以相火主令，足少陽木也，從子化氣而爲暑。足太陰以濕土主令，手太陰金也，從母化氣而爲濕。手陽明以燥金主令，足陽明土也，從子化氣而爲燥。

經別者，正經之別行者也。營於脈中，直道而行則爲正，內則藏府表裏之經，相爲絡屬。及本經之支派他交者，則爲別。詳見《靈樞·經別》。

經筋者，十二經之筋也。起於各經，分道而行，所行之道，多與

---

〔1〕妻　原作“火”，諸本均同，據《四聖心源·六氣從化》、下文“從母、從子”改。
〔2〕夫　原作“水”，諸本均同，據《四聖心源·六氣從化》、下文“從母、從子”改。

經脈相同,獨足之三[1]陰,始同終異。而其結聚,則在四肢谿谷之間,以諸筋皆屬於節也。肝主筋而榮爪,故十二經筋皆始自爪甲而結於腕踝,聚於肘膝,會於肩髀,聯屬肌肉,維絡頸項,裹纏頭面。大筋爲綱,小筋爲維。陽筋則剛,陰筋則柔,約束百骸,而會於宗筋,故痿論:宗筋主束骨而利機關也。詳見《靈樞·經筋》。

奇經者,督、任、衝、帶、陽蹻、陰蹻、陽維、陰維也。二十八難:督脈者,起於下極之俞,並於脊裏,上至風府,入屬於腦。任脈者,起於中極之下,以上毛際,循腹裏,上關元,至咽喉,上頤,循面,入目,絡舌。衝脈者,起於氣衝,並足陽明之經[2],挾臍而上,至胸中而散。帶脈者,起於季脇,迴身一周。陽蹻者,起於跟中,循外踝上行,入風池。陰蹻者,亦起於跟中,循內踝上行,至喉嚨[3],交貫衝脈。陽維、陰維者,維絡於身,陽維起於諸陽會,陰維起於諸陰交也。凡此八脈者,經脈之絡也。經盛則入絡,絡脈滿溢,不拘於經,內溉藏府,外濡腠理。譬之聖人圖設溝渠,通利水道,天雨降下,溝渠滿溢,霶霈妄行,流於深湖,聖人不能復圖也。經脈隆盛,入於八脈,而不環周,故八脈溢蓄,別道自行諸經,不能復拘也。

任、督、衝三脈一源,同起於會陰。督則循背而行身後,爲諸陽之綱,任則循腹而行身前,爲諸陰之領,衝則挾臍上行,爲諸經之海。督行於後,而亦行於前。骨空論:督脈起於少腹,以下骨中央,入繫廷孔,其孔,溺孔之端也。其絡循陰器,合篡間,別繞臀,至少陰與巨陽中絡者,合少陰,上股內後廉,貫脊,屬腎,與太陽起於目內眥,上額,交巓,入絡腦,還出別下項,循肩髀內,挾脊,抵腰中,入循膂,絡腎。其少腹直上者,貫臍中央,上貫心,入喉,上頤,環脣,上繫兩目之下中央,是督脈之前行也。蓋任督本一脈,以前後而異名耳。衝行於上,而亦行於下。《靈樞·動輸》:衝脈者,十二經之海也,與少陰之大絡起於腎下,出於氣街,循陰股內廉,邪入膕中,

---

〔1〕三 原作"二",據閩本、蜀本、集成本、石印本、《靈樞·經筋》改。
〔2〕並足陽明之經 原作"並足少陰",諸本均同,據《難經·二十八難》《難經懸解·二十九難》改。
〔3〕至喉嚨 原脫,諸本均同,據《難經·二十八難》《難經懸解·二十九難》補。

循京骨內廉,並少陰之經,下入內踝之後,入足下。其別者,邪入踝,出屬跗上,入大指之間,注諸絡,以溫足脛,是衝脈之下行也。

陽蹻、陽維者,足太陽之別,陰蹻、陰維者,足少陰之別。陽蹻主左右之陽,陰蹻主左右之陰,陽維主一身之表,陰維主一身之裏。帶則橫束一身之脈者也。

別絡者,諸經別出之大絡也。《靈樞·經別》:手太陰之別,名曰列缺,起於腕上分間,並太陰經,直入掌,散入於魚際。手少陰之別,名曰通里,去腕一寸半,別而上行,循經入於心中,繫舌本,屬目系。手心主之別,名曰內關,去腕二寸,出於兩筋之間,循經以上,繫於心,包絡心系。手太陽之別,名曰支正,上腕五寸,內注少陰。其別者,上走肘,絡肩髃。手陽明之別,名曰偏歷,去腕三寸,別入太陰。其別者,上循臂,乘肩髃,上曲頰,偏齒。其別者,入耳,合於宗脈。手少陽之別,名曰外關,去腕二寸,外繞臂,注胸中,合心主。足太陽之別,名曰飛揚,去踝七寸,別走少陰。足少陽之別,名曰光明,去踝五寸,別走厥陰,下絡足跗。足陽明之別,名曰豐隆,去踝八寸,別走太陰。其別者,循脛骨外廉,上絡頭項,合諸經之氣,下絡喉嗌。足太陰之別,名曰公孫,去本節之後一寸,別走陽明。其別者,入絡腸胃。足少陰之別,名曰大鐘,當踝後,繞跟,別走太陽。其別者,並經上走於心包下,外貫腰脊。足厥陰之別,名曰蠡溝,去內踝五寸,別走少陽。其別者,循脛上睪,結於莖。任脈之別,名曰尾翳,下鳩尾,散於腹。督脈之別,名曰長強,挾膂,散頭上,下當肩胛左右,別走太陽,入貫膂。脾之大絡,名曰大包,出淵液下三寸,布胸脅。此十五絡也。《素問·平人氣象論》:胃之大絡,名曰虛里,貫膈,絡肺,出於左乳下,其動應衣,宗脈氣也,此又胃之一大絡也。諸經之絡各一,而脾胃之絡則二,以脾胃者,一諸經之本故也。

經脈爲裏,支而橫者爲絡,絡之別者爲孫,孫絡三百六十五,此外絲分而縷析焉,巧歷[1]不能得矣。

---

〔1〕巧歷 精通歷算者。《莊子·齊物論》:"巧歷不能得,而況其凡乎?"亦作"巧曆"。

經脈十二,左右二十四,奇經八脈,左右十四,別絡十六,左右三十,共六十八脈,相隨而上下。陰脈營其藏,陽脈營其府,區處條別,不相紊亂已。

營衛解

人受氣於穀,穀入於胃,以傳於肺,精華氤氳,而生氣血。其清者爲營,濁者爲衛,營行脈中,衛行脈外,一日一夜,周身五十。

脈中之血,其名曰營,血中之氣,是曰營氣,營氣在脈,隨宗氣而行。穀精之化營氣,其大氣之搏而不行者,積於胸中,命曰宗氣。宗氣者,所以貫心肺而行呼吸。營氣之行,一息往來,蓋血之動,氣鼓之也。人一呼脈再動,一吸脈再動,呼吸定息,脈五動,閏以太息,脈六動。一動脈行一寸,六動脈行六寸。《靈樞·脈度》:手之六陽,從手至頭,長五尺,五六三丈。手之六陰,從手至胸中,三尺五寸,三六一丈八尺,五六三尺,合二丈一尺。足之六陽,從足至頭,八尺,六八四丈八尺。足之六陰,從足至胸中,六尺五寸,六六三丈六尺,五六三尺,合三丈九尺。蹻脈從足至目,七尺五寸,二七一丈四尺,二五一尺,合一丈五尺。督脈、任脈,各四尺五寸,二四八尺,二五一尺,合九尺。凡都合一十六丈二尺,此氣之大經隧也。平人一日一夜,一萬三千五百息,上下、左右、前後二十八脈,以應二十八宿。周天二十八宿,宿三十六分,一日之度,一千八分。漏水下百刻,以分晝夜,每刻一百三十五息。一息氣行六寸,十息氣行六尺,一百三十五息,人氣半周於身,脈行八丈一尺,下水一刻,日行十分。二百七十息,氣行十六丈二尺,是謂一周,下水二刻,日行二十五分。五百四十息,人氣再周於身,脈行三十二丈四尺,下水四刻,日行四十分。二千七百息,人氣十周於身,脈行一百六十二丈,下水二十刻,日行五宿二十分。一萬三千五百息,人氣五十營於身,脈行八百一十丈,水下百刻,日行二十八宿,一千八分。

營氣之行,常於平旦寅時從手太陰之寸口始,以肺主氣而朝百脈也。自手之太陰陽明,注足之陽明太陰,手之少陰太陽,注足之太陽少陰,手之厥陰少陽,注足之少陽厥陰,即經脈之行次也,終於兩蹻督任。周而復始，陰陽相貫，如環無端。晝夜五十周畢，明日寅時，又會於氣口。此營氣之度也。

衛氣者，不隨宗氣，而自行於脈外，晝行陽經二十五周，夜行陰藏二十五周。其行於陽也，常於平旦寅時從足太陽之睛明始，睛明者，目之內眥。《靈樞·衛氣行》：平旦陰盡，陽氣出於目，目張則氣上行於頭，循項，下足太陽，至小指之端。其散者，別於目內眥，下手太陽，至小指之端。其散者，別於目銳眥，下足少陽，至小指次指之端，以上循手少陽之分側，下至名指之端。別者，至耳前，合於頷脈，注足陽明，下至跗上，入中指之端。其散者，從耳下下手陽明，入次指之端。其至於足也，入足心，出內踝，下足少陰。陰蹻者，足少陰之別，屬於目內眥，自陰蹻而復合於目，交於足太陽之睛明。是謂一周。

歲有十二月，日有十二辰，子午爲經，卯酉爲緯。日行二十八宿，而一面七星，四七二十八星。房昴爲緯，虛張爲經。房至畢爲陽，昴至心爲陰，陽主晝，陰主夜。夜半爲陰曨，雞鳴而陰衰，平旦陰盡，而陽受氣矣，日中爲陽曨，日西而陽衰，日入陽盡，而陰受氣矣。

太陰主內，太陽主外，衛氣至陽而起，至陰而止，各行二十五度，分爲晝夜。日行一舍，人氣行一周於身與十分身[1]之八。日行二舍，人氣行三周於身與十分身之六。日行三舍，人氣行[2]五周於身與十分身之四。日行四舍，人氣行[3]七周於身與十分身之二。日行五舍，人氣行於身九周。日行六舍，人氣行於身十周與十分身之八。日行七舍，人氣行於身十二周與十分身之六。日行十四舍，人氣二十五周於身與十分身之二，陽盡於陰，陰受氣矣。

其入於陰也，常從足少陰注於腎，腎注於心，心注於肺，肺注於肝，肝注於脾，脾復注於腎，爲一周。夜行一舍，人氣行於陰藏一周與十分藏之八。夜行十四舍，人氣行於陰藏二十五周與十分藏之

---

〔1〕身　原脱，諸本均同，據《靈樞·衛氣行》《靈樞懸解·衛氣行》補。

〔2〕行　原脱，諸本均同，據《靈樞·衛氣行》《靈樞懸解·衛氣行》補。

〔3〕行　原脱，諸本均同，據《靈樞·衛氣行》《靈樞懸解·衛氣行》補。

二,從腎至少陰之經,而復合於目。

陰陽一日一夜,各行二十五周而有奇分,在身得十分身之二,在藏得十分藏之二,合得十分之四。從房至畢十四舍,水下五十刻,日行半度,衛氣出於陽則寤,從昴至心十四舍,水下五十刻,衛氣入於陰則寐。人之所以臥起之時有早晏者,奇分不盡數也。此衛氣之度也。

三十難言營衛相隨,蓋相隨之義,如日月之度,雖不同道,而並行不悖也。營自起於宗氣,衛自起於睛明,營則陰陽相間,衛則夜陰晝陽。起止不同,道路各異,非同行於一經之謂也。

藏候解

人秉五氣,是生藏府,受氣不同,藏府亦別。強弱殊質,邪正異性,感而生病,千變不一。藏府幽深,人不能見,而相形察色,可以外候也。《靈樞·本藏》:藏府者,所以參天地而副陰陽,運四時而化五節。五藏固〔1〕有小大、高下、堅脆、端正、偏傾,六府亦有小大、長短、厚薄、結直、緩急,吉凶善惡之殊,由此分焉。

心小則藏安,邪弗能傷,易傷以憂,大則憂不能傷,易傷於邪。高則滿於肺中,悗而善忘,難開以言,下則易傷於寒,易恐於言。堅則藏安守固,脆則善病消癉、熱中。端正則和利難傷,偏傾則操持不一,無守司也。肺小則藏安少飲,不病喘喝,大則多飲,善病胸痹、喉痹、逆氣。高則上氣肩息、咳,下則居賁迫肝〔2〕,善脅下痛。堅則不病咳上氣,脆則善病消癉,易傷。端正則和利難傷,偏傾則胸偏痛也。肝小則藏安,無脅下之病,大則逼胃迫咽,苦膈中,且脅下痛。高則上支賁切,脅悗為息賁,下則逼胃,脅下空而易受邪。堅則藏安難傷,脆則善病消癉,易傷。端正則和利難傷,偏傾則脅下痛也。脾小則藏安,難傷於邪,大則苦湊眇而痛,不能疾行。高則眇引季脅而痛,下則下加於大腸,而藏苦受邪。堅則藏安難傷,

---

〔1〕 固 原作"因",諸本均同,形近之誤,據《靈樞·本藏》《靈樞懸解·本藏》改。
〔2〕 肝 原作"肺",據閩本及上下文義改。

脆則善病消癉，易傷。端正則和利難傷，偏傾則善滿善脹也。腎小
則藏安難傷，大則善病腰痛，不可以俛仰，易傷以邪。高則苦背膂
痛，不可以俛仰，下則腰尻痛，不可以俛仰，爲狐疝。堅則不病腰背
痛，脆則善病消癉，易傷。端正則和利難傷，偏傾則苦腰尻痛也。
凡此二十五變者，人之所以強弱不同也。

　　赤色小理者，心小，粗理者，心大。無𩩲骬者，心高，𩩲骬小短
舉者，心下。𩩲骬長者，心下堅，𩩲骬弱小以薄者，心脆。𩩲骬直
下不舉者，心端正，𩩲骬倚一方者，心偏傾也。白色小理者，肺小，
粗理者，肺大。巨肩反膺陷喉者，肺高，合腋張脇者，肺下。好肩背
厚者，肺堅，肩背薄者，肺脆。背膺厚者，肺端正，脇偏疏者，肺偏傾
也。青色小理者，肝小，粗理者，肝大。廣膺反骹者，肝高，合脇兔
骹者，肝下。胸脇好者，肝堅，脇骨弱者，肝脆。膺腹好相得者，肝
端正，脇骨偏舉者，肝偏傾也。黃色小理者，脾小，粗理者，脾大。
揭脣者，脾高，脣下縱者，脾下。脣堅者，脾堅，脣大而不堅者，脾
脆。脣上下好者，脾端正，脣偏舉者，脾偏傾也。黑色小理者，腎
小，粗理者，腎大。高耳者，腎高，耳後陷者，腎下。耳堅者，腎堅，
耳薄不堅者，腎脆。耳好前居牙車者，腎端正，耳偏傾[1]者，腎偏
傾也。

　　五藏皆小者，少病，苦焦心，大愁憂，皆大者，緩於事，難使以
憂。皆高者，好高舉措，皆下者，好出人下。皆堅者，無病，皆脆，不
離於病。皆端正者，和利得人心，皆偏傾者，邪心而善盜，不可以爲
人平，反覆言語也。

　　六府之應，肺合大腸，大腸者，皮其應也。心合小腸，小腸者，
脈其應也。肝合膽，膽者，筋其應也。脾合胃，胃者，肉其應也。腎
合三焦膀胱，三焦膀胱者，腠理毫毛其應也。肺應皮，皮厚者，大腸
厚，皮薄者，大腸薄，皮緩腹裏[2]大者，大腸大而長，皮急者，大腸
急而短，皮滑者，大腸直，皮肉不相離者，大腸結也。心應脈，皮厚

――――――
〔1〕傾　諸本均同，《靈樞·本藏》《靈樞懸解》均作"高"。
〔2〕裏　原作"裏"，形近之誤，據閩本、集成本、《靈樞·本藏》《靈樞懸解·本藏》改。

者,脈厚,脈厚者,小腸厚,皮薄者,脈薄,脈薄者,小腸薄,皮緩者,脈緩,小腸大而長,皮薄而脈沖小者,小腸小而短,諸[1]陽經脈皆多紆屈者,小腸結也。脾應肉,肉䐃堅大者,胃厚,肉䐃麽者,胃薄,肉䐃小而麽者,胃不堅,肉䐃不稱身者,胃下,胃下者,下管約不利,肉䐃不堅者,胃緩,肉䐃無小理累者,胃急,肉䐃多小理累者,胃結,胃結者,上脘約不利也。肝應爪,爪厚色黄者,膽厚,爪薄色紅者,膽薄,爪堅色青者,膽急,爪濡色赤者,膽緩,爪直色白無約者,膽直,爪惡青黑多紋者,膽結也。腎應骨,密理厚皮者,三焦膀胱厚,粗理薄皮者,三焦膀胱薄,疏腠理者,二焦膀胱緩,皮急而無豪[2]毛者,三焦膀胱急,豪毛美而粗者,三焦膀胱直,稀豪毛者,三焦膀胱結也。

《靈樞·師傳》:五藏者,心爲之主,缺盆爲之道,骷骨有餘,以候髃骬。肺爲之蓋,巨肩陷喉,候見其外。肝者主爲將,使之候外,欲知堅脆,視目小大。脾者主爲衛,使之迎糧,視脣舌好惡,以知吉凶。腎者主爲外,使之遠聽,視耳好惡,以知其性。

六府者,胃爲之海,廣頦,大頸,張胸,五穀乃容。鼻隧以長,以候大腸。脣厚,人中長,以候小腸。目下裹大,其膽乃横。鼻孔在外,膀胱漏泄。鼻柱中央起,三焦乃約。此五藏六府之外候也。凡官骸美惡,胥稟藏氣,生死壽夭,不外乎此。

《靈樞·五色》:明堂者,鼻也。闕者,眉間也。庭者,顏也。蕃者,頰側也。蔽者,耳門也。五官之位,其間欲方大,去之十步,皆見於外,如是者,壽必中百歲。故五官以辨,闕庭以張,明堂廣大,蕃蔽見外,方壁高基,引垂居外,壽考之徵也。若五官不辨,闕庭不張,小其明堂,蕃蔽不見,又卑牆基,牆下無基,垂角去外,如是者,雖平常殆,加之以疾,百不一生也。

《靈樞·天年》:五藏堅固,血脈和調,肌肉解利,皮膚緻密,營衛之行,不失其常,呼吸微徐,氣以度行,六府化穀,津液布揚,各如

---

〔1〕諸 原脱,諸本均同,據《靈樞·本藏》《靈樞懸解·本藏》補。
〔2〕豪 通"毫"。《禮記·經解》:"差若豪釐,繆以千里。"

其常，故能長久。使道隧以長，牆基高以方，通調營衛，三部三里起，骨高肉滿，百歲乃得終。五藏不堅，使道不長，空外以張，喘息暴疾，又卑牆基薄，脈少血，其肉不石，故中壽而盡也。

《靈樞·壽夭剛柔》：形與氣相任則壽，不相任則夭。皮與肉相果則壽，不相果則夭。形充而皮膚緩者則壽，急者則夭。形充而顴不起者骨小，骨小則夭。形充而䐃肉堅者肉堅，肉堅則壽，䐃肉不堅者肉脆，肉脆則夭。牆基卑，高不及其地者，不滿三十而死，其有因加疾者，不及二十而死也。平人而氣勝形者壽，病而形肉脫，氣勝形者死，形勝氣者微矣。此即官骸以測壽夭之法也。

經脈十二，根於藏府，而一身毛髮，又秉經氣而生，觀之可以知血氣之盛少焉。《靈樞·陰陽二十五人》：足三陽之上者，皆行於頭。陽明之經，其榮髯也，少陽之經，其榮鬚也，太陽之經，其榮眉也，血氣盛則美而長，血氣少則惡而短。三經之下者，皆循陰器而行於足。陽明之血氣盛，則下毛美長，血氣少則無毛，足指少肉而善寒。少陽之血氣盛，則脛毛美長，外踝毛堅而厚。太陽之血氣盛，則跟肉滿而踵堅，血氣少則跟瘦而善轉筋。手三陽之上者，亦行於頭。陽明之經，其榮髭也，少陽之經，其榮眉也，太陽之經，其榮鬚也，血氣盛則美而長，血氣少則惡而短。三經之下者，皆循臂胕[1]而行於手，血氣盛則掌肉充滿而溫，血氣少則掌瘦以寒。陽明之血氣盛，則腋下之毛美。少陽之血氣少，則手瘦而多脈。知皮毛則知經脈，知經脈則知藏府，表裏一氣，內外合符，察微洞幽，不逾迹象，此亦精義入神之事也。

---

〔1〕胕　諸本均同，當作"臑"。

五色解

昌邑黃元御坤載著

上工望而知之，中工問而知之，下工切而知之。六十一難：望而知之謂之神，聞而知之謂之聖，問而知之謂之工，切而知之謂之巧。神聖工巧，優劣懸殊，故四診之中，首推望色。

四十九難：肝主色，自入爲青，入心爲赤，入脾爲黃，入肺爲白，入腎爲黑。五色者，五藏之氣所發，故五藏在中，上結五官，外現五色。肝官於目，心官於舌，脾官於口，肺官於鼻，腎官於耳。病生五藏，則色現五官。《靈樞·五閱五使》：肝病者眥青，心病者舌短顴赤，脾病者脣黃，肺病者喘息鼻張，腎病者顴與顏黑。《靈樞·五色》：青黑爲痛，黃赤爲熱，白爲寒。

五官之中，尤重明堂。明堂骨高以起，平以直，潤澤以清，真色以致，病色不見，則五藏安和，壯盛無疾。骨陷色夭，則五藏不安，諸病乃作。不第五藏，凡六府、四肢、百節，病則色徵於面，按部而發。《靈樞·五色》：五藏次於中央，六府挾其兩側，首面上於闕庭，王宮在於下極。庭者，首面也。闕上者，咽喉也。闕中者，肺也。下極者，心也。直下者，肝也。肝左者，膽也。下者，脾也。方上者，胃也。中央者，大腸也。挾大腸者，腎也。當腎者，臍也。面王以上者，小腸也。面王以下者，膀胱子處也。此藏府之現於面部者也。顴者，肩也。顴後者，臂也。臂下者，手也。目內眥上者，膺乳也。挾繩而上者，背也。循牙車以下者，股也。中央者，膝也。膝以下者，脛也。當脛以下者，足也。巨分者，股裹也。巨屈者，膝臏也。此支節之見於面部者也。

左右殊方，男女異位。浮澤爲外，沉濁爲内，察其浮沉，以知淺深，察其澤夭，以觀成敗，察其散搏，以知遠近。視色上下，以知病處，其色上行者，病益甚，其色下行，如雲徹散者，病方已。色從外走内者，病從外走内，色從内走外者，病從内走外。其相乘制也，腎乘心，心先病，腎爲應。他皆如是也。

《素問·玉機真藏論》：形氣相得，謂之可治，色澤以浮，謂之易已，形氣相失，謂之難治，色夭不澤，謂之難已。三部九候論：五藏已敗，其色必[1]夭，夭則死矣。《靈樞·本神》：心怵惕思慮則傷神，神傷則恐懼自失，破䐃脱肉，毛悴色夭，死於冬。脾盛怒而不解則傷意，意傷則悗亂，四肢不舉，毛悴色夭，死於春。肝悲哀動中則傷魂，魂傷則狂妄不精，陰縮而筋攣，筋骨不舉，毛悴色夭，死於秋。肺喜樂無極則傷魄，魄傷則狂，意不存人，皮革焦，毛悴色夭，死於夏。腎憂愁而不止則傷志，志傷則喜忘其前言，腰脊不可以俯仰，毛悴色夭，死於季夏。

五藏之外，兼審經脈。診要經終論：太陽之脈其終也，戴眼反折瘛瘲，其色白，絶汗乃出，出則死矣。少陽終者，百節皆縱，目睘絶系，絶系一日半死，其死也，色先青白，乃死矣。陽明終者，口目動作，善驚，妄言，色黃，其上下之經，盛而不行，則終矣。少陰終者，面黑，齒長而垢，腹脹閉，上下不通，而終矣。太陰終者，腹脹閉，不得息，善噫善嘔，嘔則逆，逆則面赤，不逆則上下不通，面黑，皮毛焦，而終矣。厥陰終者，中熱嗌乾，善溺心煩，甚則舌卷，卵上縮，而終矣。此十二經之所終也。《靈樞·經脈》：手太陰氣絶則皮毛焦，太陰者，行氣温於皮毛，皮毛焦則津液去，皮節傷，爪枯毛折，毛折者，毛先死，丙篤丁死，火勝金也。手少陰氣絶則脈不通，脈不通則血不流，血不流則色不澤，其面黑如漆柴者，血先死，壬篤癸死，水勝火也。足太陰氣絶則脈不榮其脣舌，脣舌者，肌肉之本

----

[1] 必　原作"不"，諸本均同，據王冰注本《素問·玉機真藏論》、《素問懸解·玉機真藏論》改。

也,脈不榮則肌肉頓却,舌萎人中滿,人中滿則脣反,脣反者,肉先死,甲篤乙死,木勝土也。足少陰氣絕則骨枯,少陰者,伏行而濡於骨髓,骨髓不濡,則肉不著骨,骨肉不相親,則肉頓而却,故齒長而垢,髮無潤澤,髮無潤澤者,骨先死,戊篤己死,土勝水也。足厥陰氣絕則筋絕,筋者,聚於陰器而絡於舌本,脈弗榮則筋急,引卵與舌,脣青舌卷卵縮,則筋先死,庚篤辛死,金勝木也。五陰氣俱絕則目系轉,轉則目運,目運者,志先死,志先死,則遠一日半死矣。六陽氣俱絕則陰與陽相離,離則腠理發泄,絕汗乃出,大如貫珠,轉出不流,且占夕死,夕占旦死矣。

經脈之外,兼察絡脈。經脈十二者,伏行分肉之間,深而不見,其常見者,手太陰過外踝之上,無所隱故也。諸脈之浮而常見者,皆絡脈也。凡診絡脈,青則寒且痛,赤則有熱。胃中寒,手魚之絡多青矣,胃中有熱,魚際絡赤。其暴黑者,留久痹也。其有赤有黑有青者,寒熱氣也。其青短者,少氣也。《靈樞·論疾診尺》:耳間青脈起者,掣痛。平人氣象論:臂多青脈,曰脫血。經絡論:經有常色而絡無常變也,陰絡之色應其理,陽絡之色變無常,隨四時而行也。寒多則凝澀,凝澀則青黑,熱多則淖澤,淖澤則黃赤也。

經脈之外,兼觀眸子。脈要精微論:精明五色者,氣之華也。赤欲如白裹珠〔1〕,不欲如赭。白欲如鵝羽,不欲如鹽。青欲如蒼璧之澤,不欲如藍。黃欲如羅裹雄黃,不欲如黃土。黑欲如重漆色,不欲如地蒼。夫精明者,所以別白黑,觀長短,以白為黑,以長為短,如是則精衰,精衰則神敗,壽命不久矣。三部九候論:目匡陷者死,神敗故也。五藏生成論:凡相五色之奇脈,面黃目青,面黃目赤,面黃目白,面黃目黑者,皆不死也。面青目赤,面赤目白,面青目黑,面黑目白,面赤目青,皆死也。論疾診尺:目赤色者病在心,白在肺,青在肝,黃在脾,黑在腎。黃色不可名者,病在胸中。診目痛,赤脈從上下者,太陽病,從下上者,陽明病,從外走內者,少陽病。診寒熱瘰癧,赤脈上下至瞳子,見一脈,一歲死,見一脈半,一

---

〔1〕珠 通"朱"。《後漢書·袁安傳》:"賜以珠書,特詔秘器。"

歲半死,見二脈,二歲死,見二脈半,二歲半死,見三脈,三歲死。四時氣曰:觀其色,察其目,知其散復者,視其目色,以知病之存亡也。

蓋色者,藏府經絡之外榮,一病見則一色應。《素問·評熱病論》:諸有水者,微腫先見於目下也。《靈樞·水脹》:水始起也,目窠上微腫,如新臥起之狀,腹脹,身皆大,大與膚脹等也。論疾診尺:目痛而色微黃,齒垢黃,爪甲上黃,黃疸也。《靈樞·五色》:男子色在於面王,爲小腹痛,下爲卵痛,其圜直爲莖痛,高爲本,下爲首。女子色見於面王,爲膀胱子處之病,散爲痛,搏爲聚。赤色見於顴,大如拇指,病雖小愈,必卒死。黑色出於庭,大如拇指,必不病而卒死。《大要》以浮澤爲生,沉夭爲死。五藏生成論:青如翠羽者生,赤如雞冠者生,黃如蟹腹者生,白如豕膏者生,黑如烏羽者生,此五色之見生也。青如草茲者死,赤如衃血者死,黃如枳實者死,黑如炲者死,白如枯骨者死,此五色之見死也。凡精神之舒慘,氣血之通塞,無不徵之於色,病色一見,則上工一望而知。子長謂越人飲上池而見五藏,非解者之言矣。

五聲解

《素問·三部九候論》:五色微診,可以目察,五藏相音,可以意識。聲者,氣之所發,氣者,肺之所司,《關尹子》:金堅故實爲五聲也。六節藏象論:五氣入鼻,藏於心肺,上使五色修明,音聲能彰。五藏別論:心肺有病,鼻爲之不利。《靈樞·本神》:肺氣虛則鼻塞不利,少氣,實則喘喝,胸盈仰息,故肺病則見之於氣,氣病則見之於聲。然五藏皆有氣,則五藏皆有聲,氣司於肺,而傳於五藏,則爲五氣,發於五藏,則爲五音。聞聲而五音以辨,則五藏攸分矣。

四十九難:肺主聲,入肝爲呼,入心爲言,入脾爲歌,入腎爲呻,自入爲哭。蓋人秉五氣,而生五藏,五氣所發,是謂五聲。肝秉木氣,在音爲角,在志爲怒,在聲爲呼。心秉火氣,在音爲徵,在志爲喜,在聲爲笑。脾秉土氣,在音爲宮,在志爲憂,在聲爲歌。肺秉金氣,在音爲商,在志爲悲,在聲爲哭。腎秉水氣,在音爲羽,在志爲恐,在聲爲呻。宣明五氣論:五氣所病,心爲噫,肺爲咳,肝爲語,脾爲吞,腎爲欠爲嚔,胃爲氣逆,爲噦爲恐。《靈樞·經脈》:足陽明病則灑灑惡寒,苦呻數欠。足太陰病則嘔,胃脘痛,腹脹善噫。足少陰病則飢不欲食,咳唾則有血,喝喝而喘。足少陽病則口[1]苦,善太息,面微有塵,體無膏澤。陰陽別論:二陽一陰發病,主驚駭背痛,善噫。若欠,名曰風厥。《靈樞·口問》:寒氣客於胃,厥逆上下散,復出於胃,故爲噦。

衛氣晝行於陽,夜行於陰,行陽則寤,行陰則寐。陽者主上,陰者主下,陰氣積於下,陽氣未盡,陽引而上,陰引而下,陰陽相引,故數欠。陽氣和利,滿於心,出於鼻,故爲嚔。穀入於胃,胃氣上注於肺,今有故寒氣與新穀氣俱還入於胃,新故相亂,眞邪相攻,氣并相逆,復出於胃,故爲噦。陰氣盛而陽氣虛,陰氣疾而陽氣徐,故爲唏。憂思則心系急,心系急則氣道約,約則不利,故太息以伸出之。

呻者,腎之聲也,而亦見於足陽明者,水勝而侮土也。噫者,脾之聲也,而亦見於手少陰者,子病則傳母也。《素問·脈解》:太陰所謂上走心而噫者,陰盛而上走於陽明,陽明絡屬心,故上走心爲噫也。喘咳者,肺之聲也,而亦見於足少陰者,子病而累母也。二陽者,手足陽明,一陰者,手之[2]厥陰也。肝膽主驚,此則土金木火發病皆主驚駭者,手之陽明則金勝木,足之陽明則木勝土,手之厥陰則子傳母也。欠者,腎之聲也,水滅火則見於手厥陰,侮土則見於足陽明,傳子則見於足厥陰,傳母則見於手陽明也。而諸聲之中,莫重於噦。《素問·三部九候論》:若有七診之病,其脈候亦敗者,死矣,必發噦噫。寶命全形論:弦絕者,其音嘶敗。木敷者,其葉發,病深者,其聲噦。

凡聲不離氣,氣之方升而未升則其聲怒,氣之方降而未降則其聲悲,氣之已降則其聲恐,氣之已升則其聲喜。氣壯則聲宏,氣怯則聲細,氣塞則沉鬱而不揚,氣散則浮飄而不歸,氣滑利則流暢而敏給,氣結滯則梗澀而遲發。陽氣盛則清而長,陰氣盛則濁而促。

---

〔1〕口 原作"舌",諸本均同,據《靈樞·經脈》《靈樞懸解·經脈》改。

〔2〕之 原作"足",諸本均同,據上文"一陰者"、下文"手之陽明……足之陽明……手之厥陰"改。

陰陽應象論:視喘息,聽聲音,而知所苦,良工聞聲而知病者,以氣寓於聲也。

然氣也,而神傳之矣。《靈樞·憂恚無言》:咽喉者,水穀之道也。喉嚨者,氣之所以上下也。會厭者,音聲之户也。口唇者,音聲之扇也。舌者,音聲之機也。懸雍者,音聲之關也。頑顙者,分氣之所泄也。橫骨者,神氣所使,主發舌者也。厭小而薄,則開闔利,其出氣疾,厭大而厚,則開闔難,其出氣遲,而氣之所以遲疾,則神之所使也。

脈要精微論:五藏者,中之守也。中盛藏滿,聲如從室中言,是中氣之濕也。言而微,終日乃復言者,此奪氣也。衣被不斂,言語善惡不避親疏者,此神明之亂也。得守者生,失守者死,故陽虛而見譫言,百無一生,神敗故也。

古之言音者,於鐸鼓琴瑟無情之物,而情達焉。聰者審音知其情狀而悉其善惡,以聲通乎氣而氣通於神也。況人以神氣之激盪,發爲五聲,較之絲竹金石,更近自然。陸士衡《文賦》:思涉樂,其必笑,方言哀,而已歡。《鄧析子》[1]:體痛者,口不能不呼,心悦者,顏不能不笑。《莊子》:強哭者,雖悲不哀,強親者,雖笑不和。故語可僞也,而聲不可僞,神氣之默喻也。由五聲而知五氣,由五氣而測五神,《譚子》所謂語不靈而聲靈也。

問法解

《靈樞·師傳》:臨病人問所便。中暑消癉則便寒,寒中之屬則便熱。問[2]居四診之一,中工用藥,寒熱不失,全憑此法。藥之寒熱,一違病人所便,則藥下而病增矣。但寒熱有上下,病人所便,自有正反。凡上熱下寒,口嗜寒冷,及其入腹而痛滿泄利者,便於上而不便於下也。從其上之便而違其下之不便,是爲庸工。

其寒熱之上下,厥有外候,胃中熱則消穀,令人懸心善飢,臍以

---

〔1〕鄧析子 《漢書·藝文志》名家著録,今本多掇集道家之説,疑爲晉人託名之作。
〔2〕問 原作"用",據集成本、石印本改。

上皮熱，腸中熱則出黃如糜，臍以下皮熱。胃中寒則腹脹，腸中寒則腸鳴飧泄。胃中寒，腸中熱，則脹而不泄，胃中熱，腸中寒，則疾飢，小腹痛脹，飧泄。《靈樞·論疾診尺》：肘所獨熱者，腰以上熱。手所獨熱者，腰以下熱。肘前獨熱者，膺前熱，肘後獨熱者，肩背熱。臂中獨熱者，腰腹熱。掌中熱者，腹中熱，掌中寒者，腹中寒。凡身熱而肢寒者，土敗陽虧，不能行氣於四支也。頭熱而足寒者，土敗火泄，不能下蟄於癸水也。朝涼而暮熱者，日夕，陰盛而陽氣不藏也。發熱而惡寒者，表閉經鬱而陽氣不達也。陽鬱不發，則生外寒，外寒者，容〔1〕有內熱，陽泄不歸，則生外熱，外熱者，多有內寒。此藏府寒熱之外候也。問其身上之寒熱，問其飲食所便之寒熱，參之則無微不彰矣。

飲食者，藏府所消受也。脾以濕土主令，胃從燥金化氣，燥濕均平，則脾升而善消，胃降而善受。食而不飢者，能受不能消也，飢〔2〕而不食者，能消不能受也。喜吞乾燥者，水旺而土濕也，嗜噉滋潤者，火盛而土燥也。食宿不能化者，太陰之濕增也，食停而不消者，陽明之燥減也。早食而困倦者，陽衰而濕旺也，晚飯而脹滿者，陰盛而燥虛也。水穀下咽而胸膈壅塞者，胃逆而不降也，飲食入胃而臍腹鬱悶者，脾陷而不升也。胃逆而甲木上遏，則胸脇生痛，脾陷而乙木下抑，則臍肋作痛。甲木刑胃則生嘔吐，嘔吐者，胃逆而不受也，乙木賊脾則生泄利，泄利者，脾陷而不消也。

水之難化，較甚於穀。水穀消磨，化而為氣，上歸肺部，氣降津生，由經絡而滲膀胱，是為小便。水注於前，則穀傳於後而大便堅鞭。陽衰土濕，但能化穀，不能化水，水穀並入於二腸，故大便利而小便澀。木性上達，水盛土濕，脾氣下陷，抑乙木升達之性，鬱怒衝突，則生痛脹。衝而莫達，則下決穀道而為溏泄。小便之利，木泄之也。水入二腸而不入膀胱，故乙木下泄，但能開其穀道，不能開其水道。水道不通，短澀而黃赤者，土濕木陷而不能泄也。淋瀝之

---

〔1〕容　當也。《漢書·李固傳》：“宮省之內，容有陰謀。”
〔2〕飢　原作“飲”，形近之誤，據蜀本、集成本改。

家,小便偏澀,噎膈之家,大便偏塞,雖溺色紅濁,糞粒堅小,而實緣脾土濕寒,木鬱不能疏泄,鬱陷而生風熱,傳於下竅,無關於中焦也。

庚桑子:人鬱則爲病。中氣堙塞,四維莫運,由是而蒸爲五氣,瘀爲五味,淫爲五液,發爲五聲,徵爲五色,感爲五情。燥者,肝之氣也。焦者,心之氣也。香者,脾之氣也。腥者,肺之氣也。腐者,腎之氣也。酸者,肝之味也。苦者,心之味也。甘者,脾之味也。辛者,肺之味也。鹹者,腎之味也。淚者,肝之液也。汗者,心之液也。涎者,脾之液也。涕者,肺之液也。唾者,腎之液也。呼者,肝之聲也。笑者,心之聲也。歌者,脾之聲也。哭者,肺之聲也。呻者,腎之聲也。青者,肝之色也。赤者,心之色也。黃者,脾之色也。白者,肺之色也。黑者,腎之色也。怒者,肝之情也。喜者,心之情也。憂者,脾之情也。悲者,肺之情也。恐者,腎之情也。

寤寐者,陰陽之動靜也。衛氣晝行於六經,則陽動而爲寤,夜行於五藏,則陰靜而爲寐。而衛氣之出入,司之中氣,陽衰土濕,陽明不降,則衛氣升逆而廢眠睡。衛秉金氣,其性收斂,收斂失政而少陽不蟄,則膽木虛飄而生驚恐。虛勞之家,驚悸不寐者,土敗而陽泄也。

痛癢者,氣血之鬱塞也。經絡壅滯,氣阻而不行,則爲痛,行而不暢,則爲癢。內外感傷諸病,筋脈痛楚而皮膚搔癢者,皆經氣之閉痹也。

一證之見,必有至理,內而五藏六府,外而四肢九竅,凡寒熱痛癢,飲食寤寐,聲色臭味,情志形神之類,質問詳悉,合而審焉,病如洞垣矣。問法在於善解,解極其徹,則問致其詳,不解者,不能問也。

診法解

《素問·脈要精微論》:診法常以平旦,陰氣未動,陽氣未散,飲食未進,經脈未盛,絡脈調勻,氣血未亂,故乃可診有過之脈。

上古診有三法,一則三部九候,以診周身,一則氣口人迎,以候陰陽,一則但診氣口,後世之所宗也。三部九候論:人有三部,脈有三候,三候者,有天有地有人也。上部天,兩額之動脈,足少陽之額脈。上部地,兩頰之動脈,足陽明之地倉、大迎。上部人,耳前之動脈。手少陽之和髎。中部天,手太陰也,太淵、經渠,即寸口之動脈。中部地,手陽明也,合谷〔一〕,在大指次指岐骨之間。中部人,手少陰也。神門,在臂内後廉,掌後鋭骨之間。下部天,足厥陰也,五里,在毛際外,羊矢下一寸陷中。女子取太衝,在大指本節後二寸陷中。下部地,足少陰也,太谿,在内踝後,跟骨上陷中。下部人,足太陰也。箕門,在五里下,魚腹上。胃氣則候於陽明之衝陽,在足跗上,即仲景所謂趺陽也。下部之天以候肝,地以候腎,人以候脾胃之氣。中部之天以候肺,地以候胸中之氣,人以候心。上部之天以候頭角之氣,地以候口齒之氣,人以候耳目之氣。察九候獨小者病,獨大者病,獨疾者病,獨遲者病,獨熱者病,獨寒者病,獨陷下者病,所謂七診也。七診雖見,九候不從者,不死。若有七診之病,其脈候亦敗者,死。三部九候皆相失者,死。中部乍數乍疏者,死。九候之脈,皆沉細弦絕者爲〔二〕陰,以夜半死,躁盛喘數者爲陽,以日中死。氣交變論〔三〕:歲木太過,風氣流行,脾土受邪,衝陽絕,死不治。歲火太過,炎暑流行,肺金受邪,太淵絕,死不治。歲土太過,雨濕流行,腎水受邪,太谿絕,死不治。歲金太過,燥氣流行,肝木受邪,太衝絕,死不治。歲水太過,寒氣流行,心火受邪,神門絕,死不治。是皆三部九候之法也。

氣口者,手太陰之經,魚際下之動脈。人迎者,足陽明之經,結喉旁之動脈。氣口,藏脈,藏陰盛則氣口大於人迎,虛則小於人迎。人迎,府脈,府陽盛則人迎大於寸口,虛則小於寸口。《靈樞·九鍼十二原》:氣口候陰,人迎候陽。陽明行氣於三陽,故以之候表,太陰行氣於三陰,故以之候裏。《靈樞·禁服》:寸口主中,人迎主外,春夏人迎微大,秋冬寸口微大,如是者,命曰平人。人迎大一倍

〔一〕谷 原作"骨",諸本均同,音近之誤,據《素問懸解·三部九候論》釋文、手陽明經經穴名稱改。

〔二〕爲 原脱,據蜀本、下文"躁盛喘數者爲陽"補。

〔三〕氣交變論 諸本均同,即"氣交變大論"。

於寸口,病在足少陽,一倍而躁,在手少陽。人迎二倍,病在足太陽,二倍而躁,在手太陽。人迎三倍,病在足陽明,三倍而躁,在手陽明。盛則爲熱,虛則爲寒,緊則痛痹,代則乍甚[1]乍間。人迎四倍,且大且數,名曰溢陽,溢陽爲外格,死不治。寸口大一倍於人迎,病在足厥陰,一倍而躁,在手心主。寸口二倍,病在足少陰,二倍而躁,在手少陰。寸口三倍,病在足太陰,三倍而躁,在手太陰。盛則脹滿寒中,食不化,虛則熱中出糜,少氣溺色變,緊則痛痹,代則乍痛乍止。寸口四倍,且大且數,名曰溢陰,溢陰爲內關,死不治。《靈樞·經脈》:人迎與脈口俱盛四倍以上,名曰關格,關格者,與之短期。《靈樞·五色》:人迎盛堅者,傷於寒,氣口盛堅者,傷於食。以傷食則藏鬱於裏,故氣口盛堅,傷寒則經鬱於表,故人迎盛堅也。

　　但診氣口者,《靈樞·經脈》:經脈者,常不可見也,其虛實也,以氣口知之。緣肺朝百脈,十二經之脈氣,皆朝宗於肺脈。寸口者,脈之大會,一日一夜,脈行五十度,平旦而復會於寸口。肺主氣,經脈之動者,肺氣鼓之也。肺氣行於十二經中,故十二經之盛衰,悉見於寸口,此氣口所以獨爲五藏主也。寸口在魚際之分,關上在太淵之分,尺中在經渠之分,即三部九候論所謂中部之夭也。脈要精微論:尺內兩旁,則季脇也,尺外以候腎,尺裏以候腹。中附上左外以候肝,內以候膈,右外以候胃,內以候脾,兩關部也。上附上右外以候肺,內以候胸中,左外以候心,內以候膻中,兩寸部也。前以候前,後以候後。上竟上者,胸喉中事也,下竟下者,少腹腰股膝脛足中事也。關前爲陽,關後爲陰,陽者主上,陰者主下。凡脈氣上行者,病見於上,脈氣下行者,病見於下。手之三陽,自手走頭,大小腸位居至下而脈則行於至上,故與心肺同候於兩寸。庸醫乃欲候大小腸於兩尺,不通之至!越人十難一脈十變之義,十八難尺寸三部之法,氣口脈法之[2]祖也。下士不解,是以妄作如此。

---

〔1〕甚　原作“盛”,諸本均同,據《靈樞·禁服》《靈樞懸解·禁服》改。
〔2〕法之　原作“之法”,據閩本、蜀本、集成本乙轉。

氣口之中，又有但診尺脈之法，《靈樞》垂論疾診尺之篇，曰：審其尺之緩急小大滑濇，肉[1]之堅脆，而病形定矣。蓋觀上可以知下，察下可以知上，所謂善調寸[2]者，不待於尺，善調尺者，不待於寸也。

人與天地相參也，天地之氣，四時迭運，人之脈氣，與之息息相應，毫髮不爽。故春之脈升，夏之脈浮，秋之脈降，冬之脈沉。宣明五氣：肝脈弦，心脈鉤，脾脈代，肺脈毛，腎脈石。脈要精微論：天地之變，陰陽之應，彼春之暖爲夏之暑，彼秋之忿爲冬之怒。四變之動，脈與之上下，以春應中規，夏應中矩，秋應中衡，冬應中權。是故冬至四十五日，陽氣微上，陰氣微下，夏至四十五日，陰氣微上，陽氣微下。陰陽有時，與脈爲期，期而相失，知[3]脈所分，分之有期，故知死時。微妙在脈，不可不察，察之有紀，從陰陽始，始之有經，從五行生，生之有度，四時爲宜。春日浮，如魚之遊在波，夏日在膚，泛泛乎萬物有餘，秋日下膚，蟄蟲將去，冬日在骨，蟄蟲周密，君子居室。玉機真藏論：春脈如弦，春脈者，肝也，東方木也，萬物之所以始生也，其氣來輭弱輕虛而滑[4]，端直以長，故曰弦。反此者病，其來實而强，此謂太過，病在外，其來不實而微，此謂不及，病在中。太過則令人善忘，忽忽眩冒而顛疾，不及則令人胸痛引背，下則兩脇胠滿。夏脈如鉤，夏脈者，心也，南方火也，萬物之所以盛長也，其氣來盛去衰，故曰鉤。反此者病，其來盛去亦盛，此謂太過，病在外，其來不盛去反盛，此謂不及，病在中。太過則令人身熱而膚痛，爲浸淫，其不及則令人煩心，上見咳唾，下爲氣泄。秋脈如浮，秋脈者，肺也，西方金也，萬物之所以收成也，其氣來輕虛以浮，

---

[1] 肉　原作"內"，諸本均同，形近之誤，據《靈樞·論疾診尺》《靈樞懸解·論疾診尺》改。

[2] 寸　原作"上"，據閩本、集成本改。

[3] 知　原作"如"，諸本均同，形近之誤，據王冰注本《素問·脈要精微論》、《素問懸解·脈要精微論》改。

[4] 滑　原作"浮"，諸本均同，據王冰注本《素問·脈要精微論》、《素問懸解·脈要精微論》改。

來急去散,故曰浮。反此者病,其來毛而中央堅,兩旁虛,此謂太過,病在外,其來毛而微,此謂不及,病在中。太過則令人逆氣而背痛,不及則令人喘,呼吸少氣而咳,上氣見血,下聞病音。冬脈如營,冬脈者,腎也,北方水也,萬物之所以合藏也,其氣來沉以搏[1],故曰營。反此者病,其來如彈石者,此謂太過,病在外,其去如數者,此謂不及,病在中。太過則令人解㑊,脊脈痛而少氣不欲言,其不及則令人心懸如病飢,䏚中清,脊中痛,少腹滿,小便變。脾脈者,土也,孤藏以灌四旁者也,善者不可見,惡者可見。其來如水之流者,此謂太過,病在外,如鳥之喙者,此謂不及,病在中。太過則令人四肢不舉,不及則令人九竅不通,名曰重強。平人氣象論:平人之常氣稟於胃,胃者,平人之常氣也,人無胃氣曰逆,逆者死。春胃微弦曰平,弦多胃少曰肝病,但弦無胃曰死,胃而有毛曰秋病,毛甚曰今病。藏真散於肝,肝藏筋膜之氣也。夏胃微鉤曰平,鉤多胃少曰心病,但鉤無胃曰死,胃而有石曰冬病,石甚曰今病。藏真通於心,心藏血脈之氣也。長夏胃微頓弱曰平,弱多胃少曰脾病,但代無胃曰死,代乃脾之平脈,言隨四時更代,與代止不同也。頓弱有[2]石曰冬病,石甚曰今病。藏真濡於脾,脾藏肌肉之氣也。秋胃微毛曰平,毛多胃少曰肺病,但毛無胃曰死,毛而有弦曰春病,弦甚曰今病。藏真高於肺,以行營衛陰陽也。冬胃微石曰平,石多胃少曰腎病,但石無胃曰死,石而有鉤曰夏病,鉤甚曰今病。藏真下於腎,腎藏骨髓之氣也。平心脈來,累累如連[3]珠,如循琅玕,曰心平,夏以胃氣爲本。病心脈來,喘喘連屬,其中微曲,曰心病。死心脈來,前曲後居,如操帶鉤,曰心死。平肺脈來,厭厭聶聶,如落榆莢,曰肺平,秋以胃氣爲本。病肺脈來,不上不下,如循雞羽,曰

---

〔1〕搏 原作"搏",據閩本、蜀本、集成本、石印本、王冰注本《素問·脈要精微論》、《素問懸解·脈要精微論》改。

〔2〕有 原作"而",諸本均同,據王冰注本《素問·平人氣象論》、《素問懸解·平人氣象論》改。

〔3〕連 原作"環",據閩本、集成本,王冰注本《素問·平人氣象論》、《素問懸解·平人氣象論》改。

肺病。死肺脈來，如物之浮，如風吹毛，曰肺死。平肝脈來，耎弱招招，如揭長竿末梢，曰肝平，春以胃氣爲本。病肝脈來，如循長竿，曰肝病。死肝脈來，急益勁，如新張弓弦，曰肝死。平脾脈來，和柔相離，如雞踐地，曰脾平，長夏以胃氣爲本。病脾脈來，實而盈[1]數，如雞舉足，曰脾病。死脾脈來，銳堅如烏[2]之喙，如鳥之距，如屋之漏，如水之流，曰脾死。平腎脈來，喘喘累累如鉤，按之而堅，曰腎平，冬以胃氣爲本。病腎脈來，如引葛，按之益堅，曰腎病。死腎脈來，發如奪索，辟辟如彈石，曰腎死。諸死脈，皆真藏也。

玉機真藏論：大骨枯槁，大肉陷下，胸中氣滿，喘息不便，其氣動形，期六月死，真藏脈見，乃與之期日。大骨枯槁，大肉陷下，胸中氣滿，喘息不便，内痛引肩項，期一月死，真藏見，乃與之期日[3]。大骨枯槁，大肉陷下，胸中氣滿，喘息不便，内痛引肩項，身熱，脫肉破䐃，真藏脈見，十日之内死。大骨枯槁，大肉陷下，肩[4]髓内消，動作日衰，真藏未見，期一歲死，見其真藏，乃與之期日。大骨枯槁，大肉陷下，胸中氣滿，心中不便，腹内痛引肩項[5]，身熱，破䐃脫肉，目匡陷，真藏見，目不見人，立死，其見人者，至其所不勝之時乃死。其脈絶不來，若人一呼五六至，其形肉不脫，真藏雖不見，猶死也。所謂不勝之時者，肝見庚辛死，心見壬癸死，脾見甲乙死，肺見丙丁死，腎見戊己死，是謂真藏見皆死。

人以水穀爲本，故人絶水穀則死，脈無胃氣亦死。所謂無胃氣

---

〔1〕盈　原作"益"，諸本均同，形近之誤，據王冰注本《素問·平人氣象論》、《素問懸解·平人氣象論》改。
〔2〕烏　原作"鳥"，諸本均同，形近之誤，據王冰注本《素問·平人氣象論》、《素問懸解·平人氣象論》改。
〔3〕大骨枯槁……乃與之期日　原脫，閩本補於書眉，並謂："首行日字下原文尚有三十三字，張（張琦）刻脫去，今校補。"據此及王冰注本《素問·玉機真藏論》、《素問懸解·玉機真藏論》補。
〔4〕肩　原作"骨"，諸本均同，形近之誤，據王冰注本《素問·玉機真藏論》、《素問懸解·玉機真藏論》改。
〔5〕心中不便，腹内痛引肩項　原作"腹中痛，心中不便，肩項"，諸本均同，據王冰注本《素問·玉機真藏論》、《素問懸解·玉機真藏論》改。

者,但得真藏脈,不見胃氣也。所謂真藏脈者,真肝脈至,中外急,如循刀刃責責〔1〕然,如按琴瑟弦,色青白不澤,毛折,乃死。真心脈至,堅而搏〔2〕,如循薏苡子累累然,色赤黑不澤,毛折,乃死。真肺脈至,大而虛,如以毛羽中人膚,色白赤不澤,毛折,乃死。真脾脈至,弱而乍數乍疏,色黃青不澤,毛折,乃死。真腎脈至,搏〔3〕而絕,如指彈石辟辟然,色黑黃不澤,毛折,乃死。諸真藏脈見者,皆死不治。五藏者,皆稟氣於胃,胃者,五藏之本也。藏氣者,不能自致於手太陰,各以其時自胃而至於手太陰。邪氣勝者,精氣衰也,病甚者,胃氣不能與之俱至於手太陰,故真藏之氣獨見。獨見者,病勝藏也,故曰死。

遲速者,陰陽自然之性也。人一呼脈再動,一吸脈再動,呼吸定息,脈五動,閏以太息,脈六動,命曰平人。平人者,不病也。陽性急,陰性緩,陽泄則脈數,陰凝則脈遲,數則爲熱,遲則爲寒。十四難:一呼三至曰離經,一呼四至曰奪精,一呼五至曰死,一呼六至曰命絕,此至之脈也。一呼一至曰離經,二呼一至曰奪精,三呼一至曰死,四呼一至曰命絕,此損之脈也。

浮沉者,陰陽自然之體也。心肺俱浮,腎肝俱沉,浮而大數者,心也,浮而短濇者,肺也,沉而實堅者,腎也,沉而牢長者,肝也。五難:初持脈,如三菽之重,與皮毛相得者,肺部也,如六菽之重,與血脈相得者,心部也,如九菽之重,與肌肉相得者,脾部也,如十二菽之重,與筋平者,肝部也,按之至骨,舉指來疾者,腎部也。陽主外,陰主內,陽泄則脈浮,陰凝則脈沉,浮爲在表,沉爲在裏。病甚者,沉細夜加,浮大晝加,沉細夜死,浮大晝死。陰陽之理,彼此互根,陽位於上而根於下,陰位於下而根於上。陽盛者,下侵陰位而見沉

---

〔1〕責責 原作"嘖嘖",據閩本、集成本、王冰注本《素問·玉機真藏論》、《素問懸解·玉機真藏論》改。
〔2〕搏 原作"搏",據閩本、集成本、王冰注本《素問·玉機真藏論》、《素問懸解·玉機真藏論》改。
〔3〕搏 原作"搏",據閩本、集成本、王冰注本《素問·玉機真藏論》、《素問懸解·玉機真藏論》改。

數，不可以爲陰旺，陰盛者，上侵陽位而見浮數，不可以爲陽旺，是當參伍而盡變也。

代者，數疏之不調也。《靈樞·根結》：一日一夜五十營，以營五藏之精，不應數者，名曰狂生。五十動而不一代者，五藏皆受氣，四十動一代者，一藏無氣，三十動一代者，二藏無氣，二十動一代者，三藏無氣，十動一代者，四藏無氣，不滿十動一代者，五藏無氣，與之短期。與之短期者，乍疏乍數也。乍疏乍數者，代更之象，與宣明五氣之言代不同也。

呼吸者，氣之所以升降也。四難：呼出心與肺，吸入腎與肝，呼吸之間，脾受穀味也，其脈在中。呼則氣升於心肺，吸則氣降於腎肝，一呼一吸，經脈五動之間，即可以候五藏。氣不至於一藏，則脈必代矣。十一難：吸者隨陰入，呼者因陽出，今吸不能至腎，至肝而還，故知一藏無氣者，腎氣先盡也。由腎而肝，由肝而脾，由脾而心，由心而肺，可類推也。氣盡則死，其死期之遲速不應者，倉公所謂安穀者則過期，不安穀者，不及期也。

尺寸者，陰陽之定位也。男女殊稟，陰陽不同，受氣既別，診法亦異。十九難：男脈在關上，女脈在關下。男子尺脈恒弱，寸脈恒盛，女子尺脈恒盛，寸脈恒弱，是其常也。故有男子之平脈，女得之而病作，女子之病脈，男得之而疾瘳，此秉賦之定數也。

醫方解

醫自岐伯立言，仲景立法，百世之師也。後此惟思邈真人祖述仲景《金匱》之法，作《千金》之方，不失古聖之源。其餘方書數百種，言則荒唐而訛謬，法則怪妄而差池。上自東漢以來，下自昭代[1]以還，著作如林，竟無一綫微通者。

今之庸愚，習用諸方，如四物、八珍、七寶、六味、歸脾、補心滋腎養營之類，紛紜錯出，不可勝數。是皆無知妄作，誤人性命，而下士奉

---

〔1〕昭代 對本朝之頌稱。《杜工部草堂詩箋·奉留贈集賢院崔于二學士》："昭代將垂老，途窮乃叫閽。"

行不替〔1〕。百世不生聖人,千里不産賢士,何凌夷〔2〕以至於斯耶!

驚悸之證,其在傷寒,皆得之汗多陽亡。惟少陽之證,相火鬱發,或以汗下傷陰,甲木枯槁,内賊戊土,乃有小建中、炙甘草證,重用芍藥、生地,以清相火。至於内傷虚勞,驚悸不寐,俱緣水寒土濕,神魂不藏,無相火上旺而宜清潤者。即其千百之中偶而有之,而究其脾腎,終是濕寒。嚴用和貿昧而造歸脾之方,以補心血。薛立齋又有丹皮梔子加味之法。張景岳、趙養葵、高鼓峯、吕用晦,更增地黄、芍藥之輩。復有無名下士作天王補心丹,肆用一派陰涼。羣兒醉夢不醒,成此千秋殺運,可恨極矣!

夜熱之證,因陰旺土濕,肺胃不降,君相失根,二火升泄。錢仲陽乃作六味湯丸,以滋陰虧。薛氏推廣其義,以治男女勞傷,各種雜病。張氏、趙氏、高氏、吕氏,祖述而發揚之。遂成海内惡風,致令生靈夭札,死於地黄者最多,其何忍乎!下至二地、二冬、龜板、黄蘗諸法,不可縷悉。

究其源流,瀉火之論,發於劉河間,補陰之説,倡於朱丹溪。二悍作俑,羣凶助虐,莫此爲甚!

足之三陽,自頭走足,凡胸脇壅滿,上熱燔蒸,皆足陽明少陽之不降也。李東垣乃作補中益氣之方,以升麻、柴胡升膽胃之陽,謬矣!而當歸、黄耆,亦復支離無當。薛氏輩效尤而習用之,遂成不刊之法。

風寒之證,仲景之法備矣。陶節庵妄作九味羌活之法,雜亂無律,而俗子遵行,天下同符。棄圭璧而寶碔砆〔3〕,那可解也。

諸如此類,連牀充棟,更僕難明。昔徐世勣少年作無賴賊,逢人則殺,檢閲古今方書,何其無賴賊之多而仁人君子之少也。設使賈太傅〔4〕尚在,不知如何痛哭矣!

---

〔1〕替 止也。《爾雅·釋詁》:"替,止也。"
〔2〕凌夷 由盛到衰也。《聊齋志異·青鳳》:"太原耿氏,故大家……後凌夷。""凌",同"凌"。
〔3〕碔砆 似玉之美石。《文選·子虚賦》:"瑊玏玄厲,碝石碔砆。"《注》:"碔砆,赤地白采,葱蘢黑白不分。"
〔4〕賈太傅 西漢·賈誼。以其曾爲長沙王太傅,遷梁懷王太傅,故世稱賈太傅。

齁喘解

趙彥威,病齁喘,秋冬病作,嚏嚔涕流,壅嗽發喘,咽喉閉塞,呼吸不通,腹脹嘔吐。得後泄失氣,稍差脹微,則病發略減。少時素患鼻淵。二十餘歲,初秋晚食後,偶因驚恐,遂成此病,自是不敢晚飯。嗣後凡夜被風寒,或晝逢陰雨,或日昃飽噉,其病即發。發則二三日,或八九日、二十餘日方愈。病十二年矣。

此其素稟肺氣不清。肺旺於秋,主皮毛而司收斂,肺氣清降,則皮毛致[1]密,風寒不傷。肺氣鬱升,皮毛蒸泄,涼風一襲,腠理閉斂。肺氣膹塞,逆衝鼻竅,鼻竅窄狹,奔氣迫促,出之不及,故嚏嚔而下,如陽鬱陰中,激而爲雷。肺氣遏阻,爰生嗽喘。津液堙瘀,乃化痰涕。

此肺氣上逆之病也,而肺逆之原,則在於胃。脾以太陰而主升,胃以陽明而主降。經脈別論:脾氣散精,上歸於肺,是脾之升也。逆調論:胃者,六府之海,其氣下行,是胃之降也。蓋脾以陰體而抱陽氣,陽動則升,胃以陽體而含陰精,陰靜則降。脾升則肝氣亦升,故乙木不陷,胃降則肺氣亦降,故辛金不逆。胃氣不降,肺無下行之路,是以逆也。

肺胃不降,病在上焦,而究其根本,則緣中氣之虛。中氣者,陰陽升降之樞軸也。蓋太陰以濕土主令,陽明從燥金化氣,中氣在太陰陽明之間,和平無虧,則陰不偏盛而陽不偏衰,燥不偏虛而濕不偏長,故

---

〔1〕致　通“緻”。《禮·月令》:“必功致爲上。”

脾胃轉運,升降無阻。中氣虛損,陰旺濕滋,堙鬱不運,則脾不上升而清氣常陷,胃不下降而濁氣常逆,自然之理也。

飲食入胃,脾土溫燥,而後能化。陰盛土濕,水穀不消,中焦壅滿,是以作脹。脹則脾氣更陷而胃氣更逆,一遭風寒,閉其皮毛,肺氣鬱遏,內無下達之路,外無升泄之孔,是以衝逆咽喉,而病嗽喘。雨降則濕動,日暮則陰隆,病所以發也。日昃陽衰,陰停不化,中氣一鬱,舊證立作,故不敢晚飯也。吐泄去其陳宿,中脘沖虛,升降續復,故病差也。是其虛在中氣,而其起病之時,則因木邪。以五情之發,在腎爲恐,在膽爲驚。膽以甲木而化相火,隨戊土下行而溫癸水,相火熱於癸水之中,腎水溫暖則不恐,膽木根深則不驚。平日濕旺胃逆,相火之下蟄不秘,一遇非常之事,動其神志,膽木上拔而驚生,腎水下淪而恐作。己土侮於寒水,故脾氣下陷,戊土賊於甲木,故胃氣上逆。初因驚恐而病成者,其故如是。奇病論:驚則氣上,舉痛論:恐則氣下,上下反常,故升降倒置,此致病之原委也。

法當治中以培升降之用,燥土而撥轉運之機,所謂發千鈞之弩者,由一寸之機,轉萬斛之舟者,由一尋之木也。南齊·褚澄有言:上病治下。凡病水火分離,下寒上熱,不清心火,而溫腎水,較之庸工,頗爲得矣,而總不如治中。中者,坎陽離陰交媾[1]之媒,此義得之《靈》《素》,讀唐宋以後書,未易生茲妙悟也。

齁證即傷風之重者。感冒之初,內有飲食,外有風寒,法宜理中而兼發表。表解後,溫燥水土,絕其寒濕之根。蓋飲食未消,感襲風寒,濕土堙瘀,肺氣不降。風閉皮毛,內鬱莫泄,表裏皆病,故內外兼醫。

彥威病用燥土疏木、溫中降濁之劑,茯苓、甘草、乾薑、細辛、橘皮、半夏、桂枝、砂仁,十餘劑,不再作。

吐血解

錢叔玉,初秋農事過勞,痰嗽唾血,紫黑成塊,一吐數碗,吐之不及,上溢鼻孔。肌膚生麻,頭痛寒熱,渴燥食減,出汗遺精,驚恐善忘,

---

[1] 媾　原作"妬",據蜀本、集成本改。

通夜不瞑,胸腹滯痛,氣逆作喘。朝夕倚枕側坐,身欹[1]血遂上湧。天寒風冷,或飲食稍涼,吐血更甚。右脚熱腫作痛,大便溏滑。

此緣中焦陽敗,水陷火飛。肺主氣,肝主血,而氣根於心,血原於腎。《管子》:南方曰日,其氣爲熱,熱生火與氣。北方曰月,其氣爲寒,寒生水與血。心火清降,則化肺氣,腎水溫升,則化肝血。血升而化火,故水不下注,氣降而化水,故火不上炎。氣降而不至於陷泄者,血溫而升之也,血升而不至於逆流者,氣清而降之也,水木不能溫升,則下病遺泄,火金不能清降,則上病吐血,理有固然,不足怪也。

水陷火飛,是謂未濟,而交濟水火,其職在中。中者,四維之樞也,中氣運則脾升而胃降,脾土左升,肝血上行而化心火,陽氣發生,故精不下走,胃土右降,肺氣下行而化腎水,陰氣收斂,故血不上溢,《子華子》所謂上水而下火,二氣升降,以相濟也。中氣不運,肝脾下陷而肺胃上逆,水火分離,冰炭不交,此遺精吐血之原也。後世庸工,於亡血失精之理,茫乎不解,或用清涼,或事斂澀。陽敗土鬱,中氣不轉,火愈飛而水愈陷,是拯溺而錘之以石,救火而投之以薪也,不極不止耳。

氣藏於金,血藏於木,而溯厥由來,總化於土。以水穀入胃,中氣健旺,泌糟粕而蒸津液,化其精微,上注於肺,肺氣宣揚而灑布之。慓悍者,化而爲陽,行於脈外,命曰衛氣,《靈樞‧決氣》:上焦開發,宣五穀味,熏膚,充身,澤毛,若霧露之溉,是謂氣也。氣者,水之源也。精專者,化而爲陰,行於脈中,命曰營血,《靈樞‧決氣》:中焦受氣取汁,變化而赤,是謂血也。血者,火之本也。勞苦動其中氣,絡脈傷則血溢,《靈樞‧百病始生》:卒然多食飲則腸滿,起居不節,用力過度則絡脈傷,陰絡傷則血內溢,血內溢則後血,陽絡傷則血外溢,血外溢則衄血。中氣未敗,一衄即止,中氣虧敗,肺胃常逆,則血之上溢,遂成熟路,是以橫流不已。衄出於鼻,來自肺藏,吐出於口,來自胃府,血之別道上溢者,來歷不同,而其由於肺胃之不降,一也。其一溢而即吐者,血色紅鮮,其離經瘀停,

---

[1] 欹(qī 欺) 斜也。《荀子‧宥坐》:"吾聞宥坐之器者,虛則欹,中則正,滿則覆。"

陳宿腐敗,而後吐者,則成塊而紫黑也。

肺氣下降,而生腎水,而腎水之中,又含肺氣,越人八難所謂腎間動氣,呼吸之門也。平人呼則氣升於肺金,吸則氣降於腎水,息息歸根,故嗽喘不作。胃土上逆,肺失收降之令,氣不歸水而胸膈壅遏,故衝激而生嗽喘也。肺胃不降,則膽火不得下行,金火燔蒸,故發熱汗出。而風寒外束,衛氣不達,是以惡寒。陽衰土濕,水穀不消,而食寒飲冷,愈難腐化,中焦壅滿,肺胃更逆,故血來倍多。風閉皮毛,肺府鬱閼〔1〕,故嗽喘增加而血來益甚。肺氣堙瘀,津液凝結,故痰涎淫生。陽氣靜藏則爲寐,肺胃不降,陽氣升泄,蟄藏失政,故夜不成寐。膽火虛浮,不根於水,心神浮散,不藏於精,故善驚而善忘。君相皆升,寒水獨沉,腎志淪陷,是以恐也。脾胃凝滯,中氣不能四達,故經絡閉塞而爲麻。緣衛氣壅塞,鬱衝於汗孔之中,不得暢行,故蟣蟣麻生,如萬鍼錯雜而攢簇也。陽氣下降,先至右足,陽氣不降,經脈淤滯,故右腳腫痛。營衛梗阻,故鬱而生熱。不降於足而逆衝頭上,故頭痛也。總之,中氣不運,則升降之源塞,故火炎於上,水流於下,木陷於左,金逆於右,而四維皆病。

法宜補中而燥土,升陷而降逆。陽回濕去,穀神來蘇,中樞已運,四維自旋,隨推而轉,因蕩而還,水火金木,皆得其處而安其常。然後陰營其藏,陽固其府,氣充而不盈,血滿而不溢,鱗飛羽伏,各復其太和之天已。

叔玉病失血年餘,已數十日不臥。自來醫方,失血、遺精、驚悸、嗽喘,皆用清潤之法,未有知其陽虧濕旺者。百不一生,千秋不悟,既非徹識,安能洞詳。用燥土降逆、溫中清上之品,茯苓、甘草、半夏、乾薑、丹皮、牡蠣、桂枝、白芍,月餘病愈。庸工誤解本草,謂血證最忌半夏,由其不知醫理也。

驚悸解

陳夢周,患作酸噯氣,頭暈耳鳴,春季膈熱,火升頭痛,手麻驚

---

〔1〕閼 (è遏) 通"遏"。《左傳》襄二十五年:"昔虞閼父。"《史記·陳丞相世家》索隱作"遏父"。

悸,不寐善忘,左乳下跳動不息。每午後膝冷病作,雞鳴膝溫而輕,平旦膝暖而差。服燥土疏木之藥,飽食甘寢,但胸有火塊,游移上下左右,時時衝擊微痛,心跳未已。初秋膝冷又發,項脊兩肩作痛,面顴浮腫,嚏嚏時來,四肢拘急,心跳連臍,遍身筋脈亦動。八月後睡醒口苦,舌根乾燥,每夜雞鳴膝冷病作,午後膝溫而輕,日夕膝暖[1]而差。病來計粒而食,飲噉稍過,脹悶不消,滯氣後泄。略啗瓜果,便覺腹痛。食粥則吐稀痰,晚食更多。

此緣土濕不運,陽氣莫藏。心藏神,腎藏精,人之虛靈善悟者,神之發也,睹記不忘者,精之藏也。而精交於神,神歸於精,則火不上炎,水不下潤,是謂既濟。精不交神,則心神飛越,不能知來,神不歸精,則腎精馳走,不能藏往,此善忘之由也。精根於神,及其右降而爲金,則魄俱而精生,神根於精,及其左升而爲木,則魂成而神化,《子華子》所謂精秉於金火而氣諧於水木也。今火炎於上,則金被其剋而不降,水潤於下,則木失其政而不升矣。

木自東升。《尚書·洪範》:木曰曲直,曲直作酸。曲者,木氣之不直也。木性直遂升達,發榮滋暢,故不作酸。曲折抑鬱,不得直上[2],則盤塞地下,而剋脾土。土困不能消化水穀,故變稼穡甘味,腐而爲酸。土主五味,其味爲甘,一得木氣賊傷,則甘化而爲酸也。以五行之氣,陽降陰升,則水旺而爲寒,陽升陰降,則火旺而爲熱,陰方升而陽方降,則金旺而爲涼,陽方升而陰方降,則木旺而爲溫。陽之動,始於溫而盛於暑,陰之静,始於涼而盛於寒。物惟溫暖而加覆蓋,氣不宣揚,則善酸,方熱、既涼、已寒,不作此味。譬之釜水,薪火未燃,是水之寒,火燃未沸,是木之溫,鑪紅湯沸,是火之熱,薪盡火熄,是金之涼。後世庸工,以酸爲熱,豈有鼎沸而羹酸者乎。

悸者,乙木之鬱衝,驚者,甲木之浮宕[3],乙木之枝葉敷舒於上,甲木之根本栽培於下,則驚悸不生。乙木不能直升,枝葉上鬱,肝氣振搖,則善悸,甲木不能順降,根本下拔,膽氣虛飄,則善驚。

---

〔1〕暖　原作“冷”,據閩本、蜀本、集成本改。
〔2〕上　原作“下”,諸本均同,據上下文義、醫理改。
〔3〕宕　通“蕩”。《正字通》:“宕,與蕩通。”

頭耳者,少陽膽經之所絡也。甲木下降,則濁氣退藏,上竅清空,甲木上逆,濁氣升塞,故頭暈而耳鳴,甚則壅遏而頭痛也。膽氣上溢則口苦。奇病論:肝者,中之將也,取決於膽,咽爲之使,此人數謀慮不決,故膽[1]氣上溢而口爲之苦。膽木化氣於相火,相火上炎,故作苦也。相火下蟄則水溫,甲木失根,火泄水寒,是以膝冷。相火逆升,是以膈熱。甲木衝擊,是以胸痛也。

金自西降。《尚書·洪範》:金曰從革,從革作辛。革者,金氣之不從也。金性從順降斂,清涼肅靜,故不作辛。革硶鬱遏,不得從下,上被火刑,則生辛味。肺主氣而司皮毛,肺氣鬱升,收令不遂,皮毛疏泄,感襲風寒,則生嚏噴。以肺主呼吸,而呼吸之氣,直達腎水,故腎水之中,亦有肺氣,越人八難所謂腎閒動氣,呼吸之門也。吸隨陰人,呼因陽出,肺心爲陽,腎肝爲陰,四難:呼出心與肺,吸入腎與肝。一呼自腎而至肺,一吸自肺而至腎,其息深深,故噴嚏不作。肺氣不降,而皮毛不闔,積鬱莫泄,逆衝鼻竅,鼻竅迫狹,出之不及,故作噴嚏,如藥在碾中,激而爲響也。肺氣逆行,橫塞肩脊,故作痛,壅閼頭面,做作腫也。

左右者,陰陽之道路也。木陷於左,金逆於右,陰陽之道路塞矣,而不可徒求之左右,必責中氣之虛。胃爲陽土,脾爲陰土,陽土順降,陰土逆升。脾升則平旦而後乙木左升,胃降財日夕而後辛金右降,木升則陽氣發生而善寤,金降則陽氣收藏而善寐。脾土不升,則木鬱於左而清晝欲寢,胃土不降,則金鬱於右而終夜不睡。寤寐者,衛氣所司,衛氣晝行於陽,夜行於陰,陽盡則寐,陰盡則寤,隨中氣而出入也。胃土不降,收氣失政,衛氣不得入於陰,常留於陽,留於陽則陽氣盛,不得入於陰則陰氣虛,故目不瞑。陰氣虛者,陰中之陽氣虛,非精血之虧損也。蓋陽動而陰靜,靜則睡,動則醒,衛不入陰,陽泄而失藏,浮動無歸,故不能寐。孤陰無陽,故曰陰氣虛也。胃土不降,由於太陰之濕,《靈樞·邪客》有半夏秫米之法,

---

〔1〕膽 原作"虛",諸本均同,據王冰注本《素問·奇病論》、《素問懸解·奇病論》、上下文義改。

半夏降逆，秫米瀉濕，_{秫米即高粱米,善瀉濕氣。}深中病情。仲景而後，
此義不傳矣。

　　肝藏魂，肺藏魄，《靈樞·本神》：隨神往來謂之魂，並精出入
謂之魄。以神發於魂，肝之魂生則胎心神，故魂含子氣而知來，精
產於魄，肺之魄結則孕腎精，故魄含子氣而藏往。胃土上逆，肺金
不降，陰魄浮升，不能並腎精下蟄，故往事遺忘而不藏也。

　　中氣運轉，脾陽升動，則飲食磨化。濕旺脾鬱，飲食不化，故過噉
則脹。《子華子》：流水之不腐，以其逝也。水穀陳宿，脾土鬱陷，抑
遏乙木，不得發揚，故瘀生酸味。肝氣不達，而時欲發舒，故當臍而
跳。中氣不轉，胸腹悶塞，故上噯而下泄也。左乳下者，胃之虛里，
《素問·平人氣象》：胃之大絡，名曰虛里，貫膈絡肺，出於左乳下。
其動應衣，宗氣泄也。宗氣在胸，降於少腹，平人喘息，動見少腹者，
宗氣之升降也。胃氣既逆，肺無降路，宗氣不能下行，故橫衝於虛
里，失其收斂降蟄之性，泄而不藏，故曰泄也。此與心下之悸動異委
同源，木不得直升，則動在心下，金不得順降，則動在乳下，總緣胃氣
之上壅也。肺胃升填，收令莫行，甲木莫由下達，相火澡[1]越，是膝
冷髓寒之本。陽衰土濕，再以薄粥助之，故氣滯痰生。得之日晚濕
旺之時，故痰涎愈多。四肢秉氣於胃，脾病不能為胃行氣於四肢，
故拘急而生麻。寒水侮土，中氣愈滯，故膝冷則病作。

　　陽氣春升而秋降，陰氣春降而秋升，一日之中，亦分四時，其陰
陽升降，與一歲相同。《靈樞·根結》：發於春夏，陰氣少，陽氣多，發
於秋冬，陽氣少，陰氣多。春陽上升，則地下之陰多，故陽升之時，午
後陰升而膝冷，秋陽下降，則地下之陽多，故陽降之時，雞鳴陰降而
膝冷。《素問·厥論》：陰氣起於五指之裏，陽脈者，集於膝下而聚於
膝上，故陰氣盛則從五指至膝上寒。其寒也，不從外，皆從內也。

　　膝臏者，谿谷之會，機關之室，精液之所朝夕也。寒水歸壑，流
注關節，故膝臏寒冷，所謂腎有邪而氣流於兩膕也。

　　治法惟宜燥土。土居二氣之中，以治四維，在陰而陰，在陽而

---

〔1〕澡　散也。《漢書·食貨志》：“農民有錢，粟有所澡。”

陽,隨四季而遞變。土旺則清上溫下,升左降右,稍助其推遷,而南北互位,東西貿區,静與陰同闔,動與陽俱開。成然寐,遽然覺,經目而颯於口,過耳而識於心,泰山崩而色不變,迅雷震而心不搖,神宇泰定,諸病俱消矣。

驚悸之證,陽敗土濕,後世庸工,以爲陰虧,歸脾、補心諸方,謬妄極矣。夢周平日强記善睡,涉秋病作,服歸脾、六味諸藥,大損眠食,惕然驚悸,通夜不寐。年逾六十,中氣衰弱,而常服滋潤,伐其微陽,神思荒浪,欲作阜落國人。其老矣,何以堪此哉!

《宋書》:謝晦與檀道濟將發榮〔1〕陽,晦其夕悚動不眠,道濟就寢便熟。何其膽壯如是? 是宜瀉濕降逆,以培甲木,甲木根深,自當寵辱不驚。

世之醫士,未窮夢覺之關,神浮於上而散以遠志,陽敗於中而伐以地、冬,火滅於下而瀉以梔、蘗,彼直真夢者矣,何以使夢者之覺〔2〕乎? 悲夫!

晉唐而後,世閱人而爲世者多矣。但守窔奥〔3〕之螢燭,不仰天庭之白日,是使長夜杳杳,千秋不寤。已且未覺,而偏能覺人? 設遇傷寒少陰善寐之證,又能使人長睡不覺矣,可勝嘆哉!

悲恐解

邵熙伯,病驚悸悲憂,二十年中,病凡四發。初發四月而愈,後發愈期漸晚,或至數年。發則數月不食不寢,飯至疑有毒藥,絶粒不嘗。便數遺精,多欲好淫,膝冷心涼,欠伸太息,憂愁思慮,驚懼悲惋,常恐見殺,屍碎體分,逢人求救,屈膝哀懇,獨處則泣下沾衣。時或自剄〔4〕幾死,使人守之,静夜磨笄〔5〕自刺,室中錐刀繩索之

〔1〕 榮 原作“營”,據集成本、上下文義改。
〔2〕 夢者之覺 原作“覺者之夢”,據閩本、集成本改。
〔3〕 窔(yào 要)奥 室之東南隅曰窔,西南隅曰奥。《漢書·敍傳》:“守窔奥之螢燭,未仰天庭而睹日月也。”
〔4〕 剄 《玉篇》:“以刀割頸也。”
〔5〕 笄(jī 雞) 《篇海》:“婦人之笄,則今之簪也。”

類，盡爲收藏，乃私服大黃，瀉下求死。凡諸病象，每發皆同。

此緣火敗土濕，金水俱旺。肝之氣爲風，心之氣爲熱，脾之氣爲濕，肺之氣爲燥，腎之氣爲寒，此五藏之氣也。肝之志爲怒，心之志爲喜，脾之志爲憂，肺之志爲悲，腎之志爲恐，此五藏之志也。凡一藏之氣偏盛，則一藏之志偏見，悲者燥金之氣盛，恐者寒水之氣盛，憂思者濕土之氣盛也。肝木主生，肺金主殺，木囚火滅，金燥無制，則殺機常動，方盛衰論：肺氣盛則夢見斬血籍籍。人於醒後，神氣浮動，藏真之盛衰，不能自覺。寐而神氣寧謐，靜中獨覺，故藏中之盛衰，形而爲夢，《譚子》所謂醒不靈而夢靈也。夢中覺者，盛未極也，盛之極則不夢而亦覺之。金旺木枯，但覺殺氣之烈，而無生意之萌，支骸分裂，恍在目前，故時欲自到，冀得完屍而死。金旺則欲哭，是以悲涕流連也。《金匱》：婦人藏燥，喜悲傷欲哭，是其肺金之燥也。金爲水母，燥金生其寒水，是以恐作。蓋人之五志，神氣升達則爲喜，將升未升，喜之弗遂，則鬱勃而爲怒，精氣淪陷則爲恐，將陷未陷，恐之欲生，則悽涼而爲悲。木火衰而金水旺，故有悲恐而無喜怒，水寒則火滅，金燥則木傷故也。

腎主蟄藏，肝主疏泄，火泄水寒，不能温養肝木，而水泛土濕，陷遏乙木升達之氣，生發不遂，則愈欲疏泄，其性如是。遇夜半陽生，宗筋一舉，則夢交接。木能疏泄而水不蟄藏，是以精遺。温氣常陷，不得升達而化君火，是以好淫。總緣生氣之失政也。

精藏於腎，水藏於膀胱。脈要精微論：水泉不止者，是膀胱不藏也。膀胱之藏泄司於三焦，《靈樞·本輸》：三焦者，入絡膀胱，約下焦，實則閉癃，虛則遺溺。然水道之通塞雖在三焦，而其疏泄之權實在乙木。以相火秘藏，腎水温煖，則肝氣升達，膀胱清利，疏泄適中，而小便常調。相火不秘，泄於膀胱，腎寒不能生木，鬱陷而欲疏泄。火旺則膀胱熱澀，泄而不通，火衰則膀胱寒滑，泄而不藏。人之大恐而便溺俱下者，水寒火敗而木氣陷泄也。

膽以甲木而化相火，亦與三焦同歸癸水，根深蒂固，則驚駭不生。三焦陷泄，甲木逆飄，膽氣虛浮，故生驚駭。相火者，君火之佐，相火敗而君火熄，寒水上凌，故病心涼。四氣調神論：逆夏氣則太陽不長，心氣内洞，夏爲寒變。以夏暑之月，而熱火變爲寒灰，至於三時[1]，則霜雪不能喻其冷，湯火不能使之溫矣。君火失職，陽不歸陰，則衛氣常浮，夜不成寐。人之衛氣，日行陽經二十五度，夜行陰經二十五度。其行於陽也，常以平旦從足太陽而出於内眥，其行於陰也，常以日暮從足少陰而入於陰分。衛氣入陰，則火交於水，神歸於精，一身之陽氣，悉退於至陰之中，羣動皆息，是以能寐。衛不入陰，魂神飛宕，故終夜不寐。衛氣入陰，原於胃氣右降，金水收藏，胃土不降，收藏失令，是以衛浮而不入也。

陽明胃氣，下行則開，上行則閉。脾胃爲倉廩之官，人之食下者，倉廩開也。胃土上逆，倉廩不開，故食不下咽，下咽則嘔。胃土不降，全因於濕。火敗不能生土，寒水泛濫，入土化濕，金旺木枯，土邪無制。濕土司氣而風木不承，中氣於是不運，故升降倒行，胃土上逆而廢飲食，脾土下陷而善憂思也。濕土在中，水冷金涼，木衰火熄，變生諸證，奇詭異常，而實非怪病。

治法以燥土爲主，而溫暖金水，長養木火。使恐化爲怒，悲轉爲喜，則藏氣平均，情志調和矣。

《吕氏春秋》：齊王疾痏，灸瘢也，謂灸後病癒。使人之宋迎文摯。文摯至，謂太子曰：王之疾，必可已也。雖然王之疾已，則必殺摯也。太子曰：何故？文摯曰：非怒王則疾不可治，王怒則摯必死。太子頓首强請曰：苟已王之疾，臣與臣之母以死爭之於王，王必幸臣與臣之母，願先生勿患也。文摯曰：諾，請以死爲王。與太子期而將往，不當者三，齊王固已怒矣。文摯至，不解履登牀，履王衣。問王之疾，王怒而不與言。文摯因出，辭以重王怒。王怒而起，疾乃遂已。王大怒，將生烹文摯。太子與王后爭之而不能得，文摯遂烹焉。

《東漢書》[2]：一郡守病，華佗以爲盛怒則差，乃多受其貨而不加功。無何，棄去，又留書罵之。太守果大怒，使人追殺之。不及，因瞋恚，吐黑血數升而愈。

---

〔1〕三時　三秋之月。
〔2〕東漢書　即《後漢書》。

熙伯病與此同。蓋木虛不能制土，土之濕盛則善思，金燥則善悲，水寒則善恐，水寒不能生木故不怒，木枯不能孕火故不喜。怒則木旺而剋土，生火而剋金，土位之下，風氣承之，則土燥而剋水，故病可已。熙伯病先發時，將愈必有怒色，經所謂思傷脾，怒勝思者，至理不爽也。第〔1〕其膽破魂亡，百計激之，絕不敢怒。用燥土培木、溫金暖水之劑，十餘日後，小有不快，怒氣勃然，遂瘳。

飧泄解

崔季長，素病腿膝寒冷，日暮環臍腹痛，脹滿作泄，陽痿肩寒，服燥土疏木藥愈。夏初童試，勞倦病發，吐黑血數日，飲食不甘，脹滿吐泄，腹中鬱熱，積〔2〕塊墳起，泄則氣塊宣鳴而下，小便紅澀，日夕臍腹痛連左脇，往來寒熱，作酸噯氣，壅嗽生痰，四肢酸涼，膝股如冰，時常倦睡，夜臥胸中作痛，仰臥衝氣上奔，左側衝氣橫塞，滿腹劇痛，惟右脇著席。

此緣水寒土滯，金木結轖〔3〕。人身臍居上下之閒，太陰陽明之中氣也。中氣盛則運，衰則滯，運則清虛，衰則脹塞，《關尹子》〔4〕所謂實即虛而虛即實也。飲食入胃，脾土消磨，中氣運行，是以不脹。水穀腐化，精華升而渣滓降，津液滲於膀胱，渣滓傳於二腸，便溺分途，故前不至淋而後不至泄。陽衰土濕，不能蒸水化氣，而與渣滓並注二腸，水漬濕旺，脾氣鬱陷，抑遏乙木，不得升達，木氣鬱衝，故作痛脹。木性升泄，遏於濕土之下，衝突擊撞，不得上達，則下走二腸，以泄積鬱。水在二腸，不在膀胱，故乙木衝決，膀胱閉塞而大腸泄利也。《靈樞·口問》：中氣不足，溲便爲之變，正此義也。蓋脾胃者，倉稟之官。脈要精微論：倉稟不藏者，是門戶不要也。腎開竅於二陰，是爲胃之關門。腎以癸水居土之下，心以丁火居土之上，而水交於火，則濁氣下降而上不熱，火交於水，則清

---

〔1〕 第 但也。《史記·陈丞相世家》：“陛下第出偽遊雲夢，會諸侯於陳。”
〔2〕 積 原作“即”，音同之誤，據蜀本、集成本改。
〔3〕 轖（sè 色） 氣結也。《文選·枚乘·七發序》：“邪氣襲逆，中若結轖。”
〔4〕《關尹子》 原作《關令尹》，諸本均同，據書名改。

氣上升而下不寒。陰陽應象論：寒氣生濁，熱氣生清。火不上熱，則濁生而右降，水不下寒，則清生而左升，濁氣在下，故上不脹，清氣在上，故下不泄。而水火之交，全恃乎土，土者，如車之輪，如戶之樞，四象皆賴以爲推遷。《子華子》：陽之正氣，其色赤，陰之正氣，其色黑。上赤下黑，左青右白，黃潛於中宮，而五運流轉，故有輪樞之象焉。輪樞運則火下炎而濁降，水上潤而清升，是以坎離獨斡乎中氣。土虛則鳥飛而上，魚動而下，火則上炎，水則下注，濁氣在上，則生䐜脹，清氣在下，則生飧泄。

脹泄者，太陰脾土之濕盛也。土生於火而敗於水，火旺則陽明盛而濕亦化燥，水旺則太陰盛而燥亦化濕。燥則運行，濕則滯塞，運行則穀消而便堅，滯塞則完穀而後泄。調經論：志有餘則腹脹飧泄。腎藏志而氣寒，志有餘者，寒水泛濫，入土化濕，木鬱風動，是以脹泄并作也。

太陽以寒水主令，手太陽化氣於寒水，故丁火常熱而丙火常清，少陰以君火主令，足少陰化氣於君火，故癸水常溫而壬水常寒。今癸水反寒而壬水反熱，此以下焦之火泄也。《靈樞·本輸》：三焦者，足太陽少陰之所將，太陽之別也，並太陽之正，入絡膀胱，約下焦，實則閉癃，虛則遺溺。三焦之火，秘於腎藏，則府清而水利，泄於膀胱，則府熱而溺澀。以水性蟄藏，木性疏泄，相火內秘，癸水溫暖，此乙木生發之根。火敗水寒，乙木不生，益以濕土陷遏，生發不遂，而愈欲疏泄，故相火離根，泄於膀胱。乙木常陷，則腎精不藏，泄而不通，則小便不利。此癸水寒滑，壬水熱澀之原也。

三焦之火，隨太陽寒水下行，秘於癸水而不泄者，寒水蟄藏之力也。手之六經，皆行於手，惟三焦之下俞在足太陽之前，出於膕中，下貫腨腸，而入於外踝。腎得此火，癸水溫暖，故骨髓不寒，二十四難所謂少陰冬脈，伏行而溫於骨髓也。火泄髓寒，則腿足不溫。膝臏者，谿谷之會，寒水下流，谿谷凝沍，故膝冷倍常也。足太陽入於膕之外廉，脈動委陽，足少陽出於膕之內廉，脈動陰谷，經絡寒沍，血澀而筋急，夜臥寒增而氣滯，故相引而痛也。

寒水不生乙木，筋脈失榮，故病陽痿。肝主筋而脈循於陰器，前陰者，筋之聚，故名宗筋。木生於水而長於土。痿論：陽明者，五藏六府之海,主潤宗筋。陰陽總宗筋之會,會於氣街,而陽明爲之長。足之三陰、陽明、少陽、衝、任、督、蹻九脈,同會於宗筋而獨長於陽明者,以陽明爲多氣多血之經。氣以煦之,血以濡之,筋脈滋榮,則堅鞕不痿。水寒土濕,生長失政,木氣菀槁,故陽痿而囊縮也。

寒熱者,陰陽勝復之故,屬在少陽。少陽居二陽三陰之中,半表半裏,午後陰長陽消,陰盛而侵陽分,表閉而寒來,陽復而侵陰分,裏鬱而熱來。勝復迭乘,則往來寒熱。凡病一見寒熱,是爲外陽內陰二氣不和。表裏陰盛,則但寒而不熱,表裏陽盛,則但熱而不寒,裏陰表陽均勢相爭,則見寒熱。從此陰勝陽奔〔1〕,乃至惟有惡寒。抑三陰而扶二陽,當爲預計也。

肝膽不調,總由土濕。土濕則脾陷而胃逆,脾陷則乙木不升而鬱衝於下,胃逆則甲木不降而鬱衝於上。木位於左,故痛連左脇。肝膽左鬱,故氣結而作酸。土困木賊,故臍腹作痛也。胃逆則肺無降路,刑於膽〔2〕火,而病嗽咳。

肺司氣而主聲,《關尹子》:金堅故實爲五聲。以肺之爲體,孔竅玲瓏,清氣飄揚,沖而不盈,呼之則氣升於顛,吸之則氣降於踵,息息歸根,孔竅無阻,是以不嗽。肺氣逆升,衝於孔竅,竅阻氣塞,則嗽而出之,故戛然〔3〕而鳴。生氣通天論所謂秋傷於濕,上逆而咳者,正謂此也。

人身之氣,足陽明化氣於燥金,手太陰化氣於濕土者,常也。燥勝其濕,則肺金收降,濕勝其燥,則肺金鬱升。今手太陰化己土之濕,足陽明不化庚金之燥,胃土上逆而濕氣埋塞,則津液瘀濁而化痰涎,日見其多耳。土困於中,而四維皆病。

治法燥土暖水,疏木達鬱,清金降逆。水溫土燥,則土氣迴旋,木升金降,痰消而嗽止,水利而便調矣。

季長病泄半載,爲庸醫誤藥,已至危急。用溫中燥土、暖水達木之方,腹中滯氣,一啜而散,陽氣浸淫,見於眉宇之間,數劑泄止。

---

〔1〕奔(fèn 憤) 《集韻》:"奔,覆敗也。"《李廣與蘇武書》:"斬將搴旗,追奔逐北。"
〔2〕膽 原作"肝",諸本均同,據上下文義改。
〔3〕戛然 象聲詞。《長慶集·書鵬贊》:"軒然將飛,戛然欲鳴。"

庸工以脹泄爲脾氣之散,用五味、木瓜、山萸、芍藥諸品。中氣鬱結,而再服酸收,是益其源而障其流也。至於十全大補一方,真俗腐之妄作,人每用以治泄利,不通之至!

腸澼解

田西山,鄉試旅中飲冷露臥,因病下利,日百餘次。少腹痛墜,繞臍氣塊如石,數道上攻,左脇更甚,痛叫不已,胸膈若燒,肛門如烙,小便熱澀,氣街大筋突起,跳動鼓指,發手熱氣下於兩股,狀如湯沃,陽縮囊縐,踡臥膝冷,譫語離魂,不食數日矣。

此其中焦寒濕,上下俱熱。常人胃土右降,則甘飲食,脾土左升,則化水穀,胃降則甲木不逆,脾升則乙木不陷,木氣無鬱,故上下沖和,痛脹不生。飲食寒冷,傷其脾陽,不能蒸水化氣,水穀並下,注於二腸。水氣浸淫,脾土濕陷,抑遏乙木,不能升達,肝氣鬱衝,故生痛脹。木以升泄爲性,既不上達,則下決二陰,以泄糞溺。水在二腸,不在膀胱,故小便不開而大便不闔。水去土燥,肝脾升運,泄利自止。脾陽陷敗,寒濕愈增,則泄利不止,遂便膿血。蓋乙木直升,糟粕順下,隧道無阻,故脂血不傷。乙木鬱陷,滯氣梗塞,糟粕不能順行,脂血摧剝,與之俱下,是以作痛。君火胎於乙木,溫氣陷遏,不得上化君火,故生下熱。濕邪淫蒸,脂血腐化,是以成膿。乙木陷於大腸,沉墜不升,是以後重。久而脂血傷殘,刮迹而去,侵及藏府,中氣潰敗,是以死也。

陽明以戊土而化燥金,金燥則能收降,故陽明之氣,善於下行。太陰之濕,勝其陽明之燥,則脾既下陷,胃亦上逆。胃逆則甲木無下行之路,甲木化氣於相火,相火上炎,是以胸膈煩熱。君相同氣,二火燔騰,心神擾亂,是以譫語。膽木失根,相火鬱升,營血不謐,是以魂離。膽位於左,經絡痞塞,是以結梗,下行無路,是以逆衝而上也。

氣衝者,陽明動脈,在毛際之旁,腿腹之交。陽明之氣,不遂其下行之性,故氣衝即氣街。鬱蓄,而生跳動。《靈樞・百病始生》:虛邪之中人也,其著於伏衝之脈,揣之應手而動,發手則熱氣下於兩股,如湯沃之狀。痿論:衝脈者,經脈之海,主滲灌谿谷,與陽明合於宗筋。陰陽總宗筋之會,會於氣街,而陽明爲之長。陽明多氣多血,而衝脈又與諸筋總會陽明之氣街,穴俞充滿,故氣街之動脈常大。伏衝即衝脈之深而在脊者,風寒襲於衝脈,鬱其經氣,盛滿莫容,走陽明而歸氣街,是以跳動鼓指也。是其上熱在於少陽,下熱在於厥陰,而上下鬱熱之根,則由己土之濕,土濕之故,則由癸水之寒。

後世庸工以爲痢證無寒,不知其熱並不在於中焦,況三焦皆寒,上下無熱者亦復不少,而以硝黃重瀉胃氣,濕寒愈增,輕則生鼓脹之病,重則死矣。大凡新秋病痢,皆暑夏生冷之所傷,俗醫以爲暑邪,而用寒攻,無有不誤者也。

治法當瀉土濕而疏木鬱,其熱盛者,涼行其滯,其寒盛者,溫行其結。令其脾燥肝升,凝結通達,瘀清腐掃,脂血調和,則痛墜全瘳,膿血弗下矣。至於歷代醫書痢證諸方,荒唐不經,未足深辨也。

西山平素尚儉,量腹而食,度身而衣,病不服藥,已至危劇。診之尚可救挽,而自分不起,意欲勿藥。謂半月以來,神魂迷離,精魄荒散,竊覺病勢已革,盧扁復生,恐難爲力。君且莫喧,以擾余心。僕與西山童稚〔1〕交善,解而慰之曰:今盧扁在此,公未見知耳。若得靈藥一匙,即可返魂,勿恐。用燥土溫中、行瘀散滯、清膽達木之方,強而飲之,一服而差,遂不再服。

月餘扶杖而行,善飢善後,食入俄頃即下。問何以故?僕聞語大笑:公少服藥數劑,此成洞風矣。《史·倉公傳》:陽虛侯相趙章,齊淳于司馬皆嘗病此。公脾土未調,土鬱風旺,疏泄水穀,腸胃空洞,風木不達,中氣難復也。問此可無患恐之?曰:趙章之病,倉公以爲法五日死,公尚無恙,那可惜此小費,爲後世嗤耶!曰:淳于司馬何以不死?吾命在天,不在吾子之手。言之再四不聽,如此數月,後竟無恙。但右手戰麻,寫字艱難,每爲考試所苦,終不服藥也。

---

〔1〕稚(zhì 治) 幼也。《韻會》:"稚,同穉。""穉",幼也。《增韻》:"凡人物幼小皆曰稚。"

脾胃解

業師于子蓮,司鐸[1]金鄉[2],錄證來問:自來飲食不多,今止三分之一,稍多即傷食泄利,魚肉絕不思食,食棗數枚即發熱,食柿餅半枚即欲泄,陪客茶多,晚即不寐,不食晚飯十餘年矣。飲食調適,終日不唾,若晚飲杯酒,略服溫燥,則痰唾黏聯,長如唾絲,睡即涎流,大便成粒。每晚將睡,必思登溷[3],小便短少,夜醒必溺,五更水穀消化,此時更覺[4]溺多。晨起必渴,飲食亦甘。平素氣稟如是,往時自製加減四君丸,黃芪、白朮、茯苓、橘皮、甘草、當歸,遇脾胃寒濕,便服一二次,甚覺有效。向來不敢飲酒及食諸燥熱之物。六月食涼粉,霍亂嘔吐並作。八月六日食黍糕半枚,午後省牲,在明倫堂[5]嘔吐原物。自此飯後常覺氣逆欲吐,左脅貼乳,上衝喉下,隱隱似痛,半月食消,方纔氣順。服四君丸,發熱面赤,耳後如火,兩臂[6]酸痛,胸腹燥渴。噉黃梨半枚而愈,是後每日噉梨乃安。往日一食便泄,今止大便潤濕,不似從前結若羊矢而已。吾恐飯後欲吐,將成反胃證,則可慮矣。前時腰痛腿重,此際已愈,但坐臥少久,不能遽起,是老年常景,非關病也。但有還少仙方,自當更妙,但恐不能耳。偶服六味丸,即覺腹中寒滯,服八味三劑後,更覺燥熱,耳後如火。或謂附桂少故,非也,吾藏府大概寒熱俱不受,須不寒不熱、不燥不濕、平中帶補之劑乃可。此意與縣中醫士言之,為吾製兔絲丸,服之甚不佳,而四君丸平日最效,今便燥熱不受。大抵漸老漸衰,甚有血虛火起之意,當用何藥治之,人還即寄方來。

　　詳觀平日舊證:自來飲食不多,漸老漸減,稍多即傷食作泄,此

---

〔1〕司鐸　掌教化之令者。《文選·東京賦》:"次和樹表,司鐸授鉦。"據下文文義,係指縣令。

〔2〕金鄉　縣名,即今山東省金鄉縣。

〔3〕溷　廁也。《南史·範慎傳》:"花自有關籬牆,落糞溷之中。"

〔4〕覺　原作"多",據閩本、集成本改。

〔5〕明倫堂　明人倫之堂也。《孟子·滕文公》:"夏曰校,殷曰序,周曰庠,學則三代共之,皆所以明人倫也。"多指各地孔廟之大殿。

〔6〕臂　原作"背",據集成本改。

脾氣之弱也。脾爲太陰濕土,陽明之燥,足以濟太陰之濕,則脾陽升運,水穀消磨。濕旺燥衰,中氣莫運,多食不能消化,故病泄利。肉食更難消磨,過時陳宿,反傷胃氣,是以不思食。食棗生熱者,甘緩之性,善滯中氣,土滯則脾陷而胃逆,胃逆而甲木不降,相火上炎,是以生熱,非大棗之性熱也。食柿餅作泄者,寒敗脾陽也。茶多不寐者,陽氣收藏則爲寐,收藏之權,雖關金水降蟄,而金水降蟄之原,實由戊土之降,茶多滋其土濕,陽明不降,金水失收藏之政,故神魂升泄而不寐也。不食晚飯者,日暮陽衰,不能腐化耳。晚飲杯酒,痰生涎流者,酒助土濕,濕動胃逆,津液埋鬱,則化痰涎,下行無路,是以逆行也。大便成粒,鞕若羊矢者,下焦陰旺,腸竅約結,糟粕傳送,不能順下。下而輒閉,蓄積既多,乃復破隘而下。下而又閉,零星續下,不相聯屬。大腸以燥金主令,而手足太陰,濕旺津瘀,但化痰涎,不能下潤大腸,是以燥結成丸,枯澀難下,實非下焦之陽盛也。晚思登溷者,陽衰濕動,肝脾鬱陷也。夜多小便者,子半陽生,水穀消化也。便多水利土燥,故思飲而甘食。四君丸,尤、甘補中,茯苓瀉濕,橘皮利肺,當歸滋肝,與藏氣頗合,是以能效。近食涼粉吐泄,寒濕傷脾。黍糕膠黏難化,原物湧吐。陽明胃氣,本自下行,屢嘔氣逆,因而上行。飯後中焦鬱滿,胃氣不下,是以欲嘔。胃逆則膽無降路,亦遂上衝,膽位於左,故左脇衝喉,隱隱而痛。食消而膽胃皆降,故氣順也。平時頗宜四君丸,今乃燥熱不受,非藥性之熱,乃中氣之愈衰也。歸、芪、尤、甘,壅滯不行,茯苓、橘皮,不能開其鬱塞,君相之火,不得歸根,遂生上熱,與食棗發熱之故,理相同也。梨以甘寒疏利之性,清其鬱熱,是以渴燥皆止。兔絲收斂固澀,與濕旺土鬱之證,愈爲助虐,甚不宜也。八味暖水滋木,與肝腎燥寒,未爲相反,但以地黃入胃,留戀濕土,濕動胃逆,則附子不能下溫癸水,而反助甲木上炎之火。耳後火起,少陽膽經絡於耳後故也,何關桂附多少乎! 六味滋濕伐陽,原屬庸工妄作,更與此證相左〔1〕矣。

---

〔1〕左 反也。《左傳》襄十年:"所左,亦左之。"《疏》:"不助者爲左。"

　　法宜燥土暖水,疏木達鬱。水溫土燥,木達風清,脾旺濕消,神氣漸盈,百齡易得,還少仙方,何其不能!《素問·生氣通天論》:聖人服天氣而通神明。陰陽應象論:能知七損八益,則耳目聰明,身體輕健,老者復壯,壯者益治。年高之人,陽衰陰旺,是以易老。若以藥物抑陰扶陽,本有還童之理,而愚昧以爲妄誕,此下士聞道,所以大笑也。至於素稟藏氣雖與人別,而寒熱燥濕,一切不受,是方藥之差誤,非宜寒不受寒,宜熱不受熱也。此以腸胃柔脆,不堪毒藥[1],少服便效,未宜多用也。

　　十一月初,先生又錄證來問:吾十月十五生日,行香[2]後,使客[3]紛紜,頗勞酬酢,飯畢腰痛,脊骨兩旁,筋急如扯,舊病復發。又因初五六日每晚飲酒數杯,濕熱鬱積,遂成此證。十六日大勢已差,尚能迴拜客,進縣署。誤服八味丸,腰彎不能立行,痛連脊背。乃服羌活、獨活、白朮、地黃、杜仲、甘草二劑,背痛少減,而不能行立如故。又服左歸飲加白朮、葳蕤,痛如前,且覺大便燥,腹內熱,兩膝酸熱。乃服當歸地黃飲加黃芩、梔子五分,晨起破腹兩三次,身頗輕爽,腰微能直,火氣似去,其痛乃移左胯。因往年病虐,左半傷耗,上年腿腫,亦在左畔,此時漸輕,但不及未痛前耳。今欲去黃芩、梔子,第服當歸地黃飲。昨日已服一劑,大便尚未滋潤,而脾甚覺其濕。思欲空腹服之,壓以乾物,未審何如?

　　前悉腰痛一證,已獲康愈,今又因飲酒動濕,脾土鬱陷,肝氣抑遏,盤塞腎部,而生痛楚。腎位於腰,爲肝之母,子氣不能生發,是以腰痛也。誤服八味,助其土濕,木氣更遏,是以痛劇。張景岳之左歸飲,服之脾濕愈滋,木鬱風生,而成燥熱。歸、地、梔、芩,寒濕敗脾,木鬱作泄,泄後鬱熱清利,是以微差,而肝氣益陷,故痛移左胯,實明減而暗增,非藥效也。前此已爲誤用,若今後常服,土濕日滋而脾陽日敗,斷不可也。大便之燥,全緣脾濕,濕去陽回,飲食消

─────────────────

〔1〕毒藥　治疾之藥也。《周禮·醫師章》:"聚毒藥以共醫事。"

〔2〕行香　本爲禮佛儀式,清代外省文武官員,每逢朔望,例向文武廟焚香叩拜,亦稱行香。此指後者。

〔3〕使客　來客。《史記·夏侯嬰傳》:"每送使客還。"

化,精華升布,津液降灑,大腸滋潤,自然便調。倘以歸地滋濕,變結燥而爲滑溏,則脾陽虧敗,爲禍深矣。

火逆解

王文源,平日膈上壅塞,常吐清痰。冬夜心驚火發,下自足心,上自踹內,直衝心胸。胸膈痞悶,咽喉閉塞,耳鳴頭眩,氣虛心餒,四肢無力,遍身汗流,煩躁飲冷,得食稍差,小便清數,大便重墜,陰精欲流,胸腹腰脊表裏皆熱,手足獨涼。將愈則衝氣下行,漸而火降煩消,小便熱黃乃瘳。五六日、半月一作,凡腹中壅滯,或食肉稍多則發。先時足心常熱,近則溺孔亦熱,醫用六味、八味不受,病已四年矣。

此緣土濕胃逆,相火上炎。足少陽以甲木而化相火,自頭走足,下行而溫癸水。癸水蟄藏,相火不泄,則腎藏溫暖而上下清和。癸水不蟄,相火升泄,下自九原[1],上出重霄,變清涼之境,爲曦赫之域,是以煩熱而燥渴也。陽根下拔,浮越無歸,故耳鳴頭眩,擾亂不寧,以少陽經脈,自銳眥而繞頭耳也。熱蒸竅泄,是以汗流。君相同氣,心火升浮,不根腎水,故虛餒空洞,欲得穀氣。足心者,足少陰之湧泉,少陰之脈,自足心循踹內,出膕中,上絡於心,循喉嚨而挾舌本,相火泄於湧泉之下,故根起足心,自少陰腎脈逆行而上也。其足心溺孔之熱者,手少陽相火之陷也。足少陽從相火化氣,病則上逆,手少陽以相火主令,病則下陷。以足之三陽,自頭走足,其氣本降,手之三陽,自手走頭,其氣本升,降者不降而升者不升,反順爲逆,是以病也。少陰主藏,手足少陽之火,秘藏癸水之中,則濁氣不逆,清氣不陷,故上熱不生,下熱不作。少陰失藏,甲木常逆,則三焦常陷。陷於少陰之經,則熱在足心,陷於太陽之府,則熱在溺孔。《靈樞·本輪》:三焦者,足太陽少陰之所將,太陽之別也,并太陽之正,入絡膀胱,約下焦,實則閉癃,虛則遺溺。三焦之火,陷於水底,淪落湧泉之下,則不在州都之中,故膀胱寒滑而溲溺清數,是即虛則遺溺之義也。及火退病除,溺孔方熱,是相火不歸

─────────

[1] 九原　九州之域也。《國語·周》:“汨越九原。”在此指身體下部。

水藏，而又陷於水府，此乃異日甲木飛騰之原也。甲木之降，機在戊土，戊土降則肺金能收，腎水善藏。戊土右轉，金水得收藏之政，此膽火所以下行也。戊土上逆，濁氣升填，肺無下行之路，收斂失政，則膽火不藏。遇飲食弗消，中氣鬱滿，胃土全逆，肺金盡革，則膽火拔根而上炎，是旋至而立應者也。其發於食肉中滿之際者，土氣堙塞，窒其四運之軸，是以胃逆而病作耳。胃府既逆，脾藏必陷，陷遏乙木升發之氣，不得上達，必將下泄，故精欲前流而糞欲後失也。胃逆脾陷，由於土濕，而土濕之故，全因寒水之旺。土不剋水，而寒水泛濫，反得侮土。土被水漬，既濕且寒，運化之機，遲蹇失度。一得肥膩，不能消腐，凝滯愈增，則升降悉反，烏得不病耶！土旺四季，人之四肢，即歲之四季。四肢秉氣於脾胃，而寒濕在中，流注肢節，故手足厥冷，改其溫和之常也。

是宜燥土降逆，以蟄相火。土燥陽回，中氣旋轉，升降復職，水火歸根，君相寧謐，則膽壯而神清，驚駭不生，煩熱不作矣。

唐太僕王冰注《素問》，發壯水益火之言。嗣後薛立齋、趙養葵、高鼓峰、呂用晦輩祖述其說，乃以六味壯水，退膈上之熱，以八味益火，除臍下之寒。不知下寒上熱，緣於土敗，地黃滋濕伐陽，潰敗脾土，服之上熱愈增，下寒更劇，是以水益水以火益火也。土敗陽亡，則人死矣。至於今日，惡風布揚，遍滿天下，此實仁人君子之所深憂也。

自醫理失傳，火逆上熱之證，概謂陰虛，肆用歸地敗土，枉殺生靈。至於妖[1]魔下鬼，乃以龜版、天冬、知母、黃蘗，瀉其微陽，得之立死，其禍更慘，此劉朱之遺毒也。君子不操燮理之權，以康斯世，見此羣凶屠毒萬代，安能默默無言耶！

治文源病，用燥土降逆、暖水蟄火之法，十餘劑，不再發。

---

〔1〕妖　原作"么"，諸本均同，音同之誤，據改。

昌邑黃元御坤載著

消渴解

吳智淵,病消渴,胸膈燥熱如焚,日飲涼水石餘,溲亦石餘,溲下溫熱,將畢則寒,其色白濁,魄門失氣亦涼,天寒腿膝頗冷,善食善飢,數倍其常。

此緣濕土遏抑,風木疏泄。心火本熱,腎水本寒,平人火不上熱,水不下寒者,以水根於火,火根於水也。水根於火,則九天之上,陽極陰生,常肅然而如秋,火根於水,則九地之下,陰極陽化,常煦然而如春。蓋陽降而化濁陰,又含陽氣,陰升而化清陽,又抱陰精,此水火交濟之常也。陰陽之升降,必由左右,左右者,陰陽之道路也。右爲肺金,左爲肝木,金不右降,則火逆而生上熱,木不左升,則水陷而生下寒,下寒則肝木鬱泄而善溲,上熱則肺金枯燥而善飲,而消渴之病,則獨責肝木而不責肺金。仲景《傷寒》、《金匱》:厥陰之病,消渴。以厥陰風木,生於癸水而長於己土,水寒土濕,生長不遂,木鬱風動,疏泄失藏,則善溲溺,風燥亡津,肺金不澤,則善消渴。溲溺不止者,乙木之陷也,消渴不已者,甲木之逆也。甲木化氣於相火,與手少陽三焦並歸癸水,而約小便。《靈樞·本輸》:三焦者,入絡膀胱,約下焦,實則閉癃,虛則遺溺。手足少陽,秘藏癸水之中,則下不淋遺而上無消渴。癸水不藏,甲木上逆,則相火升炎而病消渴,二焦下陷,則相火淪落而病淋遺。蓋膀胱者,州都之官,津液藏焉,三焦者,決瀆之官,水道出焉,膀胱主藏,三焦主出,水善藏而火善泄,其性然也。三焦之火,秘於腎藏,則藏溫而府清,三焦之火,泄於膀胱,則藏寒而府熱,府清則水利，府熱則溺癃。而三焦之火，不無盛衰，其火盛而陷者，則水府熱澀，其火衰而陷者，則水府寒滑。熱澀者，實則閉癃也，寒滑者，虛則遺溺也。膀胱寒滑，藏氣失政，故多溲溺。甲木之逆，三焦之陷，則皆乙木泄之也，是以獨責之厥陰。

而乙木之泄，則由太陰之濕陷，陽明之燥逆也。陰陽別論：二陽結，謂之消。二陽者，手足陽明。手陽明以燥金主令，足陽明從令而化燥，足太陰以濕土主令，手太陰化氣而爲濕，濕濟其燥，則肺胃清降而上不過飲，燥濟其濕，則肝脾溫升而下不多溲。陽明燥結於上脘，故相火燔蒸而善渴，太陰濕鬱於下脘，故風木疏泄而善溺。《金匱》：男子消渴，飲水一斗，小便一斗者，腎氣丸主之。相火在水，是爲腎氣，附子補腎中陽根，召攝相火，相火蟄藏，則渴止而逆收，此反本還原之法也。地黃、丹皮，清乙木而潤風燥，澤瀉、茯苓，滲己土而退濕淫，桂枝達肝脾之遏陷，薯蕷、茱萸[1]，斂精溺之輸泄，附子溫腎水之寒[2]，製方精良，豪無缺欠矣。

然陰陽有進退，燥濕有消長，此非盡陽明之病也。消渴而水利者，燥多而濕少，當屬之陽明，消渴而溺癃者，濕多而燥少，宜屬之太陰。以土濕非旺，則風木疏泄而不藏，是以水利，土濕過甚，則風木疏泄而不通，是以溺癃。二陽結，謂之消，是陽明燥盛而水利者也，二陽之病發心脾，有不得隱曲，女子不月，其傳爲風消，是太陰濕盛而溺癃者也。蓋乙木藏血而孕丁火，脾土濕陷，木鬱風生，必病消渴。血中溫氣，化火之根，溫氣抑遏，子母感應，心火必炎。相火者，君火之佐，君相同氣，有感必應，其勢如此。病起二陽而究歸心脾者，太陰之濕盛也。心火勢[3]炎，熱甚津亡，故常燥渴，脾土下陷，濕旺木鬱，故少溲溺。肝主筋，前陰者，筋之聚，其在男子，則宗筋短縮，隱曲不利，其在女子，則經血瘀澀，月事不來，總由風木盤塞而莫能泄也。如此則宜減地黃而增丹皮，去附子而加芍藥。緣木鬱不泄，溫氣陷而生下熱，膀胱熱癃，則宜芍藥，經脈閉結，營

---

〔1〕茱萸　原脫，諸本均同，據《金匱懸解》卷十一補。
〔2〕附子溫腎水之寒　原脫，諸本均同，據《四聖心源·消渴》補。
〔3〕勢　諸本均同，據下文"脾土下陷"，作"上"較協。

血不流,則宜丹皮,去附子之助熱,減地黃之滋濕,藥隨病變,無容膠執也。《金匱》以八味治小便不利,是無下熱者。

後世庸工,或以承氣瀉火,或以六味補水,或以四物滋陰。述作相承,千秋一例,而《金匱》立法,昭若日星,何其若罔聞知也。至喻嘉言解《金匱·消渴》厥陰爲病一條,以爲後人從《傷寒》採入,其於《傷寒》、《金匱》,一絲不解,是又庸醫之下者矣。嘉言謂傷寒熱深厥深,與雜證不同,是襲傳經爲熱之説,不通極矣。又以下消爲熱,更謬!

經義淵微,固屬難解,仲景八味之法,與岐伯二陽結義同符,特〔1〕庸工不悟耳。智淵病用腎氣丸料煎湯冷飲,覆杯渴止,積年之苦遂除。

氣鼓解

田龍章,初秋病痢,服藥數劑,痢愈而腹脹,得食更甚,脇内氣衝作痛。用溫中散滯之方,脹消,心緒煩亂,悦怒不平。又以忿恚而發。數發之後,臍内腫脹,遂成氣鼓,喘呼不臥,溲溺艱澀,諸味俱絕,食甘稍差。

此緣脾土濕陷,木鬱不達。腎司二便,而糞溺之輸泄,其職在肝。陽衰土濕,脾氣鬱陷,抑遏乙木升發之氣,下衝魄門,泄其積鬱,而傳道阻梗,是以病痢。過服寒泄,傷其脾陽,痢止土敗,不能升運,木氣猶遏,故多忿怒。怒傷肝氣,賊虚脾土,肝脾鬱迫,不得發舒,故清氣壅阻而爲腫脹。脾主消磨,肝主疏泄,飲食入胃,脾陽升磨,穀精上運,則化氣血,穀滓下傳,則爲大便。而水之消化,全賴土燥,剋以燥土,蒸而爲氣,霧氣降灑,化而爲水,以輸膀胱。糞溺蓄積,泄以風木之氣,水利於前,穀行於後,則後不至泄而前不至淋。水利土燥,脾升木達,清陽旋轉,腫脹所以不作也。土濕不能蒸水化氣,乃與穀滓並入二腸,水停濕旺,土陷木鬱,木氣衝決,但衝二腸而爲泄利,不開膀胱而導閉癃,是以後竅滑而前竅澀。前竅不開,濕無去路,肝脾日鬱,此腫脹所由作也。

---

〔1〕特 但也。《吕覽·君守》:"夫國豈特爲車哉。"

　　肺主氣而行水,脾氣陷塞,胃無下行之路,則肺金逆上,不能下降而爲水,霧氣堙淤,故生痰喘。氣位於上,水位於下,上不病氣鼓,下不病水脹者,氣水各得其位也。惟水逆於上,則病水脹,氣陷於下,則病氣鼓。《金匱》:腰以上腫,當發其汗,腰以下腫,當利其小便。發其汗者,使積水化氣,泄於汗孔,利其小便者,使積氣化水,泄於膀胱也。

　　膀胱通塞,司於三焦,三焦之火,隨太陽下行,溫腎水而約膀胱,虛則遺溺而不藏,實則閉澀而不通。所謂實者,三焦之火陷於膀胱也,火陷於膀胱者,肝脾之不升也。肝木下陷,鬱而生熱,傳於脾土,土木合邪,傳於膀胱,膀胱瘀熱,故小便淋澀黃赤。黃者土色之下行,赤者火色之下現。腎主蟄藏,三焦之火秘於腎藏,腎水暖則上生肝木,木之溫者,秉於水中之火也。肝木溫升,則化心火,肝木不升,溫氣遏陷,故生下熱。溫氣下陷,生意不遂而愈欲疏泄,故相火失藏。此宜燥土升陷,而達木氣。土燥陽升,消化水穀,水能化氣而氣復化水,下注膀胱,水道清利,濕氣滲[1]泄,肝脾升達,腫脹自消。庸工見其小便熱澀,而以黃檗、知母清瀉膀胱之熱,脾陽更敗,濕陷益增,是拯溺而投之以石也,豈不謬與! 若藏府之中,濕旺氣結,久而不行,化生腐敗。腐敗瘀填,則用疏瀹五藏之法,去其菀陳。腐敗全消,脾陽升布,則精氣動薄,神化回還,壽命永固,長生不老。此除舊布新之法也。

　　人生於火而死於水,以陽生而陰殺也。土者,火之子而水之夫,所以制水而救火。太陰濕土,雖名剋水,而濕性易發,輒爲水侮,故仲景立方,第有泄濕之論,而無補水之條。至劉朱二家,專事瀉火,而鼓脹一門,亦謂濕熱。不知濕熱之原,何由而成,此井蛙夏蟲之見耳。薛氏加減腎氣之法,地黃滋其土濕,牛膝陷其脾陽,附子不能補水中之火,反以益肝膽膀胱之熱,服之病輕者效,病重者死,非氣鼓之良法也。其減地黃、附子,增車前而倍茯苓,亦恐其滋濕而生熱,而不知爲濕熱之媒,譬猶遺蓋而逃雨也,無之而非濕矣。

────────────

〔1〕滲　原作"糝",形近之誤,據蜀本、集成本改。

庸工見八味助火,改事寒涼,殺人更捷。此劉朱之遺禍,至今不息,良可悲夫!

龍章病用燥土達木、行鬱升陷之味,十餘日全瘳。

噎膈解

李玉林,因積忿病膈,喉緊胸痞,飲食艱阻,焦物稍下,右脇脹痛,腹滿氣逆,環臍痛楚,酸水泛溢,日嘔膠痰,得酒更多,便乾,完穀不化。病將半年,日月增劇。醫教以多飲牛乳,或欲以甘遂下痰,遲疑未服。

此緣肝脾濕陷,肺胃壅阻。人之中氣,左旋而化脾土,右轉而化胃土。中氣健旺,陰陽不偏,則胃氣下行,濁陰右降,清虛而善容,脾氣上行,清陽左升,溫暖而善消。樞軸運動,水穀消磨,精華上奉,渣滓下傳。舊穀既腐,新穀又至,氣化循環,倉稟常開,所以不病噎膈也。

中氣在陰陽之交,水火之分,不燥不濕,不熱不寒。脾升則陽氣發生而化溫,胃降則陰氣收斂而化燥。清陽化火乃爲熱,濁陰化水乃爲寒。然則坎離之本,是在戊己,戊己之原,實歸中氣。中年以外,戊土之陰漸長,己土之陽漸消,往往濕增而燥減,水旺而火衰。寒水勝火,入土化濕,水寒則乙木不生,土濕則肝氣不達。重以積怒傷肝,剋賊脾土,肝脾鬱陷,水穀不消,則肺胃痞升,飲食不納,相因之理也。

肺位於胸,膽位於脇,皆隨胃土下行。胃氣上逆,肺膽無下行之路,食下而肺膽愈壅,故胸痞而脇脹。背者胸之府,肺氣壅遏,胸膈莫容,逆衝肩背,故肩胛之痛生焉。痰飲者,土金濕旺,霧氣埋鬱所化。飲食入胃,水穀之消磨,賴乎脾陽,精華之灑陳,賴乎肺氣。飲食腐化,游溢精氣,上輸於脾,脾氣散精,上歸於肺,肺氣飄揚,氤氳布濩[1],所謂上焦如霧者也。肺氣清肅,將此水穀精華,宣布於毛脈藏府之中,化爲津液精血,所謂上焦開發,宣五穀味,熏膚,充

---

[1] 布濩 散布也。《史記·司馬相如傳·上林賦》:"布濩閎澤,延曼太原。"

身,澤毛,若霧露之溉者是也。足太陰以濕土主令,手太陰從濕土化氣,燥衰濕旺,木鬱金革,水穀在脾而消磨不速,精華入肺而灑陳不利,則氣滯津凝,淫泆[1]而化痰涎。肺胃上逆,濁氣填塞,益以痰涎瘀阻,膠黏不下,此噎膈所由來也。

肺與大腸,表裏同氣,肺氣化津,滋灌大腸,則腸滑而便易。飲食消腐,其權在脾,糞溺疏泄,其職在肝。以肝性發揚,而渣滓盈滿,碻其布舒之氣,則衝決二陰,行其疏泄,催以風力,故傳送無阻。脾土濕陷,風木不達,疏泄之令弗行,則陰氣凝塞,腸竅全閉,關隘阻隔,傳道維艱。而飲食有限,糟粕無多,不能衝關破隘,順行而下,零星斷落,不相聯接。大腸以燥金之府,而津液上凝,不復下潤,故糞粒乾燥,梗澀難下。膀胱者,津液之府,津液之源,化於肺氣,氣滯痰結,不獲[2]化生津液,下注膀胱,故水道枯竭,小便不利。陰陽別論:三陽結,謂之膈。三陽者,太陽也,足太陽膀胱結則小便癃,手太陽小腸結則大便閉。前後閉癃,濁氣不能下泄,因而上逆。濁氣衝逆,上脘痞塞,是以食阻而不納。肝脾升達,則下竅疏通而善出,肺胃降斂,則上竅空洞而善入,脾陷胃逆,升降顛倒,則上下不開,出納俱廢。病在飲食便溺之間,而總以中脘之陽虛也。

朱丹溪以下愚談醫,於噎膈一門,首開滋潤之法。陽虛濕旺,再以牛羊乳酪敗脾陽而助土濕,無不死者。趙氏《醫貫》,更扇其虐,乃以六味補陰,呂用晦贊揚而刻行之,致使羣愚誦習,毒流天下後世,可勝嘆哉!

丹溪論病,悉歸於痰。不知痰飲化生,全因土敗濕滋,乃於噎膈痰多,竟以為燥,此狂夫之下者。是後醫書,皆襲其訛,以為陰虧燥甚,遂使病者多死。此自中古以來,庸流立法之誤,並非不起之證也。

玉林病用燥土行鬱、升陷降逆、溫胃滑腸之法,十餘日後,二便

---

〔1〕泆 原作"佚",形近之誤,據蜀本、集成本改。
〔2〕獲 得也。《論語·雍也》:"仁者先難而後獲。"

皆通,逆氣悉下,飲噉如常。

反胃解

　　林氏,怒後胸膈熱痛,吐血煩悶,多痰,頭疼作嘔,因成反胃。頭面四肢浮腫,肌骨漸瘦,常下紫血。夏月心痛恒作,腹中三塊如石,一在左脇,一在右脇,一在心下。痛時三塊上衝,痞滿噯濁,心煩口渴,旋飲旋吐,手足厥冷如冰,交秋則愈。經來腹痛,遍身皮肉筋骨皆痛,上熱燔蒸。初病因喪愛子痛哭,淚盡血流。後遭父姑之喪,凡哭皆血。魚肉瓜果,概不敢食,恃粥而已。粥下至胸即上,時而吐蚘。少腹結塞,喘息不通,小便紅濁淋澀,糞若羊矢。半月以後,嗽喘驚悸不寐,合眼欲睡,身跳尺餘,醒夢汗流,往來寒熱。凡心緒不快,及目眶青黑,則病發必劇。病九年矣。滴水弗存,粒米不納,服藥湯丸俱吐。

　　此緣脾陷胃逆,出納皆阻。胃主降濁,脾主升清,脾升則清氣上達,糞溺無阻,胃降則濁氣下傳,飲食不嘔。脾陷而清氣填塞,是以澀閉,胃逆而濁氣衝逆,是以湧吐。而出納廢棄,上下關格,總由中脘陽虛,脾胃濕寒,不能消水而化穀。蓋水穀消化,糟粕下傳,胃無陳宿,故不嘔也,即嘔亦無物。脾胃濕寒,水穀不消,陳宿停留,壅砭陽明虛受之常,則中脘鬱脹,升降倒行,胃氣上逆,故嘔吐不存也。胃以下行爲順,上行爲反,上行之久,習爲自然。食停即吐,永不順降,故曰胃反。飲食不存,無復渣滓入於二便。而肝脾鬱結,腸竅塞閉,是以便溺不利。胃氣上逆,肺膽莫降,相火刑金,故上熱鬱蒸,嗽喘燥渴。辛金不收,則氣滯而痰凝。甲木失藏,則膽虛而驚作。相火升炎,泄而不秘,皮毛開滑,斯常汗流。神氣浮動,自少夢寐。六月濕旺,胃氣更逆,愈阻膽經降路,甲木鬱迫,賊傷胃氣,則胃口疼痛。少陽經脈自胃口而下兩脇,經府俱逆,不得舒布,兩氣搏塞,因成三塊。甲木升擊,則三塊齊衝。土木糾纏,故痞塞噯氣。交秋燥動濕收,是以病愈也。

　　血藏於肝而斂於肺,陰分之血,肝氣升之,故不下脫,陽分之血,肺氣斂之,故不上溢。血以陰體而含陽氣,溫則升,清則降,熱則上流,寒則下泄。下溫而上清,則條達而紅鮮,上熱而下寒,則瘀凝而紫黑。凝瘀之久,蓄積莫容,乃病外亡。相火升泄,上熱下寒,陽分之血已從上溢,陰分之血必從下脱。經脈敗漏,紫黑不鮮,一月數來,或半月方止者,血海寒陷而不升也。經血寒瘀,月期滿盈,阻硋風木發舒之氣,鬱勃衝突,是以腹痛。既不上達,則必下泄,而木氣遏陷,疏泄不暢,是以血下而梗澀也。劉朱論血,以紫黑爲熱,謬矣!肝藏血而竅於目,腎主五液,入肝爲淚,肝氣上通於心。《靈樞·口問》:心者,五藏六府之主也,目者,宗脈之所聚,上液之道也。悲哀憂愁則心動,心動則五藏六府皆搖,搖則宗脈感而液道開,故泣出焉。悲哀動中,肝液上湧,營血感應,宗脈開張,木火升泄,而金水不能斂藏,是以血淚俱下也。肝脾鬱陷,下焦堵塞,故少腹結鞕,喘息不通。肝屬木,其色青,其志怒,其竅爲目。《靈樞·五閱五使》:肝病者,眥青。肝病則鬱怒而剋脾土,故青色見於目眥。目眶青則病重者,木賊而土敗也。木鬱則生蟲,肝鬱則生蛕,故《傷寒·厥陰》有吐蛕之條,亦由土濕而木遏也。脾主肌肉,四肢之本,濕旺脾鬱,肌肉壅滯而四肢失秉,故生腫脹。經後血脱,溫氣亡泄,脾陽愈敗,故腫脹愈加也。土虧陽敗,病重邪深,幸以下竅結澀,陽根未斷,是以久病長危而不死也。

　　林氏久病,幾於絶粒。用燥土暖水、溫胃降逆、疏木行鬱之法,川椒、附子、乾薑、茯苓、甘草、桂枝、白芍、丹皮、半夏、蓯蓉,半月愈。

中風解

　　馬孝和,素以生計憂勞,因怒中風,左手足卷屈,寒冷如冰,遍身骨痛,惟左半無覺。夜煩譫語不寐,能食不能飲,飲則氣逆欲吐,胸悶痰多,大便燥結,小便痛澀,肌色皯黣[1],精神惶惑,遇親故慰問,泣下沾衣。

　　此緣水寒土濕,木鬱風生。肝位於左,其志爲怒,其氣爲風。

---

〔1〕皯(gǎn 笴)黣(měi 每)　枯焦晦黑也。《列子·黄帝》:"焦然肌色皯黣。"

《子華子》:西方陰,止以收,而生燥,東方陽,動以散,而生風。觀之於天,大塊[1]之噫氣,必自春發,推之於人,人生之息吹,必自肝生。厥陰風木之氣,天人所同也,而土燥水暖,則風生不烈。以木生於水而長於土,水暖則生發滋榮,土燥則長育條暢,和風舒布,必無飄忽激揚之災。水寒土濕,生長不遂,木鬱風發,極力疏泄,乃有播土揚沙,摧枯拉朽諸變。木性疏泄,水性蟄藏,使陽根未斷,藏氣稍存,雖風木飄揚,不至盡泄。《子華子》:水陽也,而其伏爲陰,風陰也,而其發爲陽。陽根不至升泄於風木者,全賴腎陰之能伏耳。今土濕水寒,陽根欲絕,風木鬱飄,腎精不藏。值怒動肝氣,飄風勃發,益以感冒虛邪,束其皮毛,裏氣鬱遏,愈增激烈。風力簸扇,津液消亡,則筋脈攣縮,而病偏枯。此病生於內,而非中八風之虛邪,不能傷也。

腎藏精而主骨,肝藏血而主筋,風燥亡陰,精血枯槁,筋骨失養,故卷屈疼痛。左手足者,風木之位,是以偏傷。肝血既耗,則陽明與衝脈之血,必不充足。陽明多氣多血之經,主潤宗筋,宗筋主束骨而利機關。衝脈者,經脈之海,主滲灌谿谷,與陽明合於宗筋。肘膝者,谿谷之會,機關之室。陽明衝脈經血枯燥,谿谷焦涸,故機關不利。肝心子母之藏,肝氣傳心,母病累子,心液亡而神明亂,故煩躁譫語。風木疏泄,陽氣不斂,君相升浮,故不能寐。夜半陰隆,陽泄而不藏,故中夜病劇也。大小便者,膀胱大腸之府開竅於腎,而輸泄之權,則在於肝,風動血虧,輸泄不暢,故便乾而溺澀也。腿膝厥冷之證,屬在厥陰。陰性寒而陽性熱,平人陰陽交濟,則上不熱而下不寒。厥陰陰極陽生,水爲母而火爲子,受母氣於北地,所以下寒,胎子氣於南天,所以上熱。陽上陰下,不相交接,故厥陰經病,獨有厥證。上下者,陰陽之定位也,左右者,陰陽之道路也。風木未極疏泄,則火炎於子宮,水洰於母位,上下之寒熱,不至易地。風木大發,掃地無餘,陽根盡亡,溫氣全泄,乙木之溫奪於癸水之

---

[1] 大塊　大自然也。《莊子·齊物論》:"夫大塊噫氣,其名爲風。"《疏》:"大塊者,造物之名,亦自然之稱也。"

寒,變東方陽和之地爲北邊冰雪之場,是以左半手足寒涼而無覺
也。肺屬金,其氣燥,其志悲,其聲哭,風傷津液,燥動悲生,觸緒哀
感,其性如此也。總以寒水泛濫,入土生濕,木鬱風作,筋脈失榮。

脾者,孤藏以灌四旁,濕旺津瘀,不能四灌,故内愈濕而外益
燥。一旦因情志之内傷,虛邪外襲,風燥血爍,筋攣體枯。以風木
而刑濕土,濕氣埋鬱,化生敗濁,孔竅填塞,肺府鬱悶,胃逆則神迷,
脾陷則言拙,是皆中氣之敗也。湯入則吐者,滋其土濕,胃氣愈
逆也。

法當暖水燥土,而潤風木。水暖土燥,乙木榮達,風静體伸,復
其骨健筋柔之素矣。

中風證,時醫知有外邪,不知有内傷,全用辛温發散,誤矣。又
或用硝黄下藥,是速其死。病理微妙,非近代粗工所知,如劉河間、
李東垣、朱丹溪輩,曷能解此！張景岳愚而妄作,又創爲非風之論,
是敢與岐黄仲景爲敵也。又與氣脱之證相提並論,尤屬愚昧。氣
脱者,昏迷顛仆,朝病夕死,中風偏枯痿廢,猶廷數年之命,久病方
死,安可混言！風者,百病之長,外感悉同,而病象懸殊,以人之本
氣不一也。中風水寒土濕,木鬱風搖,外襲風淫,表裏皆病,初[1]
無西北東南真假之殊。前人之論,一字不通,無足多辨者。

孝和病用暖水燥土、滋木清風之法,十餘劑擁杖而起,放杖而
笑,不知病之去也。

《吕氏春秋》:魯人有公孫悼者,謂人曰:吾能起死人,吾故能
治偏枯,今吾倍所以治偏枯之藥,則能起死人矣。公孫悼雖不能起
死人,然未嘗不善治偏枯。後之醫者,倍死人之藥,以起偏枯,良可
歎息也。

帶下解

李氏,夏病赤帶,内雜白沙如豆,并下紫血。食不甘味,入口作
苦,咽乾胸燥思飲,而内實不渴,大便泄利,小便淋濁,溺前作痛,溺

---

[1] 初 本原也。《易·既濟》:"初吉終亂。"

後作癢。

　　此緣脾土濕陷，風木疏泄。精藏於腎，其性封蟄，而腎水蟄封，由於肺金之收斂，收則生燥，手陽明以燥金主令，足陽明從燥金化氣，戊土燥降，收斂得政，陽蟄九地之下，則癸水溫暖而不泄。陽明之燥奪於太陰之濕，則戊土不降，肺金失收斂之令，相火升泄，於是癸水莫藏。腎主蟄藏，肝主疏泄，己土濕陷，抑遏乙木生發之氣，鬱怒生風，竭力疏泄。木能疏泄而水不蟄藏，其在男子，則病遺精，其在女子，則病帶下。《靈樞·五癃津液》[1]：陰陽不和，即水火不交。則使液溢而下流於陰，髓液皆減而下，下過度則虛，虛故腰背痛而脛痠，即遺精帶下之證也。女子帶下，精液流溢，五色不同。上古天真論：腎者主水，受五藏六府之精而藏之。腎水失藏，五藏陷流，一藏偏傷，則一色偏下。肝青、心赤、脾黃、肺白、腎黑，各有本色，是以不一也。

　　風木鬱泄，相火不秘，甲木之火逆，則胸膈煩熱，三焦之火陷，則膀胱熱澀。風力鬱衝，而木氣遏陷，不能暢泄，故溲溺淋漓，梗阻難下。木以疏泄為性，水道不開，勢必後衝穀道，以泄怫鬱，水穀齊下，則成泄利。水曰潤下，潤下作鹹，水之潤下，莫過於海，故海水獨鹹。一經火煎日曬，則結鹹塊，白沙成粒者，相火陷於膀胱，煎熬溲溺而結，與煮海成鹽之義正相同。膀胱熱癃，精溺塞塞，木氣鬱砭，是以作痛。精溺既下，而木鬱未達，是以發癢。風木陷泄，肝血失藏，離經瘀鬱，久而腐敗，故紫黑時下。其病於夏暑者，濕旺木鬱，非關熱盛。秋涼則愈者，燥動而濕收也。然木鬱熱作，是病之標，而火泄水寒，是病之本。推其源流，則由奇經之任帶二脈。骨空論：任脈為病，男子內結七疝，女子帶下瘕聚。任為諸陰之長，水寒血冷，任脈凝洊，陰氣搏結則為疝瘕，陰精流注則為帶下，無二理也。帶脈起於季脇，迴身一周，居中焦之位，處上下之閒，橫束諸脈，環腰如帶，所以使陽不上溢，陰不下泄。土敗濕滋，帶脈不束，督升任降，陽飛陰走，故精液淫溢而不收也。

---

〔1〕五癃津液　即"五癃津液別"，黃氏於《靈樞懸解》改作"津液五別"。

《金匱》：婦人病下利，數十日不止，暮即發熱，少腹裹急，手掌煩熱，脣口乾燥，此病屬帶下。曾經丰產，瘀血在少腹不去。以瘀血凝結，阻水火升降之路，則火逆而生熱煩，水陷而爲帶下，此帶證發作之因也。

此當溫燥脾腎，疏木達鬱，以榮風木。後之庸醫，或用清利，或事固澀。陽敗鬱增，則風木愈泄，是決江河之流而障之以手也，不竭不止矣。

男子淋濁遺精，女子崩漏帶下，病悉同源。而庸工不解，其所製各方，無可用者。李氏用燥土溫中、疏肝清下、蟄火斂精之法，數日而瘳。

耳聾解

張氏，少因半產，下血虛損。中年腹中鬱滿，頭目昏暈，咽喉有物如草。後因媳女卒病，驚悸火發，自肩上項，升騰耳後，右耳遂聾，數日左耳亦病滯塞，怒則更甚。頭面麻癢，如蜂蟻紛撓，心煩生躁，則頭上汗流，膈右煩熱，膠痰瘀塞，食下胸悶吐酸，項脊筋疼，飢則心空氣餒，酸水浸淫，心神慌亂不寐，寐必手足麻頓，醒後不能轉移，腿脛骨髓空虛，筋脈酸楚，膝踝浮腫，小便赤澀。病半年矣。

此緣土濕火升，清陷濁逆。陰陽應象論：北方生寒，在藏爲腎，在竅爲耳。耳爲腎官，亦爲心官，金匱真言論：南方赤色，入通於心，開竅於耳。腎藏精，心藏神，神爲陽，精爲陰。陽清而陰濁，清氣上升，則孔竅空虛，濁氣上逆，則孔竅閉塞，空虛則善聽，閉塞則莫聞。而陰根於陽，陽根於陰，陰生則濁，陽生則清，清則必升，濁則必降。蓋水爲純陰而內含陽氣，此氣左升，則化木火，是清陽出於濁陰之中也，火爲純陽而中抱陰精，此精右降，則化金水，是濁陰生於清陽之內也。腎水之內，一陽常升，心火之中，一陰常降，七竅空虛，但有清陽布濩，而無一綫濁陰，稍生閉塞，是以聲入耳通，鉅細必聞。非水火相濟，精神互交，不能如是，故耳以一竅而并官心腎。

心爲君火，相火者，君火之佐也。膽以甲木而化相火，隨君火而交癸水，君相下根，則精温而清升，神肅而濁降。神胎於魂，魂藏於血，血統於肝，肝膽之氣，表裹相合。血脱則温氣亡泄，魂虚木陷，不能生火化神，則心君浮動，常有升搖之意，而温泄膽寒，甲木失其培養，君相感應，亦將飛騰。其頭目昏暈，咽喉梗硈者，皆甲木飄揚，根本不秘之象也，但未全逆耳。偶因驚悸卒發，君相同奔，濁氣上逆，孔竅衝塞，是以重聽不聞。少陽之脈，循耳後而下肩項，甲木逆衝，由經倒上，故相火升炎，自肩項而繞耳後也。君相下行，肺金斂之也。肺自右降，相火上逆，肺金被剋，收令不行，故先聾右耳。膽自左升，續則漸及本位，故後聾左耳。怒則膽氣更逆，是以病加。甲木鬱升，濁氣紛亂，故頭面麻癢，如蟻動蜂飛。火能上泄，金不下斂，故頭上汗流。肺被火刑，故膈右煩熱。君相虚浮，故心慌膽怯，不能寐[1]也。

究其根原，總由陽衰而濕旺。太陰以濕土主令，而清氣左升，則化陽魂，陽明從燥金化氣，而濁氣右降，則生陰魄。蓋肺金藏氣而含魄，胃爲化氣之原，氣清則魄凝，肝木藏血而含魂，脾爲生血之本，血温則魂見。氣之清者，生水之基，故精孕於魄，血之温者，化火之根，故神胎於魂。火旺則土燥，水盛則土濕，燥濟其濕，則胃降而脾升，濕奪其燥，則脾陷而胃逆。血脱温亡，瀉其化火之根，火衰水盛，精藏生寒，寒水上泛，脾土滋濕，濕奪陽明之燥，脾陷胃逆，故君相拔根而肺失收藏之政也。

胃土不降，濁氣上填，肺津鬱遏，凝爲痰涎，蒸以君相之火，則膠塞不流。脾濕不化水穀，食下而中焦鬱脹，肺胃更逆，故胸膈壅悶。肺氣不得前下，逆而上衝，後侵太陽之部，故項脊筋疼。腎主髓，《靈樞·決氣》：穀入氣滿，淖澤注於骨，補益腦髓，是腎爲髓之下源而肺爲髓之上源也。肺鬱化痰，無緣下生腎水，故骨髓空虚。脾陷木遏，筋脈不舒，故覺酸楚。脾主五味，入肝爲酸，土燥則乙木直升，土濕則乙木曲陷，吞吐酸水者，濕土而遭曲木，温氣抑鬱之所化也。穀消氣餒，胃虚心空之時，乙木鬱衝，故酸水泛濫。陽氣不

---

〔1〕寐　其上原衍"夢"字，據閩本、蜀本、集成本删。

得下達,陰凝氣滯,故膝踝浮腫。痲而中氣愈鬱,不能四布,故手足麻頓。水源上竭,膀胱空涸,而乙木遏陷,疏泄不行,是以水道淋澀也。

《靈樞·決氣》:液脫者,腦髓消而脛酸,精脫者,耳聾。今骨髓空虛,膝脛酸楚,孔竅閉塞,音響不聞,浮[1]據經語,參以當年失血,甚似精血脫亡,陰虛陽盛。不知亡血失精,瀉其陽根,水寒土濕,胃逆火升,故令病此。《靈樞·邪氣藏府病形[2]》:十二經脈,三百六十五絡,其血氣皆上於面而走孔竅,其別氣走於耳而爲聽。而膽脈下行,正由耳旁,《靈樞·衛氣》:足少陽之標,在窗籠之前。窗籠者,耳也,胃降則膽木下達而耳聰,胃逆則膽木上盤而耳聾。以耳者宗脈之所聚,胃者十二經脈之海,宗脈濁降而清升,機在陽明。通評虛實論:頭痛耳鳴,九竅不利,腸胃之所生也。手陽明之燥衰,足陽明之濕旺,胃不化氣於燥金,而化氣於濕土,此頭痛耳鳴,九竅不利之原也。

張氏病,爲製燥土降逆、清金斂火、暖水升陷、疏木達鬱之方,晨起淨鼻,右耳響聲如雷,豁然而通。鳥語蠅聲,聒耳喧心,盤水洗面,波濤溯沛。此以久塞之竅,忽得清空,虛靈乍復,無足爲怪。《晉書》:殷仲堪父,名師。嘗病耳聰,聞牀下蟻動,聲若牛鬥,亦由宿障新開,是以如此。午後氣平,聲聞如常。接服十餘劑,加椒、附溫下而康。

目病解

玉楸子[3]中外條固,夙無苛殃。甲寅[4]八月,時年三十,左目紅澀。三日後白睛如血,周外腫起,漸裹黑珠。口乾不飲,并無上熱煩渴之證。延一醫診之,高冠嚴色,口沫泉湧,以爲大腸之火,用大黃黃連下之,不泄。又以重劑下之,微泄,不愈。乃意外有風

---

〔1〕浮　輕也。《楚語》:"疏其穢而鎮其浮。"
〔2〕形　其下原衍"論"字,諸本均同,據《靈樞·邪氣藏府病形》《靈樞懸解·邪氣藏府病形》刪。
〔3〕玉楸子　黃元御別號,見《昌邑縣志》《黃氏族譜》。
〔4〕甲寅　指清雍正十二年甲寅,即公元一七三四年。

寒,用滾茶一盆,覆衣熏蒸,汗流至踵,不愈。有老嫗善鍼,輕刺白珠,出濁血數十滴如膠,紅腫消退,頗覺清朗。前醫猶謂風火不盡,飲以風燥苦寒數十劑,漸有飛白拂上,如輕霧濛籠。伊謂恐薄翳漸長,乃用所謂孫真人秘方,名揭障丹,一派辛寒,日服二次。又有熏法,名沖翳散,藥品如前,煎湯熱覆,含筒吹熏,取汗如雨,每日一作。如此半月,薄翳漸長漸昏,蟹睛突生外眥,光流似電,脾陽大虧,數年之內,屢病中虛,至今未復。

此緣陽泄土敗,木陷火虧。金匱真言論:東方色青,入通於肝,開竅於目。《靈樞·脈度》:肝氣通於目,肝和則目能辨五色矣。目官於肝而實竅於心,解精微論:心者,五藏之專精,目者,其竅也。蓋肝藏魂,肺藏魄,腎藏精,心藏神。腎爲陰,心爲陽,五行之性,陰靜而陽動,靜極則陰凝而爲精,動極則陽發而爲神。方其半靜,精未凝也,而精之陰魄已結,方其半動,神未發也,而神之陽魂先生。《關尹子》:精者魄藏之,神者魂藏之,即此理也。陰靜則精凝而爲幽,陽動則神發而爲明,神魂者,肝心之陽,故并官於目。心以丁火而含陰根,降則化水,腎以癸水而含陽根,升則化火。火降而化濁陰,必由心而之肺,水升而化清陽,必由腎而之肝。有陽必升,無陰不降,升則下濁,降則上清。陰濁則暗,陽清則光,清陽之位,微陰不存,而後神魂發露而爲明也。清陽上升,必由於脈,脈之沉者爲經,浮者爲絡。頭上經絡,清升濁降,是謂純陽,而諸脈皆屬於目。《靈樞·邪氣藏府病形》:十二經脈,三百六十五絡,其血氣皆上於面而走孔竅,其精氣上走於目而爲睛,是周身之陽,無不由脈而上升於目也。而諸脈之升,則由於心,以心主脈而竅於目,故諸脈在胸則皆屬於心,在頭則皆屬於目。心目者,同爲宗脈之所聚也。陽由脈升,則清明在上,以神生於陽而陽旺於火。少陰者,君火也,太陽者,寒水也,少陰以君火主令,降則下溫而不寒,太陽從寒水化氣,升則上清而不熱。君火之降,必協甲木,甲木化氣於相火,君令臣隨,自然之理。君相之降,司之於金,金主收而水主藏,收令旺則君相之火由金而歸水,神交於精。深根寧極,而後太陽之上升者,清虛而不亂。火清則神宇泰定,而天光發矣。手太陽以內火而化寒水,升則火清。金氣不降，則君火上炎而刑金，相火秉令，甲木亦逆，肺金被剋，收令不行，火隨經上，營血沸騰，白睛紅腫，陽光散亂。清氣陷遏，濁氣鬱升，雲霧迷漫，乃生翳障。火退清升，雲消霧散，翳障自平。陽衰氣滯，雲翳不退，障其神明，神虛不能外發，久則陽氣陷亡，神去而明喪矣。

　　左目者，陽中之陽也。陰陽應象論：天不足西北，故西北陰也，而人右耳目不如左明，地不滿東南，故東南陽也，而人左手足不如右強。陽者其精并於上，則上明而下虛，故其耳目聰明而手足不便也，陰者其精并於下，則下盛而上虛，故其耳目不聰明而手足便也。以東方者，金水既衰，木火方旺，清陽當令，神魂暢發，此升魂所以爲貴而降魄所以爲賤也。而陰魄右降，陽魂左升，全賴中氣之運。中氣運轉，胃降脾升，則金收西北，陰從魄斂，木生東南，陽自魂發，濁陰歸地，清陽上天，《亢倉子》[1]所謂清而能久則明也。陽衰土濕，中氣莫運，則升降遲滯，四維不轉，水陷火逆，是以目病。水陷則乙木與庚金不升，火逆則甲木與辛金不降。木主血，金主氣，乙木庚金不升，則氣血之清者下陷，甲木辛金不降，則氣血之濁者上凝，翳膜凝結。中氣未敗，俟其濁降清升，則明復翳退，弗爲害也。乃火已降矣，猶以苦寒泄於下，辛燥汗於上，內外剽削，元氣敗竭。辛金甲木，永不能降，庚金乙木，永不能升，則陽常下陷而陰常上逆。頭上經絡，濁陰衝塞，氣血凝澀，津液堙瘀，翳障層生。陽神蔽錮，而光明損矣。

　　《靈樞·決氣》：氣脫者，目不明。氣統於外而根於中，人身下則腎氣，上則肺氣，中則胃氣，外則衛氣。氣盛於外，故悉統於衛，而衛生於穀，故并根於中。衛氣夜行於陰，晝行於陽，常隨中氣出入。其行於陽也，平旦寅初從足太陰之經而出於睛明，睛明在目之內眥，故目張而能視。衛出於目，則上下中外之陽隨而俱升，陽盛則日月淑清而揚光矣。中氣亡泄，諸陽俱敗而不升，故目不明也。五藏生成論：肝受血而能視，以血藏溫氣，升則化火，魂舍於血而神

─────────────

〔1〕亢倉子　書名。舊題庚桑楚作，一卷。唐代王士源以《亢倉子》久已散失，遂雜取
　　《老》《莊》《列子》《文子》《商君書》《呂氏春秋》《説苑》等編寫成《亢倉子》，獻給朝
　　庭

生於魂也。二十難：脱陰者目盲，以陽根於陰，陰脱則陽根絶也。而究其根本，悉關中氣。

後世庸工不解，或謂火盛，或謂陰虛，是以天之中央在燕之北與越之南也。至於火退昏翳，全由陽敗，而再服清潤，不亦謬乎！眼科如《原機啓微》，一字不通。張子和、劉守真之論，更屬荒誕。薛立齋妄載《醫案》之中，趙養葵、吕用晦等謬加贊揚。繼以《證治準繩》、《眼科全書》、《審視瑶函》、《銀海精微》、《龍木禪師》〔1〕諸書，真介葛盧〔2〕、管公明〔3〕所不解也。而九域傳誦，業此名家，從此目病之人，皆變離朱〔4〕而爲瞽曠矣。何圖天壤之間，又有孫真人《秘談》一書，更出諸人之下。今《千金》具在，豈思邈仙靈，而爲此屬鬼耶！庸愚醉夢，習之以膠人目，謂非酷歟！

眼病悉在經絡，其赤腫疼痛，皆手少陰足少陽二氣之逆衝也。法宜清膽肺而降衝逆。至於中虛下寒，則全宜温燥。白珠紅腫，當行其瘀血，浮翳初生，先破其滯氣，自應隨手病除。乃不事此，妄以汗下亡陽，致使中氣頽敗，翳障堅老，何哉！

序意

玉楸先生，宰思損慮〔5〕，氣漠神融〔6〕，清耳而聽，明目而視。既遭庸醫之禍，乃喟〔7〕然太息，仰榱〔8〕而歎曰：是余之罪也。夫

---

〔1〕《龍木禪師》　即《眼科龍木論》。
〔2〕介葛盧　春秋時介國國君，相傳通獸語，見《左傳》僖二九年。《太平御覽・博物志》：“介葛盧聞牛鳴，知生三犧，盡爲犧牲。嵇叔夜以爲無比。皆先儒妄説。”
〔3〕管公明　即管輅，字公明。三國魏平原人，明《周易》，善卜筮，相傳所占無不應。
〔4〕離朱　人名，古之明目者，見《莊子・駢拇》。《孟子・離婁》作“離婁”。
〔5〕宰思損慮　“宰”，殺牲。在此作拼除講。“宰思損慮”，神思純正也。
〔6〕氣漠神融　“融”《説文》：“融，炊氣上出也。”《注》：“融，散也。”在此作消失講。“氣漠神融”，恬淡虛無也。
〔7〕喟　《説文》：“喟，太息也。”
〔8〕榱（cuī 催）　屋椽也。《説文》：“榱，秦名爲屋椽，周名曰榱。”

昔杜子夏〔1〕、殷仲堪〔2〕輩,禍劇折肱,而未嘗游思醫事,後之病者,不能遁天之刑〔3〕也。

古之至人,視聽不用耳目,自兹吾作庚桑子矣。杜門謝客,罄心渺慮〔4〕,思黃帝、岐伯、越人、仲景之道,三載而悟,乃知夫聖人之言冥冥,所以使人盲也。

軒岐既往,《靈》《素》猶傳。世歷三古〔5〕,人更四聖〔6〕,當途〔7〕而後,赤水迷津〔8〕。而一火薪傳,何敢讓焉。因溯四聖之心傳,作《素靈微蘊》二十有六篇,原始要終,以究天人之際〔9〕,成一家之言。藏諸空山,以待後之達人。歲在庚申〔10〕九月二十八日草成。

悲夫! 昔屈子〔11〕、呂氏〔12〕之倫,咸以窮愁著書,自見於後,垂諸竹素,不可殫述。使非意有鬱結,曷能冥心於衝虛之表〔13〕,鶩

〔1〕杜子夏　漢代杜鄴,字子夏。長於文字之學,多藏書。哀帝時爲涼州刺史數年,後以病免。
〔2〕殷仲堪　東晉陳郡人,曾官尚書,孝武帝時督荆、益、寧三州事,謀反兵敗自殺。其父嘗病,堪"執藥揮淚,遂眇一目"。
〔3〕遁天之刑　逃避大自然的刑罰。《莊子・列禦寇》:"古者謂之遁天之刑。"在此指不能逃避疾病的折磨。
〔4〕罄心渺慮　"罄",《說文》:"罄,心中空也。"在此作澄講。"罄心渺慮",澄心遠慮。
〔5〕三古　即三代,夏、商、周也。
〔6〕四聖　指黃帝、岐伯、越人、仲景。
〔7〕當途　"當",《正韻》:"當,如是也。"在此作從講。"當途",從此也。
〔8〕赤水迷津　"赤水",神話中的水名。《楚辭・離騷》:"忽吾行此流沙兮,遵赤水而容與。""赤水迷津",尋覓不到赤水的渡口。在此指迷失方向。
〔9〕天人之際　天道與人事的關係。《漢書・司馬遷傳》:"亦欲以究天人之際,通古今之變,成一家之言。"
〔10〕庚申　乾隆五年庚申,即公元一七四零年。
〔11〕屈子　屈原。
〔12〕呂氏　呂不韋。
〔13〕衝虛之表　"衝虛",淡泊虛靜。夏侯湛《抵疑》:"玄白衝虛,仡爾養真。""衝虛之表",淡泊虛靜之境地也。

精〔1〕於恍惚之庭〔2〕,論書策以抒懷,垂文章以行遠哉!

杝元〔3〕

玉楸子著《素靈微蘊》既成,徇華〔4〕之客,以爲不急之務,虛緪〔5〕歲月。乃述上聖之功,剖作者之意,作杝元以解嘲。其辭曰:

涒灘〔6〕之歲,節屆初冬,玉楸子獨處乎寒青之舘,神寧於遙碧之亭。時則玄陰〔7〕晦朔〔8〕,素雪飄零,梧槭槭〔9〕而葉墮,松謖謖〔10〕而風清。閒庭寂寥,不聞人聲。

有北里望人〔11〕者,軒車〔12〕南駕,駐轡相過〔13〕。袨服〔14〕縟

---

〔1〕 騖精 "騖",追求也。《宋史·程顥傳》:"病學者厭卑近而騖高遠。""騖精",抉奧也。

〔2〕 恍惚之庭 "恍惚",隱約難辨,難以捉摸。《老子》:"道之爲物,唯恍唯惚。"在此指深奧難明。"恍惚之庭",精深事理之真諦也。

〔3〕 杝(chǐ齒)元 "杝",依木之紋理劈開。引申作依理剖析。"元",通"原"。《春秋繁露·重政》:"是春秋變一謂之元,元猶原也。""杝元",剖白原義也。

〔4〕 徇華 "徇",通"殉"。《漢書·賈誼傳》:"貪夫徇財,烈士徇名。""殉華",張協《七命》:"於是殉華大夫,聞而造焉。"李善《注》:"殉,營也。華,浮華。"即追求虛榮也。

〔5〕 虛緪(gēng更) "緪",宋玉《招魂》:"娉容脩態,緪洞房些。"李善《注》:"緪,竟也。""虛緪",虛竟,或言盡盡,引伸爲虛度。

〔6〕 涒灘 太歲年名,即申年。《爾雅·釋天》:"(太歲)在申曰涒灘。"在此指乾隆五年庚申,即公元一七四零年。

〔7〕 玄陰 冬日也。《藝文類聚·七釋》:"農功既登,玄陰戒寒。"

〔8〕 晦朔 農曆月終曰晦,初一日朔。《莊子·逍遙遊》:"朝菌不知晦朔。"

〔9〕 槭(sè色)槭 "槭",樹枝光禿貌。《文選·秋興賦》:"庭樹槭以灑落兮。""槭槭",象聲詞,風吹枝搖聲。《劉夢德集·秋聲賦》:"樹槭槭兮蟲咿咿。"

〔10〕 謖(sù訴)謖 峻挺貌。《世說新語·賞譽》:"世目李元禮謖謖如勁松下風。"

〔11〕 望人 "望",《韻會》:"望,爲人所仰望。""望人",有名望之人。

〔12〕 軒車 大夫所乘之車。《白虎通·車旂》:"諸侯路車,大夫軒車。"

〔13〕 過 責也。《呂覽·威》:"煩爲教而過不識。"

〔14〕 袨服 黑色之禮服。《淮南子·齊俗訓》:"尸祝衲袨。"高誘《注》:"袨,黑齋衣也。"

綷〔1〕,高冠偉峩,揚眉張頰,言湧如波。聞子窮年作解〔2〕,一空冥搜〔3〕,椓天地之奥〔4〕,鍥鬼神之幽〔5〕,障千尋之浪〔6〕,掃五里之霧,信乎？玉揪子曰:唯。客乃傲然而笑曰:吁嗟吾子,茫乎愚矣！乃者〔7〕乾光〔8〕耀采,文運璘斌〔9〕,羣才雲駭〔10〕,萬彙煙屯〔11〕,人附虬〔12〕龍之翼,家蔭鸞〔13〕鳳之林,蔚然如長風之凌勁翮〔14〕,蕩乎若大壑之縱游鱗。是以朝無佞禄〔15〕,野無偏隱〔16〕,滋蘭蕙〔17〕之不足,又曷事乎析薪〔18〕？今吾子匿秀山巔,

---

〔1〕綷(cuì 粹)綵(cài 菜)　衣服摩擦聲。《漢書·外戚傳·自悼賦》:"紛綷綵兮紈素聲。"

〔2〕作解　指撰著《素靈微蘊》:以解釋《素》《靈》之奥賾。

〔3〕一空冥搜　搜尋一空。

〔4〕椓(zhuó 灼)天地之奥　"椓",《廣雅·釋詁》:"椓,椎也。""椎",通"搥"。《唐韻》:"椎,通作搥"。"椓天地之奥",抉天地之奥秘。

〔5〕鍥鬼神之幽　"鍥",《廣韻》:"鍥,刻也。""鍥鬼神之幽",彰顯深邃的事理。

〔6〕障千尋之浪　"尋",古代長度單位。《詩·魯頌·閟宮》:"是尋是尺。"《箋》:"八尺曰尋。""障千尋之浪",擋住大浪。在此借指抵制當時醫風。

〔7〕乃者　從前,往昔。《史記·曹相國世家》:"乃者我使諫君也。"

〔8〕乾光　"乾",《易·説卦》:"乾爲天、爲君。""乾光",指其封建王朝之氣運。

〔9〕璘斌　光彩繽紛也。《庚子山集·邛竹杖賦》:"璘斌色滋"。

〔10〕雲駭　"駭",馬受驚而奔馳也。《左傳》哀二十三年:"知伯視齊馬,馬駭,遂驅之。""雲駭",雲飛馳也。在此作競相向前。

〔11〕萬彙煙屯　人才濟濟,昌茂興隆也。

〔12〕虬(qiú 求)　傳説之無角龍。《楚辭·離騷》:"馭玉虬以乘鷖兮,溘埃風余上征。"王逸《注》:"有角曰龍,無角曰虬。"

〔13〕鸞(luán 戀)　鳳凰之類的神鳥。《廣雅·釋鳥》:"鸞鳥,鳳凰屬也。"

〔14〕勁翮(hé 核)　"翮",《説文》:"翮,羽莖也。"在此借指鳥類。"勁翮"有力的鳥翼。在此借指雄健的巨鳥。

〔15〕佞禄　以諂諛獲取利禄者。《亢倉子·政道》:"至理之世,野無偏隱,市無邪利,朝無佞禄。"

〔16〕偏隱　"偏",《荀子·正論》:"不能以偏飾性。"《注》:"偏,陰也。""偏隱",隱士也。

〔17〕滋蘭蕙　培育蘭蕙。《楚辭·離騷》:"余之既滋蘭之九畹兮,又樹蕙之百畝。"在此借指培養品學兼優之人才。

〔18〕析薪　劈柴也。在此借指一般的事情。

藏雲水曲〔1〕,棲心〔2〕於恍惚之庭,梏神〔3〕於冥漠之麓。意疲精殫,手胼口瘃〔4〕,仰遠騖乎九霄,俯深釣於窮谷。縱彰微理於遐年,暢名言於遺錄,曾不得掇魏科〔5〕,闞朝軸〔6〕,凌高軒,紆〔7〕珮玉。洵〔8〕所謂刻棘端之沐猴〔9〕,鏤冰玉之畫珊〔10〕,人以爲結珞〔11〕之與璵璠〔12〕,吾以爲燕石〔13〕之與鼠璞〔14〕。況今醫子蠢生,方書代作,人自以爲俞跗,家自以爲扁鵲,附託貴游〔15〕,憑依高

〔1〕曲 深隱之處也。《詩·秦風·小戎》:"在其板屋,亂我心曲。"

〔2〕棲心 "棲",停留。《國語·越語》:"越王勾踐棲於會稽之上。""棲心",悉心也。

〔3〕梏神 "梏",猶繫縛也。《山海經·海內西經》:"帝乃梏之疏屬之山。""梏神",局限才能也。

〔4〕手胼(pián 駢)口瘃(zhú 逐) "胼",《玉篇》:"胼,皮厚。""瘃",《説文》:"瘃,中寒腫覈。""手胼口瘃",手生繭,口生瘡。

〔5〕掇魏科 "魏科",科舉之高第。《唐詩記事·秦韜玉》:"僥求魏科。""掇魏科",中高第。

〔6〕闞(kàn 瞰)朝軸 "闞",《博雅》:"闞,視也。""闞朝軸",覽朝庭之文件。在此指輔弼朝政。

〔7〕紆 繫也。《文選·東京賦》:"紆皇組。"

〔8〕洵(xún 旬) 實在是。《詩·鄭風·有女同車》:"彼美孟姜,洵美且都。"

〔9〕沐猴 即彌猴。《史記·項羽記》:"人言楚人沐猴而冠耳,果然。"

〔10〕珊(fú 服) 《西京賦》:"珊弩重旟。"《注》:"珊,車闌間皮篏,以盛弩者。"

〔11〕結珞 "珞",原作"絡",諸本均同,據上下文義改。"結珞"即"瓔珞"。《玉篇》:"瓔珞,項飾。"

〔12〕璵璠 美玉名。《左傳》定十年:"陽虎將以璵璠斂。"《注》:"璵璠,美玉,君所配。"

〔13〕燕石 似玉之石,產於燕山。《後漢書·應劭傳》:"此燕石也,與瓦甓無殊。"

〔14〕鼠璞 木臘之鼠。《尹文子·大道》:"鄭人謂玉未理者爲璞,周人謂鼠未臘者爲璞。"

〔15〕貴游 無官職的王公貴族。《周禮·地官·師氏》:"凡國之貴游子弟學焉。""鄭玄《注》:"貴游子弟,王公之子弟。游,無官師者"。

爵,舒虹霓[1]以蕃塵[2],攀驪龍[3]而雲薄[4],莫不意色礦磕[5],聲華灼爍。今吾子足不出於方州,行不越乎閭里,抱一篇以長吟,面百城[6]以自喜,仰屋梁以咨嗟[7],撫空几而歎只[8]。子不如還車息駕,折柱[9]摧絃,蕭涼書閣,寂寞雲檐,松聲兩岸,花影一簾。于焉[10]嘯樂可以盤桓,何爲涉彼漫漫之歧路,遣此駸駸[11]之歲年!

玉楸子振臂而起,仰天而噓:夫聞清商[12]而謂角,非徽[13]絃之過,聽者之不聰也。見和璧[14]而曰石,非瓊瑤之賤,視者之不明也。世皆寶瓴甋[15]而憎琬璞[16],重笳拍[17]而棄鍾呂[18],又何

---

〔1〕舒虹霓 "虹霓",彩霓也。《宋書·樂志》:"鳴鐲振鼓鐸,旌旗象虹霓。""舒虹霓",展雄才也。

〔2〕蕃塵 "蕃",通"藩",屏障也。《詩·大雅·崧高》:"四國于蕃。""蕃塵",蔽塵俗也。

〔3〕驪龍 龍名。《莊子·列禦寇》:"珠在驪龍頷下。"

〔4〕雲薄 "薄",《左傳》僖二十三年:"浴薄而觀之。"《疏》:"薄,逼近之義。""雲薄",接近雲端。在此作接近頂峰講。

〔5〕礦(kāng 康)磕(kē 科) 水石相撞之聲。《阮步兵集·大人先生傳》:"擊雷霆之礦磕。"在此作傲然自得講。

〔6〕百城 地域廣擴。《魏書·李謐傳》:"丈夫擁書萬卷,何假南面百城。"後人借指書籍衆多。

〔7〕咨嗟 歎息。《蔡中郎文集·陳太丘碑》:"羣公百僚,莫不咨嗟。"

〔8〕只 表示感歎的語氣詞。《詩·鄘風·柏舟》:"母也天只,不諒人只!"

〔9〕柱 琴上調絃用的旋紐,俗稱碼子。

〔10〕于焉 如此也。

〔11〕駸(qīn 侵)駸 疾速也。《梁簡文帝集·如影》詩:"朝光照皎皎,夕漏轉駸駸。"

〔12〕清商 古代音樂五音(宮、商、角、徵、羽)之一,商聲。《韓非子·十過》:"此所謂清商也。"

〔13〕徽 琴徽,繫弦之繩。《漢書·揚雄傳·解難》:"今夫弦者,高張急徽。"

〔14〕和璧 和氏璧。在此泛指寶玉。

〔15〕瓴(líng 伶)甋(dì 帝) 磚也。《爾雅·釋宮》:"瓴甋謂之甓。""甓",《博雅》:"甓,磚也。"

〔16〕琬璞 "琬",《廣韻》:"琬,圭也。""琬璞",圭璞也。

〔17〕笳拍 即胡笳十八拍。在此借指非正統的中國古樂。

〔18〕鍾呂 中國古樂十二律之第一律黃鍾、第二律大呂。在此借指正統的中國古樂。

詫乎子之舌讕讕〔1〕而口譳譳〔2〕。

厥初生民,風淳氣平,渾固敦龐〔3〕,人鮮疾病。五子〔4〕相蕩,二氣〔5〕初競,夭札〔6〕疵癘〔7〕,楛窳〔8〕厥性。乃有黄帝,運起天鍾,傳經玉版,示藥崑峰。道遵岐伯,業受雷公,向天老〔9〕而問鳳,驅黄神以馭龍〔10〕。補造化之缺漏,濟民物之傷殘,功與天地相並,術與鬼神通玄。遐哉邈矣,不可得而述殫。

無何鼎湖〔11〕一去,攀髯〔12〕長號,雲迷大谷,鬼哭秋郊,黎丘晝市〔13〕,梟鵬夜咷〔14〕。人誤藥術,家習圭刀〔15〕,雙目戢戢〔16〕,

---

〔1〕 讕(lán 蘭)讕 "讕",《玉篇》:"讕,誣言相加也。""讕讕",惡毒攻擊也。

〔2〕 譳(nìng 佞)譳 "譳",《集韻》:"譳,通佞。""佞",《説文》:"佞,巧謟高材也。""譳譳",巧言啡嗒也。

〔3〕 敦龐 敦厚淳樸也。《論衡·自紀》:"沒花虛之文,存敦龐之樸"。

〔4〕 五子 "五",《説文》:"五,五行也。""五子",即五行。

〔5〕 二氣 陰陽也。《易·咸》:"二氣感應以相與。"

〔6〕 夭札 早亡也。《左傳》昭四年:"癘疾不降,民不夭札。"杜預《注》:"短折爲夭,夭死爲札。"

〔7〕 疵癘 疾病也。《莊子·逍遥遊》:"使物不疵癘而年穀熟。"成玄英《疏》:"疵癘,疾病。"

〔8〕 楛(kǔ 苦)窳(yǔ 雨) 脆弱也。《韓非子·王蠹》:"修冶楛窳之器。"

〔9〕 天老 相傳爲黄帝之臣子。《韓詩外傳》:"黄帝召天老而問鳳像何如。"

〔10〕驅黄神以馭龍 "黄神",北斗之神。《河圖握拒》:"黄帝名軒,北斗黄神之精。""驅黄神以馭龍",黄帝驅黄神駕龍車。《河圖挺佑輔》:"黄帝駕黄神之乘,遊河洛之間。"

〔11〕鼎湖 相傳爲黄帝乘龍升天之處。見《史記·封禪書》《漢書·郊祀志》。

〔12〕攀髯 傳説黄帝乘龍升天,小臣們攀龍髯,龍升擺髯,而髯被拔落。見《史記·封禪書》。

〔13〕黎丘晝市 "黎丘",古代寓言謂:黎丘有鬼,喜效人子弟以惑人。一丈人醉歸遇此鬼,效其子之狀於途。歸而詰其子,其子辯無其事。他日路遇其子,誤以爲鬼,拔劍殺之。見《呂氏春秋·疑似》。"黎丘晝市",喻鬼魅猖獗於白晝開市。

〔14〕梟(xiāo 驍)鵬夜咷 "鵬",即鵬鷯,亦即梟。《爾雅·釋鳥》:"鳥少美而長醜爲鵬鷯。"《注》:"鵬鷯即留離",《詩》所謂"留離之子"。今《詩·邶風·旄丘》作"流離"。"梟鵬夜咷",貓頭鷹夜哭。

〔15〕圭刀 即"刀圭"古代量散藥量器,在此借指醫藥。

〔16〕戢(jí 輯) 戢,眼睛不停地眨動。《杜工部詩史補遺·又觀打魚》:"小魚脱漏不可記,半死半生猶戢戢。"

豪口呶呶〔1〕。聆其議論,則風飛雲逸,溯厥指歸,則煙籠霧飄,無
不齒有刃而舌有劍,胸有斧而手有刀。似此悠悠,何足談悉,遙望
前修〔2〕,慨而歎矣。關情玉機〔3〕,阻雋靈蘭〔4〕,如墨如漆,亦幾
千年。誰從此日,握要鉤玄〔5〕,相煦以燠,相濡以寒。至於僕者,
丘園〔6〕散誕,松菊徘徊,慕仲長統〔7〕之樂志,企趙元叔〔8〕之壯
懷,曉雲西去,夜月東來,揮落葉哀鴻之曲,傾梅花寒雪之杯。既息
心以遺累〔9〕,復違俗而舒襟,良無求於富貴,亦何羨乎盧文。乃偶
攖末疾,見誤庸醫,夷然太息。鍵戶深思,澄心凝慮,六年於茲。當
其午夜篝燈,心源默闢,擢筆靈飛〔10〕,撫几神騖,胥〔11〕然天開,磔
然〔12〕理易〔13〕。於是鑿先聖未雕之璞,探千秋永墜之奇,騰幽振

---

〔1〕 呶(náo 撓)呶　喧鬧也。《玉川子詩集·外集·苦雪寄退之》:"病妻煙眼淚滴
　　　滴,飢嬰哭乳聲呶呶。"
〔2〕 前修　前賢。《後漢書·劉愷傳》:"今愷景仰前修,有夷伯之節。"《注》:"前修,
　　　前賢也"
〔3〕 關情玉機　"玉機",指《黃帝内經》。"關情玉機",對鑽研中醫經典著述無興趣。
〔4〕 阻雋(juàn 卷)靈蘭　"雋",《説文》:"雋,肥肉也。""靈蘭",指《黃帝内經》。"阻
　　　雋靈蘭,不能吸取《内經》之精蘊。
〔5〕 鉤玄　"鉤",原作"照",據蜀本、集成本改。"鉤玄",探索精微。《昌黎集·進學
　　　解》:"記事者必提其要,纂言者必鉤其玄"。
〔6〕 丘園　《易·賁》:"賁於丘園。"《疏》:"丘謂丘墟,園謂園圃"。後多指隱居之所。
〔7〕 仲長統　東漢末年哲學家。山陽高平(今山東省金鄉縣)人,字公理。官至尚書
　　　郎,參丞相曹操軍事,敢直言,謂天下由治而亂,山於統治者之腐敗,人呼爲狂生。
　　　著有《昌言》。
〔8〕 趙元叔　即東漢詞賦家趙壹,字元叔。漢陽西縣(今甘肅天水市西南)人,恃才倨
　　　傲,爲鄉黨所檳棄,幾至於死　後經袁逢等人稱荐,名動京師　後公府多次征辟,
　　　皆不就,卒於故里。以《刺世疾邪賦》最著。
〔9〕 遺累　丢掉名利之拖累。
〔10〕 擢筆靈飛　提筆而靈感飛至。
〔11〕 胥(xū 須)　象聲詞,物相雜聲。《樂府詩集·霹靂引》:"客有鼓瑟於門者,奏霹
　　　靂之商聲,始鬣羽以驂春,終扣宫而砰磤。"
〔12〕 磔(zhé 哲)然　"磔",《唐韻》:"磔,張也,開也。""磔然",豁然也。
〔13〕 理易　明白醫理也。

微,破險開迷,閎言眇旨〔1〕,磅礴陸離〔2〕。不知茲固不足以揚天地之大化,繼古聖之匡維〔3〕,衷〔4〕羣言之淆亂,回蒼生之顛沛也。

　　嗚呼!玄風〔5〕既邈,大道遂淪,世憎其璞,人惡其真,率信耳而疑目,咸譽古而疵今。季主揲卦〔6〕,賈生有居鄙之誚〔7〕,子雲著書〔8〕,劉子發覆瓿之言〔9〕,故孟堅寄概於《賓戲》之作〔10〕,景純述意於《客傲》之篇〔11〕。縱受嗤於一世,終留譽於萬年,彼流

〔1〕閎言眇旨 "閎",《集韻》:"閎,音弘,義同。""弘",通"宏"。《書·君牙》:"弘數五典。""眇",《博雅》:"眇,遠也。""閎言眇旨",宏大的理論。深遠的意旨。

〔2〕陸離 美玉。《楚辭》:"薜荔飾而陸離兮,魚鱗衣而白蜺裳。"在此喻精妙。

〔3〕匡維 "匡",《說文》:"匡,正也。""維",《博雅》:"維,係也。""匡維",匡正維係人命之偉業。在此指岐黃偉業。

〔4〕衷 正也。《左傳》昭六年:"楚辟我衷。"

〔5〕玄風 深究醫理之風氣也。《文選·雜體詩·殷東陽仲文》:"求仁既自我,玄風其外慕。"

〔6〕季主揲卦 "季主",人名,古善卜者。《史記·日者傳》:"司馬季主者,楚人也,卜於長安東市。""揲卦",以蓍草卜卦也。《易·繫辭》:"揲之以四,以象四時。""季主揲卦",季主以蓍草卜卦。

〔7〕賈生有居鄙之誚 "賈生",漢代賈誼。"賈生有居鄙之誚",賈誼以季主占卜於市肆之中,而不處廟堂之上,無真才實學,故譏笑之。

〔8〕子雲著書 "子雲",漢代揚雄,字子雲。"書",指《太玄》。"子雲著書",揚雄著《太玄》。

〔9〕劉子發覆瓿(bù 部)之言 "劉子",漢代劉歆,劉向之子。與父總校羣書,編成《七略》,對經籍目錄學貢獻頗大,並通曉天文律曆,著有《三統曆譜》。因參與謀殺王莽,事敗自殺。"瓿",古代盛醯醬之類的瓦器,口圓,腹深,圈足。"劉子發覆瓿之言",《漢書·楊雄傳》:"(劉歆)謂雄曰:空自苦!今學者有祿利,然尚不能明《易》,又如《玄》何?吾恐後人用覆醬瓿也。"

〔10〕孟堅寄概於《賓戲》之作 "孟堅",漢代班固,字孟堅。東漢扶風安陵人,明帝時詔為蘭臺令史,後遷為郎,典校秘書,終成《漢書》。並撰有《白虎通德論》。和帝永元年,竇憲出征匈奴,以固為中護軍。四年帝與宦官合謀殺竇,固被洛陽令捕繫,死獄中。"賓戲",班固所撰之名文。固有才術,而位不過郎,感東方朔、揚雄所作,撰《賓戲》以自遣。"孟堅寄概於《賓戲》之作",班固寄慨概於《賓戲》。

〔11〕景純述意於《客傲》之篇 "景純",晉代郭璞,字景純。山西聞喜人,好經術,博洽多聞,擅詞賦,通陰陽曆算、卜筮之術,好古文奇字,釋《爾雅》《方言》《山海經》《穆天子傳》等。以時亂避地渡江,官著作佐郎,後為王敦記室參軍,以勸阻敦起兵,被殺。"景純述意於《客傲》之篇",郭璞在其《客傲》篇中記述了他的抱負。

俗之謠諑〔1〕，亦何屑而論旃〔2〕。

　　今子失響於康莊之路，熏心於榮利之場，雖目動而言肆，實墨明而狐蒼〔3〕。乃欲持眇見以訾大道，是何異乘車鼠穴，而欲窮章台〔4〕之廣狹，企足蟻封〔5〕，而欲測渤海之渺茫也，不亦妄歟！

──────────

〔1〕流俗之謠諑（zhuó 濁）　“謠諑”，毀謗也。《楚辭·離騷》：“衆女嫉余之蛾眉兮，謠諑謂余以善淫。”“流俗之謠諑”，庸俗之流言毀謗。

〔2〕旃（zhān 饘）　助詞，“之焉”也。《詩·唐風·采苓》：“舍旃舍旃。”《箋》：“旃之言焉也。舍之焉，舍之焉。”

〔3〕墨明而狐蒼　以黑爲明，以黃爲青也。

〔4〕章台　“台”，原作“亥”，諸本均同，音近之誤，據上下文義改。“章台”，戰國秦在渭水之南的離宮。《史記·秦始皇本紀》：“諸廟及章台、上林，皆在渭南。”

〔5〕蟻封　蟻穴外隆起之小土堆。《孟子·公孫丑》：“泰山之與丘垤。”漢代趙岐《注》：“垤，蟻封也。”